W0255495

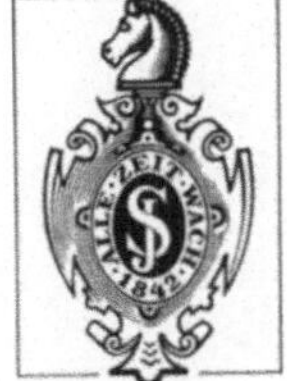

Ch. Herfarth   P. Schlag (Hrsg.)

Neue Entwicklungen in der Therapie von Lebertumoren

Mit 119 Abbildungen und 125 Tabellen

Springer-Verlag

Berlin Heidelberg New York
London Paris Tokyo
Hong Kong Barcelona
Budapest

Prof. Dr. med. CHRISTIAN HERFARTH
Prof. Dr. med. PETER SCHLAG

Chirurgische Klinik, Ruprecht-Karls-Universität
Im Neuenheimer Feld 110, W-6900 Heidelberg, BRD

ISBN-13: 978-3-642-76426-4   e-ISBN-13: 978-3-642-76425-7
DOI: 10.1007/978-3-642-76425-7

Die Deutsche Bibliothek — CIP-Einheitsaufnahme
Neue Entwicklungen in der Therapie von Lebertumoren / Ch. Herfarth; P. Schlag
(Hrsg.). — Berlin; Heidelberg; New York; London; Paris; Toyko; Hong Kong; Barcelona; Budapest: Springer, 1991

Satz: K+V Fotosatz GmbH, Beerfelden
25/3130-543210 — Gedruckt auf säurefreiem Papier

Vorwort

Die Therapie von primären und sekundären Lebertumoren hat sich entscheidend weiterentwickelt. Nicht nur ein besseres operativ-technisches Verständnis durch optimale Umsetzung der anatomischen Kenntnisse bei der Operation und Nutzung neuer pathophysiologischer Daten zur Indikationsstellung und taktischen Planung des Eingriffausmaßes haben zu einer schnellen Weiterentwicklung dieses chirurgischen Gebietes geführt, sondern auch neue technische Hilfsmittel, multimodale Therapieansätze und interventionelle Methoden. Letzthin spielt ein neues tumorbiologisches Verständnis eine wesentliche Rolle. Eine bessere Beurteilung des klinischen Verlaufes bei den einzelnen Lebertumoren und klinisch-orientierte Fall- und Serienanalysen beeinflussen die Behandlungsplanung.

Zunächst gilt es, die pathologisch-anatomischen und tumorbiologischen Ausgangssituationen zu werten und Fragen des Einsatzes nichtchirurgischer, allgemeiner Behandlungsverfahren zu gewichten. Interventionelle Techniken ersetzen heute bereits teilweise noch vor kurzem anerkannte locoregionäre Chemotherapieverfahren mit implantierbarem Kathetersystem. Ganz wesentlich sind jedoch auch Zusatzmaßnahmen, die das operative Vorgehen mit bestimmen. So hat die intraoperative Sonographie die Operationstaktik sehr beeinflußt. Die Transplantation der Leber bei Tumoren erfordert ihre kritische Einordnung ebenso wie die sich aus der Transplantationschirurgie entwickelnde Werkbankchirurgie der Leber.

Es muß erneut gefragt werden, inwieweit Prognosefaktoren bei primären Lebertumoren und Lebermetastasen in der Indikationsstellung Berücksichtigung finden müssen. Die Rolle der Primärerkrankung ist in ihrer Wertigkeit mit einzuordnen. Spezielle Aspekte gelten z. B. bei Tumoren aus dem APUD-System. Eine besondere Tumorentität im Bereich der Leber stellt das zentrale Gallenwegskarzinom dar, da hier gerade die chirurgische Technik ganz besonders gefordert ist.

Entscheidungsfindung, Therapiewahl und Abwägung der einzelnen differenten Verfahren stehen im Zentrum der Überlegungen. Lebertumoren werden so zum Beispiel chirurgisch-onkologischen Denkens, Planens und Handelns.

Die Herausgeber danken den sehr kompetenten Autoren für ihre Beiträge. Entscheidende Anregung hierzu gab auch die Chirurgische Arbeitsgemeinschaft für Onkologie der Deutschen Gesellschaft für Chirurgie. Zu danken ist auch Frau A. Hakala für die sorgfältige Schreibarbeit und Koordination und dem Springer-Verlag für sein Verständnis bei der speditiven Zusammenstellung.

Heidelberg, im Juni 1991   Ch. Herfarth
                                            P. Schlag

Inhaltsverzeichnis

Autorenverzeichnis[*]

BRAASCH, D., Prof. Dr.
  Physiologisches Institut, Universität Marburg
  Deutschhaus-Straße 2, W-3550 Marburg/Lahn, BRD

BRAUN, L., Prof. Dr.
  Chirurgische Klinik, Kreiskrankenhaus Detmold
  W-4930 Detmold, BRD

CUAN-OROZCO, F., Dr.
  Chirurgische Klinik, Heinz-Kalk-Krankenhaus
  Postfach 2180, W-8730 Bad Kissingen, BRD

GAUSE, A., Dr.
  Medizinische Klinik, Universität Köln
  Joseph-Stelzmann-Straße 9, W-5000 Köln 41, BRD

GROH, J., Dr.
  Abteilung für Anästhesiologie, Klinikum Großhadern
  Universität München
  Marchioninistraße 15, W-8000 München 70, BRD

DE GROOT, H., Priv.-Doz. Dr.
  Abteilung für Allgemeinchirurgie
  Eberhard-Karls-Universität Tübingen
  Hoppe-Seyler-Straße 3, W-7400 Tübingen, BRD

HERFARTH, Ch., Prof. Dr.
  Chirurgische Klinik, Universität Heidelberg
  Im Neuenheimer Feld 110, W-6900 Heidelberg 1, BRD

HERMANEK, P., Prof. Dr.
  Abteilung Klinische Pathologie
  Chirurgische Universitätsklinik Erlangen
  Maximiliansplatz, W-8520 Erlangen, BRD

---

[*] In das Autorenverzeichnis wurden nur die erstgenannten Beitragsautoren aufgenommen.

HOFMANN, W. J., Dr.
Pathologisches Institut, Chirurgische Klinik
Universität Heidelberg
Im Neuenheimer Feld 220/221, W-6900 Heidelberg 1, BRD

HOTTENROTT, C., Prof. Dr.
Chirurgische Klinik, Johann Wolfgang Goethe-Universität
Theodor-Stern-Kai 7, W-6000 Frankfurt/M. 70, BRD

KLOTTER, H. J., Dr.
Chirurgische Klinik, Universität Marburg
Baldingerstraße, W-3550 Marburg, BRD

KÖCKERLING, F., Priv.-Doz. Dr.
Chirurgische Klinik, Universität Erlangen
Maximiliansplatz 1, W-8520 Erlangen, BRD

LAMESCH, P. Dr.
Klinik für Abdominal- und Transplantationschirurgie
Medizinische Hochschule Hannover
Konstanty-Gutschow-Straße 8, W-3000 Hannover 61, BRD

LANGE, J., Priv.-Doz. Dr.
Chirurgische Klinik und Poliklinik, TUM
Klinikum rechts der Isar
Ismaninger-Straße 22, W-8000 München 80, BRD

LORENZ, M., Priv.-Doz. Dr.
Chirurgische Klinik, Johann Wolfgang Goethe-Universität
Theodor-Stern-Kai 7, W-6000 Frankfurt/M. 70, BRD

MENTGES, B., Dr.
Chirurgische Klinik, Universität Mainz
Langenbeckstraße 1, W-6500 Mainz, BRD

OTTO, G., Prof. Dr.
Chirurgische Klinik, Universität Heidelberg
Im Neuenheimer Feld 110, W-6900 Heidelberg, BRD

PAQUET, K.-J., Prof. Dr.
Chirurgische Klinik, Heinz-Kalk-Krankenhaus
Postfach 2180, W-8730 Bad Kissingen, BRD

PICHLMAYR, R., Prof. Dr.
Klinik für Abdominal- und Transplantationschirurgie
Medizinische Hochschule Hannover
Konstanty-Gutschow-Straße 8, W-3000 Hannover 61, BRD

PIRSCHEL, J., Prof. Dr.
Radiologische Klinik, Universität Tübingen
Hoppe-Seyler-Straße 3, W-7400 Tübingen, BRD

QUOIKA, P., Dr.
Chirurgische Klinik, Universität Gießen
Klinikstraße 29, W-6300 Gießen, BRD

RAMBACH, W., Dr.
Abteilung für Chirurgie und Gefäßchirurgie
Heinz-Kalk-Krankenhaus
Postfach 2180, W-8730 Bad Kissingen, BRD

RAU, H.G., Dr.
Chirurgische Klinik und Poliklinik
Klinikum Großhadern, Universität München
Marchioninistraße 15, W-8000 München 70, BRD

ROTHMUND, M., Prof. Dr.
Chirurgische Klinik, Universität Marburg
Baldinger-Straße, W-3550 Marburg, BRD

SAFI, F., Priv.-Doz. Dr.
Abteilung für Allgemeinchirurgie, Universität Ulm
Steinhövelstraße 9, W-7900 Ulm, BRD

SCHALHORN, A., Prof. Dr.
Medizinische Klinik III, Klinikum Großhadern
Universität München
Marchioninistraße 15, W-8000 München 70, BRD

SCHLAG, P., Prof. Dr.
Chirurgische Klinik, Universität Heidelberg
Im Neuenheimer Feld 110, W-6900 Heidelberg, BRD

SCHMITZ, R., Priv.-Doz. Dr.
Chirurgische Abteilung, Evangelisches Krankenhaus
W-5060 Berg.-Gladbach 2, BRD

SCHMOLL, E., Prof. Dr.
Abteilung für Hämatologie-Onkologie
Medizinische Hochschule Hannover
Konstanty-Gutschow-Straße 8, W-3000 Hannover 61, BRD

SCHULTHEIS, K.-H., Priv.-Doz. Dr.
Abteilung für Allgemein- und Thoraxchirurgie
Klinikum der Stadt Nürnberg
Flurstraße 17, W-8500 Nürnberg 90, BRD

SCHUMPELICK, V., Prof. Dr.
Abteilung für Chirurgie, Medizinische Fakultät
Technische Hochschule Aachen
Pauwels-Straße 1, W-5100 Aachen, BRD

STEUDEL, A., Dr.
  Radiologische Klinik, Universität Bonn
  Venusberg, W-5300 Bonn 1, BRD

STURM, J., Dr.
  Chirurgische Klinik, Klinikum der Stadt Mannheim
  Theodor-Kutzer-Ufer, W-6800 Mannheim 1, BRD

VIEBAHN, R., Dr.
  Abteilung für Allgemeinchirurgie, Chirurgische Klinik
  Hoppe-Seyler-Straße 3, W-7400 Tübingen, BRD

WEIMANN, A., Dr.
  Klinik für Abdominal- und Transplantationschirurgie
  Medizinische Hochschule Hannover
  Konstanty-Gutschow-Straße 8, W-3000 Hannover 61, BRD

WYRWICH, W., Dr.
  Chirurgische Klinik und Poliklinik
  Klinikum Großhadern, Universität München
  Marchioninistraße 15, W-8000 München 70, BRD

ZIEREN, H.-U., Dr.
  Chirurgische Klinik, Universität Köln
  Joseph-Stelzmann-Straße 9, W-5000 Köln 41, BRD

Tumorbiologie und therapeutische Ausgangssituation

Tumorbiologische Besonderheiten primärer epithelialer Lebertumoren: Konsequenzen für die Therapie

W. J. Hofmann, U. Heuschen, H. F. Otto

Pathologisches Institut, Chirurgische Klinik, Universität Heidelberg,
Im Neuenheimer Feld 220/221, W-6900 Heidelberg 1, BRD

Einleitung

In der menschlichen Leber sind sehr unterschiedliche Formen umschriebener Wachstumsprozesse zu beobachten. Sie sind, bezogen auf den geographischen Bereich Mitteleuropas, insgesamt selten („low-risk-area"). Dennoch war das Interesse an hepatozellulären Neubildungen von jeher besonders groß. Das mag damit zusammenhängen, daß die Leber in der experimentellen Tumorforschung unter morphologischen und biochemisch orientierten Aspekten schon früh eine herausragende Rolle gespielt hat.

In neuerer Zeit konnte durch epidemiologische Untersuchungen (correlation studies, case-control studies, cohort studies) gezeigt werden, daß ätiologische Beziehungen zwischen der Häufigkeit hepatozellulärer Karzinome und des HBV-Durchseuchungsgrades einer jeweiligen Population bestehen [4, 7, 8, 35, 36, 37, 41, 46, 49]. Schließlich sind jene Beobachtungen von einigem Interesse, die mögliche Zusammenhänge zwischen gutartigen Neubildungen in der Leber und der langfristigen Einnahme von oralen Kontrazeptiva reflektieren [15, 48, 54]. Diese beiden Aspekte haben Fragen zur Ätiologie und Pathogenese primärer Lebertumoren (z. B. „nodular lesions: adenomatoid hyperplasia – adenomatoid hyperplasia with intermediate lesion – small hepatocellular carcinoma" [42], erneut auch hinsichtlich therapeutischer Implikationen (z. B. Metastasenchirurgie, Leber-ex-situ-Chirurgie, Transplantationen) aktualisiert (vgl. auch [2]).

Die malignen epithelialen Lebertumoren werden grundsätzlich in hepatozelluläre (HCC) und cholangiozelluläre (CCC) Karzinome untergliedert. Diese aufgrund morphologischer Kriterien durchgeführte Klassifikation erlaubt im Einzelfall aber keine absolut sicheren Hinweise zur Histogenese eines jeweiligen Tumors. Unter Aspekten der Organentwicklung [23] wäre es durchaus denkbar, daß cholangiozelluläre Karzinome auch hepatozellulären Ursprungs sein könnten (vgl. [53]). Unter Zugrundelegung orthologischer bzw. embryologischer Vorgänge der Organentwicklung sind (unabhängig von den im Einzelfall ohnehin großen differentialdiagnostischen Schwierigkeiten einer vermeintlich histogenetischen Klassifikation) hepatozellulär differenzierte Karzinome stets auch hepatozellulären Ursprungs, während dies für cholangiozelluläre Karzinome keineswegs immer zutreffen muß.

Ch. Herfarth/P. Schlag (Hrsg.)
Neue Entwicklungen in der Therapie von Lebertumoren
© Springer-Verlag Berlin Heidelberg 1991

4   W. J. Hofmann et al.

Krankengut

In diesem Beitrag beschäftigen wir uns ausschließlich mit malignen epithelialen Lebertumoren. Das große Spektrum gutartiger epithelialer und das der mesenchymalen (gut- und bösartig) Geschwülste bleibt, ebenso wie das der sekundären (metastatischen) Geschwülste, unberücksichtigt. Aus einer vergleichsweise großen Zahl epithelialer Lebertumoren, die seit 1983 im Pathologischen Institut der Universität Heidelberg beobachtet und unter den verschiedensten Aspekten bearbeitet worden sind [20], wurden 88 primäre Leberkarzinome ausgewählt, die auch im klinischen Follow-up [18] nahezu lückenlos dokumentiert wurden (Tabelle 1). In dieser Zusammenstellung bleiben die bis 1984 publizierten Fälle der deutschen Thorotrast-Studiengruppe unberücksichtigt [24, 25]. Risikofaktoren bzw. präexistente Krankheitsbilder sind für hepatozelluläre und cholangiozelluläre Karzinome in den Tabellen 2 und 3 aufgeführt. Unter Zugrundelegung anamnestischer Daten waren die hepatozellulären Karzinome in 42,9% (27/63) mit einer Hepatitis (B, NANB) assoziiert,

Tabelle 1. Primäre Lebertumoren[a] (Heidelberg, 1983 – 1989). Häufigkeit, Geschlechtsverteilung, durchschnittliches Lebensalter zum Zeitpunkt der Tumordiagnose

1) HCC	63	w m	11 52	1 : 4,7	56,6	Jahre (11 – 84 Jahre)
2) CCC	22	w m	7 15	1 : 2,1	62,1	Jahre (43 – 80 Jahre)
3) Hepatoblastome	2	m	2		7 + 58	Monate
4) Karzinoid	1	m	1		44	Jahre
	88					

[a] Nicht berücksichtigt sind die bis 1984 publizierten Fälle (HCC = 34, CCC = 55) der Deutschen Thorotrast-Studiengruppe, Heidelberg.

Tabelle 2. Hepatozelluläre Karzinome (Heidelberg, 1983 – 1989). Risikofaktoren bzw. präexistente Krankheiten

1) Fettleber		4
2) Fettleberzirrhose		11 [+ 1 × HBV]
3) Hepatitis (anamnestische Daten)		29
A	2	
B	24	
NANB	3	
4) Bilharziose		1 [+ HBV]
5) Galaktosämie		1
6) Hämochromatose		1
7) Keine		16
		63

Tabelle 3. Cholangiozelluläre Karzinome[a] (Heidelberg, 1983 – 1989). Risikofaktoren bzw. präexistente Krankheiten

1) Thorotrastose	5
2) HBV	3
(anamnestische Angaben; immunhistologisch kein Nachweis von HBsAg und/oder HBcAg)	
3) Keine	7
Literatur [11, 45, 50, 52, 55, 56]	
Hepatolithiasis	(5,6 – 17,5%)
Parasiten	(ca. 2%)
Zystische Gallengangsdysplasien	
Chronisch-entzündliche Darmerkrankungen	
Anabole Steroide	

[a] Nicht eingeschlossen sind die bis 1984 publizierten Fälle der Deutschen Thorotrast-Studiengruppe, Heidelberg ($n = 55$)

während in kontrollierten immunhistologischen Untersuchungen HBsAg nur in 20,5% und HBcAg in 6,8% nachgewiesen werden konnten. Unter 22 cholangiozellulären Karzinomen konnte 9mal eine vorbestehende Thorotrastose gesichert werden.

Morphologische Befunde

Hepatozelluläre Karzinome

Makromorphologie. Erste Versuche, primäre Leberkarzinome unter makromorphologischen Aspekten zu klassifizieren, gehen auf Hanot u. Gilbert [17] und auf Eggel [10] zurück.

1984 unterschieden Okuda et al. [44] bei hepatozellulären Karzinomen grundsätzlich zwei Typen: einen „expanding" und einen „spreading type" (vgl. auch [44]). Die makromorphologische Klassifikation hepatozellulärer Karzinome von Kojiro u. Nakashima [30] ist in Tabelle 4 unter Hinzufügung der

Tabelle 4. Hepatozelluläre Karzinome (Heidelberg, 1983 – 1989). Makromorphologische Befunde nach der Klassifikation von Kojiro u. Nakashima [30]

1) HCC, infiltrativer Typ	7	(3/4*)
2) HCC, expansiver Typ	36	(26/10*)
singulär		
multinodulär		
3) HCC, Mischformen: infiltrativ/expansiv	14	(2/12*)
4) HCC, diffuser Typ	6	(2/4*)
5) HCC, besondere Formen		

* Klassifikation nach bildgebenden Verfahren und Histologie (Keilexzision oder FNP).

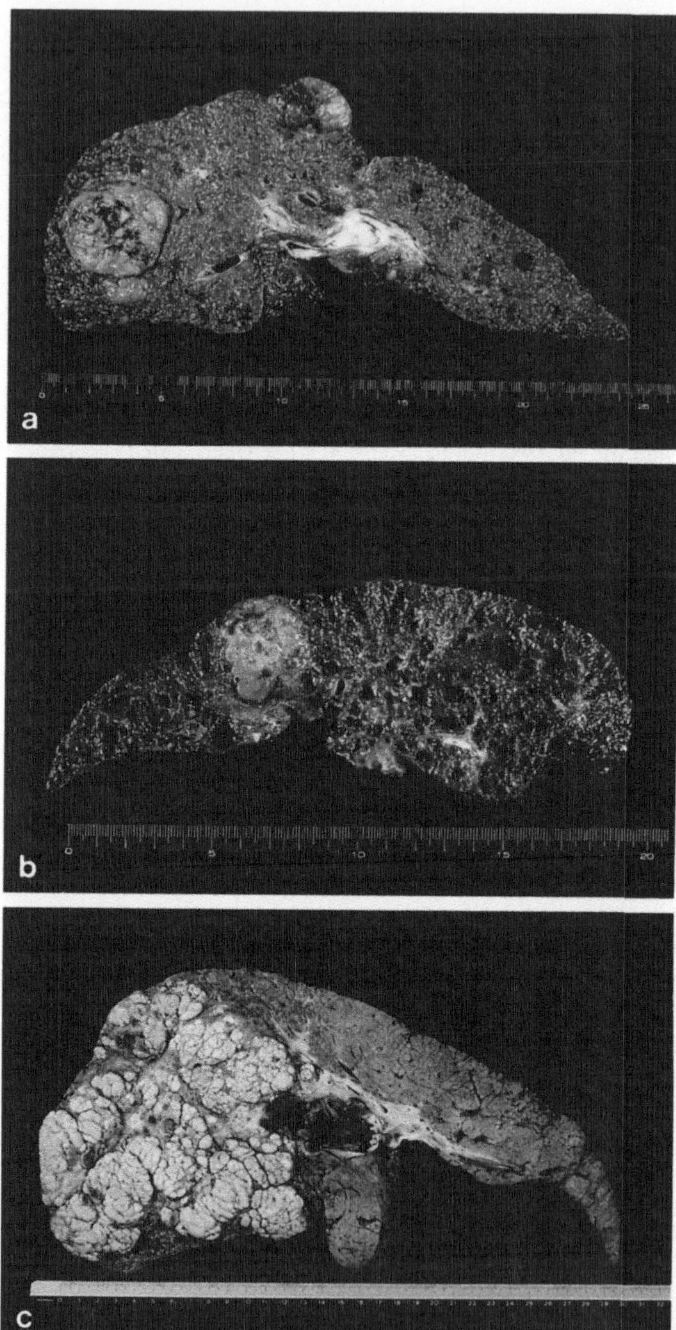

eigenen Daten zusammengefaßt (vgl. auch Abb. 1). Beide Klassifikationen reflektieren u. a. auch die Möglichkeiten einer chirurgisch-therapeutischen Intervention.

Histologie. Hepatozelluläre Karzinome sind in sich außerordentlich heteromorph strukturiert [31, 33, 39]. In Abhängigkeit von der Zahl untersuchter Tumorareale zeigt sich immer wieder ein breitgefächertes Spektrum unterschiedlicher Differenzierungsmuster, bezogen auf das strukturelle Wachstumsverhalten (trabekulär, pseudoglandulär, solide, sklerosierend), auf den Differenzierungsgrad der Tumorzellen (gut bzw. schlecht differenziert) und auf zytologische Varianten/Besonderheiten (Tumor-Riesenzellen, pseudosarkomatöse Differenzierungsmuster, klarzellige Differenzierungen, Galleproduktion, Glykogen, Fett, hyaline zytoplasmatische Einschlüsse, extramedulläre Hämatopoese).

Dem zellulären Differenzierungsgrad (Grad I – IV) liegt die Klassifikation der hepatozellulären Karzinome nach Edmondson u. Steiner [9] zugrunde.

Die WHO-Klassifikation von 1978 reflektiert das Wachstumsverhalten und die strukturelle Differenzierung hepatozellulärer Karzinome [14]. Die Zuordnung des eigenen Materials zur WHO-Klassifikation ist in Tabelle 5 zusammengefaßt (vgl. auch Abb. 2).

Den verschiedenen histologischen Subklassifikationen der hepatozellulären Karzinome kommt nach eigener Erfahrung keine prognostische, klinisch rele-

◄ **Abb. 1a – f.** Makromorphologische Aspekte hepatozellulärer Karzinome. **a** HCC, überwiegend multinodulär expansiv wachsend. Histologie: solider (kompakter) und mischdifferenzierter bzw. undifferenzierter Typ des HCC (Grad-III-Tumor nach Edmondson u. Steiner). Posthepatitische makronoduläre Leberzirrhose. Hepatektomiepräparat (55 Jahre, männlich). **b** HCC, überwiegend expansiv wachsend. Histologie: mischdifferenziert mit trabekulären, pseudoglandulären und hellzelligen Tumoranteilen (Grad-II-Tumor nach Edmondson u. Steiner). Posthepatitische makro- und mikronoduläre Leberzirrhose. Hepatektomiepräparat (43 Jahre, männlich). **c** HCC, grobknotiger, „expansiv" wachsender Tumor im Bereich des rechten Leberlappens mit tumorthrombotischem Verschluß der Pfortader. Histologie: hellzellige Variante des HCC (Grad-II-Tumor nach Edmondson u. Steiner). Mikronoduläre Leberzirrhose. Galaktosämie. Hepatektomiepräparat (27 Jahre, männlich). **d** HCC, infiltrativer Typ (rechter Leberlappen) mit zahlreichen intrahepatischen Metastasen und Angioinvasion (Lebervenen). Histologie: trabekulär/pseudoglandulär, sarkomatoid, anaplastisch (Grad IV-Tumor nach Edmondson u. Steiner). Makronoduläre Leberzirrhose. Ausgeprägtes Cholestasesyndrom. Obduktionspräparat (50 Jahre, männlich). **e** HCC, grobknotiger, infiltrativ wachsender Tumor im Bereich des rechten Leberlappens mit tumorthrombotischem Verschluß größerer Pfortaderäste. Histologie: trabekulärer Typ des HCC (Grad-II-Tumor nach Edmondson u. Steiner). Posthepatitische Leberzirrhose. Hepatektomiepräparat (50 Jahre, männlich). **f** HCC, infiltrativer Typ (rechter Leberlappen) mit multiplen intrahepatischen Metastasen. Tumorthrombotischer Verschluß größerer Pfortaderäste. Histologie: trabekulärer Typ des HCC (Grad-II-Tumor nach Edmondson u. Steiner). Posthepatitische Leberzirrhose. Hepatektomiepräparat (65 Jahre, männlich). Abb. 1d – f s. S. 8

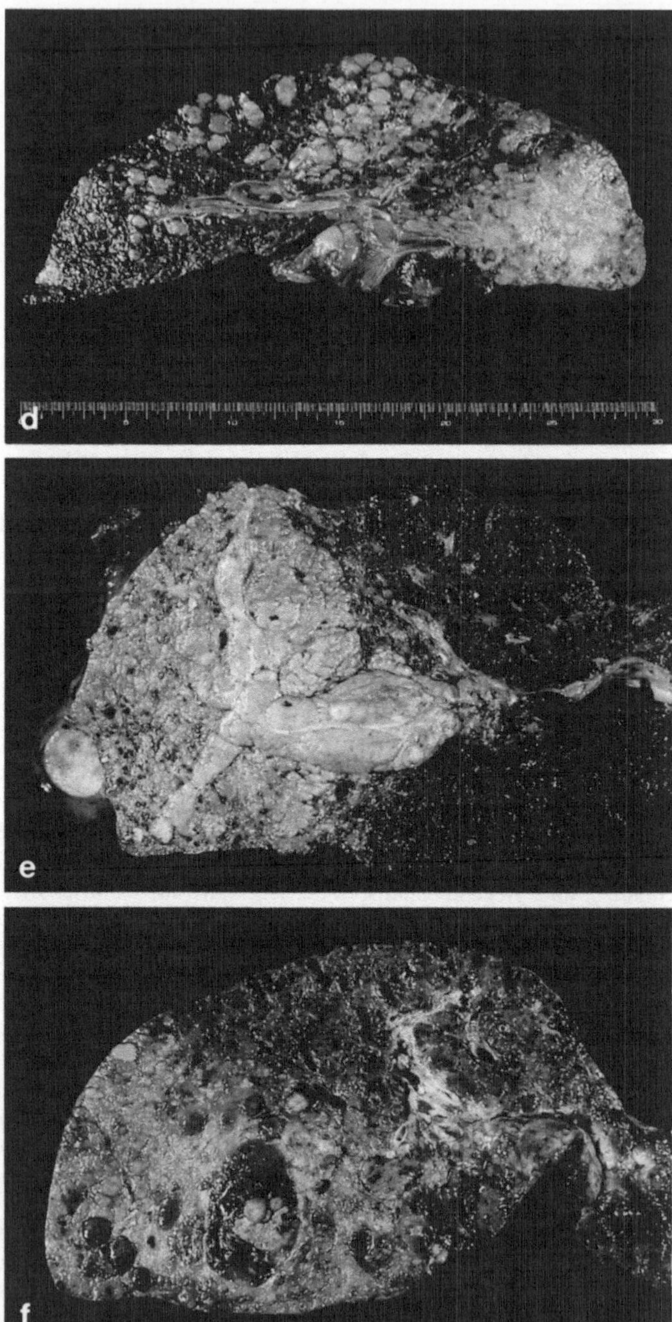

Abb. 1d–f. Legende s. S. 7

Tabelle 5. HCC, histologische Klassifikation Heidelberg 1983 – 1989

1. Trabekulär (sinusoidal)	28
2. Pseudoglandulär (azinär)	4
3. Compakt (solide)	18
4. Szirrhös	2
5. Fibrolamellär	3
6. Großzellig/dissoziiert	1
7. Keine eindeutige Aussage möglich [FNP]	7
	63

Tabelle 6. Zusammenstellung immunhistologischer Befunde bei HCC, CCC und Lebermetastasen

Marker	HCC (39/63)		CCC (15/22)[a]		Metastasen (7)
	n	% (39)	n	% (15)	n
AFP	18	46,2	0	0	0
Fibrinogen	32	82,1	1	6,6	1
Ferritin	29	74,4	0	0	2
Transferrin	20/22	90,9	–	–	7
α-ACTH	28	71,8	12	80,0	1
α-AT	15	38,5	1	6,6	2
HBsAg	8	20,5	–	–	–
HBcAg	3	7,7	–	–	–

[a] Nicht berücksichtigt sind die bis 1984 publizierten Fälle (HCC = 25, CCC = 55) der Deutschen Thorotrast-Studiengruppe, Heidelberg.

vante Bedeutung zu. Die immer wieder zu beobachtende strukturelle und zelluläre Heteromorphie dieses Tumortyps „verbannt" die zahlreichen Versuche, hepatozelluläre Karzinome auch unter prognostischen Aspekten zu subklassifizieren, gleichsam in den Bereich der Artistik. Die subtile Kenntnis struktureller und zellulärer Wachstums- und Differenzierungsmuster ist lediglich unter differentialdiagnostischen (z. B. HCC, CCC, Metastasen, mesenchymale Geschwülste, neuroendokrine Tumoren), nicht aber unter prognostischen Aspekten in der morphologischen Diagnostik bedeutsam.

Auch die in der Literatur [1, 16, 21, 51] immer wieder diskutierte Sonderstellung der fibrolamellären Karzinome mit einer z. T. wesentlich besseren Prognose kann am eigenen Material nicht bestätigt werden (vgl. auch Anmerkungen zum klinischen Follow-up).

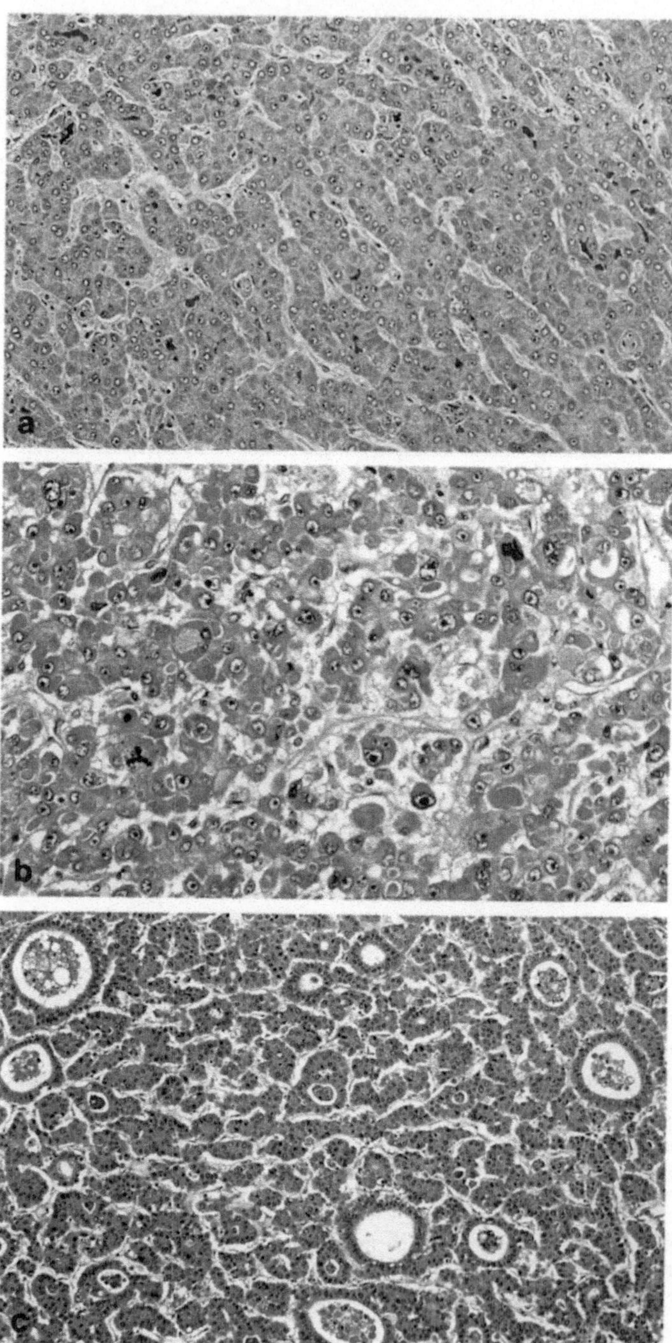

Cholangiozelluläre Karzinome

Cholangiozelluläre Karzinome sind Karzinome der intrahepatischen Gallengänge und sollten von solchen der extrahepatischen Gallengänge abgegrenzt werden. Im Einzelfall mag dies aus tumortopographischen Gründen und aus Gründen einer zum Zeitpunkt der Diagnose bereits fortgeschrittenen Tumorpropagation schwierig sein. Dieser Situation wird durch die „topographischen" Tumorbegriffe, wie „hilar type" (rechter und linker Ductus hepaticus, Bifurkation, Klatskin-Tumor) und „peripheral type", Rechnung getragen [45, 56].

Unter ätiologischen und pathogenetischen Aspekten spielt bei cholangiozellulären Karzinomen die *Thorotrastose* („Thorotrast-related hepatic malignancies") eine besondere Rolle [3, 22, 24, 25].

Beziehungen zwischen der Entstehung cholangiozellulärer Karzinome und einer (präexistenten) Hepatolithiasis sind in der Literatur immer wieder beobachtet und unter formal-pathogenetischen Aspekten diskutiert worden [11, 45, 52]. Dabei wird die Häufigkeit der Hepatolithiasis zwischen 5,7% und 17,5% angegeben [56]. Im eigenen Material konnte eine solche Konstellation nie beobachtet werden.

Ätiologische bzw. pathogenetische Zusammenhänge werden schließlich auch, geographisch gebunden, zwischen bestimmten Parasitosen (Clonorchis sinensis, Opisthorchis viverrini), kongenitalen Lebererkrankungen, chronisch-entzündlichen Darmerkrankungen [50] und anabolen Steroiden [55] diskutiert.

Makroskopie. Cholangiozelluläre Karzinome weisen i. allg. eine harte („holzharte") Konsistenz auf, sie sind gelblich-grau bzw. grau-weiß. Unter makroskopischen Aspekten kann man infiltrative, noduläre, diffuse und periduktale Formen gegeneinander abgrenzen (Abb. 3). Im eigenen Material dominieren Mischformen. Abgesehen davon bleibt bei dieser phänotypischen Tumorbeschreibung die Frage einer intrahepatischen Metastasierung (infiltrativer Typ – diffuser Typ) unbeantwortet.

◄ **Abb. 2a–f.** Histologische Differenzierungsmuster hepatozellulärer Karzinome. **a** HCC, gut differenzierter trabekulärer Typ (Grad I nach Edmondson u. Steiner). Geringe Cholestase (gleicher Fall wie Abb. 1a). HE, ×122. **b** HCC, undifferenziert mit zahlreichen atypischen (z. T. tripolaren) Mitosen und hyalinen zytoplasmatischen Einschlüssen (Grad III nach Edmondson u. Steiner) (gleicher Fall wie Abb. 1a). HE, ×195. **c** HCC, trabekulär und pseudoglandulär differenziert (Grad I nach Edmondson u. Steiner). Hepatektomiepräparat mit multinodulär-expansiv wachsendem Karzinom (45 Jahre, weiblich). HE, ×76. **d** HCC (gleicher Fall wie Abb. 2c). Drei gut gegeneinander abgrenzbare Tumorknoten unterschiedlicher histologischer Differenzierung. HE, ×61. **e** HCC, hellzelliges Differenzierungsmuster. Segmentresektion unter Einschluß eines 8,5 cm großen Tumors (49 Jahre, weiblich). HE, ×122. **f** HCC, solide (kompakt) mit zahlreichen Tumorriesenzellen (Grad III nach Edmondson u. Steiner). Rechtsseitiges Hemihepatektomie-Präparat (39 Jahre, weiblich). HE, ×195. Abb. 2d–f s. S. 12

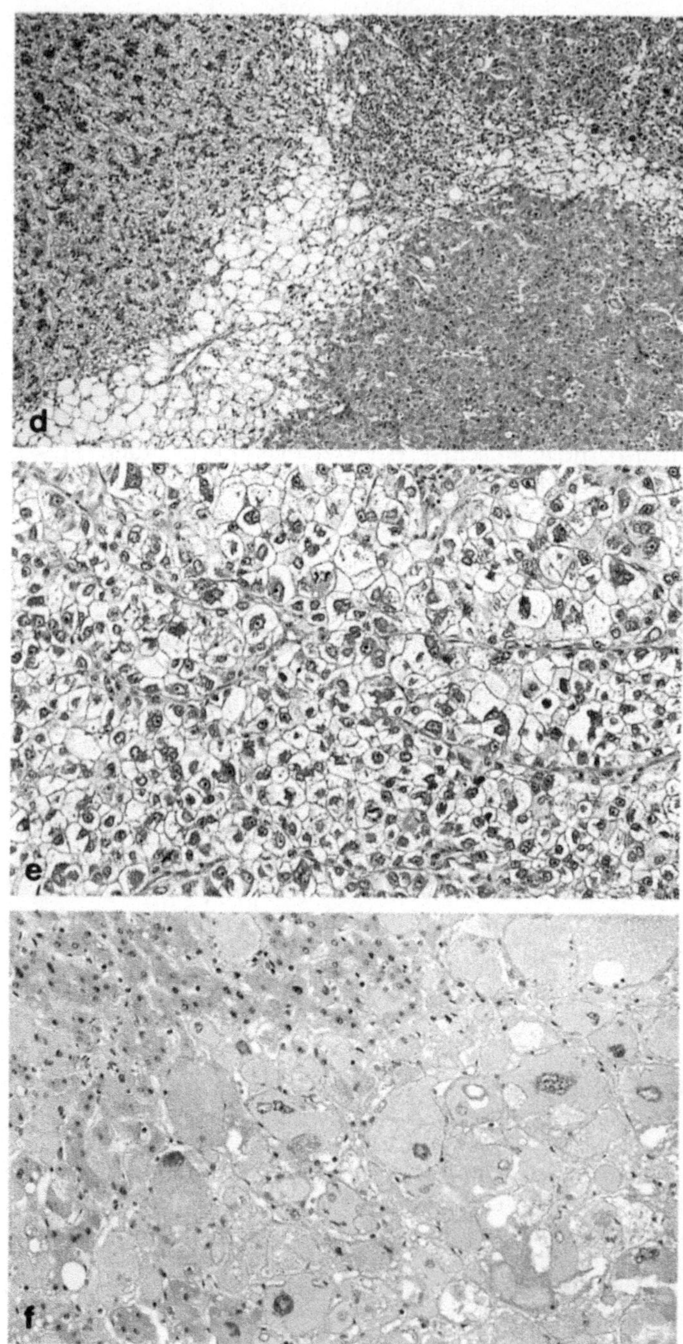

Abb. 2d–f. Legende s. S. 11

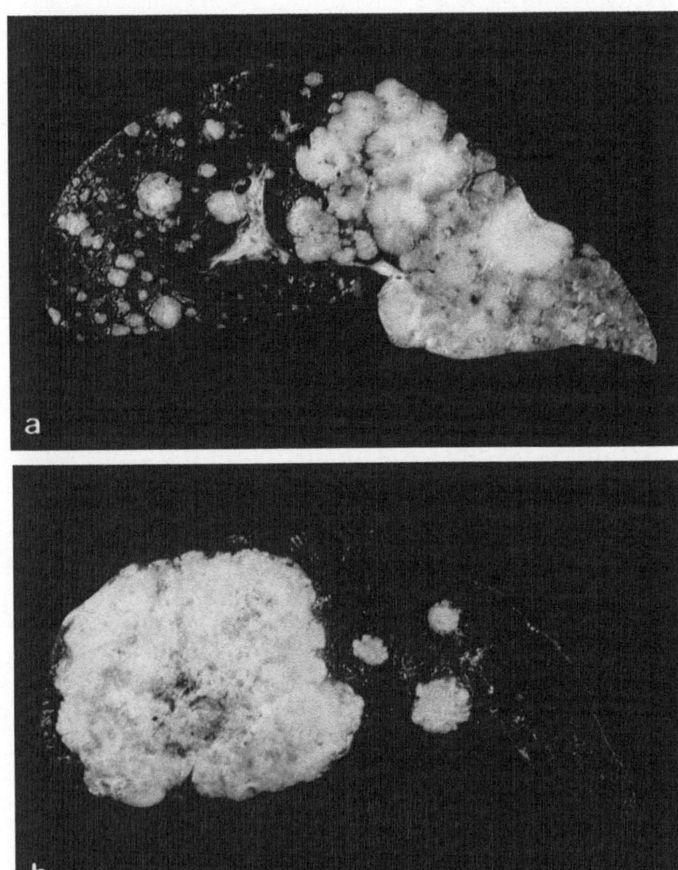

Abb. 3a, b. Makromorphologische Aspekte cholangiozellulärer Karzinome. **a** CCC, infiltrativer Typ (linker Leberlappen) mit multiplen intrahepatischen Metastasen. Hepatektomiepräparat (53 Jahre, männlich). **b** CCC, nodulärer Typ mit intrahepatischen Metastasen. Obduktionspräparat (55 Jahre, männlich)

Histologie. Cholangiozelluläre Karzinome sind Adenokarzinome unterschiedlicher Differenzierung [57], bezogen auf die Tumorarchitektur (papillär, tubulär) und den zellulären Differenzierungsgrad (pleomorph, azinär, Siegelringzellen, muzinös). Hinzu kommen einige Sonderformen, wie adenosquamöse, mukoepidermoide oder epidermoide Karzinome. Auch die sehr seltenen primären Karzinoide der Leber [20, 40] sind histogenetisch cholangioduktalen Ursprungs.

Immunhistologische Befunde

Die Ergebnisse zur immunphänotypischen Charakterisierung hepatozellulärer und cholangiozellulärer Karzinome haben inzwischen auch in der sozusagen

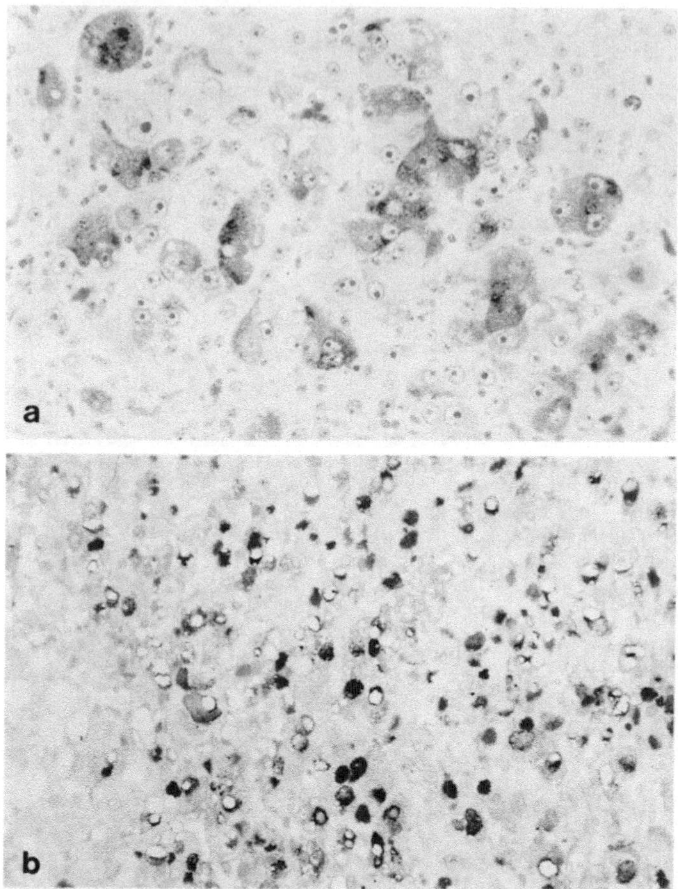

Abb. 4a, b. Immunhistologische Befunde bei hepatozellulären Karzinomen. **a** Alpha-Fetoprotein. ×195. Teilbiopsie aus der Leber (58 Jahre, männlich). **b** Fibrinogen. ×195. Hepatektomiepräparat unter Einschluß eines 15 cm großen, grobknotigen Karzinoms (hellzellige Variante) mit tumorthrombotischem Verschluß größerer Pfortaderäste (gleicher Fall wie Abb. 1 c)

praktischen Diagnostik Bedeutung erlangt [5, 6, 12, 19, 28, 29, 38, 47]. Die z. T. diskrepanten Befunde sind in erster Linie methodenabhängig. Die immunhistologische Charakterisierung umschriebener Wachstumsprozesse in der Leber erfordert mithin eine subtile Kenntnis der jeweiligen Methoden und ihre außerordentlich kritische und kontrollierte Anwendung.

In der diagnostischen Abklärung umschriebener Raumforderungen in der Leber spielt heute die (ultraschallgesteuerte) Feinnadelpunktion eine besondere Rolle [34]. Das mit dieser Methode zur Verfügung gestellte Material ist in der konventionellen Lichtmikroskopie bei weitem nicht immer ausreichend, um klare und eindeutige, therapierelevante diagnostische Aussagen machen zu können. Der methodenkritische Einsatz immunhistologischer Techniken hat die diagnostische Effizienz der Feinnadelpunktion wesentlich erhöht. Unsere diesbezüglichen Ergebnisse sind in Tabelle 6 zusammengefaßt. Allein die Anwendung von drei Markersubstanzen − von *Alpha-Fetoprotein, Fibrinogen* und *Ferritin*, erlaubt in über 90% eindeutig zwischen hepatozellulären und cholangiozellulären Karzinomen einerseits und Lebermetastasen (bei unbekanntem Primärtumor) andererseits zu unterscheiden.

Anmerkungen zum klinischen Follow-up

Die Prognose hepato- und cholangiozellulärer Karzinome ist, alles in allem, schlecht [27, 30, 39, 43]. In größeren Statistiken (vgl. z. B. [51]) wird die durchschnittliche Überlebenszeit (für HCC) mit etwa 6 Monaten angegeben. Der Grund dieser nahezu infausten Prognose ist vor allem darin zu sehen, daß die primären Leberkarzinome zum Zeitpunkt der Diagnose vor allem intrahepatisch weit fortgeschritten sind, entweder in Form einer ausgedehnten intrahepatischen Metastasierung oder einer primär multifokalen Tumormanifestation [27]. Das gilt gleichermaßen für hepato- wie auch für cholangiozelluläre Karzinome.

Hepatozelluläre Karzinome

Im eigenen Material verstarben von 63 Patienten mit HCC 12 in der unmittelbaren postoperativen Phase (bis 14 Tage post operationem) und 36 (= 57,14%) nach einer mittleren Überlebenszeit von 11,6 Monaten. Die längste Überlebenszeit lag bei 61 Monaten. Zehn Patienten sind derzeit (8. 12. 1989) noch am Leben (10−28 Monate), teilweise mit Lungen- und Lebermetastasen. Zwei dieser Patienten wurden lebertransplantiert. Bei den 8 übrigen Patienten wurde eine Hemihepatektomie durchgeführt (vgl. auch [18]). Von 5 Patienten lagen zum Zeitpunkt dieser Auswertung keine Angaben vor.

Von den 63 Patienten mit HCC wurden insgesamt 8 transplantiert, 5 starben 1−4 Monate post transplantationem.

Unter den 63 hepatozellulären Karzinomen waren drei fibrolamelläre Karzinome (Abb. 5). Eine Patientin, zum Zeitpunkt der Primärdiagnose 33 Jahre alt, lebt unter einer Chemotherapie mit einem 15 cm großen Primärtumor und bilateralen Tumorsatelliten nunmehr 15 Monate. Zwei Patienten mit fibrolamellären Karzinomen starben 9 bzw. 37 Monate nach Primärdiagnose in einer generalisierten Tumorausbreitung. Diese kleine Fallzahl erlaubt natürlich keine allgemeingültigen Aussagen zur tatsächlichen Sonderstellung der fibrolamellären Karzinome. Immerhin werden die in der Literatur mitgeteilten Prognosedaten des fibrolamellären Karzinoms [5, 51] doch einigermaßen relativiert.

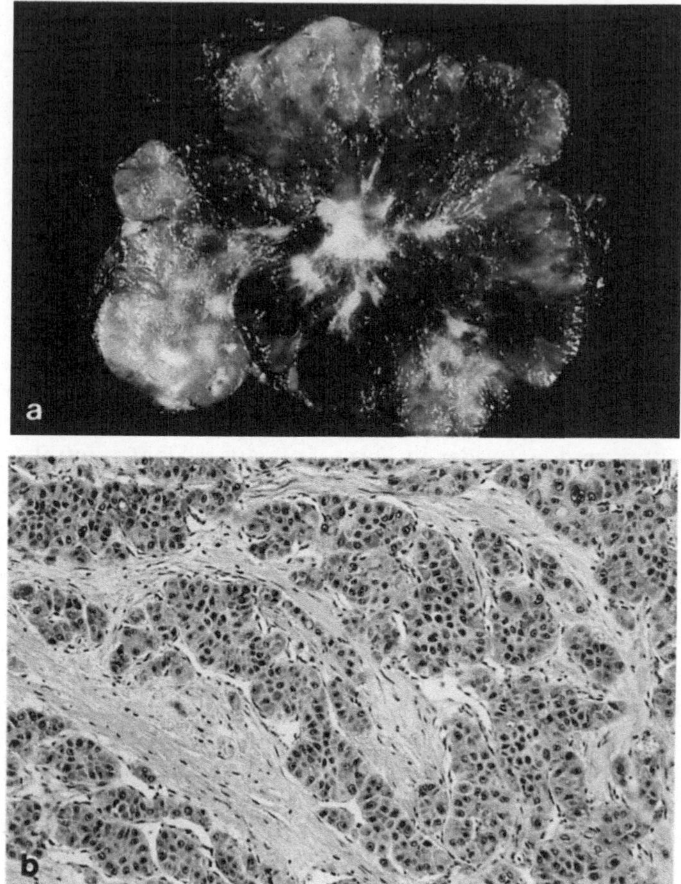

Abb. 5a, b. Fibrolamelläres Karzinom (14 Jahre, weiblich). **a** Makromorphologischer Befund. Segmentresektat (2, 3, 4) unter Einschluß eines 9 cm großen solitären Tumorknotens mit narbigen und septalen Indurationen. **b** Histologischer Befund. Überwiegend trabekulär angeordnete epitheliale (hepatozytäre) Tumorformationen. Dazwischen breite Bindegewebssepten. Masson-Goldner, ×98

Cholangiozelluläre Karzinome

Von 15 Patienten mit CCC verstarben innerhalb von 33 Monaten nach der Primärdiagnose 11 (73,33%). Zwei Patienten leben (je 13 Monate), zwei wurden transplantiert. Von den transplantierten Patienten verstarb einer 51 Tage post transplantationem an einem toxisch/septischen Herz-Kreislauf-Versagen.

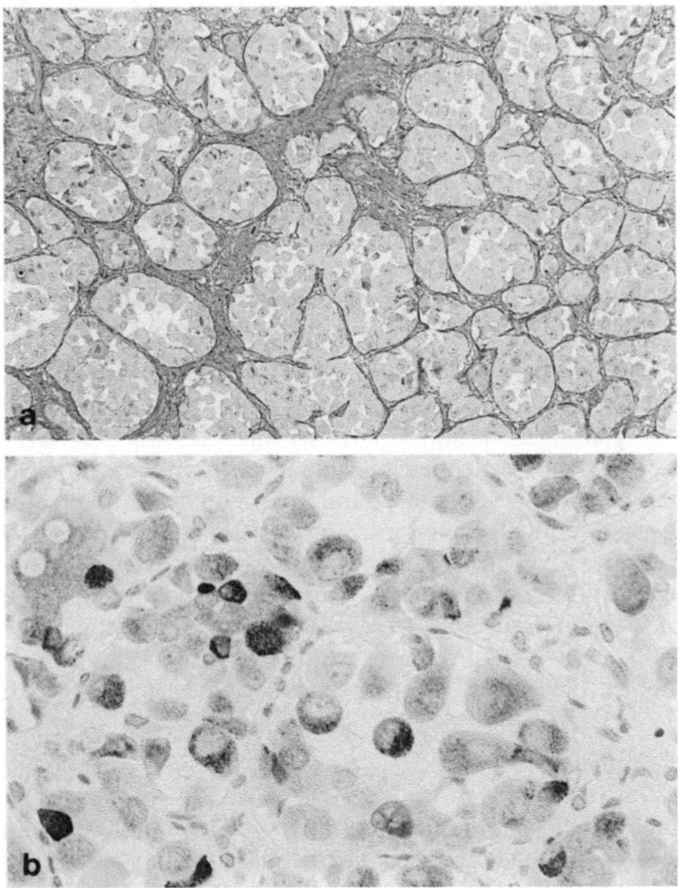

Abb. 6 a, b. Primäres Karzinoid der Leber (42 Jahre, männlich). **a** Histologie: „Alveoläre" Tumorformationen mit vergleichsweise isomorphen, zytoplasmareichen Tumorzellen. PAS, ×49. **b** Immunhistologie: Chromogranin. ×195

Neuroendokrine Tumoren („Karzinoide")

Primäre neuroendokrine Tumoren („Karzinoide") der Leber sind selten [13, 40]. Im eigenen Material fanden wir unter 88 primären malignen epithelialen Lebertumoren ein Karzinoid (Tabelle 1).

Kasuistik. 1982 wurde bei einem damals 41 Jahre alten Patienten wegen unklarer Oberbauchbeschwerden u. a. eine Leberbiopsie durchgeführt. Die auswärtige histologische Untersuchung ergab ein „solides, entdifferenziertes Adenokarzinom", wahrscheinlich eine Metastase. Ein außerhalb der Leber gelegener Primärtumor konnte trotz intensiver Suche jedoch nicht gefunden werden.

1983 erfolgte, nunmehr in Heidelberg, aus einer sonographisch verifizierten intrahepatischen Raumforderung, die in kraniokaudaler Richtung einen maximalen Durchmesser von 13 cm aufwies, eine erneute Biopsie. Diagnose: „cholangiozelluläres Karzinom". Es wurde eine Chemotherapie mit 5-Fluorouracil eingeleitet. Nach etwa 2 Jahren keinerlei Befundänderung, keine Tumorregression, keine Tumorprogression. In dieser Situation kamen Zweifel an der Richtigkeit der Diagnose auf. Daraufhin wurden Präparate an verschiedene in- und ausländische hepatologische Zentren zur Konsiliarbegutachtung versandt. Auswärtige Diagnosen: „extrem langsam wachsendes Karzinom" (in Kenntnis der Anamnese), „atypisches Adenom", „semimaligner cholangiozellulärer Lebertumor", „although I am sure the diagnosis is carcinoma".

1989 erneute Leberbiopsie mit Tumorgewebe, das in einer umfangreichen immunhistologischen Analyse mit positiven Reaktionen für Chromogranin, Synaptophysin, NSE (zudem positive Argyrophilie nach Grimelius) nunmehr die Diagnose eines „neuroendokrinen Tumors" ergab (Abb. 6).

Diese kasuistische Beobachtung reflektiert eindringlich die enormen differentialdiagnostischen Probleme, die bei der histomorphologischen Analyse bioptisch gewonnenen Tumormaterials auftreten können. Die Konsequenz dieser Beobachtung ist die, in vergleichbaren Situationen ein differentialdiagnostisch ausreichend breites Panel an immunologischen Markersubstanzen einzusetzen. Die immunphänotypische Charakterisierung intrahepatischen Tumorgewebes ist in der Dimension der (ultraschallgesteuerten) Feinnadelbiopsie gleichsam eine Conditio sine qua non für effektive diagnostische Aussagen.

Ob andererseits aus dieser Beobachtung allgemeingültige Aussagen zur (wesentlich besseren) Prognose neuroendokriner Lebertumoren gemacht werden können, bleibt wegen der insgesamt kleinen Fallzahlen offen [13].

Schlußfolgerungen

Auch im eigenen Material bestätigt sich die durchweg schlechte Prognose der hepato- und cholangiozellulären Karzinome (vgl. auch [18, 20]).

Nach eigener Erfahrung sind histologische Subklassifikationen hepato- und cholangiozellulärer Karzinome durch die subtile Analyse zellulärer und struktureller Differenzierungsmuster prognostisch irrelevant. Abgesehen davon, daß der Großteil der primären Leberkarzinome (v. a. der hepatozellulären) in sich sehr heteromorph strukturiert sind, lassen die einzelnen strukturellen und zellulären Differenzierungen, sollten sie im Einzelfall in der einen oder anderen Form tatsächlich überwiegen, keine gesicherten Aussagen zu einer unterschiedlichen Prognose zu. Insofern kann die histologische Differenzierung auch kein (Selektions-)Kriterium für tumortherapeutische Lebertransplantationen sein. Die Kenntnis der histomorphologischen Differenzierungsformen ist lediglich aus differentialdiagnostischen Gründen (HCC, CCC, Karzinoide, Metastasen) wichtig.

Die in letzter Zeit zunehmend häufiger werdenden Publikationen [2, 26, 28, 31, 42] zum sog. „kleinen hepatozellulären Karzinom" (1 cm durchmessend) und der differentialdiagnostischen Abgrenzung zur „adenomatösen Hyperplasie" bzw. der sequentiellen Entwicklung von adenomatösen Hyperplasien zu hepatozellulären Karzinomen beruhen vielfach auf obduktionsanalytischen Befunden. Inwieweit diese Befunde unter effektiven differentialdiagnostischen

Aspekten und einer damit verbesserten Prognose primärer Leberkarzinome tatsächlich auf den noch lebenden Patienten übertragen werden können, scheint uns derzeit noch ungeklärt/ungelöst (Selektionskriterien zur tumortherapeutischen Transplantation primärer Leberkarzinome).

Schließlich ist unter allgemeinen onkologischen Aspekten das Phänomen der häufig zu beobachtenden Tumorrezidive in transplantierten Lebern (Microenvironment, „homing of tumor cells", Metastasen in transplantierten Lebern) von außerordentlichem Interesse und, wie wir meinen, weitgehend ungeklärt.

Literatur

1. Andreola S, Audisio RA, Lombardi L (1986) A light microscopic and ultrastructural study of two cases of fibrolamelar hepatocellullar carcinoma. Tumori 72:609–616
2. Arakawa M, Kage M, Sugihara S, Nakashima T, Suenaga M, Okuda K (1986) Emergence of malignant lesions within an adenomatous hyperplastic nodule in a cirrhotic liver. Observations in five cases. Gastroenterology 91:198–208
3. Bauer KH (1963) Das Krebsproblem, 2. Aufl. Springer, Berlin Göttingen Heidelberg
4. Beasley RP (1988) Hepatitis B virus. The major etiology of hepatocellular carcinoma. Cancer 61:1942–1956
5. Berman MA, Burnham JA, Sheahan DG (1988) Fibrolamellar carcinoma of the liver: an immunohistochemical study of nineteen cases and a review of the literature. Hum Pathol 19:784–794
6. Brumm C, Schulze C, Charels K, Morohoshi T, Klöppel G (1989) The significance of alpha-fetoprotein and other tumour markers in differential immunocytochemistry of primary liver tumours. Histopathology 14:503–513
7. Callea F (1988) Natural history of hepatocellular carcinoma as viewed by the pathologist. Appl Pathol 6:105–116
8. Ebie N, Jensen D, Bines S, Kiel K (1986) Primary hepatocellular carcinoma. Med Pediat Oncol 14:281–287
9. Edmondson HA, Steiner PE (1954) Primary carcinoma of the liver. A study of 100 cases among 48900 necropsies. Cancer 7:462–503
10. Eggel H (1901) Über das primäre Carcinom der Leber. Beitr Pathol Anat Allg Pathol 30:506–604
11. Falchuk KR, Lesser RB, Galdabini JJ, Isselbacher KH (1976) Cholangiocarcinoma as related to chronic intrahepatic cholangitis and hepatolithiasis. Am J Gastroenterol 66:57–61
12. Ferrandez-Izquierdo A, Lombart-Bosch A (1987) Immunohistochemical characterization of 130 cases of primary hepatic carcinomas. Pathol Res Pract 182:783–791
13. Fischer M, Hofmann WJ, Wiedenmann B, Otto HF (in Vorbereitung) Primary neuroendocrine tumor of the liver. Case report and review of the literature
14. Gibson JB, Sobin LH (1978) Histological typing of tumours of the liver, biliary tract and pancreas. International Histological Classification of Tumors, No. 20, WHO, Geneva
15. Gögler H, Beger HG, Zuschneid W, Bücherl ES, Vogel M (1978) Fokale noduläre Hyperplasie der Leber und orale Kontrazeptiva. Chirurg 49:172–179
16. Haas JE, Muczynski KA, Krailo M, Ablin A, Land V, Vietti TJ, Hammond GD (1989) Histopathology and prognosis in childhood hepatoblastoma and hepatocarcinoma. Cancer 64:1082–1095

17. Hanot V, Gilbert A (1888) Études sur les maladies du foie. Asselin & Houzeau, Paris
18. Heuschen U, Hofmann WJ, Schlag P (in Vorbereitung) Klinik und Morphologie primärer epithelialer Lebertumoren
19. Hirohashi S, Shimosato Y, Ino Y, Kishi K, Ohkura H, Mukojima T (1983) Distribution of alpha-fetoprotein and immunoreactive carcinoembryonic antigen in human hepatocellular carcinoma and hepatoblastoma. Jpn J Clin Oncol 13(1):37−44
20. Hofmann WJ, Heuschen U (in Vorbereitung) Immunohistological diagnosis of primary and secondary epithelial tumours of the liver
21. Huber M, Meier J, Meier P, Schmid M (1986) Das fibrolamelläre Hepatom. Schweiz Med Wochenschr 116:1154−1158
22. Ito Y, Kojiro M, Nakashima T, Mori T (1988) Pathomorphologic characteristics of 102 cases of thorotrast-related hepatocellular carcinoma, cholangiocarcinoma, and hepatic angiosarcoma. Cancer 62:1153−1162
23. Jones AL, Schmucker DL (1977) Current concepts of liver structure as related to function. Gastroenterology 73:833−851
24. Kaick G van, Muth H, Kaul A (1984) The german thorotrast study. Results of epidermiological, clinical and biophysical examinations on radiation-induced late effects in man caused by incorporated colloidal thorium dioxide (thorotrast). ESC-EEC-EAC, Brussels
25. Kaick G van (1985) Ergebnisse der deutschen Thorotraststudie. In: Leppin W, Meißner J, Börner W, Messerschmidt O (Hrsg) Die Hypothesen im Strahlenschutz, Bd XXV: Strahlenschutz in Forschung und Praxis. Thieme, Stuttgart, S 23−35
26. Kanai T, Hirohashi S, Upton MP (1987) Pathology of small hepatocellular carcinoma. A proposal for a new gross classification. Cancer 60:810−819
27. Kishi K, Shikata T, Hirohashi S, Hasegawa H, Yamazaki S, Makuuchi M (1983) Hepatocellular carcinoma. A clinical and pathologic analysis of 57 hepatectomy cases. Cancer 51:542−548
28. Koelma IA, Nap M, Huitema S, Krom RAF, Houthoff HJ (1986) Hepatocellular carcinoma, adenoma, and focal nodular hyperplasia. Comparative histopathologic study with immunohistochemical parameters. Arch Pathol Lab Med 110:1035−1040
29. Kojiro M, Kawano Y, Isomura T, Nakashima T (1981) Distribution of albumin-and/or α-fetoprotein-positive cells in hepatocellular carcinoma. Lab Invest 44(3):221−226
30. Kojiro M, Nakashima T (1987) Pathology of hepatocellular carcinoma. In: Okuda K, Ishak KG (eds) Neoplasms of the liver. Springer, Berlin Heidelberg New York Tokyo, pp 81−104
31. Kondo Y (1985) Histologic features of hepatocellular carcinoma and allied disorders. Pathol Annu 20(2):405−430
32. Kondo Y, Kondo F, Wada K, Okabayashi A (1986) Pathologic features of small hepatocellular carcinoma. Acta Pathol Jpn 36(8):1149−1161
33. Kondo Y, Nakajima T (1987) Pseudoglandular hepatocellular carcinoma. A morphogenetic study. Cancer 60:1032−1037
34. Kondo Y, Wada K, Nagato Y et al. (1989) Biopsy diagnosis of well-differentiated hepatocellular carcinoma based on new morphologic criteria. Hepatology 9(5):751−755
35. Leuschner I, Harms D, Schmidt D (1988) The association of hepatocellular carcinoma in childhood with hepatitis B virus infection. Cancer 62:2363−2369
36. Lieberman HM, Tur-Kaspa R, Shafritz DA (1987) Hepatitis B virus infection and hepatocellular carcinoma. In: Okuda K, Ishak KG (eds) Neoplasm of the liver. Springer, Berlin Heidelberg New York Tokyo, pp 21−33

37. London WT (1981) Primary hepatocellular carcinoma – etiology, pathogenesis, and prevention. Hum Pathol 12:1085–1097
38. Machinami R, Oono Y (1987) Carcinoembryonic antigen and lectin binding in the bile canalicula structures of hepatocellular carcinoma. Virchows Arch A 412:111–118
39. MacSween RNM (1974) A clinicopathological review of 100 cases of primary malignant tumours of the liver. J Clin Pathol 27:669–682
40. Miura K, Shirasawa H (1988) Primary carcinoid tumor of the liver. Am J Clin Pathol 89:561–564
41. Muñoz N, Bosch X (1987) Epidemiology of hepatocellular carcinoma. In: Okuda K, Ishak KG (eds) Neoplasms of the liver. Springer, Berlin Heidelberg New York Tokyo, pp 3–19
42. Okuda K, Kijiro M (1987) Small hepatocellular carcinoma. In: Okuda K, Ishak KG (eds) Neoplasms of the liver. Springer, Berlin Heidelberg New York Tokyo, pp 215–226
43. Okuda K, Ohnishi K (1987) Prognosis of hepatocellular carcinoma. In: Okuda K, Ishak KG (eds) Neoplasms of the liver. Springer, Berlin Heidelberg New York Tokyo, pp 3–19
44. Okuda K, Peters RL, Simson IW (1984) Gross anatomic features of hepatocellular carcinoma from three disparate geographic areas. Proposal of new classification. Cancer 54:2165–2173
45. Okuda K, Kubo Y, Okazaki N et al. (1977) Clinical aspects of intrahepatic bile duct carcinoma including hilar carcinoma. A study of 57 autopsy-proven cases. Cancer 39:232–246
46. Omata M, Ashcavai M, Liew C-T, Peters RL (1979) Hepatocellular carcinoma of the U.S.A., etiologic considerations. Localization of hepatitis B antigens. Gastroenterology 76(2):279–287
47. Palmer PE, Wolfe HJ (1976) α_1-Antitrypsin deposition in primary hepatic carcinoma. Arch Pathol Lab Med 100:232–236
48. Pirovino M, Triller J, Steffen R (1987) Die fokale noduläre Hyperplasie der Leber. Schweiz Med Wochenschr 117:1165–1173
49. Potter de CR, Robberecht E, Laureys G, Cuvelier CA (1987) Hepatitis B related childhood hepatocellular carcinoma. Childhood hepatic malignancies. Cancer 60:414–418
50. Ritchie JK, Allan RN, Macartney J, Thompson H, Hawley PR, Cooke WT (1974) Biliary tract carcinoma associated with ulcerative colitis. Quart J Med 43:263–279
51. Rolfes DB (1987) Fibrolamellar carcinoma of the liver. In: Okuda K, Ishak KG (eds) Neoplasms of the liver. Springer, Berlin Heidelberg New York Tokyo, pp 137–142
52. Sanes S, MacCallum JD (1942) Primary carcinoma of the liver. Cholangioma in hepatolithiasis. Am J Pathol 18:675–687
53. Sell S, Dunsford HA (1989) Evidence for the stem cell origin of hepatocellular carcinoma and cholangiocarcinoma. Am J Pathol 134:1347–1363
54. Stocker JT, Ishak KG (1981) Focal nodular hyperplasia of the liver: a study of 21 pediatric cases. Cancer 48:336–345
55. Stromeyer FW, Smith DH, Ishak KG (1979) Anabolic steroid therapy and intrahepatic cholangiocarcinoma. Cancer 43:440–443
56. Sugihara S, Kojiro M (1987) Pathology of cholangiocarcinoma. In: Okuda K, Ishak KG (eds) Neoplasms of the liver. Springer, Berlin Heidelberg New York Tokyo, pp 143–158
57. Weinbren K, Mutum SS (1983) Pathological aspects of cholangiocarcinoma. J Pathol 139:217–238

UICC-Studie zur Klassifikation von Lebermetastasen*

P. HERMANEK, F. P. GALL, F. KÖCKERLING, C. SCHNEIDER

Abteilung Klinische Pathologie, Chirurgische Universitätsklinik, Maximiliansplatz, W-8520 Erlangen, BRD

Einleitung

Während früher die Diagnose von Lebermetastasen weithin das Ende jeder therapeutischen Bemühung signalisierte, haben in den letzten 15 Jahren die chirurgische Behandlung mit Resektion, systemische und lokale (regionale) Chemotherapie, aber auch Chemoembolisation, Leberdesarterialisation, temporäre vaskuläre Okklusion, Radiotherapie und verschiedene Kombinationen dieser Modalitäten zunehmend Bedeutung gewonnen. Ihre Bewertung ist vielfach kontrovers, die Indikationen zu den einzelnen Verfahren keineswegs definitiv geklärt. Als eines der größten Hemmnisse auf dem Weg zu einer Standardisierung des therapeutischen Vorgehens bei Lebermetastasen hat sich die Unterschiedlichkeit in der Beschreibung des Krankengutes bzw. in der Klassifikation der Lebermetastasen erwiesen. Daher hat die UICC 1987 beschlossen, aufgrund einer prospektiven internationalen multiinstitutionellen Beobachtungsstudie Grundlagen für ein international einheitliches Klassifikationssystem von Lebermetastasen zu erarbeiten [3]. Die Notwendigkeit eines solchen wird aus den höchst unterschiedlichen Schrifttumsangaben zur Prognose bei Lebermetastasen deutlich. So findet man mittlere/mediane Überlebenszeiten bei unbehandelten Patienten zwischen 1,4 und 24 Monaten [7] oder 5 Jahresüberlebensraten nach chirurgischer Behandlung zwischen 13 und 52% [5].

Derzeitige Klassifikationssysteme für Lebermetastasen

Tabelle 1 zeigt die derzeit häufiger verwendeten Klassifikationssysteme und die hierbei berücksichtigten Parameter. Da diese unterschiedlich sind, ist es z. Z. entweder nicht oder nur in sehr eingeschränktem Maße möglich, die Ergebnisse unterschiedlicher Zentren und unterschiedlicher Behandlungskonzepte miteinander zu vergleichen.

---

* Mit Unterstützung durch die Johannes- und Frieda-Marohn-Stiftung, Erlangen.

Ch. Herfarth / P. Schlag (Hrsg.)
Neue Entwicklungen in der Therapie von Lebertumoren
© Springer-Verlag Berlin Heidelberg 1991

UICC-Studie

Studienziele

Das zu erarbeitende internationale Klassifikationssystem soll nicht auf bestimmte Patientengruppen, wie z. B. laparotomierte Patienten, solche mit Metastasenresektion oder solche ohne extrahepatische Tumormanifestationen beschränkt, vielmehr generell anwendbar sein. Dabei muß die unterschiedliche diagnostische Verläßlichkeit der Klassifikation gekennzeichnet werden. Das Klassifikationssystem sollte auch nicht nur auf Lebermetastasen einer spezifischen Tumorentität wie etwa kolorektaler Karzinome, sondern auch auf Metastasen unterschiedlicher Primärtumoren anwendbar sein.

Im einzelnen wurden als Studienziele formuliert:

- Vergleich der bereits publizierten häufiger verwendeten Klassifikationssysteme (Tabelle 1) untereinander hinsichtlich ihres prognostischen Wertes.
- Vergleich verschiedener klinischer diagnostischer Methoden (einschließlich Laparotomie) untereinander, bei Resektion auch mit dem Ergebnis der histopathologischen Untersuchung und damit Erarbeitung eines Vorschlages zu verläßlicher und doch ökonomischer Diagnostik bei Lebermetastasen.
- Biometrische Analyse des prognostischen Wertes verschiedener möglicher Faktoren und ihrer Kombinationen und damit Erarbeitung einer klinischen und einer pathologischen Klassifikation, die jeweils mit einem Minimum von Parametern ein Maximum prognostischer Aussagen ermöglicht. Diese Klassifikation soll den Vergleich der Therapieergebnisse unterschiedlicher Zentren und unterschiedlicher Behandlungsverfahren ermöglichen.

Studien-Design

Grundsätze der Studie sind

- multizentrisch/interdisziplinäre Studie,
- prospektive Beobachtungsstudie,
- freigestellte Therapiewahl,
- standardisierte Dokumentation von Anamnese, Diagnostik, Behandlung und weiterem Kranheitsverlauf,
- jeder Patient soll in verschiedene bisherige Stagingsysteme einzuordnen sein,
- unterschiedliche Verlaufsbeobachtung je nach Therapie (bei allen Patienten jährliche Folgeerhebungen, bei Patienten mit kurativer Metastasenresektion zusätzlich Untersuchung 3 und 6 Monate nach Resektion).

Aufnahmekriterien. Unbehandelte wie auch behandelte Patienten mit Lebermetastasen, sowohl synchrone als auch nach Behandlung des Primärtumors im Verlauf auftretende Lebermetastasen; ausgeschlossen sind Lebermetastasen bei primären Malignomen der Leber sowie Leberbeteiligung bei M. Hodgkin, Non-Hodgkin-Lymphomen und Leukämien.

Tabelle 1. Derzeit häufiger verwendete Klassifikationssysteme für Lebermetastasen und hierbei verwendete Parameter

	Pettavel u. Morgenthaler (1978)	Fortner et al. (1981)	J.R.S. GC[a] (1981)	Gennari et al. (1982)	Frankfurter Klassifikation[b] (1983)	Petrelli et al. (1984)	Velde van de et al. (1984)
Zahl	+		+	+			
Größe	+						
Ausmaß des Befalls (% Lebervolumen)				+	+	+	+
uni- oder bilobär			+	+			
Befall vaskulärer/biliärer Strukturen		+		+			
Befall von Nachbarstrukturen/-organen		+		+			
Extrahepatischer intraabdominaler Tumor						+	+
Fernmetastasen		+					
Tumorruptur		+					
Residualtumor nach Resektion		+					
Syn- oder metachron				+			
Symptome	+				+		+
Performance-Status						+	
Hepatomegalie	+						
Leberfunktionsstörungen	+			+	+	+	
Zirrhose/Hepatitis				+			

[a] Japanese Research Society Gastric Cancer.
[b] Hottenrott (1983).

Wahlmöglichkeit bei Dokumentation. Die Dokumentation der Ausgangssituation (Ersterhebung) kann in zwei Versionen erfolgen:

Version A: ausführliches Protokoll mit umfänglicher Datensammlung,
Version B: Minimalprotokoll.

Teilnehmer

An der Studie nehmen insgesamt 43 Institutionen teil, davon 23 aus Japan, 17 aus der Bundesrepublik Deutschland und je eine aus Italien, Uruguay und der UdSSR. 31 der Institutionen haben sich für die ausführliche Dokumentation der Version A, 12 für die verkürzte Version B entschieden.

Die Studienleitung erfolgt durch die Chirurgische Universitätsklinik Erlangen (Prof. Dr. F. P. Gall und Prof. Dr. P. Hermanek).

Vorläufige Daten der UICC-Studie

Die Studie begann am 1. 1. 1988. Die nachstehende vorläufige Auswertung berücksichtigt 653 Patienten (davon 461 Version A und 192 Version B), bei denen die Datenprüfung abgeschlossen ist und Rückfragen von den teilnehmenden Institutionen komplett beantwortet vorliegen (Stand 15. 10. 1989).

Krankengut

Häufigster Primärtumor war das Kolonkarzinom (288 = 44,1%), gefolgt vom Rektumkarzinom (153 = 23,4%). Bei 71 Patienten (10,9%) war der Primärtumor im Magen, bei 52 Patienten (8,0%) im Pankreas, bei 11 Patienten (1,7%) im Ösophagus gelegen. 78 Patienten (11,9%) hatten andere Primärtumoren, die jeweils nur in 10 oder weniger Fällen beobachtet wurden.

Bei 243 Patienten (37%) waren die Lebermetastasen einzige Tumormanifestation. Bei den 410 Patienten (63%) mit gleichzeitigen anderen Tumormanifestationen waren diese bei 212 (32%) lokoregionär, bei 54 Patienten (8%) als weitere Fernmetastasen und bei 125 Patienten (19%) sowohl lokoregionär als auch als weitere Fernmetastasen vorhanden (bei 19 Patienten = 3% fehlen diesbezüglich detaillierte Angaben).

Anlaß zur Diagnose der Lebermetastasen

Angaben hierzu liegen nur bei der Version A vor, die entsprechenden Daten sind in Tabelle 2 zusammengestellt.

Chirurgische Therapie

Die Anteile von Patienten mit Resektion der Metastasen und solchen mit lokal im Gesunden erfolgter Metastasenresektion (Tabelle 3) zeigen Abhängigkeit von

a) allgemeinem Tumorstatus, d. h. ob die Lebermetastasen alleinige Tumormanifestationen waren oder nicht,
b) Anlaß zur Diagnose,

Tabelle 2. Anlaß zur Diagnose der Lebermetastasen (nur Version A)

Vor Primärtumordiagnose	33	(7,2%)	
Synchron: präoperativ	139	(30,2%)	248 (53,8%)
bei Laparotomie	76	(16,5%)	
Metachron: Routine-Follow-up	176	(38,2%)	
Beschwerden	25	(5,4%)	
geplanter „second look"	2	(0,4%)	213 (46,2%)
Laparotomie aus anderen Gründen	5	(1,1%)	
andere	5	(1,1%)	

Tabelle 3. Chirurgische Therapie der Lebermetastasen

Untergruppe	[n]	hiervon Resektion	R0-Resektion
Tumorstatus			
– isolierte Lebermetastasen	243	151 (62%)	115 (47%)
– auch andere Tumormanifestationen	410	84 (21%)	60 (15%)
Anlaß zur Diagnose (nur Version A)			
– synchron	248	52 (21%)	32 (13%)
– metachron			
– Routine-Follow-up	176	109 (62%)	84 (48%)
– Beschwerden u. a.	37	9 (24%)	4 (11%)
Intervall Primärtumoroperation/Lebermetastasen-diagnose			
– synchron	363	74 (20%)	49 (13%)
– metachron			
– bis 1 Jahr	118	55 (47%)	40 (34%)
– >1–2 Jahre	85	49 (58%)	41 (48%)
– >5 Jahre	87	57 (66%)	45 (52%)
Lokalisation des Primärtumors			
– Kolon	288	124 (43%)	96 (33%)
– Rektum	153	72 (47%)	52 (34%)
– Magen	71	15 (21%)	10 (14%)
– Pankreas	52	5 (10%)	2 (4%)
Zahl der Metastasen			
– 1	178	128 (72%)	105 (59%)
– 2–5	288	99 (34%)	67 (23%)
– >5	172	5 (3%)	2 (1%)

c) Intervall zwischen Primärtumoroperation und Lebermetastasendiagnose,
d) Lokalisation des Primärtumors,
e) Zahl der Lebermetastasen.

Die chirurgischen Verfahren der Leberresektion wurden nur in Version A im einzelnen dokumentiert. Rechtsseitige Hemihepatektomien (Segment

V–VIII±I) wurden bei 37 Patienten (22%), linkslaterale Resektionen (Segment II und III) bei 20 Patienten (12%), „Lobektomien" („Trisegmentektomien") (Segment IV–VIII±I) bei 17 Patienten (10%) und linksseitige Hemihepatektomien (Segment II–IV±I) bei 11 Patienten (6%) durchgeführt. Andere Mehrfachsegmentresektionen wurden 32mal (19%), Monosegmentresektionen 18mal (11%) und Keilexzisionen bei 35 Patienten (21%) vorgenommen.

Auffällig war, daß von 235 Leberresektionen wegen Metastasen immerhin 60 (25,5%) nicht im Gesunden erfolgten. In Version A wurde auch der makroskopisch vom Pathologen ermittelte minimale Abstand der Metastase von der Resektionsfläche festgehalten. Dieser betrug bei 115 kurativen Operationen:

– bis 2 mm	23 Patienten (20%)
– mehr als 2 bis 5 mm	18 Patienten (16%)
– mehr als 5 bis 10 mm	17 Patienten (15%)
– mehr als 10 bis 20 mm	31 Patienten (27%)
– mehr als 20 mm	26 Patienten (23%).

Schlußbemerkung

Die dargestellten vorläufigen Daten ergeben zwar einige interessante Aufschlüsse über die Möglichkeiten der Chirurgie und das derzeitige chirurgische Vorgehen bei Lebermetastasen, zu den Hauptfragen der Studie kann natürlich erst nach Abschluß der Rekrutierungsphase und Vorliegen ausreichender Daten über den weiteren Krankheitsverlauf Stellung genommen werden. Die UICC hat sich die Aufgabe der Erarbeitung einer international einheitlichen Klassifikation für Fernmetastasen nicht nur für Lebermetastasen gestellt, sondern auch für Lungenmetastasen. Eine der vorgestellten Studie prinzipiell ähnliche Studie ist im Auftrag der UICC durch Prof. Dr. I. Vogt-Moykopf, Heidelberg-Rohrbach, vorbereitet und wird voraussichtlich 1990 beginnen.

Literatur

1. Fortner JG, MacLean BJ, Kim DK et al. (1981) The seventies evolution in liver surgery for cancer. Cancer 47:2162–2166
2. Gennari L, Doci R, Bozzetti F, Veronesi U (1982) Proposal for a clinical classification of liver metastases. Tumori 68:443–449
3. Hermanek P (1989) Bericht aus der UICC. Künftige Aktivitäten der Tumorklassifikation. In: Gall FP, Zirngibl H, Hermanek P (Hrsg) Das kolorektale Karzinom. Kontroverse Fragen, neue Ergebnisse. Zuckschwerdt, München
4. Hottenrott C (1983) Vorschlag Arbeitstagung Therapiestudien bei Lebermetastasen. Frankfurt, August 1983
5. Hughes KS, Sugarbaker PH (1989) Resection of the liver for metastatic solid tumors. In: Rosenberg SA (ed) Surgical treatment of metastatic cancer. Lippincott, Philadelphia

 6. Japanese Research Society for Gastric Cancer (1981) The general rules for the gastric cancer study in surgery and pathology. Jpn J Surg 11:127–139
 7. Mühe E, Angerman B (1986) Prinzipien der Chirurgie maligner Tumoren. 2. Fernmetastasen. In: Gall FP, Hermanek P, Tonak J (Hrsg) Chirurgische Onkologie. Histologie- und stadiengerechte Therapie maligner Tumoren. Springer, Berlin Heidelberg New York Tokyo
 8. Petrelli NJ, Bonnheim DC, Herrera LO, Mittelmann A (1984) A proposed classification system for liver metastasis from colorectal carcinoma. Dis Colon Rectum 27:249–252
 9. Pettavel J, Morgenthaler F (1978) Protracted arterial chemotherapy of liver tumors. Prog Clin Cancer 7:217–223
10. Velde CJH van de, Veenhof CHN, Sugarbaker PH (1984) Methodology in the clinical study of hepatic metastases. In: Velde CJH van de, Sugarbaker PH (eds) Liver metastasis. Basic aspects, detection and management. Nijhoff, Dordrecht

Die systemische Chemotherapie des Leberkarzinoms

E. SCHMOLL, H.-J. SCHMOLL, G. BÖHMER, H. WILKE, H. POLIWODA

Medizinische Klinik, MHH, Konstanty-Gutschow-Straße 8, W-3000 Hannover, BRD

Das primäre Leberzellkarzinom ist ein relativ seltener Tumor mit einer jährlichen Inzidenz von 1–7/100000 Einwohner. Allerdings ist das Leberkarzinom in Südostasien und weiteren Ländern mit hoher Hepatitisdurchseuchung viel häufiger mit z. B. 65% aller Malignome bei Männern und 31% bei den Frauen in Mozambique; auch China und Japan haben eine sehr hohe Inzidenz des HCC's entsprechend der höheren Hepatitis-B-Infektionsrate. In diesen Ländern erkranken auch deutlich jüngere Menschen im Alter zwischen 30 und 40 Jahren, während der Erkrankungsgipfel in Deutschland bei 50 Jahren liegt.

Für die Therapie von Bedeutung ist auch die häufige Assoziation mit der – im Gefolge der B-Hepatitis auftretenden – Leberzirrhose und entsprechender Reduktion des Allgemeinzustands bzw. schlechteren Ausgangsbedingungen für eine regionale oder Systemtherapie.

Das Leberkarzinom gehört zu den schnellwachsenden Tumoren, die sich durch die entsprechende Symptomatik bemerkbar machen. Nur selten werden Lebertumoren im Rahmen einer Routineuntersuchung und damit in einem sehr frühen Stadium festgestellt. Langzeitüberleben ohne Therapie ist im Einzelfall zwar möglich, die mediane Überlebenszeit [46] des unbehandelten Leberkarzinoms ist allerdings sehr kurz mit 11 Monaten im Stadium I, 5 Monaten im Stadium II und 2 Monaten im Stadium III nach Okuda et al. [49] (Tabelle 1). Somit entspricht die spontane Überlebenszeit im fortgeschrittenen, nicht mehr resektablen oder einer effektiven lokalen Therapie nicht zugänglichen Stadium demjenigen des hochmalignen Non-Hodgkin-Lymphoms oder des kleinzelligen Bronchialkarzinoms (5 Monate); sogar das Magenkarzinom hat eine bessere spontane Überlebenszeit im fortgeschrittenen Stadium. Das Leberkarzinom gehört somit zu den bösartigsten Tumoren überhaupt. Im Gegensatz zu anderen Tumoren ist das Leberkarzinom allerdings nur sehr wenig chemotherapie-sensibel. Die hohe intrinsische Chemotherapieresistenz mag ihren Grund haben in einer hohen spontanen Expression des „multiplen Drogen-Resistenz-Gens" (MDR-1) schon der normalen Leberzellen, entsprechend der physiologischen Bedeutung der Leber als Entgiftungsorgan; aber auch andere z. Z. noch nicht identifizierte Resistenzmechanismen müssen beim Leberkarzinom eine Rolle spielen, da auch die Substanzen, deren Effektivität nicht vom MDR-1-Gen beeinflußt wird, beim Leberkarzinom nicht oder nur sehr gering wirksam sind wie z. B. Cisplatin.

Ch. Herfarth/P. Schlag (Hrsg.)
Neue Entwicklungen in der Therapie von Lebertumoren
© Springer-Verlag Berlin Heidelberg 1991

Tabelle 1. Stadieneinteilung nach Okuda (1985)

Faktoren:	Tu.-Größe > 50%
	Aszites +
	Albumin < 3 g/dl
	Bilirubin > 3 mg/dl
Stadien:	
Stad. I	keiner dieser Faktoren
Stad. II	1 – 2 Faktoren
Stad. III	> 2 Faktoren

Schlechte Spontanprognose und geringe Chemotherapiesensitivität führen zu den schlechten Therapieergebnissen bei systemischer Chemotherapie, die im folgenden dargestellt wird [22, 31, 42, 48, 60, 66]. Ansätze zur Verbesserung der systemischen Therapieoptionen sind möglicherweise zu erreichen über eine Modulation der wirksamen Monosubstanzen, wie z. B. Resistenzmodulation für Adriamycin durch Alpha-Interferon oder 5-Fluorouracil mit Folinsäure, oder durch eine Hormontherapie bei Nachweis von Hormonrezeptoren.

Prognosefaktoren für die Response unter Chemotherapie

Die meisten Studien zur Bewertung einer Mono- oder Kombinationschemotherapie beim Leberzellkarzinom sind Phase-I- oder Phase-II-Studien; prospektive kontrollierte Studien mit ausreichender Stratifikation nach wichtigen prognostischen Variablen sind kaum vorhanden. Zusätzlich sind für die meisten Studien die Kriterien der Patientenselektion als wichtiger Parameter für Ansprechen und Überleben nicht näher definiert. Alle Daten zur Mono- und Kombinationstherapie können somit nur mit Einschränkung und nur mit Berücksichtigung dieser Selektionsfaktoren beurteilt werden.

Tabelle 2. Faktoren für schlechtes Ansprechen auf Chemotherapie

- Schlechter Allgemeinzustand
- Tumorsymptomatik
- Ikterus
- Ascites
- Multilokulärer Tumor
- Fernmetastasen
- Alter > 35 Jahre
- Schwarze Rasse (?)
- Männliches Geschlecht
- Hb_sAg-negativ
- α-Fetoprotein hochpositiv
- Zirrhose

Eine genaue Definition der Prognosefaktoren (Tabelle 2) für die Vorhersage eines Ansprechens auf Chemotherapie und längeres Überleben fällt aus den gleichen Gründen schwer. Als gesicherte negative Faktoren können angesehen werden: schlechter Allgemeinzustand, Tumorsymptomatik, höheres Alter, kein Nachweis von Hbs-Antigen, hohes Alpha-Fetoprotein, Aszites, Ikterus, multilokulärer Tumor, Fernmetastasen oder Zirrhose (Tabelle 2). Multilokulärer Tumor, Fernmetastasen, Aszites, Ikterus, Symptomatik und Allgemeinzustand sind sicher voneinander abhängige und sich gegenseitig bedingende Variablen und Ausdruck der Aggressivität und des Ausbreitungszustandes des Tumors [22, 31, 42, 48, 60, 66]. Offen ist die genetische Disposition; hierzu liegen widersprüchliche Angaben vor [56]. Die bessere Prognose bei Frauen ist wahrscheinlich hervorgerufen durch einen bedeutend geringeren Anteil an Androgenrezeptor-positiven Tumoren.

Zukünftige, v. a. prospektiv randomisierte Studien zur systemischen Chemotherapie müssen diese Faktoren berücksichtigen und entsprechende Stratifikationen vornehmen.

Monoaktivität

Anthrazykline

Die wirksamste Substanz ist Doxorubicin (Adriamycin) mit einer objektiven Remissionsrate von 19% und einer medianen Überlebenszeit von 4 Monaten (Tabelle 3). Die große Schwankungsbreite der objektiven Remissionen von 0–79% reflektiert die Heterogenität der in den einzelnen Studien untersuchten Patientenkollektive. 4-Epidoxorubicin ist möglicherweise weniger aktiv mit 8% Remissionen bei 37 Patienten mit ebenso 4 Monaten Überlebenszeit; allerdings ist nicht sicher, wieweit eine Selektion von Patienten mit schlechten Prognosefaktoren dies Ergebnis beeinflußt hat, da – bei der großen Ähnlichkeit beider Substanzen – grundsätzlich nicht von einer unterschiedlichen Wirksamkeit von 4-Epidoxorubicin gegenüber Doxorubicin ausgegangen werden kann. In einer kontrollierten Studie wurde Adriamycin mit einer Gruppe ohne Chemotherapie verglichen; es fanden sich keine Unterschiede in der Remissionsrate oder Überlebenszeit. Diese Studie hatte allerdings ungewöhnlich wenige Remissionen mit nur 3% mit Adriamycin gezeigt (Tabelle 4), was auf eine beson-

Tabelle 3. Anthrazyklin-Monoaktivität beim Leberkarzinom

Substanz	Pat. (n)	CR/PR (%)	ÜLZ (Mon.)	Lit.
Doxorubicin	644	19% (0–79%)	4 (3–8)	[4, 13, 34]
4-Epidoxorubicin	37	8%	4	[33, 62]
Idarubicin	15	0%	–	[11]
Esorubicin	35	9%	3	[56]
Mitoxantron	86	20%	3–4	[19, 24, 27]

Tabelle 4. Anthrazyklin-basierende randomisierte Studien beim HCC

	Pat. (n)	CR/PR	ÜLZ (Mon.)	Lit.
ADM vs.	60	3%	2, 5	[38]
∅	46	0%	2	
ADM v.s	28	28%	4, 5	[45]
VP-16	22	18%	3	
ADM vs.	11	55% (2CR)	2, 6	[36]
ADM/MMC	7	57% (2CR)	6, 2	

dere Selektion von Patienten mit schlechten prognostischen Kriterien hinweist und die Aussage dieser Studie relativiert, nämlich, daß eine Adriamycintherapie bei HCC wirkungslos sei.

Das Anthrazyklin-Analog Idarubicin scheint allerdings — wie auch bei anderen Tumoren — nicht wirksam zu sein; gleiches gilt für Esorubicin. Das Anthrachinon Mitoxantron hat eine dem Doxorubicin vergleichbare Wirksamkeit mit 20% objektiven Remissionen bei einer medianen Überlebenszeit von 3−4 Monaten.

Antimetaboliten und weitere Substanzen

5-Fluorouracil ist deutlich weniger wirksam als Adriamycin mit einer Remissionsrate von 4% bei intravenöser und 9% bei oraler Gabe und mit sehr kurzen medianen Überlebenszeiten von 2 Monaten, die eher dem spontanen Verlauf

Tabelle 5. Monoaktivität von Antimetaboliten und weiteren Substanzen beim Leberkarzinom (vorbehandelte und unvorbehandelte Patienten)

Substanz	Pat. (n)	% CR/PR	ÜLZ (Mon.)	Lit.
5-FU i. v.	75	4	2 (1−5)	[6, 20, 64]
5-FU p. o.	66	9	2	[26, 37, 41]
5-FU + LV	14	0	n.a.	[71]
Doxofluoridin	17	6	3	[40]
DCMTX	17	6	n.a.	[68]
m-AMSA	118	4	3−5	[2, 7, 12, 23, 25]
Neocarzinostatin	58	16	3	[25, 29]
VP 16	71	14	2−3	[8, 45, 46, 63]
Ifosfamid	16	23	n.a.	[65]
DDP	68	6	2	[21, 27, 59]
Urea	7	0	n.a.	[18]
Vinblastin	25	8	n.a.	[17]
Mitomycin C	23	48	12	[10]

entsprechen (Tabelle 5). Enttäuschend ist das Ergebnis bei 14 Patienten, die mit 5-Fluorouracil+Folinsäure behandelt wurden, ohne daß eine objektive Remission erreicht wurde. Auch Doxofluoridin hat keine nachgewiesene Wirksamkeit, ebenso wie Dichloromethotrexat mit jeweils 6% Remissionen.

M-AMSA und Bisantren sind desgleichen unwirksam. Auch Vinblastin ist mit einer objektiven Remissionsrate von 8% als unwirksam einzustufen. Vereinzelt wurde über eine Wirksamkeit von Harnstoff beim Leberzellkarzinom berichtet; in der einzigen kontrollierten Studie mit 7 Patienten wurde aber keine objektive Remission nachgewiesen, so daß Harnstoff als unwirksam eingestuft werden sollte, − bei allerdings nicht ausreichender Prüfung (es liegt keine Phase-II-Studie mit mindestens 14 Patienten vor).

Eine interessante Wirksamkeit mit 16% objektiven Remissionen haben Neocarzinostatin, desgleichen Etoposid mit 14% Remissionen und Ifosfamid mit 23% Remissionen (Tabelle 5); allerdings wurde in einer weiteren, neueren Studie bei 21 Patienten, von denen 8 mit Tegafur-Uracil vorbehandelt waren, nur eine kurze Remission von 2 Monaten Dauer unter Etoposid nachgewiesen (Tabelle 5). Auch Mitomycin C, in einer sehr hohen Dosis von $20-25\,mg/m^2$ KOF gegeben, gefolgt von einer 6wöchigen Therapie $10-12,5\,mg/m^2$ KOF, hat eine überraschend hohe Remissionsrate von 48% ermöglicht; die mediane Remissionsdauer betrug 7 Monate und die Überlebenszeit des Gesamtkollektivs 12 Monate. Mitomycin wäre nach dieser Untersuchung an thailändischen Patienten die wirksamste Monosubstanz. Diese Studie bedarf dringend der Überprüfung an Patienten, die Hepatitis-B-negativ sind oder andere schlechte Prognosefaktoren haben.

Cisplatin hat nur eine sehr marginale Wirksamkeit mit 6% kumulativer Remissionsrate bei 68 Patienten mit sehr kurzer Überlebenszeit von 2 Monaten [21, 27, 59]. Bei diesen Studien waren allerdings die meisten Patienten vorbehandelt. In einer Studie bei 20 unvorbehandelten Patienten wurde hingegen eine Remissionsrate von 20% gegenüber 0% mit 5-Fluorouracil+Thiotepa nachgewiesen (Tabelle 6). In einer weiteren Studie wurde Cisplatin mit Mitoxantron bei 69 unvorbehandelten Patienten verglichen; Cisplatin war in dieser Studie Mitoxantron überlegen mit 8% Remission gegenüber 0% bei Mitoxantron. Die Aussagefähigkeit dieser Studie ist insofern begrenzt, als es sich um Patienten mit sehr schlechter Prognose gehandelt haben muß, da die objektive Remissionsrate für Mitoxantron unter der erwarteten Rate von 20% liegt, so daß die Wirksamkeit von Cisplatin möglicherweise doch größer als die von Mitoxantron ist (Tabelle 6).

Tabelle 6. Cisplatin-basierende randomisierte Studien beim HCC

	Pat. (n)	CR/PR (%)	ÜLZ (Mon.)	Lit.
Mitoxantron vs.	34	0	3, 5	[27]
DDP	35	8	3, 5	
FU + Thiotepa vs.	19	−	5	[69]
DDP	20	20	6	

Somit ist die Standardsubstanz für die Monotherapie Mitoxantron oder Adriamycin/Epirubicin. Zur Überprüfung bieten sich die Substanzen Neocartinostatin, Ifosfamid, Cisplatin, Etoposid und Mitomycin C an.

Kombinationstherapie

Generell bieten sämtliche Kombinationen keinerlei substanziellen Vorteil, ob es sich um auf Anthrazyklinen basierende Kombinationen mit 5-Fluorouracil und weiteren Substanzen (Tabelle 7) oder um Kombinationsregime auf der Basis von 5-Fluorouracil mit anderen Substanzen als Anthrazykline (Tabellen 8 und 9) handelt. Die kleine Fallzahl und die Heterogenität der Patientenpopulationen führt zu den unterschiedlichen Remissionsraten mit einem Range von 0−44%, die die mittleren Überlebenszeiten der Gesamtkollektive übersteigen − aber nicht die 4-Monatsgrenze − als weiterer Hinweis für die marginale Aktivität dieser Kombinationen. Die anthrazyklin-haltigen Kombinationen (Tabelle 7) erzielen durchweg eine höhere objektive Remissionsrate, entspre-

Tabelle 7. Anthrazyklin-basierende Kombinationen beim Leberkarzinom

	Pat. (n)	Rem. (%)	ÜLZ (Mon.)	Lit.
ADM/FU	38	13	3	[3]
ADM/Pred.	17	35	4	[51]
ADM/FU/Pred./VCR	17	29	4	[51]
ADM/FU/VM 26	23	48[a]	n.a.	[5]
ADM/FU/MeCCNU	38	21	3	[28]
ADM/FU/MMC	40	20	2	[1]
ADM/MeCCNU	21	14	3	[14]
ADM/STZ	23	9	3	[47]
ADM/BLM	49	16	3	[58]
ADM/DCMTX	12	8	n.a.	[50]

[a] "Response".

Tabelle 8. 5-Fluorouracil-basierende Kombinationen bei Leberkarzinom

	Pat. (n)	PR/CR (%)	ÜLZ (Mon.)	Lit.
FU/Ara C	22	5	2	[32]
p.o. FU/BCNU	14	7	n.a.	[43]
p.o. FU/MeCCNU	64	9	3	[26, 35]
i.v. FU/MeCCNU	55	11	3	[28]
FU/MMC	13	39	2	[67]
FU/STZ	82	10	4	[26, 28]
FU/MTX/CYT/VCR	29	0	1,5−5	[15, 16]

Tabelle 9. FU-basierende randomisierte Studien – Leberkarzinom

	Pat. (n)	CR/PR (%)	ÜLZ (Mon.)	Lit.
FU/STZ	33	12	7 (Weiße)	
			3 (Schwarze)	
FU/MeCCNU	44	5	6 (Weiße)	
			3 (Schwarze)	[26]
FU/STZ	49	8	5 (Weiße)	
			2 (Schwarze)	
FU/MeCCNU	55	11	6 (Weiße)	
			2 (Schwarze)	[28]
FU/VM 26/ADM	13	39	n. a.	
FU/VM 26/m-AMSA	11	36	n. a.	[5]

Tabelle 10. FU/4-EPI/DDP – Leberkarzinom. (Nach Park et al. [55])

+ Aszites	1/31	(3%)
– Aszites	11/30	(32%)
Total	12/61	(20%)

chend der höheren eigenen Monoaktivität der Anthrazykline gegenüber 5-Fluorouracil.

Die Kombinationstherapie bietet somit keinen eindeutigen Vorteil bei der Chemotherapie des Leberzellkarzinoms, hingegen führt sie nur zu vermehrter Toxizität. Dies scheint auch für Patienten mit guten, ebenso wie mit schlechten Prognosefaktoren zu gelten; in der Studie von Park et al. [55] erreichte eine Kombination aus 4-Epidoxorubicin/5-Fluorouracil/Cisplatin bei 31 Patienten mit Aszites nur 1 Remission (3%), bei 30 Patienten ohne Aszites hingegen 32% Remissionen; die Gesamtremissionsrate beträgt – wie bei der Monotherapie mit Adriamycin – 20% (Tabelle 10).

Interferone

Interferone wurden überwiegend in niedrigen bis mäßigen Dosierungen geprüft, wobei keinerlei Aktivität festgestellt werden konnte. Eine kürzlich publizierte Studie von Lai et al. [39] allerdings zeigte an einer chinesischen Population, daß möglicherweise hohe Dosen zwischen 9 und 50 Mio. Einheiten i.m. 3mal pro Woche Alpha-Interferon eine objektive Regression bei einem Drittel der Patienten und bei einem weitern Drittel ein No-Change hervorrufen kann. Allerdings waren knapp 90% der Patienten HB_s-Antigen positiv und sind somit nicht unbedingt vergleichbar mit dem typischen Kollektiv der Patienten mit Leberzellkarzinom. Die in dieser Studie mit Interferon gewonnenen Daten sind insofern beeindruckend, als keiner der 16 Patienten, die in den Doxorubicin-Arm randomisiert worden waren, eine Remission zeigte. Zudem sprachen beim Crossover von Doxorubicin zu Interferon noch 2 von 3 Patienten auf Interferon an, während beim Crossover von Interferon zu Doxorubicin keiner von 3 Patienten auf Doxorubicin mehr ansprach. Diese Ergebnisse erscheinen unter dem Aspekt eines − zumindest bei anderen Tumoren als dem HCC − präklinisch nachgewiesenen Synergismus für Anthrazykline und Alpha-Interferon hochinteressant und bedürfen der weiteren präklinischen und klinischen Untersuchung. Die Daten eines Protokolls der Kombination von Mitoxantron mit Alpha-Interferon am Royal Free Hospital in London liegen z. Z. noch nicht vor.

Hormone

Die Mehrzahl der Patienten mit Leberzellkarzinom hat eine Zirrhose zum Zeitpunkt der Diagnose; es handelt sich überwiegend um männliche Patienten. Zusätzlich haben die meisten dieser Tumore hohe Androgen-Rezeptor-Level [30], so daß eine hormonelle Abhängigkeit des HCC's wahrscheinlich erscheint. Obwohl schon 1982 zwei objektive Remissionen bei Patienten mit HCC unter der Behandlung mit Cyproteronacetat berichtet worden waren, sind bisher nur wenige Studien zur Frage der Hormontherapie durchgeführt worden [30, 61]. Tamoxifen [54] ist mit 6 Patienten nicht ausreichend geprüft, allerdings hatte 1 Patient eine objektive Remission von 3,5 Monaten Dauer (Tabelle 11). Es zeigte sich aber in einer randomisierten Studie bei der Kombination von Tamoxifen mit Adriamycin gegenüber der alleinigen Adriamycintherapie kein Remissionsvorteil für die Kombination [44]. Da Tamoxifen im wesentlichen mit den Östrogenrezeptoren interferiert, kaum mit Androgenrezeptoren, ist diese Substanz evtl. weniger geeignet als eine anti-androgene Substanz. Hingegen erreichte das Anti-Androgen Cyproteronacetat bei 5 von 23 Patienten eine objektive Remission (22%) und eine Überlebenszeit der Responder von 7 Monaten gegenüber 2 Monaten bei den Non-Respondern. Bei dem Mangel an effektiven Zytostatika bietet sich die weitere Exploration der Hormontherapie an, z. B. mit LH-RH-Superagonisten in Kombination mit dem selektiven Androgenre-

Tabelle 11. Hormontherapie beim Leberkarzinom

	CR/PR	ÜLZ (Mon.)	Lit.
Tamoxifen	1/6 (17%)	3, 5	[54]
Cyproteronacetat	5/25 (20%)	7	[30]
ADM vs.	3/30 (11%)	2	[44]
ADM/Tamoxifen	4/29 (16%)	2	

zeptorblocker Flutamid; diese Art von Hormontherapie wäre unter dem Aspekt von Kosten und Toxizität bei der rein palliativen Therapie des Leberzellkarzinoms sicher besonders interessant.

Chemotherapie kombiniert mit interner Immunoradiotherapie

Von Order et al. [52] wurden sequentielle Studien durchgeführt zur Wirksamkeit von radioaktivem Antiferritin (^{131}J-Antiferritin) beim HCC, was sich wegen des hohen Gehalts von Ferritin im Leberzellkarzinom und der relativ problemlosen Applikation des Antiferritin-Antikörpers angeboten hatte. Die berichtete Remissionsrate mit 7% kompletten Remissionen und 41% partiellen Remissionen unter 105 behandelten Patienten war beeindruckend, wenngleich die Definition der Remission auch Markerveränderungen mit einschließt und somit nicht den bei den anderen in dieser Arbeit zitierten Arbeiten gewählten Kriterien für Remissionen entspricht. Wegen der interessanten Antitumoraktivität wurde ^{131}J-Antiferritin mit Adriamycin und 5-Fluorouracil kombiniert und in einer randomisierten Studie mit der alleinigen Kombinationschemotherapie verglichen [53]. Die endgültigen Daten zu dieser interessanten Studie müssen noch abgewartet werden (Tabelle 12).

Zur Zeit wird von der gleichen Arbeitsgruppe eine Studie mit Yttrium anstelle von radioaktiv markiertem Jod und mit der zusätzlichen Integration eines Zytostatikums in den Komplex aus radioaktiv markiertem ^{90}Y-Antiferritin begonnen.

Drug-Targeting

Eine französische Arbeitsgruppe [9] berichtet interessante Daten mit Daunorubicin, das an galaktolysiertes humanes Serumalbumin gebunden ist. Durch die Koppelung an galaktosyliertes Albumin wird die Substanz durch die Endozytose in der Leberzelle/Tumorzelle in erhöhter Konzentration aufgenommen, was zu einer Substanzselektion von mehr als 70% im Verhältnis zur gegebenen Substanz in der Leber führte. Die selektive Albuminaufnahme geschieht über

Tabelle 12. Interne Immunoradiotherapie beim Leberkarzinom

	Pat. (n)	CR (%)	PR (%)	ÜLZ (Mon.)	Lit.
^{131}J-Antiferritin	105	7	41		[52]
αFP +	46			5	
αFP −	59			10,5	
^{131}J-Antiferritin +ADM/FU vs. ADM/FU	183	5 wurden resezierbar			[53]

Albuminrezeptoren, die sowohl auf der Oberfläche von Hepatozyten als auch der Oberfläche von primären Hepatomzellen und Lungenmetastasen des Hepatoms nachweisbar sind. In einer Phase-I-Studie bei Patienten mit HCC war eine komplette Remission bei 23 Patienten aufgetreten und eine mindestens 50%ige Reduktion von AFP bei 7 Patienten, was möglicherweise auf eine höhere Wirksamkeit von an Albumin gekoppeltem Daunorubicin hinweist.

Hochdosis-Chemotherapie

Bei einigen soliden Tumoren ist eine hochdosierte Chemotherapie in der Lage, eine Chemotherapieresistenz zumindest teilweise zu überwinden. Zum hepatozellulären Karzinom liegen keine ausreichenden Daten zur Beurteilung der Hochdosischemotherapie vor. Lediglich in einer Phase-I-Studie bei verschiedenen soliden Tumoren wurden bei einem unbehandelten Patienten mit HCC unter einer Hochdosis-Busulfantherapie mit anschließendem autologen Knochenmarkrescue keine Remissionen erreicht. In Anbetracht der hohen Chemotherapieresistenz einerseits und dem in der Regel schlechteren Allgemeinzustand der Patienten mit HCC andererseits erscheint eine Hochdosischemotherapie keine geeignete Therapieform für weitere Untersuchungen in klinischen Studien zu sein [57].

Standardvorgehen

Wie aus weiteren Beiträgen in diesem Buch hervorgeht, sind mit einer regionalen Applikation der Zytostatika, mehr noch in Form einer Chemoembolisation, deutlich höhere lokale Ansprechraten und objektive Remissionsraten zu erzielen. Die Zukunft der Therapie des lokalisierten, nicht über die Leber hinaus metastasierten Leberzellkarzinoms liegt sicher in der optimalen Gestaltung des lokalen, regionalen Vorgehens. Entsprechende Untersuchungen zur optimalen Kombination von Chemotherapie, Embolisation und Tracer-Substanzen wie Lipiodol oder Albumin haben erst begonnen. Ein Großteil der Patienten kommt aber in einem Stadium der Erkrankung zur Diagnose, das eine Embolisation nicht erlaubt oder bei dem eine regionale Applikation in Anbetracht der kurzen Überlebenszeit zuviel Verlust an Lebenszeit bedeuten würde. Für diese Patienten kann entschieden werden, eine Systemtherapie zu beginnen. Bei der nur marginalen Aktivität der wirksamen Substanzen Mitoxantrone und Adriamycin/Epirubicin von ca. 20% ist allerdings eine systemische Chemotherapie nur im Einzelfall außerhalb von Studien indiziert. Es sollte angestrebt werden, die Patienten im Rahmen von prospektiven, kontrollierten Studien zu behandeln, um eine mögliche Aktivität neuer Substanzen zu identifizieren oder die Möglichkeit der Wirkungssteigerung durch Kombinationstherapie mit potentiell synergistischer Wirkung zu untersuchen. Außerhalb von Studien sollte bei Vorliegen von schlechten Prognosefaktoren und bei stark ausgeprägtem Therapiewunsch ein Versuch mit Mitoxantrone oder Adriamycin/Epirubicin wöchentlich, über vorerst 4 Wochen

Tabelle 13. Offene Fragen beim Leberkarzinom

---

1) Stellenwert bekannter Substanzen?
   - einheitliche Pat.-Kollektive
   - „Low-risk"-Pat., unvorbehandelt
   - Monotherapie
   - Kombinationstherapie
2) Biomodulation der Resistenz?
   - FU ± Leukovorin
   - FU ± Interferon
   - ADM + Kalziumantagonisten
   - ADM + Interferon
3) Neue Substanzen in Phase II
   Überprüfung von Mitomycin, Ifosfamid, Neocarzinostatin, Cisplatin, α-INF
4) Rolle der Hormontherapie?
5) Targeting
   - galaktosyliertes Albumin + Daunorubicin
   - Liposomen
   - Monoklonale AB's
6) Immunoradiotherapie ± Chemotherapie
   - ^{90}Y-Ferritin
   - ^{131}J-Ferritin ± Adriamycin
7) Strahlentherapie + Chemotherapie i. v./i. a.
8) Chemoembolisation
9) „In-vivo-Testung" − präoperative Chemotherapie
10) Adjuvante Chemotherapie mit aggressiven Kombinationen?

---

gemacht werden; bei Ansprechen sollte die Therapie bis zur Progression weitergeführt werden. Alternativ kommt auch eine Hormontherapie mit Flutamid oder Cyproteronacetat in Frage. Bei Patienten mit guten Prognosefaktoren und Therapiewunsch ist hingegen in jedem Fall eine Chemotherapie mit Mitoxantrone oder Adriamycin/Epirubicin indiziert. Kombinationschemotherapien sollten außerhalb von prospektiven Studien nicht eingesetzt werden.

Bei der doch recht großen Zahl von Leberzellkarzinomen, insbesondere bei zunehmend jungen Patienten, sollten die anstehenden Fragen im Rahmen von prospektiven, kooperativen Studien dringend untersucht werden (Tabelle 13). Auch der Stellenwert der bekannten Substanzen müßte an einheitlichen Kollektiven mit definierten Prognosefaktoren erneut überprüft werden; es könnte sein, daß prognostisch besonders günstige Untergruppen von der einen oder anderen Substanz oder Kombination deutlich besser profitieren als Patienten mit schlechterer Prognose. Auch die Möglichkeiten der Biomodulation der Resistenz von 5-Fluorouracil oder Adriamycin durch Kalziumantagonisten und insbesondere durch Alpha-Interferon, sollte dringend untersucht werden. Darüber hinaus muß die Wirksamkeit von neuen Phase-I-II-Substanzen gerade bei diesen Patienten überprüft werden. Die Rolle der Hormontherapie ist letztendlich noch ungeklärt und bedarf der weiteren Prüfung in prospektiven Studien mit größeren Patientenzahlen, nach Möglichkeit in Verbindung mit dem quantitativen Nachweis der Androgenrezeptoren. Eine besondere Hoffnung kann in das Drug-Targeting gesetzt werden, z. B. mit galaktosyliertem Albumin mit Liposomen, oder mit monoklonalen Antikörpern. Ein Schritt weiter ist die evtl. hochwirksame Immunoradiotherapie mit an Ferritin gekoppeltem radioaktiven ^{90}Y, nach Möglichkeit zusätzlich gekoppelt an Anthrazykline. Noch zu wenig untersucht ist die Kombination von perkutaner Strahlentherapie und Chemotherapie mit 5-Fluorouracil; von anderen Tumoren des Gastrointestinaltrakts ist eine deutliche Wirkungssteigerung dieser Kombination bekannt. Unbedingt untersucht werden muß die Möglichkeit der Chemoembolisation und der regionalen Therapieverfahren, da sich das Leberzellkarzinom als ein ideales Modell für die klinische „In-vivo-Testung" bei präoperativer Applikation anbietet.

In Anbetracht der z. Z. noch geringen Wirksamkeit der Chemotherapie ist eine adjuvante, systemische Chemotherapie nach Resektion oder gar nach Lebertransplantation bei Leberkarzinom nicht sinnvoll.

Literatur

1. Al-Idrissi H, Ibrahim E, Satir A et al. (1985) Primary hepatocellular carcinoma in the Eastern Province of Saudi Arabia: Treatment with combination chemotherapy using 5-fluorouracil, adriamycin, and mitomycin-C. Hepatogastroenterology 32:8−10
2. Amrein P, Richards F, Coleman M et al. (1984) Phase II trial of amsacrine in patients with hepatoma: A Cancer and Leukemia Group Study. Cancer Treat Rep 68:923−924
3. Baker LH, Saiki JH, Jones SE et al. (1977) Adriamycin and 5-fluorouracil in the treatment of advanced hepatoma. A Southwest Oncology Group Study. Cancer Treat Rep 61:1595−1597
4. Barbare J, Ballet F, Petit J et al. (1984) Carcinoma hepatocellulaire sue cirrhose: Traitment par la doxorubicine. Essarile phase II. Bull Cancer (Paris) 71:442−445
5. Bezwoda W, Derman D (1982) Treatment of advanced malignant hepatoma with adriamycin or AMSA in combination with VM-26 plus 5-FU (Abstr). Proc Am Soc Clin Oncol 1:91
6. Brennan M, Talley R et al. (1964) Critical analysis of 594 cancer patients treated with 5-fluorouracil. In: Plattner A (ed) Proceedings of the International Symposium on Chemotherapy of Cancer, Elsevier North-Holland, Amsterdam, pp 118−149
7. Bukowski R, Legha S, Saki J et al. (1982) Phase II trial of m-AMSA in hepatocellular carcinoma: A Southwest Oncology Group Study. Cancer Treat Rep 66:1651−1652
8. Cavalli F, Rozencweig M, Renard J et al. (1981) Phase II study of oral VP-16-213 in hepatocellular carcinoma. Eur J Cancer Clin Oncol 17:1079−1082
9. Ceulemans F, Baurain R, Geubel A, Lesur B, Rolin-van Swieten D, Truet A (1987) Pilotage des anthracyclines et hepatomas (Targeting of anthracyclines and hepatomas). Pathol Biol (Paris) 35 (1):61−68
10. Cheirsilpa A, Leelasethakul S, Auethaveekiat V, Maoleekulprioj S, Kangsumrit N, Thanakaravit P, Phanthumjida P (1989) High-dose mitomycin-C: Activity in hepatocellular carcinoma. Cancer Chemother Pharmacol 24:50−53

11. Cheng E, Chun H, Schiff C et al. (1985) Phase II trial of oral 4'demethoxydauno-rubicin (DMDR) in patients (pts) with primary liver carcinoma (PLC). Proc Am Soc Clin Oncol (Abstr) 4:88
12. Cheng E, Lightdale C, Young C et al. (1983) A phase II trial of (m-AMSA) 4'-9(acridinylamino)-methanesulfon-m-anisidide in primary liver cancer. Am J Clin Oncol 6:211−213
13. Chlebowski R, Brzechwa-Adjunkiewicz A, Cowden A et al. (1984) Doxorubicin (75 mg/m^2) for hepatocellular carcinoma: Clinical and pharmacokinetic results. Cancer Treat Rep 68:487−491
14. Chlebowski R, Chan K, Tong M et al. (1981) Adriamycin and methyl-CCNU. Combination therapy in hepatocellular carcinoma: Clinical and pharmacokinetic aspects. Cancer 48:1088−1095
15. Choi T, Lee N, Wong J (1984) Chemotherapy for advanced hepatocellular carcinoma. Adriamycin versus quadruple chemotherapy. Cancer 53:401−405
16. Cochrane A, Muray-Lyon I, Brinkly D et al. (1977) Quadruple chemotherapy versus radiotherapy in treatment of primary hepatocellular carcinoma. Cancer 40:609−614
17. Damrousak KC et al. (1973) Vinblastine in the treatment of carcinoma of the liver. J Med Assoc Thai 56:370−372
18. Danopoulus ED, Danopulou IE (1981) Eleven years experience of oral urea treatment in liver malignancies. Clin Oncol 7:281
19. Davis BB, Ecco DA van, Leone LA et al. (1986) Phase II trial of mitoxantrone in advanced primary liver cancer. A cancer and leukemia group B study. Cancer Treat Rep 70:1125−1126
20. Davis H, Ramirez G, Arnsfield F (1974) Adenocarcinomas of stomach, pancreas, liver and bilary tracts: Survival of 328 patients treated with fluoropyrimidine therapy. Cancer 33:193−197
21. Falkson G, Coetzer B (1985) Phase II studies of mitoxantrone in patients with liver cancer. Invest New Drugs 3:187−189
22. Falkson G, Coetzer B (1987) Chemotherapy of primary liver cancer. In: Okuda K, Ushak KG (eds) Neoplasms of the liver. Springer, Berlin Heidelberg New York Tokyo, pp 321−326
23. Falkson G, Coetzer B, Klaassen D (1981) A phase II study of m-AMSA in patients with primary liver cancer. Cancer Chemother Pharmacol 6:127−129
24. Falkson G, Coetzer BJ, Terblance APS (1984) Phase II mitoxantrone in patients with primary liver cancer. Cancer Treat Rep (Suppl 10) 68:1311−1312
25. Falkson G, MacIntyre J, Coetzer B et al. (1984) Neocarzinostatin versus m-AMSA or doxorubicin in hepatocellular carcinoma. J Clin Oncol (Suppl 6) 2: 581−584
26. Falkson G, Moertel C, Lavin P et al. (1978) Chemotherapy studies in primary liver cancer: A prospective randomized clinical trial. Cancer 42:2149−2156
27. Falkson G, Ryan LM, Johnson LA, Simson IW et al. (1987) A random phase II study of mitoxantrone and cisplatin in patients with hepatocellular carcinoma. An ECOG study. Cancer 60:2141−2145
28. Falkson G, MacIntyre JM, Charles G et al. (1984) Primary liver cancer. An Eastern Cooperative Oncology Group Trial. Cancer 54:970−977
29. Falkson G, Hoff D von, Klaassen D et al. (1980) A phase II study of neocarzinostatin (NSC 157365) in malignant hepatoma. An Eastern Cooperative Oncology Group Pilot Study. Cancer Chemother Pharmacol 4:33−36

30. Forbes A, Wilkinson ML, Iqbal MJ, Johnson PJ, Williams R (1987) Response to cyproterone acetate treatment in primary hepatocellular carcinoma is related to fall in fre 5 alphadihydrotestosterone. Eur J Cancer Clin Oncol 23 (11):1659–1664
31. Forbes A, Williams R (1987) Chemotherapy and radiotherapy of malignant hepatic tumors, Baillières Clin Gastroenterol 1 (1):151–169
32. Gailani S, Holland JF, Falkson G et al. (1972) Comparison of treatment of metastatic gastrointestinal cancer with 5-fluorouracil (5-FU) to a combination of 5-FU with cytosine arabinoside. Cancer 29:1308–1313
33. Hoechster HS, Green MD, Speyer S et al. (1985) 4-Epidoxorubicin (epirubicin): Activity in hepatocellular carcinoma. J Clin Oncol (Suppl 3) 3:1535–1540
34. Johnson P, Thomas H, Williams R et al. (1978) Induction of remission in HCC with doxorubicin. Lancet I:1006–1009
35. Joishy SK, Bennett JM, Balasegaram M et al. (1982) Clinical and chemotherapeutic study of hepatocellular carcinoma in Malaysia – A comparison with African and American patients. Cancer 50:1065–1069
36. Kehayoblou K, Athanasiades P, Hartzoulakis I, Papavasiliou C (1980) A comparative study of the effect of adriamycin versus adriamycin-mitomycin C on primary hepatocellular carcinoma (PHC). Int Congr Ser 484:239–242
37. Kennedy P, Lahane D, Smith F et al. (1977) Oral fluorouracil therapy of hepatoma. Cancer 39:1930–1935
38. Lai CL, Wu PC, Lok AS, Lin HJ (1988) Doxorubicin versus no antitumor therapy in inoperable hepatocellular carcinoma. A prospective randomized trial. Cancer 62:479–483
39. Lai CL, Wu PC, Lok ASF (1989) Recombinant $\alpha_2$interferon is superior to doxorubicin for inoperable hepatocellular carcinoma: A prospective randomised trial. Br J Cancer 60:928–933
40. Lai KH, Tsai YT, Lee SD et al. (1986) Clinical trial of doxofluoridine in the treatment of primary hepatocellular carcinoma. Cancer Treat Rep 70:1339–1340
41. Link J, Bateman J, Paroly W et al. (1977) 5-Fluorouracil in hepatocellular carcinoma – Report of twentyone cases. Cancer 39:1936–1939
42. Lokich J (1987) Chemotherapy for hepatoma. Sci Pract Surg 8:239–253
43. MacIntyre K, Vogel C, Primack A et al. (1976) Effect of surgical and chemotherapeutic treatment on alpha fetoprotein levels in patients with hepatocellular carcinoma. Cancer 37:677–683
44. Melia W, Johnson P, Williams R (1987) Controlled clinical trial of doxorubicin and tamoxifen versus doxorubicin alone in hepatocellular carcinoma. Cancer Treat Rep 71:1213–1216
45. Melia W, Johnson P, Williams R (1983) Induction of remission in hepatocellular carcinoma. A comparison of VP-16 with adriamycin. Cancer 51:206–221
46. Melia WM, Westaby D, Williams R (1981) Diamminodichloride platinum (cisplatinum) in the treatment of hepatocellular carcinoma. Clin Oncol 7:275–280
47. Morstyn G, Ihde D, Eddy J et al. (1983) Combination chemotherapy of hepatocellular carcinoma with doxorubicin and streptozotocin. Am J Clin Oncol 6:547–551
48. Muggia FM, Green MD (1985) New chemotherapeutic agents in liver cancer. Dev Oncol 30:217–224
49. Okuda K, Ohtsuki T, Obata H et al. (1985) Natural history of hepatocellular carcinoma and prognosis in relation to treatment: Study of 850 patients. Cancer 56:918–928
50. Olweny CL, Katongole-Mbidde E, Bahendeka S et al. (1980) Further experience in treating patients with hepatocellular carcinoma in Uganda. Cancer 46:2717–2722

51. Oon CJ, Chua EJ, Foong W et al. (1980) Adriamycin in the treatment of resectable and unresectable primary hepatocellular carcinoma. Ann Acad Med Singapore 9:256–259

52. Order S, Sillwagon GB, Klein J et al. (1985) Iodine-131 antiferritin, a new treatment modality in hepatoma: Radiation Therapy Oncology Group Study. J Clin Oncol 3:1573

53. Order S, Pajak T, Klein J et al. (1989) A randomized prospective trial in nonresectable hepatoma comparing adriamycin and 5-fluorouracil + 131-I antiferritin: An RTOG study. Proc Annu Meet Am Soc Clin Oncol 8:A381

54. Paliard R, Clement G, Saez S et al. (1984) Traitment du carcinome hepatocellulaire par ale tamoxifene. Gastroenterol Clin Biol 8:680–681

55. Park B, Koo J, Lee J, Yoon J (1987) Combination chemotherapy of primary hepatocellular carcinoma with doxorubicin, cisplatin, and 5-fluorouracil (meeting abstract). EORTC Symposium on Recent Advances in Cancer Management, Hong Kong 1987, p 15

56. Perry DJ, Ecco DA van, Mick R (1987) A phase II study of deoxydoxorubicin in patients with advanced liver cancer. Cancer Treat Rep 71:1117–1118

57. Peters WP, Henner WD, Grochow LB et al. (1987) Clinical and pharmacologic effects of high dose single agent busulfan with autologous bone marrow support in the treatment of solid tumors. Cancer Res 47:6402–6406

58. Ravry MJR, Omura GA, Bartolucci AA (1984) A phase II evaluation of hepatocellular carcinoma of epidoxorubicin plus bleomycin in hepatocellular carcinoma: A Southeastern Cancer Study Group Trial. Cancer Treat Rep 68:1517–1518

59. Ravry MJR, Omura GA, Bartolucci AA et al. (1986) Phase II evaluation of cisplatin in advanced hepatocellular carcinoma and cholangiosarcoma: A Southwestern Cancer Study Group Trial. Cancer Treat Rep 70:311–312

60. Razis DV, Petounis A, Hadziyannis SJ (1986) Modern trends in the management of hepatocellular carcinoma. Drugs Exp Clin Res 12 (81-3):181–190

61. Schlumberger JF (1987) A propos de la lettre de Mal et coll.: Traitement de 25 malades atteints de carcinome hépatocellulaire (CHC) par un antiandrogène, l'acétate de cyprotérone (Androcur). Gastroenterol Clin Biol 11:835

62. Shiu W, Mok SD, Tsao S et al. (1986) Phase II trial of epirubicine in hepatoma. Cancer Treat Rep 70:1035–1036

63. Shiu W, Mok SD, Leung N, Li M, Zacharia A, Li A, Martin C (1987) Phase 2 study of high dose etoposide (VP16-213) in hepatocellular carcinoma. Jpn J Clin Oncol 17:113–115

64. South Africa Primary Liver Cancer Research Group (1967) Malignant hepatoma – controlled therapeutic trials. S Afr Med J 41:309–314

65. Thonprasert S, Klunklin K, Phornphutkul K et al. (1988) Phase II study of ifosfamide (Holoxan) in hepatoma. Eur J Cancer Clin Oncol 24:1795–1796

66. Treat JA, Ahlgren JD, Woolley PV (1986) Cancers of the large bowel and hepatobiliary system. Cancer Chemother 8:378–387

67. Umsawasdi T, Chainuvati T, Viranuvatto V (1978) Combination chemotherapy of hepatocellular carcinoma (HCC) with 5-fluorouracil (5-FU) and mitomycin-C (MMC) (Abstr). Proc Am Assoc Cancer Res 19:193

68. Vogel C, Adamson R, DeVita V et al. (1972) Preliminary clinical trials of dichloromethotrexate (NSC-29630) in hepatocellular carcinoma. Cancer Chemother Rep 56:249–258

69. Yang BH, Lu JZ, Tang ZY, Luo WW, Teng ZZ (1986) Randomized clinical trial of cis-platinum diamminechloride (PDD) in the treatment of hepatocellular carcinoma (HCC). Chung Hua Chung Liu Tsa Chih 8 (6):467–469

70. Yoshino M, Obazaki N, Yoshida T et al. (1989) A phase II study of etoposide in patients with hepatocellular carcinoma by the Tokyo Liver Cancer Chemotherapy Study Group. Jpn J Clin Oncol 19:120–122
71. Zaniboni A, Simoncini E, Marpicati, Marini G (1988) Phase II study of 5-fluorouracil (5-FU) and high dose folinic acid (HDFA) in hepatocellular carcinoma. Br J Cancer 57:319

Indikation und Ergebnisse der Chemotherapie bei kolorektalen Karzinomen

A. SCHALHORN

Medizinische Klinik III, Klinikum Großhadern, Universität München, Marchioninistraße 15, W-8000 München 70, BRD

Einleitung

Gerade bei den häufigen malignen Tumoren wie Bronchialkarzinom, Mammakarzinom und gastrointestinalen Karzinomen treten Lebermetastasen im fortgeschrittenen Stadium häufig auf. Da ein Schwerpunkt dieses Buches auf den Lebermetastasen kolorektaler Karzinome liegt, soll im folgenden auf die Möglichkeiten der systemischen Chemotherapie bei der metastasierten Erkrankung eingegangen werden. Auch wenn die regionale Chemotherapie bei isolierten Lebermetastasen Thema anderer Beiträge ist, soll ihre derzeitige Stellung im Therapiekonzept kurz besprochen werden.

Isolierte Lebermetastasen: Regionale Chemotherapie?

Bei isolierten Lebermetastasen kolorektaler Karzinome, die von der Zahl, der Größe, der Lokalisation und vom Allgemeinzustand des Patienten her operabel erscheinen, sollte immer deren Resektion angestrebt werden. Faßt man alle Patienten mit resezierten Lebermetastasen kolorektaler Karzinome zusammen, werden durch den chirurgischen Eingriff immerhin 5-Jahres-Überlebensraten von 25–35% erzielt [1, 37]. Selbst mit der regionalen Chemotherapie sind ähnlich günstige Ergebnisse leider bei weitem nicht zu erzielen. Am günstigsten ist die Prognose für Patienten, bei denen eine RO-Resektion durchgeführt wurde. Mit zunehmender Zahl der Metastasen und deren Ausmaße sinkt die Chance auf eine RO-Resektion und damit leider auch die Chance auf ein längeres Überleben.

Sind isolierte Lebermetastasen nicht mehr resezierbar, stellt sich im individuellen Einzelfall die Frage nach der regionalen Chemotherapie. Besonders durch Untersuchungen von Balch u. Urist wurde das Interesse auf die regionale Chemotherapie mit Infusion von FUDR (Fluordesoxyuridin) über die A. hepatica gelenkt [4, 5]. Unter Verwendung total implantierbarer Pumpen wird FUDR kontinuierlich über einen Zeitraum von 14 Tagen infundiert. Nach einer 2wöchigen therapiefreien Pause, in der der Katheter nur mit Heparin-Kochsalz gespült wird, wird die Therapie wieder aufgenommen. Wegen der hohen hepatobiliären Toxizität wird heute im Vergleich zu den früheren Studien eine redu-

Ch. Herfarth / P. Schlag (Hrsg.)
Neue Entwicklungen in der Therapie von Lebertumoren
© Springer-Verlag Berlin Heidelberg 1991

zierte Tagesdosis von 0,2 mg/kg KG/Tag verwandt [8]. Nach randomisierten Studien von Chang et al., Hohn et al. und Kemeny et al. kann heute als gesichert gelten, daß unter der regionalen FUDR-Therapie im Vergleich zur systemischen Therapie signifikant höhere Remissionsraten erzielt werden können [8, 16, 17]. In den Studien von Kemeny et al. und Chang et al. betrug die Remissionsrate immerhin 50% bzw. 62%, wobei die Ergebnisse von Chang bei insgesamt relativ niedrigen Fallzahlen allerdings kritisch gesehen werden müssen [8, 17]. Nimmt man alle Studienpatienten zusammen, konnte in keiner der drei randomisierten Studien durch die regionale Chemotherapie ein signifikanter Überlebensgewinn erzielt werden [8, 16, 17]. In der Studie von Chang et al. überlebten nach 2 Jahren 22% (regionale Therapie) bzw. 15% (systemische Therapie) der Patienten [8]. Der Befall der hepatischen Lymphknoten verschlechtert die Prognose entscheidend. Während bei den nodal-negativen Patienten die mediane Überlebenszeit unter der regionalen Chemotherapie 27 Monate betrug, fiel sie bei Befall der hilären Lymphknoten auf nur 17 Monate ab [8] und unterscheidet sich damit nicht mehr entscheidend vom Spontanverlauf [38]. Bedenkt man die oft erhebliche lokoregionale Toxizität, die sich besonders in einer chemischen Hepatitis und einer biliären Sklerose äußert [8, 15, 17], sehen wir keine Indikation für eine regionale Chemotherapie mit FUDR.

Während die FUDR-Dauerinfusion die Implantation teurer Pumpen erforderlich macht, kann 5-Fluorouracil (5-FU) über wesentlich preiswertere und leicht implantierbare Portsysteme infundiert werden. Mit einer alleinigen regionalen Infusion von 5-FU über 1–2 h sahen wir nur in Einzelfällen CT- und/oder sonographiegesicherte Remissionen. Offensichtlich werden die Ergebnisse besser, wenn im Rahmen von 5-Tages-Therapiezyklen 5-FU jeweils als kontinuierliche Dauerinfusion gegeben wird: Bei ambulanter Durchführung und guter Verträglichkeit konnten Schlag et al. Remissionsraten von 25% erzielen [35]. Die Kombination aus Folinsäure und 5-FU hat in der systemischen Chemotherapie zu deutlich höheren Remissionsraten geführt [19, 27, 30]. Diese effektive Form einer 5-FU-Modulation wenden wir daher auch bei der regionalen Chemotherapie isolierter kolorektaler Lebermetastasen an. Auf eine Kurzinfusion von 300 mg Folinsäure folgt jeweils eine 2-h-Infusion von 600 mg/m^2 5-FU über die A. hepatica. An 5 aufeinanderfolgenden Tagen gegeben wird die Therapie alle 4 Wochen wiederholt. Unter Berücksichtigung der möglichen Toxizität nach WHO kann die 5-FU-Dosis während der Folgezyklen gesteigert werden, so daß maximal Schleimhautnebenwirkungen Grad 1 auftreten. Bei sehr guter Verträglichkeit liegen die Remissionsraten bei ca. 30%, und bei der Mehrheit der anderen Patienten wird wenigstens ein „no change" erzielt. Mit zunehmender Therapiewiederholung kommt es aber zu Stenosen im Bereich der A. hepatica und zum Auftreten von Kollateralen und einer möglichen Fehlperfusion, z. B. des Magens. Eine hepatobiliäre Toxizität trat bisher nicht auf. Trotz der interessanten Ansätze ist auch die Bedeutung dieser Therapie noch nicht endgültig abzuschätzen, so daß sie zunächst nur im Rahmen von Studien zur Anwendung gelangen sollte.

Systemische Chemotherapie

Bei fortgeschrittenen, metastasierten kolorektalen Karzinomen stellt sich die Frage der Chemotherapie. Trotz der interessanten neuen Therapieansätze, auf die weiter unten eingegangen wird, sind die Ergebnisse der Chemotherapie immer noch unbefriedigend. Nach wie vor stehen die fluorierten Pyrimidine, insbesondere das von Heidelberger synthetisierte 5-Fluorouracil, an erster Stelle [12]. Ging man früher unter Zusammenfassung der verschiedenen 5-FU-Protokolle von Remissionsraten um 20% aus [24], scheinen nach den neueren randomisierten Studien Remissionsraten um bestenfalls 15% realistischer [13, 22, 27, 30]. Allerdings ist zu bedenken, daß für Patienten mit tumorbedingten Symptomen oft auch ein „no change" mit Abfall der Tumormarker und/oder geringer Rückbildung der Tumormanifestationen oder wenigstens ein Wachstumsstillstand noch vorausgegangener Progression von Vorteil sein und oft auch zu einer klinischen Besserung führen kann. In älteren Studien, in denen das Ansprechen zumeist noch nicht über CT und/oder Sonographie erfaßt wurde, erwiesen sich auch Mitomycin C und die Nitrosoharnstoffe als wirksam. Selbst in den damaligen Studien lagen die Remissionsraten nur um oder unter 15% [39].

Die Hoffnung, die Effektivität der 5-FU-Therapie durch Kombination mit z. B. Nitrosoharnstoffen, oft Methyl-CCNU, und/oder Mitomycin C zu steigern, enttäuschte leider. Baker et al. verglichen 1976 in einer randomisierten Studie eine 5-FU-Monotherapie mit 5-FU plus Methyl-CCNU [3]. Die Remissionsraten unterschieden sich mit 9,5 und 31,8% signifikant. Bei einer erheblichen Toxizität der Kombination unterschieden sich aber weder die Remissionsdauer noch die mediane Überlebenszeit [3]. In zwei auch zahlenmäßig großen Studien der ECOG wurden insgesamt sieben verschiedene 5-FU-haltige Therapien mit zwei Formen einer 5-FU-Monotherapie verglichen [20]. In dieser Studie konnten auch mit den oft toxischen Kombinationen keine besseren Ergebnisse erzielt werden [20]. Weder die Remissionsraten mit Werten von 5−21% noch die medianen Überlebenszeiten von 27−40 Wochen unterschieden sich signifikant von den Ergebnissen der 5-FU-Monotherapie mit 15−18% bzw. 30−33 Wochen [20]. Nach diesen enttäuschenden Ergebnissen besteht derzeit keine Indikation zu einer Kombination des 5-FU z. B. mit Nitrosoharnstoffen, Mitomycin C oder DTIC.

Ein interessanter Ansatz, möglicherweise die Effektivität des 5-FU über eine höhere Gesamtdosis zu steigern, ist die 5-FU-Dauerinfusion. In einer randomisierten Studie verglichen Lokich et al. eine klassische 5-FU-Therapie mit Bolusinjektion von 500 mg/m^2 5-FU an 5 aufeinanderfolgenden Tagen mit einer 5-FU-Dauerinfusion von 300 mg/m^2 KOF/Tag für bis zu 10 Wochen oder bis zum Auftreten von Toxizität [22]. Durch diese Form der Dosisintensivierung konnte die Effektivität erheblich gesteigert werden, und die Remissionsrate stieg von 7% auf 30% an (p < 0,001). Leider führte die 5-FU-Dauerinfusion jedoch nicht zu einem Anstieg der mittleren und medianen Überlebenszeit, die unter beiden Therapieformen bei 12−13 bzw. 10−11 Monaten lag [22]. Bei dem erheblichen technischen und zeitlichen Aufwand der FU-Dauerinfusion sehen wir keine Indikation für diese Form der 5-FU-Therapie.

Auch die Hoffnung, durch Kombination des 5-FU mit Cisplatin die Prognose fortgeschrittener kolorektaler Karzinome zu verbessern, enttäuschte leider. In der randomisierten Studie von Poon et al. wurde unter der 5-FU-Monotherapie eine Remissionsrate von 10% und unter Cisplatin/5-FU von auch nur 15% erzielt; eine Überlebensverlängerung trat nicht ein [30]. Bedenkt man die erhebliche Toxizität des Cisplatins, sehen wir leider auch für diese Kombination keine Indikation.

Neue Therapieansätze in der Chemotherapie

Sequentielle Methotrexat/5-FU-Therapie

Basierend auf exakten biochemischen Kenntnissen des Folat- und Pyrimidinstoffwechsels versuchte man die Effektivität der Chemotherapie kolorektaler Karzinome zu steigern. Bei der sequentiellen mittelhoch-dosierten Methotrexat/5-FU-Therapie soll nach vorausgehenden MTX-Gabe die 5-FU-Wirkung über einen gesteigerten Anabolismus zu FUTP und durch eine deutlichere Hemmung der dTMP-Synthese durch FdUMP verstärkt werden [14, 39]. Im Vordergrund der 5-FU-Modulation steht dabei das Phosphoribosylpyrophosphat (PRPP). Wegen der MTX-bedingten Hemmung der Purinsynthese akkumuliert PRPP intrazellulär und ermöglicht damit in verstärktem Ausmaß die direkte Bildung von FUMP aus 5-FU und PRPP über die Orotat-Phosphoribosyl-Transferase-Reaktion [29].

Die besonders von Herrmann et al. in einer Phase-II-Studie beschriebenen günstigen Ergebnisse einer MTX/5-FU-Therapie [14] konnten in einer jetzt vorliegenden Phase-III-Studie der AIO leider nicht bestätigt werden [13]. Prinzipiell erwies sich MTX/5-FU mit einer Remissionsrate von 25% als effektiv. Ein signifikanter Unterschied zur 5-FU-Monotherapie (RR 17%) konnte nicht nachgewiesen werden. In der medianen Überlebenszeit der beiden Therapiearme bestand mit 12,8 bzw. 14,5 Monaten ebenfalls kein signifikanter Unterschied [13]. Auch zwei kürzlich publizierte randomisierte Studien von Poon et al. sowie Valone et al. konnten keine Vorteile für die MTX/FU-Kombination belegen [30, 36]. In der Studie von Valone et al. lagen die Remissionsraten in beiden Armen um 19% [36]. Bei Poon et al. wurden bei niedriger MTX-Dosis mit der MTX/FU-Kombination in 26% eine Remission erzielt, die damit signifikant höher war als unter einer 5-FU-Monotherapie [30]. Aber auch in diesen neuen Studien mit über 50 bzw. über 100 Patienten pro Studienarm konnte leider kein Überlebensgewinn durch MTX/FU gesichert werden [30, 36]. Wir sehen nach den derzeitigen Ergebnissen daher keine Indikation für eine primäre sequentielle MTX/5-FU-Therapie. Nach eigenen Erfahrungen [31] kann allenfalls in sehr seltenen Einzelfällen nach einer vorausgegangenen 5-FU-Monotherapie einmal der Versuch mit MTX/5-FU gerechtfertigt erscheinen.

Folinsäure/5-Fluorouracil

Nach Untersuchungen besonders an Zellkulturen verstärkt Folinsäure den zytostatischen Effekt von 5-FU [6, 11, 18, 25]. 5-FU selbst ist nicht effektiv, erst die 5-FU-Anaboliten FUTP und FdUMP hemmen den Zellstoffwechsel [15]. FdUMP hemmt die Thymidylatsynthase und damit die De-novo-Synthese von Thymidinmonophosphat (dTMP) aus Methylen-Tetrahydrofolsäure und dUMP. Bei hohen Konzentrationen an Methylen-Tetrahydrofolsäure wird ein besonders stabiler Komplex dieses Kofaktors mit FdUMP und der Thymidylatsynthase gebildet, die Hemmung der De-novo-Synthese von Thymidinmonophosphat und damit auch die Hemmung der DNA-Synthese besonders verstärkt [6, 25, 39]. Da Folinsäure (N-5-Formyl-Tetrahydrofolsäure, Citrovorum-Faktor, Leucovorin) intrazellulär z. T. in Methylen-Tetrahydrofolsäure umgewandelt wird, kann sie die 5-FU-Wirkung entscheidend verstärken [6, 25, 39].

Machover et al. berichteten bereits 1984 über die Folinsäure/5-FU-Therapie bei fortgeschrittenen kolorektalen Karzinomen [23]. Bei nichtvorbehandelten Patienten betrug die Remissionsrate 39% und bei vorbehandelten noch 15% [23]. Prinzipiell wurden die im Vergleich zur 5-FU-Monotherapie relativ günstigen Remissionsraten in zahlreichen Phase-II-Studen auch von anderen Untersuchern bestätigt. Auch wenn verschiedenste Therapieprotokolle zur Anwendung gelangten und die Ergebnisse stark schwanken, kann nach Laufman et al. bei nichtvorbehandelten Patienten von Remissionsraten um 30% ausgegangen werden [19]. Bei vorbehandelten Patienten sind die Remissionsraten schlechter und liegen meist zwischen 0 und ca. 20% [19]. Wir selber erzielten mit dem von Laufman et al. beschriebenen Protokoll [19] bei meist mehrfach vorbehandelten Patienten in 13% eine Teilremission und in immerhin 56% einen Krankheitsstillstand. Bei einer sehr geringen Toxizität nach WHO betrug die mediane Überlebenszeit dieser massiv vorbehandelten Patienten noch 8,3 Monate [32].

Da sehr häufig die Ergebnisse in Phase-II-Studien durch Patientenselektion zu günstig ausfallen, läßt sich der Wert eines neuen Therapieprinzips erst durch Phase-III-Studien sichern. In Tabelle 1 sind die Ergebnisse acht verschiedener Phase-III-Studien zusammengestellt. In einem Teil der Studien wurde die Folinsäure/5-FU-Therapie wöchentlich, bei den anderen Studien wurde Folinsäure/5-FU im Abstand von 4−5 Wochen jeweils über 5 Tage gegeben [7, 9, 10, 26, 27, 28, 30, 36]. Trotz der verschiedenen Protokolle konnte die Effektivität der Folinsäure/5-FU-Therapie eindeutig belegt werden. Während unter 5-FU alleine die Remissionsraten zwischen 4 und 17% lagen, betrugen sie im jeweiligen Folinsäure/5-FU-Arm zwischen 19 und 48% [7, 9, 10, 26, 27, 28, 30, 36] und lagen mit Ausnahme der Studie von Valone et al. [36] um 11−37% über denen der 5-FU-Monotherapie; in fünf der acht Studien waren die Unterschiede in den Remissionsraten signifikant [10, 26, 27, 28, 30]. In bezug auf das Überleben sind die Ergebnisse noch nicht so beeindruckend. Die Überlebenszeiten für die 5-FU- bzw. Folinsäure/5-FU-Therapie lagen zwischen 8 und 13 bzw. 8 und 15 Monaten. In drei der acht Studien war die mediane Überlebenszeit unter Folinsäure/5-FU gegenüber 5-FU signifikant verlängert, der absolu-

Tabelle 1. Randomisierte Studien, die Folinsäure/5-FU mit einer 5-FU-Monotherapie vergleichen. Die Studien sind im Literaturverzeichnis aufgeführt. (In der Spalte FA/FU-Remissionen bedeuten *h* High-dose- und *l* Low-dose-Folinsäure)

	n	Remissionen		Mediane ÜLZ	
		FA/FU	5-FU	FA/FU	5-FU
Wöchentliche Therapie					
Canobbio 1987	54	21%	4%	8 Mo.	11 Mo.
Petrelli 1987	44	48%[a]	11%[a]	12 Mo.	11 Mo.
Nobile 1988		16%[a]	5%[a]		
Petrelli 1989	328	h 30%[a]	12%[a]	55 Wo.[a]	46 Wo.[a]
		l 19%		45 Wo.	
5-Tages-Zyklen					
Doroshow 1987	63	45%	15%	15 Mo.	13 Mo.
Erlichman 1988	125	33%[a]	7%[a]	13 Mo.	10 Mo.[a]
Valone 1989	162	19%	17%	345 Tg.	324 Tg.
Poon 1989	218	h 26%[a]	10%[a]	12 Mo.[a]	8 Mo.[a]
		l 43%[a]		12 Mo.[a]	

[a] Unterschiede FA/FU versus FU signifikant; Prozentzahlen abgerundet.

te Lebensgewinn war in diesen Studien mit 3–4,5 Monaten aber noch nicht beeindruckend [10, 27, 30]. In einer von Löffler geleiteten deutschen Studie konnte unter Folinsäure/5-FU ebenfalls eine im Vergleich zu 5-FU signifikante Überlebensverlängerung erzielt werden [21].

Unserer Meinung nach ist die Folinsäure/5-FU-Kombination eine echte Bereicherung. Zahlreiche Fragen, speziell nach der Art des Therapieprotokolls (Dosis der Folinsäure, Gabe der Folinsäure bzw. des 5-FU als Bolus, Kurzinfusion oder Dauerinfusion?) und der Langzeiteffektivität sind noch offen. Gerade zur Höhe der Folinsäuredosis sind die Ergebnisse auch neuerer Studien widersprüchlich [27, 30]: In der Studie von Petrelli et al. wurde eine signifikant höhere Remissionsrate und ein signifikant längeres Überleben nur unter der hochdosierten Folinsäuregabe (Tagesdosis: 500 mg/m^2 KOF/2 h i.v.) erzielt [27]. Bei Poon et al. andererseits wurden unter einer niedrigen Folinsäuredosis (Tagesdosis 20 mg/m^2 KOF als Bolus i.v.) höhere Remissionsraten als bei der Hochdosis (200 mg/m^2 KOF Folinsäure i.v.) gesehen; in dieser Studie wurde mit beiden Folinsäuredosierungen ein im Vergleich zur 5-FU-Monotherapie um ca. 4 Monate signifikant verlängertes Überleben erzielt [30].

Die aufgrund der Folinsäure sehr teuren Folinsäure/5-FU-Kombinationen sollten z.Z. aber nach Möglichkeit noch weiter in Studien zur Anwendung gelangen und vergleichend auf ihre Effektivität, insbesondere auf die Verträglichkeit und auf das Überleben, untersucht werden. Vergleichende Untersuchungen zur Pharmakokinetik und zu den klinischen Ergebnissen der verschiedenen möglichen Therapieprotokolle sind dringend erforderlich [33, 34]. Wir selber führen eine randomisierte Studie durch, in der eine 5-FU-Monotherapie mit einer Folinsäure/5-FU-Therapie verglichen wird. 5-FU-Monotherapie: 600 mg/ m^2 KOF 5-FU als 2-h-Infusion Tag 1–Tag 5. Folinsäure/5-FU: 300 mg Folinsäure als Bolus i.v. Tag 1–Tag 5; jeweils anschließend 500 mg/m^2 KOF 5-FU als 2-h-Infusion. Wichtig ist, daß die 5-FU-Tagesdosis in den Folgezyklen der im Intervall beobachteten Toxizität nach WHO angepaßt wird. In der Mehrzahl der Fälle ist eine kontinuierliche Steigerung der 5-FU-Tagesdosis bis auf ca. 600–700 mg/m^2 KOF möglich. Zu bedenken ist, daß die Infusionsdauer von 2 h nicht unterschritten wird, da sonst mit schwerster Schleimhaut- und Knochenmarkschädigung zu rechnen ist. Die erste Zwischenauswertung der i. allg. sehr gut verträglichen Therapie wird Anfang 1990 erfolgen. In Einzelfällen, besonders bei sehr jungen Patienten, erscheint die Anwendung einer Folinsäure/5-FU-Therapie auch außerhalb von Studien gerechtfertigt.

Wann und welche Chemotherapie bei kolorektalen Karzinomen?

Wie bereits oben dargelegt, ist nicht jedes fortgeschrittene kolorektale Karzinom eine Indikation für eine Chemotherapie. Für eine Chemotherapie spricht eine rasche Progression des Tumors bei gleichzeitig gutem Allgemeinzustand (AZ) und guter Motivation des Patienten. Bei vielen Patienten mit fortgeschrittener Erkrankung in schlechtem AZ wird man auch heute noch auf eine Chemotherapie verzichten müssen. Entscheidet man sich zu einer Chemotherapie, wird man in der Mehrzahl der Patienten immer noch eine 5-FU-Monotherapie wählen. Will man den Patienten nicht stärker belasten (weniger guter AZ, höheres Alter), kann immer noch die wöchentliche 5-FU-Therapie mit 12–15 mg/kg KG gewählt werden [2]. Sonst wird heute häufig 5-FU in einer Dosis von 450–500 mg/m^2 KOF über 5 Tage als Bolus i.v. injiziert und alle 4 Wochen wiederholt. Solange der endgültige Stellenwert der Folinsäure/5-FU-Kombinationen nicht geklärt ist, wird über diesen neuen und noch recht teueren Therapieansatz außerhalb von Studien individuell entschieden. Bei jüngeren und symptomatischen Patienten wird man wegen der höheren Remissionsraten eher zu einer Folinsäure/5-FU-Therapie tendieren. Ob man außerhalb von Studien das 5-Tages-Protokoll nach Machover oder z. B. die wöchentliche Therapie nach Laufman wählt, kann auch von logistischen Gesichtspunkten abhängen [19, 23]. Die sehr aufwendige sequentielle MTX/5-FU-Therapie wird i. allg. keine Anwendung finden.

Therapieplan beim fortgeschrittenen kolorektalen Karzinom

Isolierte Lokalrezidive sollten erneut operiert werden. Ist dies technisch nicht mehr möglich, sollte – vor allem bei Rezidiven im kleinen Becken – eine Strahlentherapie angestrebt werden. Nur wenn beide Therapieformen nicht mehr möglich sind, kann im Einzelfall eine Chemotherapie in Erwägung gezogen werden.

Isolierte Lebermetastasen. Bei isolierten Lebermetastasen sollte immer deren Resektion angestrebt werden. In vielen Fällen mit isoliertem Leberbefall ist eine Operation wegen ungünstiger Lage der Metastasen oder wegen eines weit ausgedehnten bzw. diffusen Befalls nicht mehr möglich. In jedem Einzelfall muß dann individuell unter Berücksichtigung des AZ und der Progressionsgeschwindigkeit entschieden werden, ob eine Chemotherapie versucht werden soll. Außerhalb von Studien behandeln wir meist systemisch und ziehen eine regionale Chemotherapie nur dann in Erwägung, wenn die Lebermetastasen nicht ausreichend ansprechen, weiterhin aber extrahepatische Metastasen nicht aufgetreten sind [39]. In bestimmten Fällen, in denen die Symptome durch die Lebermetastasen (Schmerzen, Druck auf andere Abdominalorgane) besonders im Vordergrund stehen, kann die Indikation zu einer regionalen Chemotherapie großzügiger gestellt werden. Finden sich im Rahmen einer Laparatomie isolierte inoperable Lebermetastasen, erscheint es gerechtfertigt, gleich einen Katheter für eine regionale Chemotherapie zu implantieren.

Extrahepatische Metastasen. Bei extrahepatischen Metastasen, einschließlich einer Peritonealkarzinose und/oder Befall der Lymphknoten im Bereich des Leberhilus, stellt sich nur die Frage der systemischen Chemotherapie. Wie weiter oben ausführlich dargelegt wurde, ist die Effektivität der (systemischen) Chemotherapie immer noch nicht sehr befriedigend, so daß relativ wenige Patienten von ihr profitieren. Eine fortgeschrittene kolorektale Tumorerkrankung stellt daher nicht per se eine Indikation zur Chemotherapie dar. Für eine Chemotherapie spricht ein jüngeres Lebensalter, eine nachgewiesene rasche Tumorprogression bei gleichzeitig gutem AZ und guter Motivation des Patienten. Eine echte Standardchemotherapie existiert immer noch nicht. Einige Hinweise für die Wahl eines passenden Therapieprotokolls wurden oben bereits gegeben. Bei sehr weit fortgeschrittener Erkrankung, schlechtem AZ und höherem Lebensalter sollte die Indikation zur Chemotherapie besonders zurückhaltend gestellt werden. In der Mehrzahl dieser Patienten wird man auf eine Chemotherapie verzichten müssen.

Unabhängig von einer Chemotherapie sollten schmerzende oder frakturgefährdete Skelettmetastasen bestrahlt werden. In den sehr seltenen Fällen mit wenigen und sicher alleinigen Lungenmetastasen kann deren Resektion erwogen werden. Multiple, rasch auftretende Lungenmetastasen sind unabhängig von anderen Metastasenlokalisationen immer eine Kontraindikation gegen operative Maßnahmen.

Literatur

1. Adson MA (1987) Resection of liver metastases − when it is worthwhile? World J Surg 11:511−520
2. Ansfield F, Klotz J, Nealon G et al. (1977) A phase III study comparing the clinical utility for four regimes of 5-fluorouracil. Cancer 39:33−44

3. Baker LH, Talley RW, Matter R et al. (1976) Phase III comparison of the treatment of advanced gastrointestinal cancer with bolus weekly 5-fluorouracil versus methyl-CCNU plus bolus weekly 5-fluorouracil. Cancer 38:1−7
4. Balch CM, Urist MM (1983) Vollständig implantierbare Infusionspumpe. Dtsch Med Wochenschr 108:1008−1013
5. Balch CM, Urist MM (1984) Intraarterielle Chemotherapie mit einer implantierbaren Infusionspumpe bei Lebermetastasen colorectaler Tumoren und Hepatomen. Chirurg 55:485−493
6. Bleyer WA (1989) New vistas for leucovorin in cancer chemotherapy. Cancer 63:995−1007
7. Canobbio L, Nobile MT, Galligioni E et al. (1987) Randomized trial of 5-fluorouracil alone or in combination with high-dose folinic acid in advanced colorectal cancer. Proc Am Soc Clin Oncol 6 (318):97
8. Chang AE, Schneider PD, Sugarbaker PH, Simpson C, Culnane M, Steinberg SM (1987) A prospective randomized trial of regional versus systemic continuous 5-fluorodeoxyuridine chemotherapy in the treatment of colorectal liver metastases. Ann Surg 206:685−693
9. Doroshow JH, Bertrand M, Multhauf P et al. (1987) Prospective randomized trial comparing 5-fluorouracil versus 5-fluorouracil and high-dose folinic acid for treatment of advanced colorectal cancer. Proc Am Soc Clin Oncol 6 (374):96
10. Erlichman C, Fine S, Wong A, Elhakim T (1988) A randomized trial of fluorouracil and folinic acid in patients with metastatic colorectal carcinoma. J Clin Oncol 6:469−475
11. Evans RM, Laskin JD, Hakala MT (1981) Effect of excess folates and deoxyinosine on the activity and site of action of 5-fluorouracil. Cancer Res 41:3288−3295
12. Heidelberger C, Chaudhuri NK, Danneberg P et al. (1957) Fluorinated pyrimidines, a new class of tumor-inhibitory compounds. Nature 179:663−666
13. Herrmann R, Knuth A, Kleeberg U, Middecke H (1988) Methotrexat/5-Fluorouracil (MTX/FU) sequentiell im Vergleich mit 5-Fluorouracil (FU)-Monotherapie beim metastasierenden kolorektalen Karzinom. Endauswertung einer randomisierten Multicenter-Studie. Klin Wochenschr 109 (Suppl XIII):254
14. Herrmann R, Spehn J, Beyer JH, Franqué U von, Schmieder A, Holzmann K, Abel U (1984) Sequential methotrexate and 5-fluorouracil: Improved response rates in metastatic colorectal cancer. J Clin Oncol 2:591−594
15. Hohn D, Rayner AA, Economou JS, Ignoffo RJ, Lewis BJ, Stagg RJ (1986) Toxicities and complications of implanted pump hepatic arterial and intravenous floxuridine infusion. Cancer 57:465−470
16. Hohn D, Stagg R, Friedman M, Ignoffo R, Rayner A, Hannigan J, Lewis B (1987) The NCOG randomized trial of intravenous versus hepatic arterial FUDR for colorectal cancer metastatic to the liver. Proc Am Soc Clin Oncol 6 (333):85
17. Kemeny N, Daly J, Reichman B, Geller N, Botet J, Oderman P (1987) Intrahepatic or systemic infusion of fluorodeoxyuridine in patients with liver metastases from colorectal carcinoma. Ann Int Med 107:459−465
18. Keyomarsi K, Moran RG (1986) Folinic acid augmentation of the effects of fluoropyrimidines on murine and human leukemic cells. Cancer Res 46:5229−5235
19. Laufman LR, Krzeczowski KA, Roach R, Segal M (1987) Leucovorin plus 5-fluorouracil: An effective treatment for metastatic colon cancer. J Clin Oncol 5:1394−1400

20. Lavin P, Mittelman A, Douglass H, Engstrøm P, Klaassen D (1980) Survival and response to chemotherapy for advanced colorectal adenocarcinoma. Cancer 46:1536–1543
21. Löffler T, persönliche Mitteilung
22. Lokich JJ, Ahlgren JD, Gullo JJ, Philips JA, Fryer JG (1989) A prospective randomized comparison of continuous infusion fluorouracil with a conventional bolus schedule in metastatic colorectal carcinoma: A Mid-Atlantic Oncology Program Study. J Clin Oncol 7:425–432
23. Machover D, Goldschmidt E, Chollet P et al. (1986) Treatment of advanced colorectal and gastric adenocarcinoma with 5-fluorouracil and high-dose folinic acid. J Clin Oncol 4:685–696
24. Moertel C (1978) Chemotherapy of gastrointestinal cancer. N Engl J Med 299:1049–1052
25. Moran RG (1989) Leucovorin enhancement of the effects of the fluoropyrimidines on thymidylate synthase. Cancer 63:1008–1012
26. Nobile MT, Vidili MG, Sobrero A (1988) 5-Fluorouracil (FU) alone or combined with high-dose folinic acid (FA) in advanced colorectal cancer patients: a randomized trial. Proc Am Soc Clin Oncol 7 (371):99
27. Petrelli N, Douglass HO Jr, Herrera L et al. For the Gastrointestinal Tumor Study Group (1989) The modulation of fluorouracil with leucovorin in metastatic colorectal carcinoma: A prospective randomized phase III trial. J Clin Oncol 7:1419–1426
28. Petrelli N, Herrera L, Rustum Y et al. (1987) A prospective randomized trial of 5-fluorouracil versus 5-fluorouracil and high-dose leucovorin versus 5-fluorouracil and methotrexate in previously untreated patients with advanced colorectal carcinoma. J Clin Oncol 5:1559–1565
29. Pinedo HM, Peters GFJ (1988) Fluorouracil: Biochemistry and pharmacology. J Clin Oncol 6:1653–1664
30. Poon MA, O'Connell MJ, Moertel CG et al. (1989) Biochemical modulation of fluorouracil: Evidence of significant improvement of survival and quality of life in patients with advanced colorectal carcinoma. J Clin Oncol 7:1407–1418
31. Possinger K, Schalhorn A, Zellmann K, Wilmanns W (1984) Sequential methotrexate/5-fluorouraces in the chemotherapy of gastrointestinal cancer. Perimed Verlag, Erlangen, pp 273–277
32. Schalhorn A, Lerner J, Possinger K, Wilmanns W (1988) Folinic acid/5-fluorouracil in preatreated patients with far advanced colorectal carcinoma. J Cancer Res Clin Oncol 114 (Suppl):25
33. Schalhorn A (1988) Clinical pharmacology of folinic acid and 5-Fluorouracil. In: Erlichman C (ed) Leucovorin: an expanding role in chemotherapy. Pharma Libri, Montreal, pp 33–50
34. Schalhorn A, Kühl M, Stupp-Poutot G, Nüssler V (1990) Pharmacokinetics of reduced folates after short-term infusion of d,l-folinic acid. Cancer Chemother Pharmacol 25:440–444
35. Schlag O, Hohenberger P, Schwarz V, Herfarth C (1988) Intraarterielle 5-Fluorouracil-Chemotherapie bei Lebermetastasen kolorektaler Karzinome. Med Klin 83:705–709
36. Valone FH, Friedman M, Wittlinger PS et al. (1989) Treatment of patients with advanced colorectal cancer with fluorouracil alone, high-dose leucovorin plus fluorouracil, or sequential methotrexate, fluorouracil, and leucovorin: A randomized trial of the Northern California Oncology Group. J Clin Oncol 7:1427–1436

37. Velde CJH van de (1985) Die chirurgische Therapie von Lebermetastasen. In: Aigner KR (Hrsg) Regionale Chemotherapie der Leber. Beitr Onkol 21:6−21
38. Wagner JS, Adson MA, Heerden JA van, Adson MH, Ilstrup DM (1984) The natural history of hepatic metastases from colorectal cancer. Ann Surg 199:502−507
39. Wilmanns W, Schalhorn A (1989) Chemotherapie von Lebermetastasen kolorektaler Karzinome. In: Wannagat L (Hrsg) Onkologie − Tumoren des Verdauungstraktes, Bd 2: Mergentheimer Onkologisches Gespräch. Thieme, Stuttgart, S 161−176

Immuntherapie von primären und sekundären Lebertumoren

A. GAUSE und M. PFREUNDSCHUH

Medizinische Klinik I, Universität Köln, Joseph-Stelzmann-Straße 9,
W-5000 Köln 41, BRD

Bereits um die Jahrhundertwende postulierte Paul Ehrlich [5] eine grundsätzliche Bedeutung des Immunsystems bei der Entstehung bzw. Bekämpfung von Tumoren. Im Tiermodell konnte der experimentelle Nachweis für diese Hypothese bis zu den 60er Jahren geführt werden, wobei die Entwicklung von Inzuchtstämmen und das Zurückgreifen auf transplantable Tumoren den Nachweis spezifischer Tumorantigene und spezifischer Immunantworten gegen diese Antigene durch T- und B-Lymphozyten erleichterte. Da diese Voraussetzungen beim Menschen fehlten, konnten bei menschlichen Tumoren bisher nur ganz vereinzelt tumorspezifische Antigene oder gar spezifische Immunantworten von Patienten gegen diese Antigene nachgewiesen werden [23]. Trotz des bis auf wenige Ausnahmen nicht gelungenen Nachweises einer tumorspezifischen Immunantwort gegen menschliche Tumoren haben Versuche, im menschlichen Immunsystem eine Antwort gegen den Tumor zu induzieren, eine lange klinische Tradition. Schon um die Jahrhundertwende beobachtete Coley nach Gabe von Bakterientoxinen glaubhaft dokumentierte Tumorregressionen bei Karzinompatienten. Da Erfolge einer solchen Immuntherapie selten waren, führten erst Fortschritte der Immunologie und Molekularbiologie, insbesondere die Entwicklung der Hybridomtechnik zur Herstellung monoklonaler Antikörper Ende der 70er Jahre sowie die Klonung und Expression einer Reihe von menschlichen Zytokinen in E. coli in der Mitte der 80er Jahre zu einer Renaissance der Immuntherapie bei bösartigen Erkrankungen. Im folgenden sollen ein Überblick über die unterschiedlichen Formen der Immuntherapie bei primären und sekundären Lebertumoren gegeben und ihr Stellenwert innerhalb der Therapiestrategie dieser Erkrankungen diskutiert werden.

Formen der Immuntherapie

Grundsätzlich lassen sich mehrere Formen der Immuntherapie unterscheiden (Abb. 1). Von *spezifischer Immuntherapie* spricht man, wenn sich therapeutische Maßnahmen gegen spezifische auf dem Tumor lokalisierte Antigene richten, von *unspezifischer Immuntherapie*, wenn eine solche Therapie nicht gegen definierte Strukturen des Tumors gerichtet ist. Effektoren der spezifischen Immuntherapie sind zytotoxische T-Zellen sowie die spezifische antikörper-produ-

Ch. Herfarth / P. Schlag (Hrsg.)
Neue Entwicklungen in der Therapie von Lebertumoren
© Springer-Verlag Berlin Heidelberg 1991

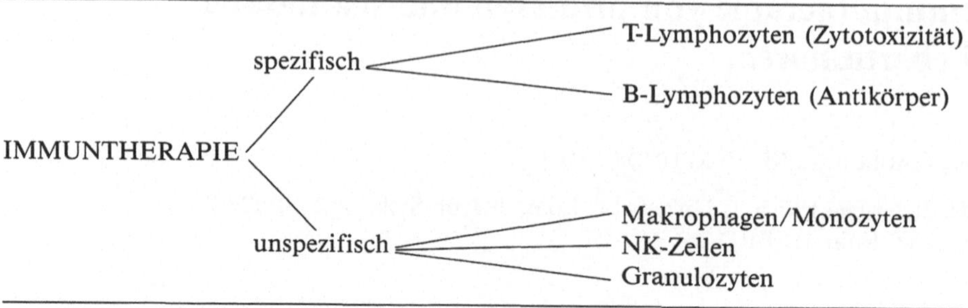

Abb. 1. Formen der Immuntherapie bösartiger Tumoren

zierenden B-Lymphozyten. Die Effektorzellen der unspezifischen Immunthe-rapie sind natürliche Killerzellen (NK-Zellen), Makrophagen und Granulozy-ten.

Sowohl die spezifische als auch die unspezifische Immuntherapie können aktiv oder passiv sein. Unter aktiver Immuntherapie versteht man eine Stimu-lation des Immunsystems, die im Patienten eine Immunantwort gegen den Tu-mor über Effektorzellen oder Antikörperbildung induziert; bei der passiven Immuntherapie erhält der Patient Effektorzellen bzw. Produkte von Effektor-zellen (Antikörper). Allerdings ist eine Trennung von aktiver und passiver Im-munisierung manchmal problematisch, da auch bei einer passiven Immunthe-rapie sekundär das Immunsystem aktiviert werden kann oder die Therapie nur wirksam wird, wenn es zu einer zusätzlichen Aktivierung des Immunsystems kommt. Ein Beispiel ist die antikörper-vermittelte Zytotoxizität (ADCC), bei der eine Antikörpergabe nur dann zytotoxisch wirkt, wenn die Antikörper zu einer Bindung und Aktivierung von Killerzellen auf der Oberfläche der Tu-morzellen führen. Aber auch bei der Interleukin-2-Therapie mit adoptivem LAK-Zell-Transfer sind die Grenzen zwischen aktiver und passiver Immunthe-rapie nicht scharf: durch die intravenöse Gabe von IL-2 kommt es zur ersten Aktivierung von NK-Zellen (aktive Immuntherapie), die in einem nächsten Schritt durch Leukapherese entnommen, in vitro zu lymphokin-aktivierten Killerzellen (LAK-Zellen) aktiviert und dann dem Patienten retransfundiert werden (passive Immuntherapie). Beispiele für aktive und passive Immunthe-rapien sind in Tabelle 1 aufgeführt.

Tabelle 1. Beispiele für aktive und passive Immuntherapien

	Spezifisch	Unspezifisch
Aktiv	Tumorvakzine	BCG, C. parvum, Levamisol IL-2*
Passiv	Antikörper Tumor-infiltr. Lymphozyten	Interferon[a], TNF[a] LAK-Zell-Transfer

[a] Zuordnung zu „aktiv" bzw. „passiv" problematisch.

Immuntherapie mit Antikörpern

Anti-Ferritin

Eine Immuntherapie von Lebertumoren mit Antikörpern setzt die Existenz von Antigenen voraus, die spezifisch oder zumindest überwiegend auf den malignen Zellen exprimiert werden, auf normalem Gewebe jedoch nicht oder nur gering ausgeprägt sind. Solche Antigene sind bisher nicht nachgewiesen, obwohl in einer neueren Veröffentlichung die Entwicklung relativ spezifischer gegen Hepatokarzinom gerichteter monoklonaler Antikörper berichtet wurde [34]. Ob diese Antikörper jedoch tatsächlich für die Klinik taugen, werden die Ergebnisse von z. Z. laufenden Untersuchungen zeigen. Andere Antigene, die bevorzugt, wenn auch nicht selektiv auf Hepatokarzinomen exprimiert werden, sind Ferritin und Alpha-Fetoprotein sowie HB_sAG.

Monoklonale Antikörper und polyklonale Antiseren können sowohl zur In-vivo-Diagnose als auch zur In-vivo-Therapie von primären und sekundären Lebertumoren eingesetzt werden. ^{131}J-markierte polyklonale und monoklonale Antikörper wurden erfolgreich zum szintigraphischen Nachweis von Hepatokarzinomen und Lebermetastasen eingesetzt [7]. Auch mit Antikörpern gegen kolorektale Karzinome ließen sich Hepatokarzinome wegen offenbar vorhandener Kreuzreaktionen szintigraphisch nachweisen [13], allerdings nicht in zirrhotisch veränderten Lebern. Außerdem konnten mit radioaktiv markierten Antikörpern gegen Ferritin [26], HB_s-Antigen [9] und von Hepatokarzinomzellinien exprimierten Antigenen [3] Lebertumoren szintigraphisch in vitro oder in Tiermodellen nachgewiesen werden.

Der immunszintigraphische Nachweis, daß Antikörper nach systemischer Gabe in vivo spezifisch an Lebertumoren binden, war Voraussetzung für Therapiestudien mit den entsprechenden monoklonalen Antikörpern bzw. polyklonalen Antiseren. Die größten Erfahrungen in der Antikörpertherapie von Hepatomen sammelte die Arbeitsgruppe um Order [22] am Johns Hopkins Hospital in Baltimore mit in verschiedenen Spezies entwickelten Antiseren gegen menschliches Ferritin. Die Arbeitsgruppe definierte die Bedingungen, die Voraussetzung dafür sind, daß radioaktiv markierte Anti-Ferritin-Antikörper bevorzugt an Hepatokarzinomzellen binden und weniger an die Zellen anderer ferritin-haltiger Organe [26, 27]: die Bindung des radioaktiv markierten Antikörpers wird vor allem durch das Ausmaß der Ferritinbildung sowie die Vaskularisierung des Tumors beeinflußt, wobei stark vaskularisierte Tumoren eine bessere Lokalisierung des Isotops zeigen. Normalgewebe, die ebenfalls Ferritin enthalten, aber keine Neovaskularisation haben, zeigen offenbar keine Aufnahme von ^{131}J-Antiferritin-Antikörpern. Da andererseits keine unspezifische Bindung irrelevanter Antikörper an Hepatokarzinome erfolgt, öffnen die üblicherweise starke Gefäßneubildung und die sehr hohe Ferritinkonzentration in Hepatokarzinomen das „biologische Fenster", das den diagnostischen und therapeutischen Einsatz von radioaktiv markierten Anti-Ferritin-Antikörpern bei Patienten mit Hepatokarzinomen ermöglicht.

Tabelle 2. Ergebnisse der Therapie mit ^{131}J-markierten Anti-Ferritin-Antikörpern. (Nach Order et al. [22])

Patienten	79	100%
CR	6	7%
PR	40	50%

Mittlerweile sind über 100 Patienten mit ^{131}J-Anti-Ferritin-Antikörpern behandelt worden. Zunächst erhielten die Patienten nur eine einmalige Gabe von Antikörpern zusammen mit einer Leberbestrahlung und einer niedrigdosierten Doxorubicin- bzw. 5-Fluorouracil-Therapie. Die nachfolgenden Patienten erhielten eine zyklische Antikörpertherapie, wobei bei jedem Zyklus die Spezies der Anti-Ferritin-Antikörper gewechselt wurde, um einer Neutralisierung der heterologen Anti-Ferritin-Antikörper durch speziesspezifische menschliche Anti-Antikörper zuvorzukommen; und zwar wurden Antiseren vom Kaninchen, Schwein, Affen und Pferd gegeben. Die Ergebnisse von 66 Patienten, bei denen anhand von CT-Aufnahmen der Erfolg der Therapie volumetrisch bestimmt werden konnte, sind in Tabelle 2 dargestellt. Bei fast der Hälfte der Patienten wurde ein Ansprechen beobachtet, und zwar 41% partielle und 7% komplette Remissionen [22]. Die mittlere Überlebenszeit von 46 AFP-positiven Patienten betrug 5 Monate und die von 20 unbehandelten AFP-negativen Patienten betrug 10,5 Monate. Obwohl eine Selektion von Patienten in dieser nichtrandomiserten Studie nicht ausgeschlossen werden kann, fällt ein Vergleich der Ergebnisse mit anderen systemischen Therapien bei fortgeschrittenen Karzinomen positiv auf (vgl. Schmoll in diesem Band, S. 31–45).

Bei 11 Patienten mit inoperablem Tumor, die diese Therapie erhielten, war die Tumorregression so ausgeprägt, daß aufgrund von Kontroll-CT nach Immuntherapie eine Resektabilität gegeben schien. Die Zweijahresüberlebensrate von 7 Patienten, bei denen eine sekundäre Resektion tatsächlich möglich war, betrug 86% [31]. Dieser Wert liegt sogar höher als die Zweijahresüberlebensrate von Patienten mit primär operablen Hepatokarzinomen. Allerdings erscheint die sekundäre Induktion einer Resektabilität nur bei nodulären singulären oder multifokalen, nicht aber bei diffus wachsenden Tumoren möglich zu sein. Da die selektive Aufnahme radioaktiv markierter Antikörper durch eine perkutane Strahlentherapie erhöht wird [17], sieht ein neues Protokoll der Arbeitsgruppe um Order [22] eine zyklische Gabe von ^{90}Y-markierten Ferritin-Antikörpern und Strahlentherapie vor [12].

Sonstige Antikörper

Bei sekundären Lebertumoren wurden u. a. monoklonale Antikörper gegen CEA [30] und gegen ein pankreas-assoziiertes Antigen [28] klinisch geprüft. Von einzelnen partiellen Erfolgen abgesehen, waren diese Arten der Immuntherapie jedoch nicht wirksam.

Antikörperkonjugate

Immuntoxine bzw. Antikörper-gekoppelte Zytostatika sind bisher nur in vitro bzw. in Tiermodellen geprüft worden, so z. B. Ricin-gekoppelte Anti-HB$_s$Ag-Antikörper [20] und Daunorubicin-gekoppelte Anti-AFP-Antikörper [2]. Wegen ihrer Toxizität fanden aber die Immuntoxine der ersten Generation keinen Eingang in die Klinik. Durch verbesserte Koppelungs- und Reinigungsmethoden konnte in den letzten Jahren die Qualität der Immuntoxine wesentlich verbessert werden. Nachdem die sog. Immuntoxine der zweiten Generation sich in Phase-I-Studien als wesentlich weniger toxisch als die Immuntoxine der ersten Generation erwiesen haben, ist zu erwarten, daß bald klinische Prüfungen mit gegen primäre und sekundäre Lebertumoren gerichtete Antikörperkonjugate beginnen.

Immunmodulatoren der ersten Generation

Bereits seit langer Zeit sind ermutigende Ergebnisse über eine aktive unspezifische Immuntherapie mit Immunmodulatoren der ersten Generation bekannt, die sowohl in der adjuvanten Situation als auch in fortgeschrittenen Stadien eingesetzt wurden. Hierzu gehören z. B. Bacillus Calmette-Guerin (BCG), oder seine methanol-extrahierten Residuen (MER), Corynebacterium parvum und Levamisol.

BCG und C. parvum

BCG wurde sowohl bei fortgeschrittenen gastrointestinalen Tumoren eingesetzt [6] als auch in der adjuvanten Situation bei Invasion des lymphatischen Gewebes [14], MER bei fortgeschrittenen Kolonkarzinomen [15], C. parvum zusammen mit Chemotherapie bei Lebermetastasen von fortgeschrittenen Bronchial- und Mammakarzinomen [11]. Da keine dieser Studien einen Kontrollarm hatte, ist die Einordnung der durchweg ermutigenden Ergebnisse schwierig und gab Anlaß zu vielen Diskussionen.

Levamisol

Levamisol wurde ursprünglich als Antihelmintihkum eingesetzt. Nach der Beobachtung seiner immunstimulierenden bzw. -modulierenden Wirkung wurde es auch in der Tumortherapie geprüft. Nichtrandomisierte Studien von Levamisol nach der Resektion gastrointestinaler Tumoren ergaben Hinweise auf eine mögliche Verlängerung der Überlebenszeit [35]. Allerdings konnten zwei jüngere placebokontrollierte randomisierte Studien keinen signifikanten Effekt von Levamisol auf rezidivfreies oder Gesamtüberleben nachweisen [1, 4], wenn auch in der einen Studie ein Trend in der 5-Jahresüberlebensrate zugunsten von

Levamisol beobachtet wurde. Zusammenfassend muß man feststellen, daß ein positiver Effekt von Levamisol bei der Behandlung von primären oder sekundären Lebertumoren nicht gesichert ist, obwohl eine kürzlich veröffentlichte, große randomisierte Studie seine Wirksamkeit in der adjuvanten Situation nahelegt [16].

Immunmodulatoren der zweiten Generation

Durch die Fortschritte der Gentechnologie in den 80er Jahren ist es möglich geworden, viele menschliche Proteine zu klonen und in E. coli oder Hefe zur Expression zu bringen. Dadurch wurde ihre großtechnische Herstellung möglich. Insbesondere die Zytokine, von Zellen gebildete und das Wachstum und die Funktion von Zellen beeinflussende Proteine, werden in vivo in so geringen Mengen gebildet, daß eine Aufreinigung zum klinischen Einsatz bis auf wenige Ausnahmen nicht möglich war. Erst durch rekombinante Verfahren stehen jetzt eine große Zahl von Zytokinen in reiner Form und ausreichender Menge für die klinische Prüfung zur Verfügung. Zur Tumortherapie wurden bisher die Interferone (alpha-, beta- und gamma-), Tumor-Nekrose-Faktor und Interleukin-2 geprüft.

Interferone

Alpha-Interferone sind wirksam gegen fortgeschrittene Melanome und Hypernephrome. Bei systemischer Gabe werden in ca. 20% der Fälle partielle Remissionen erzielt, die meist nur kurze Zeit andauern; komplette Remissionen sind ausgesprochen selten. Obwohl wegen der geringen Ansprechraten keine signifikanten Unterschiede nachgewiesen werden können, entstand in vielen Studien der Eindruck, daß Lebermetastasen von Melanomen und Hypernephromen wesentlich schlechter ansprechen als z. B. Lungenmetastasen [8]. Eine Wirkung von Interferonen gegen primäre Lebertumoren konnte bisher nicht gezeigt werden.

Tumor-Nekrose-Faktor

Tumor-Nekrose-Faktor (TNF) ist ein Glykoprotein, das vorwiegend in Monozyten gebildet wird. Gentechnologisch hergestellter TNF wurde mittlerweile in Phase-I- und Phase-II-Studien in vielen klinischen Studien bei malignen Erkrankungen geprüft. Dabei konnte lediglich bei intratumoraler Applikation in ca. 25% der Fälle ein Ansprechen des Tumors beobachtet werden, u. a. auch nach sonographisch kontrollierter intratumoraler Applikation in Lebermetastasen von Bronchial-, Kolon- und Mammakarzinomen [24]. Dagegen erwies sich die systemische Gabe von TNF als recht toxisch und unwirksam [33]. Obwohl die Ergebnisse laufender Studien noch ausstehen, die TNF in Kombination z. B. mit IL-2 oder Interferon-Gamma prüfen, erscheint zweifelhaft, ob TNF sich einen Platz in der Immuntherapie von Tumoren sichern kann.

Interleukin 2 ± LAK-Zell-Transfer

Interleukin-2 (IL-2) wurde ursprünglich als T-Zell-Wachstumsfaktor (TCGF) entdeckt und wird in T-Lymphozyten gebildet. Gentechnologisch hergestelltes IL-2 wird z. Z. in der Behandlung bösartiger Neoplasien geprüft. Dabei wird IL-2 sowohl alleine als auch in Kombination mit dem adoptiven Transfer von sog. lymphokin-aktivierten Killerzellen (LAK-Zellen) eingesetzt [25]. Zellen mit LAK-Aktivität sind in der Lage, eine Reihe von gegen NK-Zellen (natürliche Killerzellen) resistente Tumorzellinien und frische Tumorzellen zu lysieren. LAK-Zellen sind zum überwiegenden Teil lymphokinaktivierte NK-Zellen. In dem Protokoll der Rosenbergschen Arbeitsgruppe am National Cancer Institute der USA [25] werden LAK-Zellen zur Tumortherapie gewonnen, indem man eine nach einer mehrtägigen IL-2-Infusion auftretende Rebound-Lymphozytose ausnutzt, um durch Leukapherese patienteneigene Lymphozyten zu ernten. Diese werden dann in vitro mit IL-2 inkubiert. Dadurch kommt es zu einer starken Proliferation und Aktivierung dieser Lymphozyten, die dann nach einigen Tagen dem Patienten als LAK-Zellen retransfundiert werden. Es ist umstritten, ob eine IL-2-Therapie mit LAK-Zell-Transfer wirksamer ist als eine alleinige hochdosierte IL-2-Therapie, oder ob der LAK-Transfer nur hohe Kosten und zusätzliche Nebenwirkungen bewirkt. Letztere sind vor allem durch ein Kapillarleck-Syndrom bedingt, das zu Wassereinlagerungen und ausgeprägten Hypotonien führt; sogar Myokardinfarkte wurden beobachtet, und ein Teil der Patienten wurde beatmungspflichtig. Wegen der ausgeprägten Nebenwirkungen wird die IL-2 + LAK-Zell-Therapie grundsätzlich unter den Bedingungen einer Intensivstation durchgeführt.

Auch bei der IL-2-Therapie sind Melanome und Hypernephrome die sensibelsten Tumoren. Ähnlich wie bei der Interferontherapie kann bei ca. 20% der Patienten ein Ansprechen beobachtet werden. Allerdings sind im Gegensatz zur letzteren in ca. 5% der Fälle auch langdauernde komplette Remissionen zu beobachten, wobei Lebermetastasen keinen prognostisch ungünstigen Faktor für ein Ansprechen darstellen.

Neben Melanomen und Hypernephromen sprechen auch vereinzelt kolorektale Tumoren auf eine IL-2-Therapie an, bei anderen Tumorarten liegen nur anekdotische Berichte über ein Ansprechen vor. Dies gilt insbesondere auch für primäre Lebertumoren. Obwohl sich die Lymphozyten dieser Patienten in vitro gut zu LAK-Zellen aktivieren lassen [29, 32], sind die Erfolge dieses therapeutischen Ansatzes bei Hepatokarzinomen bisher enttäuschend. In zwei Studien konnte bei 20 Patienten bisher nur eine partielle Remission erzielt werden [10, 21] (Tabelle 3), obwohl bei ungefähr der Hälfte der AFP-positiven Patienten ein passagerer Rückgang der AFP-Spiegel beobachtet wurde. Modifikationen der IL-2 + LAK-Zell-Therapie bei primären und sekundären Lebertumoren, z. B. die intraarterielle Infusion von LAK-Zellen alleine [19] oder zusammen

Tabelle 3. IL-2 + LAK-Zell-Transfer bei Hepatokarzinomen

Autor	Patienten	CR	PR	AFP-Rückgang
Ichida et al. (1989)	10	0	0	5/7
Onishi et al. (1989)	10	0	1	4/9
	20	0	1	9/16

mit der Applikation des TNF-induzierenden Immunmodulators OK-432 [18] werden derzeit klinisch geprüft; eine Beurteilung ihres Stellenwertes ist noch nicht möglich.

Schlußfolgerungen und Ausblick

Obwohl randomisierte Vergleiche mit anderen Therapiemodalitäten fehlen, erscheint die Therapie mit radioaktiv markierten Anti-Ferritin-Antikörpern die erfolgreichste Therapie fortgeschrittener primärer Hepatokarzinome zu sein, wenn der Gewinn an Überlebenszeit auch nur wenige Monate beträgt. Ermutigend sind aber insbesondere die Ergebnisse in der Untergruppe von Patienten, bei denen durch eine solche Therapie eine Resektion des Tumors möglich wird. Da die Therapie auf polyklonale, in vivo erzeugte Antikörper zurückgreift, ist ein breiter klinischer Einsatz allerdings kaum möglich, zudem ist das therapeutische Fenster wegen der gegenüber Normalgewebe zwar bevorzugten, aber nicht spezifischen Bildung von Ferritin in Hepatokarzinomen recht eng. Fortschritte bei der Antikörpertherapie von primären und sekundären Lebertumoren erscheinen nur möglich, wenn es gelingt, menschliche oder (z. B. durch rekombinante Methoden) „humanisierte" einzelne monoklonale Antikörper oder Antikörpercocktails gegen möglichst spezifische Tumorantigene zu entwickeln. Erst wenn dies gelungen ist, sollte in einem zweiten Schritt geprüft werden, ob ein solcher Antikörpercocktail nativ oder gekoppelt an Strahler, Zytostatika oder Toxine am wirksamsten zur Tumortherapie eingesetzt werden kann. Auch die Entwicklung einer spezifischen Immuntherapie mit zellulären Effektoren, z. B. aus dem Tumor gewonnenen Lymphozyten, die in vitro expandiert und mit Tumorantigen stimuliert werden (sog. TIL = tumor-infiltrierende Lymphozyten), hängt neben technischen und logistischen Problemen vor allem davon ab, ob es gelingt, die Effektorzellen gegen spezifische auf den Tumorzellen exprimierter Antigene zu aktivieren.

Bei der unspezifischen Immuntherapie mit Zytokinen, wie z. B. IL-2, Interferon und TNF, für die die Existenz tumorspezifischer Antigene keine Voraussetzung ist, liegen die Hauptprobleme z. Z. darin, daß ihr Wirkmechanismus in vivo ungeklärt ist. Durch die mannigfaltigen Interaktionen über das Netzwerk der Zytokinregulation ergeben sich immense Probleme beim Design klinischer Studien. Da viele Zytokine einen glockenförmigen Verlauf ihrer Dosis-Wirkungskurve haben, gilt es Parameter zu definieren, welche die Bestimmung der

optimalen biologischen Dosierung (OBD) erlauben. Wir glauben, daß Pilot-
studien mit einer kleinen Zahl von Patienten, aber weitreichenden immunologischen Untersuchungen uns eher zu diesem Ziel führen als Studien mit großen
Patientenzahlen, die die Wirksamkeit einer Therapie allein am klinischen Erfolg beurteilen.

Sowohl die spezifische Immuntherapie mit Antikörpern oder spezifisch akti-
vierten T-Lymphozyten als auch die unspezifische Immuntherapie mit Zytokinen müssen jedoch eingebettet werden in ein onkologisches Gesamtkonzept,
das Chirurgie, Strahlen- und Chemotherapie mit einschließt, da die Erfahrung
gelehrt hat, daß nur innerhalb eines solchen Gesamtkonzeptes der Beitrag der
Immuntherapie, und sei es auch nur für eine kleine Subpopulation von Patienten, effektiv genutzt werden kann.

Literatur

1. Arnaud J-P, Buyse M, Nordlinger B (1989) Adjuvant therapy of poor prognosis colon cancer with levamisole: Results of an EORTC double-blind randomized clinical
   trial. Br J Surg 76:284–289
2. Belles-Isels M, Page M (1980) In vitro activity of daunomycin-anti-alphafetopro-
   tein conjugate on mouse hepatoma cells. Br J Cancer 41:841–842
3. Carlson RI, Ben-Porath E, Shouval D et al. (1985) Antigenic characterization of
   human hepatocellular carcinoma: development of in vitro and in vivo immunoas-
   says that use monoclonal antibodies. J Clin Invest 76:40–51
4. Chlebowski RT, Nystrom S, Reynolds R, Weiner JM, Bateman JR (1988) Long-
   term survival following levamisole or placebo adjuvant treatment of colorectal cancer: a Western Cancer Study Group Trial. Oncology 45:141–143
5. Ehrlich P (1957) In: Himmerlweit F (ed) The collected papers of Paul Ehrlich, Vol
   2. Pergamon, Oxford, pp 550–562
6. Falk RE, MacFregor AB, Ambus U, Lanoi S, Langer N, Miller AB (1976) The use
   of adjuvant therapy combined with chemotherapy in the treatment of gastrointestinal cancer. In: Lamoureux G, Turcotte R, Portelance V (eds) BCG in cancer immunotherapy. Grune & Stratton, New York
7. Goldenberg DM, Goldenberg H, Higginbotham-Ford E et al. (1987) Imaging of
   primary and metastatic liver cancer with ^{131}I monoclonal and polyclonal antibodies against alphafetoprotein. J Clin Oncol 5:1827–1835
8. Hartmann F, von Wussow P, Block B, Deicher H (1988) Phase-II-Study: Interferon
   alpha 2b treatment in advanced malignant melanoma. J Cancer Res Clin Oncol
   114:31
9. Henkel RD, Kennedy RC, Sparrow JT et al. (1985) In vivo detection of human
   hepatoma secreting hepatitis B surface antigen in nude mice with radiolabeled
   monoclonal antibodies that recognize distinct epitopes. Clin Immunol Immuno-
   pathol 35:146–155
10. Ichida T, Higuchi K, Arakawa K et al. (1989) Treatment of hepatocellular carcino-
    ma utilizing lymphokine-activated killer cells and interleukin-2. Cancer Chemother
    Pharmacol 23(Suppl):45–48
11. Israel L (1976) Immunotherapy with Corynebacterium parvum in disseminated
    cancer. Ann NY Acad Sci 227:241–251

12. Leichner PK, Nai-Chuen Y, Frenkel, Loudenslager DM, Hawkins WG, Klein JL, Order SE (1988) Dosimetry and treatment planning for ^{90}Y-labeled antiferritin in hepatoma. Int J Radiat Oncol Biol Phys 14:1033–1042
13. Markham N, Ritson A, James O et al. (1986) Primary hepatocellular carcinoma localised by a radiolabelled monoclonal antibody. J Hepatol 2:25–31
14. Mavligit GM, Guttermann JV, Malany MA et al. (1977) Adjuvant immunotherapy and chemoimmunotherapy in colorectal cancer (Dukes' C). Cancer 40:2726–2730
15. Moertel CG, Schutt AJ, Hahn RG (1975) Clinical studies of methanol extraction residue fraction of Bacillus Clemette-Guerin as an immunostimulant in patients with advanced cancer. Cancer Res 35:3075–3083
16. Moertel CG, Fleming TR, Macdonald JS et al. (1990) Levamisole and fluorouracil for adjuvant therapy of resected colon carcinoma. N Engl J Med 322:352–358
17. Msirikale JS, Klein HL, Schroeder J, Order SE (1987) Radiation enhancement of radiolabelled antibody deposition in tumors. Int J Radiat Oncol Biol Phys 13:1839–1844
18. Okino T, Kan N, Nakanishi M et al. (1989) The therapeutic effects of OK432 combined adoptive immunotherapy against liver metastases of breast cancer. GAN 16:1913–1919
19. Okuno K, Takagi H, Nakamura T, Nakamura Y, Iwasa Z, Yasutomi M (1986) Treatment of unresectable hepatoma via selective hepatic arterial infusion of lymphokine-activated killer cells generated from autologous spleen cells. Cancer 58:1001–1006
20. Oladapo JM, Goodall AH, de Koning R et al. (1984) In vitro and in vivo cytotoxic activity of native and ricin conjugated monoclonal antibodies to HBs antigen for Alexander primary liver cell carcinoma cells and tumours. Gut 25:619–623
21. Onishi S, Saibara T, Fujikawa M, Sakaeda H, Matsuura Y, Matsunaga Y, Yamamoto Y (1989) Adoptive immunotherapy with lymphokine-activated killer cells plus recombinant interleukin 2 in patients with unresectable hepatocellular carcinoma. Hepatology 10:349–353
22. Order SE, Vriesendorp HM, Klein JL et al. (1985) Iodine 131 antiferritin, a new treatment modality in hepatoma: a Radiation Therapy Oncology Group study. J Clin Oncol 3:1573–1582
23. Pfreundschuh M (1986) Oberflächenantigene menschlicher Neoplasien. Fortschr Med 104:389–393
24. Pfreundschuh M, Steinmetz T, Schaadt M, Tüschen G, Diehl V (1989) Phase I study of intratumoral application of recombinant human tumor necrosis factor in patients with malignant disease. Eur J Cancer Clin Oncol 23:231–237
25. Rosenberg SA, Lotze MT, Muul LM et al. (1987) A progress report on the treatment of 157 patients with advanced cancer using lymphokine activated killer cells and interleukin-2 or high dose interleukin-2 alone. N Engl J Med 316:889–905
26. Rostock RA, Klein JL, Leichner P et al. (1983) Selective tumor localization in experimental hepatoma by radiolabeled antiferritin antibody. Int J Radiat Oncol Biol Phys 9:1345–1350
27. Rostock RA, Klein JL, Leichner PK et al. (1984) Distribution of and physiologic factors that affect ^{131}I antiferritin tumor localization in experimental hepatoma. Int J Radiat Oncol Biol Phys 10:1135–1141
28. Schulz G, Buchler M, Muhrer KH et al. (1988) Immunotherapy of pancreatic cancer with monoclonal antibody BW 494. Int J Cancer (Suppl)2:89–94

29. Schwarz RE, Iwatsuki S, Herberman RB, Whiteside TL (1989) Lymphokine-activated killer cell activity in patients with primary and metastatic liver tumors. Hepatology 20:221–227
30. Sears HF, Herlyn D, Steplewski Z, Koprowski H (1983) Effects of monoclonal antibody immunotherapy on patients with gastrointestinal adenocarcinoma. J Biol Resp Mod 3:138–150
31. Sitzmann JV, Order SE, Klein JL et al. (1987) Conversion by new treatment modalities of non resectable to resectable hepatocellular cancer. J Clin Oncol 5:1566–1573
32. Stefanini GF, Mazzetti M, Zamorano AS et al. (1989) Circulating LAK-1 cells and autologous mixed lymphocyte reaction in patients with hepatocellular carcinoma. Am J Gastroenterol 84:396–399
33. Steinmetz T, Schaadt M, Gähl R, Schenk V, Diehl V, Pfreundschuh M (1988) Phase I study of 24-hour continuous infusion of human recombinant tumor necrosis factor. J Biol Resp Mod 7:417–423
34. Takahashi H, Ozturk M, Wilson B et al. (1989) In vivo expression of two novel tumor-associated antigens and their use in immunolocalization of human hepatocellular carcinoma. Hepatology 9:625–634
35. Verhaegen H (1977) Postoperative levamisole in colorectal cancer. Symposium on Immunotherapy of Malignant Diseases. Wien 1977

Interventionelle Therapie
von primären und sekundären Lebertumoren

Selektive Chemoembolisation von primären und sekundären Lebermalignomen mit Mitomycin C, Lipiodol und Dura

M. Lorenz, C. Hottenrott, D. Liermann, P. Maier, M. Reimann, J. Kollath

Klinik für Allgemeinchirurgie, Johann-Wolfgang-Goethe-Universität, Theodor-Stern-Kai 7, W-6000 Frankfurt/Main 70, BRD

Die durchschnittliche Überlebenszeit von Patienten mit inoperablen primären Leberkarzinomen beträgt ohne Behandlung 75 Tage im Median [30]. Ebenso wird eine 6monatige mediane Überlebenszeit bei Patienten mit kolorektalen Lebermetastasen (CLRM) erwartet [3]. Systemische Therapien führten bisher nicht zu einer marginalen Verlängerung der Überlebenszeiten [27]. Nach regionaler Applikation von FUDR (Floxuridine) über die Leberarterie wurde dagegen eine Steigerung auf 16–19 Monate für kolorektale Karzinome beschrieben [8]. Die regionale Chemotherapie von Leberzellkarzinomen (LZK) hat sich im Gegensatz dazu nicht durchgesetzt. Aufgrund der hohen lokalen Toxizität des am häufigsten verwendeten Doxorubicins traten oft Komplikationen im zuführenden Gefäßsystem auf [18].

Bei einer hohen Rezidivrate nach primär erfolgreicher regionaler Behandlung von CLRM und der Ineffektivität jeglicher systemischer oder regionaler Chemoinfusionstherapien beim LZK wurde versucht, durch einen Gefäßstrombahnverschluß das Tumorwachstum zu beeinflussen. Die Grundlage hierfür ergab sich aus den in den 60er Jahren beschriebenen Erfolgen der A. hepatica-Ligatur, die jedoch im späteren Verlauf nicht bestätigt werden konnten [23]. Der nur kurzfristige Vorteil war bedingt durch die rasche Entwicklung von Kollateralen [2]. Deshalb erschien es sinnvoll, eine arterielle Blockade im weiter peripher gelegenen Strombahngebiet des Tumors durchzuführen.

Zum ersten Mal wurde von Dayon et al. [6] und Goldstein et al. [7] in einer größeren Serie die Effektivität einer perkutanen, transarteriellen Embolisation über die Leberarterie bei primären und sekundären Lebermalignomen aufgezeigt. Der Gebrauch von kleinen, teilweise resorbierbaren, gefäßverschließenden Partikeln verminderte die Möglichkeit der Kollateralisation und erlaubte die mehrfache Behandlung. Abhängig von Art und Größe des Embolisationsmaterials kann so ein passagerer oder langfristiger bzw. peripherer oder zentraler Verschluß erzielt werden. Ein Problem stellt jedoch immer die Schädigung des gesunden, nichtbefallenen Lebergewebes dar. Abhängig von der Dosis des jeweiligen Zytostatikums muß mit einer Zunahme unterschiedlicher Komplikationen gerechnet werden. So wird in den ersten Arbeiten eine Mortalitätsrate von bis zu 10% nach Chemoembolisation berichtet [4, 6, 7]. Insbesondere Patienten mit einer nur noch geringen Restfunktion der Leber, d.h. entweder Patienten mit einer großen Metastasenleber oder einer Leberzirrhose, sind gefährdet.

Ch. Herfarth / P. Schlag (Hrsg.)
Neue Entwicklungen in der Therapie von Lebertumoren
© Springer-Verlag Berlin Heidelberg 1991

In der letzten Zeit hat inbesondere in Japan der Gebrauch von Lipiodol, einem Fettsäureethylester des jodierten Mohnblumenöls, zur Embolisation an Bedeutung gewonnen. Primär wurde Lipiodol zur Diagnose von primären oder sekundären Lebertumoren in der Angiographie verwendet. Die ersten Arbeiten stammen aus dem Jahre 1961 von Leger et al. [16]. Erst 1979 wurde dieses Verfahren von Nakakuma aufgegriffen [20]. Hier konnte die selektive Retention in hepatozellulären Karzinomen und deren Satellitenknoten beschrieben werden. Die physikalischen Eigenschaften von Lipiodol bewirken eine Anreicherung in den Tumorgefäßen, im Extrazellulärraum und auch in den Tumorzellen [10, 19, 25]. Bei Patienten mit LZK zeigt sich häufiger eine gleichmäßigere Verteilung im Gegensatz zu Lebermetastasen kolorektaler Karzinome. Aufgrund der hier bekannten zentralen Nekrose und dilatierten peritumoralen Sinusoiden findet sich ein hoher Anteil des Lipiodols im Tumorrandbezirk [12].

Die Architektur der Tumorgefäße weist mehrere Unterschiede bezüglich der Dichtigkeit gegenüber dem nichtmalignen Leberparenchym auf. Aufgrund der durch die Embolisation erzeugten Ischämie wird die Permeabilität und damit die Lipiodolpenetration zusätzlich noch gesteigert [19]. Der Austritt aus den Tumorgefäßen stellt einen wichtigen Faktor für die selektive Retention von Lipiodol dar. Desweiteren wird diese noch durch das Fehlen von Lymphgefäßen sowie einem nur geringgradig entwickelten retikuloendothelialen System im Tumor gesteigert [21, 32]. 1983 behandelten erstmals Konno et al. [13] Patienten mit LZK mit einem Lipiodol-Zytostatikum-Gemisch. In der Kombination mit SMANCS (Styrene-maleic-anhydride-neo-carcinostatin) wurde bei 13 von 14 Patienten eine deutliche Reduktion der Tumorgröße erzielt. Seit diesem Zeitpunkt wurde die Effektivität von Lipiodolchemotherapeutika-Suspensionen oder -Emulsionen in mehreren Studien bestätigt. Durchgesetzt hat sich nicht das primär verwendete SMANCS, sondern die Kombination mit Doxorubicin, Cisplatin oder Mitomycin [26, 28].

In den japanischen Untersuchungen wird ein deutlicher Vorteil des Lipiodols gegenüber anderen Embolisationsmaterialien, insbesondere Gelfoam und Ivalon gesehen. Unklar bleibt jedoch die ideale Zubereitung dieser Lipiodolsuspension, die meistens nach Art eines Hausrezeptes erfolgt [22].

Initial ist nach arterieller Chemoembolisation mit einer Mitbehandlung des nichtmalignen Leberparenchyms zu rechnen. Deshalb erscheinen weitere Maßnahmen zum Schutz der gesunden Leber, insbesondere bei Risikopatienten mit einer Zirrhose, notwendig. Seit Abrahams 1964 Epinephrin während der Angiographie zur Tumordiagnose benutzte, werden Epinephrin, Norepinephrin und Angiotensin zur Verbesserung der Tumordarstellung und Therapie verwendet [1, 11]. Aufgrund der morphologischen Veränderung der Tumorgefäße mit einer Reduktion von glatter Muskulatur und Nervenfasern tritt ein Gefäßspasmus nach intraarterieller Injektion von Epinephrin oder Norepinephrin nur in einem deutlich geringeren Umfang ein [24]. In einer eigenen Pilotstudie konnte nachgewiesen werden, daß in 70% die gesunde, nichtmaligne Peripherie der Leber bei einer Chemoembolisation durch eine vorherige Gabe von Noradrenalin ausgespart werden kann [9].

Patienten und Methoden

Patienten

Insgesamt wurden seit 1967 bis Mai 1989 60 Patienten behandelt. Bei einem durchschnittlichen Alter von 60 Jahren (Spannweite 34−76) bestand ein Geschlechtsverhältnis von 46♂ : 14♀. Als Primärtumor war bei 28 Patienten (47%) ein kolorektales Karzinom, in 2 Fällen ein Karzinoid diagnostiziert worden. Bei 3 Fällen mit Lebermetastasen eines Adenokarzinoms konnte kein Primärtumor lokalisiert werden. In 27 Fällen handelte es sich um Patienten mit einem hepatozellulären Karzinom (LZK).

Während die Chemoembolisation bei 25 von 27 Patienten mit LZK die Therapie der ersten Wahl darstellte, war bei den Patienten mit kolorektalen Lebermetastasen bereits 24mal eine kontinuierliche arterielle Therapie mit FUDR teilweise in Kombination mit Leucovorin erfolgt, und die Patienten waren primär oder sekundär erneut progredient. Bei allen Patienten lag eine aktuelle Computertomographie der Leber vor. Der Tumor war immer mittel operativer oder sonographisch gesteuerter Biopsie histologisch gesichert worden. Ebenso war in fraglichen Fällen mit einer Probelaparotomie eine Resektionsmöglichkeit ausgeschlossen worden. Vor und nach Therapie wurden neben dem Blutbild und der Thrombozytenzahl ebenso die Leberfunktionsparameter sowie das Gesamteiweiß, Albumin und der Gerinnungsstatus incl. AT3 bestimmt.

Ausschlußkriterien

Eine Behandlung wurde nicht erwogen bei Patienten mit einem Karnowsky-Index von weniger als 50%, einem spontanen TPZ von weniger als 40% und einem Bilirubin von mehr als 10 mg/dl. Desweiteren stellte eine Pfortaderthrombose eine relative Kontraindikation dar.

Methode

Mittels Seldinger-Technik wird bei leichter Sedation und begleitender Analgesie nach Lokalanästhesie der Katheter in die Aorta plaziert. Danach erfolgen Übersichtsangiographien in AP und seitlichem Strahlengang zur Darstellung der Gefäßverhältnisse im Oberbauch. Durch eine selektive Angiographie der A. lienalis wird die Pfortader indirekt dargestellt, ebenso erfolgt die Sondierung der A. mesenterica superior zur Frage einer atypischen Leberversorgung und Abklärung des venösen Abflusses. Der Truncus coeliacus, die Leber- und Tumorgefäße werden gesondert dargestellt. Nach Plazierung eines zur Embolisation geeigneten Katheters in die tumorversorgende Arterie wird Noradrenalin in Portionen von 0,1−0,2 mg injiziert und jeweils danach eine Angiographie zur Kontrolle der Vasokonstriktion durchgeführt. Durch die Noradrenalingabe sollten dann alle arteriellen Gefäßanteile der Leber im nichtmalignen

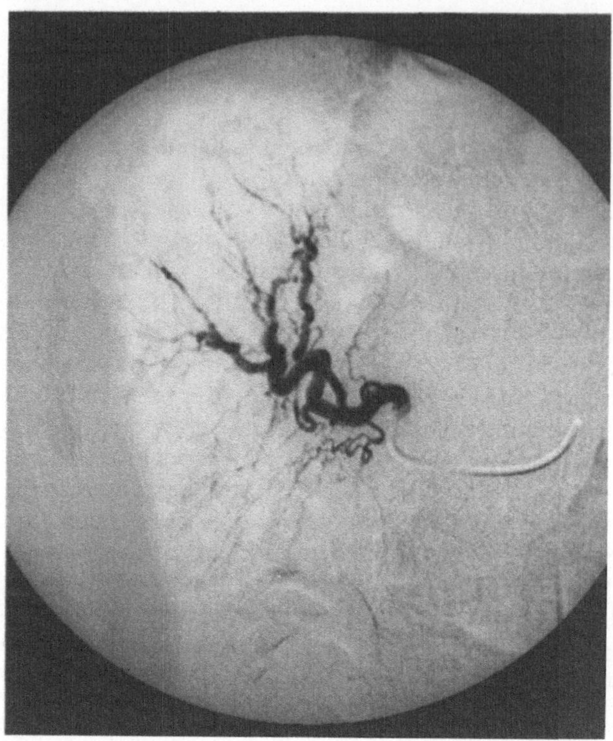

Abb. 1. Selektive Angiographie mit Katheterplazierung in der A. hepatica propria. Pat. ♂ mit großem, zentralen LZK und Satellitenknoten

Leberparenchym weitgehend verschlossen sein. Die Gefäßanteile im Tumor werden durch das Fehlen einer Reaktion auf die Noradrenalingabe nicht beeinflußt (Abb. 1 und 2). Da die Dauer des Gefäßspasmus nur etwa 10–15 min anhält, muß das Arbeiten mit einer DSA-(digitale Subtraktions-Angiographie)-Anlage erfolgen. Nur hier können sofort Bilder während der Angiographiephase produziert werden und so kurzfristig die Entscheidung zur Embolisation und Art der Embolisation getroffen werden. Nachdem dann die selektive Tumorperfusion gesichert ist, wird sofort ein Gemisch von 10–20 mg Mitomycin und Lipiodol (5–8 ml) gespritzt. Anschließend wird kleingeriebene Dura, in Lipiodol suspendiert, bis zur Gefäßstase im Tumor sowie im Bereich der zuführenden Gefäße appliziert. Die Dura muß vorher mit einer Muskatnußreibe frisch aufgearbeitet werden (Partikelgröße zwischen 50 und 200 μ). Während der Injektion dieses Dura-Lipiodol-Gemisches muß verhindert werden, daß das Embolisat in andere Gefäße ausgespült und verschleppt wird. Eine letzte Angiographie dokumentiert den Erfolg der selektiven Embolisation sowie die erhaltene Perfusion des nichtmalignen Leberparenchyms.

24 Stunden, 3 Tage in Ausnahmefällen sowie 1 Monat und 3 Monate nach Embolisation wird mit einer Computertomographie der Erfolg der Embolisa-

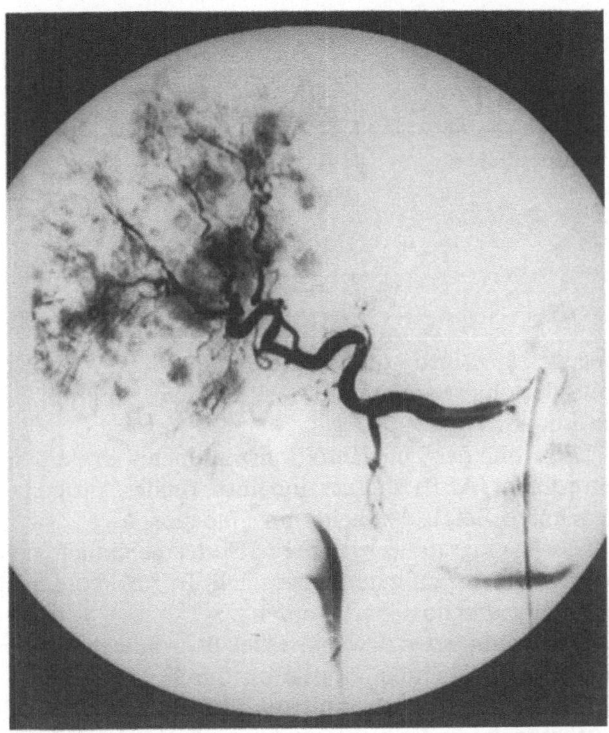

Abb. 2. Erneute Angiographie nach Gabe von 0,2 mg Noradrenalin i. a. Dadurch mäßiggradige Engstellung der großen und mittleren Gefäße der Leber. Retrograder Fluß in der A. hepatica communis. Ausschaltung der nichtmalignen Peripherie und deutliche Perfusion des Tumors sowie der Satellitenknoten

tion überprüft. Abhängig von der Klinik, d. h. dem Ansprechen des Tumors, dem Abbau des Lipiodols im Tumor, den Beschwerden und dem Zustand des Patienten erfolgt dann frühestens nach 2–3 Monaten eine erneute Embolisation in gleicher Weise (Abb. 5a–c).

Das Ansprechen wurde in Anlehnung an die WHO definiert und die Überlebenszeiten nach Kaplan-Meier berechnet.

Ergebnisse

Insgesamt wurden 102 Embolisationen bei 60 Patienten durchgeführt. Bei weiteren 5 Patienten war eine Behandlung aufgrund einer arteriellen Thrombose im Bereich der A. femoralis, einer Zöliakastenose sowie einer ausgeprägten Arteriosklerose der A. hepatica nicht möglich.

Das Tumorvolumen betrug im Median 50%, mit einer Spannweite von 20–85%, geschätzt anhand der Computertomographie oder Probelaparoto-

Tabelle 1. Tumormarker- und Leberfunktionsparameter — Median (und Range)

	LDH (U/l)	AFP (ng/ml)	CEA (ng/ml)
Hepatozelluläres CA	193	143	—
n = 27	(104-2610)	(4.1-2340)	
Kolorektales CA	614	—	583
n = 28	(280-1640)		(35-3224)

mie. In 52% (insbesondere bei Patienten mit LZK) lag ein großsolitärer Befall mit oder ohne Satellitenknoten der Leber und in 20% eine diffuse Tumorinfiltration vor.

Die Höhe der Leberfunktionsparameter sowie der Tumormarker — Alphafetoprotein (AFP) und karzinoembryonales Antigen (CEA) — zeigten den ausgedehnten Befall der Leber an (Tabelle 1).

Die Angiographie wies bei 65% der behandelten Patienten eine regelrechte Standardversorgung der Leber nach. In 10% konnte eine zusätzliche rechte Leberarterie diagnostiziert werden.

Trotz kompletter bzw. partieller Pfortaderthrombose wurde bei 6 der 60 Patienten eine Chemoembolisation durchgeführt.

Der Katheter wurde in diesen Fällen besonders weit nach peripher über die Aufkreuzung in die rechte und linke Leberarterie hinaus vorgeschoben und nur ein Leberlappen behandelt. Teilweise wurde dann in einer zweiten Sitzung die korrespondierende rechte bzw. linke Leber embolisiert. Diese Form der Behandlung in zwei Schritten erfolgte bei 35% der Patienten.

Eine Tumorhypervaskularisation zeigte sich bei 30 von 60 Patienten. Durch die Gabe von Noradenalin 0,3 mg (75%) konnte in 64% aller Embolisationen die Perfusion des nichtmalignen Leberparenchyms für 10−15 min sehr deutlich gemindert und der Tumor verstärkt dargestellt werden.

In der Computertomographie 24 h später wurde bei 78,3% der Patienten die selektive Embolisation des Tumors durch die Ablagerung des Lipiodols im Tumor bestätigt. 72 h später war dann auch bei den übrigen Patienten Lipiodol nur noch vereinzelt im nichtmalignen Leberparenchym nachweisbar.

Abhängig von der Art des Tumorbefalls konnten bei hepatozellulären Karzinomen eine partielle Remission in 36% und ein stabiler Befund in 53% nach 3 Monaten festgestellt werden (Abb. 3). Kolorektale Lebermetastasen, im Gegensatz zu den Patienten mit LZK in 82% vorbehandelt, sprachen nur in 18% an (stabiler Befund in 36%). Einen signifikanten Einfluß hatte die Art des Tumorbefalls auf die Ansprechrate. Bei Patienten mit großsolitären Befunden, mit oder ohne Satellitenknoten, wurde eine Remission in 45% erzielt. Patienten mit einer multiplen bzw. diffusen Infiltration wiesen eine Remissionsrate von 6 bzw. 8% auf (Abb. 4 und 5a, b).

Patienten mit hepatozellulären Karzinomen überlebten im Medium 13 Monate nach der ersten Chemoembolisationsbehandlung und 15 Monate nach

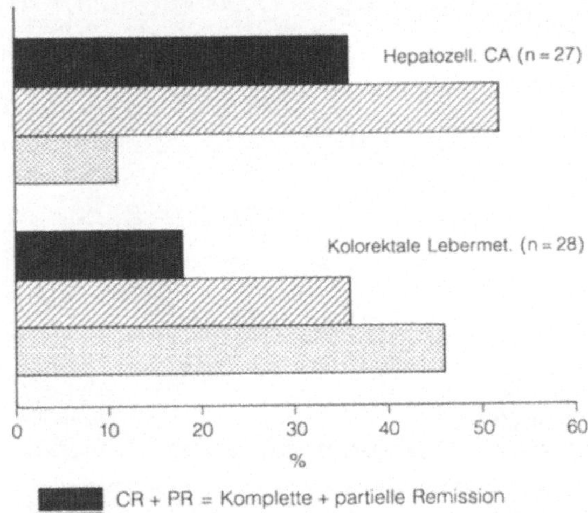

Abb. 3. Ansprechraten nach selektiver Chemoembolisation in Abhängigkeit vom Primärtumor

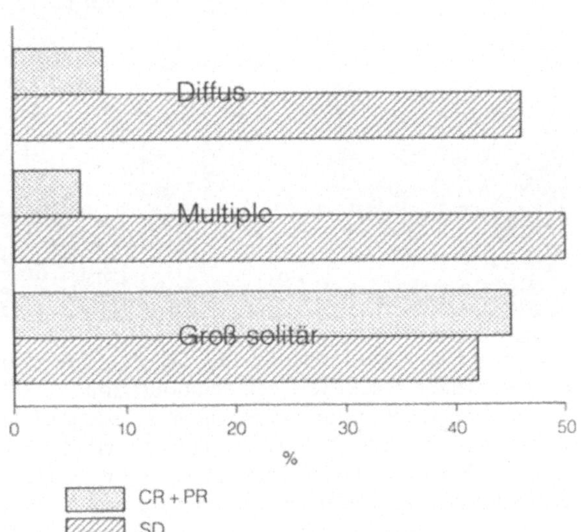

Abb. 4. Ansprechraten nach selektiver Chemoembolisation in Abhängigkeit von der Art des Tumorbefalls

Stellung der Diagnose. Bei Patienten mit Lebermetastasen wurde eine mediane Überlebenszeit von 17 Monaten nach dem Beginn der ersten regionalen Therapie des Leberbefalls und 10 Monate nach Durchführung der ersten Chemoembolisation erzielt.

52% der Patienten klagten über länger als 2 h anhaltende Schmerzen im rechten Oberbauch. Trotz vorausgegangener Prämedikation und Analgesie während der Behandlung waren die Beschwerden bei 15% der Patienten so stark, daß eine weitere Gabe von Morphinderivaten notwendig wurde. Eine Übelkeit trat in 36% auf. Ein Temperaturanstieg über 38 °C für mehr als 2 Tage

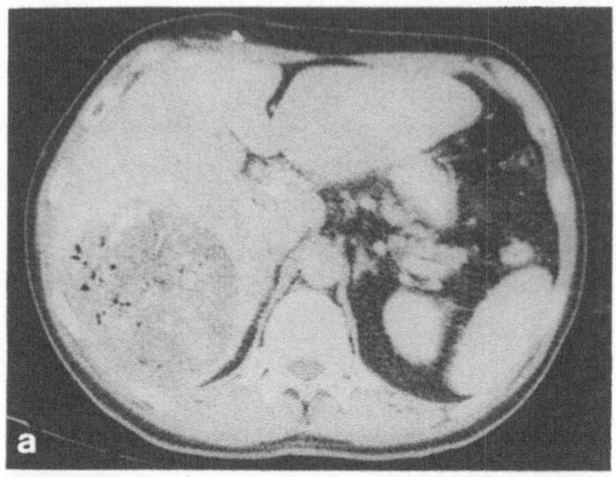

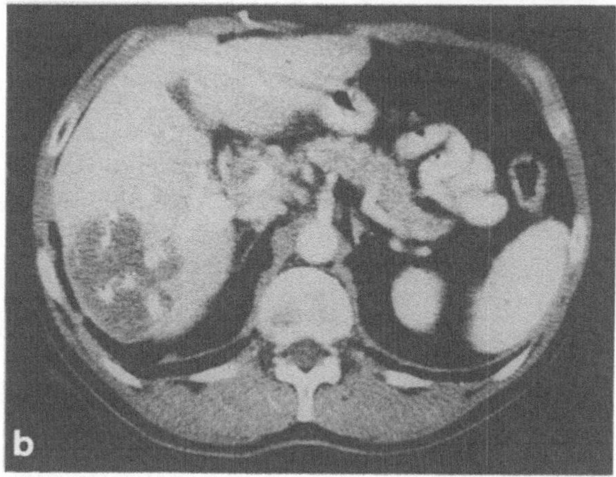

Abb. 5. a Pat. ♂ mit inoperablem LZK, Z. n. Probelaparotomie und zur Transplantation vorgesehen. Selektive Chemoembolisation vor 1 Monat. Deutliche Demarkierung des zuvor isodensen Tumors mit nekrosebedingten Lufteinschlüssen und massiver Lipiodolakkumulation. **b** 6 Monate später: weitere, deutliche Rückbildung und noch bestehende Lipiodolablagerungen im Tumor. **c** 18 Monate später: stabiler, unveränderter Befund mit noch deutlichen Lipiodolresten. **d** 27 Monate nach erster Behandlung tritt ein intrahepatisches Rezidiv im linken Lappen auf. Dieses kann erneut erfolgreich selektiv chemoembolisiert werden. Dennoch verstirbt der Pat. nach weiteren 4 Monaten

als Folge der Tumornekrose bzw. der Parenchymnekrose wurde bei 25% beobachtet. Ein steiler Anstieg der Leberenzyme GOT, GPT und LDH wurde in 98% festgestellt.

Die Rate der schwerwiegenden Komplikationen nach Embolisation war gering. Kein Patient zeigte hämatologische Nebenwirkungen. In 15% traten passagere Leberfunktionsstörungen auf, teilweise angezeigt durch periphere Ödeme, Zunahme des Aszites und Abfall des Spontan-TPZ sowie des AT-3-Wertes.

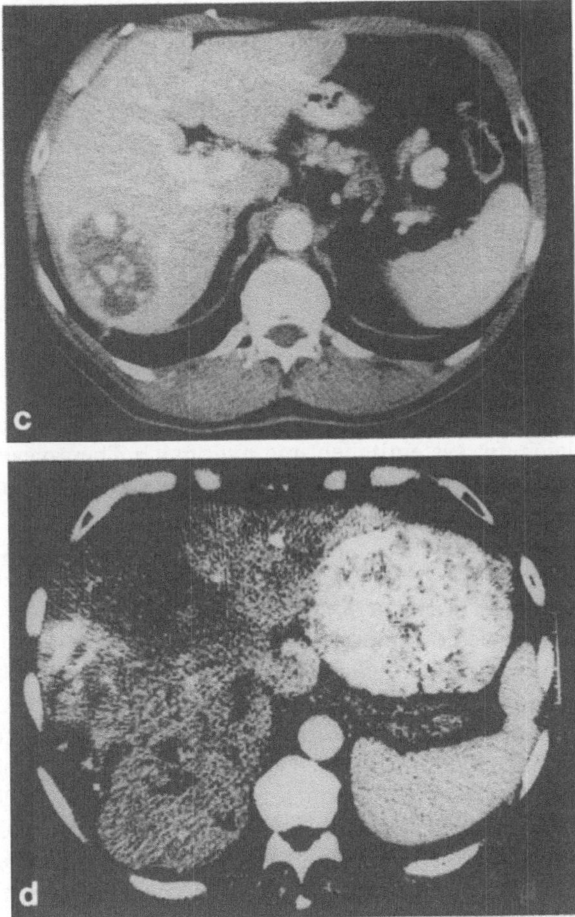

Abb. 5 c, d. Legende s. S. 80

Ein Patient verstarb 48 h nach erfolgreicher Chemoembolisation eines LZK mit einem Tumorvolumen von mehr als 50% sowie einer ausgeprägten Zirrhose. Aufgrund der bestehenden arteriovenösen Fisteln wurde das Lipiodol in den großen Körperkreislauf verschleppt. Eine nachfolgende CT konnte das Lipiodol in den basalen Abschnitten der Lunge nachweisen.

24 h nach Embolisation konnten die Patienten wieder vollständig mobilisiert werden. Die durchschnittliche stationäre Behandlungsdauer betrug im Median 6 Tage, mit einer Spannweite von 2–22 Tagen.

Diskussion

Die Resektion von Lebermalignomen stellt weiterhin unbestritten die einzige Form der kurativen Behandlung dar. Leider ist diese Therapie nur bei einem geringen Anteil der Patienten durchführbar. Beim hepatozellulären Karzinom beträgt die Rate 15–30%, vereinzelt wurde sogar eine Resektionsrate von weniger als 1% beschrieben [17, 30]. Während bei kolorektalen Lebermetastasen zumindest eine passagere Remission und fragliche Verlängerung der Überlebenszeit mittels arterieller Zystostatikainfusion erzielt wird, ist der Wert einer regionalen Therapie bei LZK-Patienten umstritten. Zusätzlich wird hier die Situation durch eine bestehende Zirrhose noch kompliziert, die sowohl die Möglichkeiten der Resektion als auch der Chemotherapie aufgrund der geringen Reservefunktion des Leberparenchyms einschränken.

Nachdem Nierentumoren mit Erfolg embolisiert werden konnten, wurde zunächst die Leber mit Gelfoam, Ethibloc, Ivalon mit oder ohne Zytostatikazusatz behandelt [4, 6, 7, 15]. Japanische Arbeitsgruppen benutzten dann ab 1979 die bereits 1961 entdeckte selektive Retention von Lipiodol im Tumor zur passageren Embolisation [10, 12, 13, 20, 28]. Hiermit konnten dann im Vergleich mit systemischen und regionalen Therapieverfahren sowie auch mit anderen Chemoembolisationsverfahren signifikant höhere Überlebenszeiten bei Patienten mit LZK erzielt werden [22].

Die Möglichkeit, die Ansprechrate und Langzeitergebnisse der regionalen Therapie durch Gabe von vasoaktiven Substanzen zu beeinflussen, wird zwar in zahlreichen tierexperimentellen Arbeiten untersucht und fand erste Anwendung in der Chemoinfusionsbehandlung, dennoch wurde erst 1987 durch eine eigene Pilotstudie die Möglichkeit einer primär selektiven Chemoembolisation nachgewiesen [9, 11]. Im Gegensatz zu bisherigen Studien, deren Hauptziel die Steigerung der Zytostatikakonzentration im Tumor darstellte, interessierte hier mehr der Schutz des nichtmalignen Gewebes. Die vorliegenden Ergebnisse zeigen, daß eine Ausschaltung der nichtbefallenen Leberparenchymanteile in 64% möglich ist. Bei großen solitären Herden gelingt die Engstellung der Peripherie in nahezu 100%. Dadurch war in 78% eine primär selektive Embolisation des Tumors möglich. Voraussetzung für eine solche Therapie ist jedoch eine leistungsfähige DSA-Anlage, die eine sofortige Beurteilung der Gefäßsituation und der erfolgten Vasokonstriktion zuläßt. Dieses Verfahren erlaubt dann auch die Behandlung von Child-C-Patienten. Die Rate der schwerwiegenden Komplikationen konnte deutlich gegenüber anderen Studien gesenkt werden.

Trotz der beeindruckenden eigenen Erfolge sowie den vorliegenden Berichten japanischer Studien bleibt die Anwendung von Lipiodol gegenüber Gelfoam und Ivalon in der westlichen Hemisphäre umstritten. Hier wird insbesondere die Fettembolie befürchtet. Allerdings zeigen japanische tierexperimentelle Studien eine LD 50 von 95 ml Lipiodol nach intravenöser Gabe [14]. Diese hohe Menge wird bei der arteriellen Embolisation nicht erreicht. Somit stellt sicherlich Lipiodol ein deutlich weniger toxisches Embolisationsmaterial als Ivalon oder Angiostat dar und läßt insbesondere auch deshalb eine Mehrfachanwendung zu.

Neben zahlreichen Arbeiten zur Embolisation von LZK liegen nur wenige Studien über die Chemoembolisation von Lebermetastasen vor [5, 12, 14]. Im eigenen Untersuchungsgut war die erzielte Remissionsrate bei kolorektalen Lebermetastasen deutlich niedriger im Vergleich zu den Patienten mit LZK. Insbesondere schnitten Patienten mit einem diffusen Befall der Leber schlechter ab. Im Vergleich dazu ist die berichtete Ansprechrate von Kobayashi et al. [12] mit 80% deutlich höher. Diese Arbeitsgruppe, die ebenfalls Lipiodol und Mitomycin C teilweise in Kombination mit Adriamycin verwendete, konnte für kolorektale Lebermetastasen nachweisen, daß sich Lipiodol aufgrund seiner Viskosität auch in hypovaskulären Tumoren anreichert [12]. Dieses konnte im eigenen Krankengut z. T. bei diffusen und multiplen Metastasen nur für den Randsaum mit fokalen Aussparungen nachgewiesen werden. Bei nicht vorbehandelten Patienten mit großen solitären Herden, die aufgrund eines reduzierten Allgemeinzustands nicht laparotomiert wurden, sondern primär einer Chemoembolisationsbehandlung zugeführt wurden, zeigte sich eine deutlich bessere Lipiodolakkumulation. Bezüglich der niedrigeren Remissionsrate und der doch nur geringen Überlebenszeitverlängerung nach Chemoembolisation von vorbehandelten Patienten muß die zusätzliche Gabe eines weiteren Zytostatikums in Anlehnung an Venook et al. [31] sowie Daniels et al. [5] erwogen werden. Allerdings ist zumindest für die Kombination von Angiostat mit einem Zytostatikum nachgewiesen worden, daß mit zunehmender Dosierung des Zytostatikums auch die Toxizität der Leberembolisation steigt [29].

Insgesamt kann festgestellt werden, daß die von uns durchgeführte selektive Chemoembolisation ein sicheres und einfaches Verfahren zur Behandlung von Lebermalignomen darstellt. Es zeichnet sich insbesondere bei hepatozellulären Karzinomen durch eine hohe Effektivität aus. Aufgrund der Rekanalisation der Gefäße ist eine mehrfache Behandlung bei erneutem Eintreten einer Progression möglich. Der Wert einer Chemoembolisation vor Transplantation oder Resektion ist bis jetzt nicht nachgewiesen, scheint aber ein interessantes Therapiekonzept zur Reduktion der Rezidivrate zu sein. Trotz alledem steht die Embolisationsbehandlung von Lebermalignomen erst am Anfang ihrer Entwicklung. In der nächsten Zeit müssen noch folgende Fragen beantwortet werden:

1) Form und Dosierung der vasoaktiven Substanz.
2) Art des Lipiodolzytostatikumgemisches.
3) Wertigkeit der zusätzlichen Applikation eines längerfristig okkludierenden Stoffes nach der Lipiodolsuspension.
4) Erneute Behandlung erst bei einer Progression des Tumors, im festen Rhythmus bzw. in Abhängigkeit von der Lipiodolanreicherung.

Solange diese zahlreichen Fragen unbeantwortet bleiben, muß eine solche Embolisationsbehandlung auf Schwerpunktzentren konzentriert bleiben, die in prospektiven Studien die Behandlung wissenschaftlich dokumentieren.

84   M. Lorenz et al.

Literatur

1. Abrahams HL (1964) The response of neoplastic renal vessels to epinephrine in man. Radiology 82:217−223
2. Bengmark S, Rosengreen K (1970) Angiographic study of the collateral circulation to the liver after ligation of the hepatic artery in man. Am J Surg 119: 620−624
3. Bengtsson G, Carlson G, Hafström L, Jönssen PE (1981) Natural history of patients with untreated liver metastases from colorectal cancer. Am J Surg 181:586−589
4. Blumgart LH, Allison DJ (1982) Resection and embolization in the management of secondary hepatic tumors. World J Surg 6:32−45
5. Daniels J, Daniels A, Quinn M et al. (1988) Phase I trial with cisplatin or mitomycin hepatic chemoembolisation (CE) with angiostat collagen for embolisation (CFE) in patients with colo-rectal cancer. Proc ASCO 7:101
6. Dayon D, Mouzon A, Jourde AM, Regensberg C, Frileux C (1974) L'embolisation arterielle hepatique dans les tumeurs malignes du foie. Ann Radiol 17:593−603
7. Goldstein HM, Wallace S, Anderson JH, Bree RL, Gianturco C (1976) Transcatheter occlusion of abdominal tumors. Radiology 120:539−545
8. Hottenrott C, Lorenz M (1987) Stellenwert der regionalen Chemotherapie der Leber. Z Gastroenterol 25:364−373
9. Hottenrott C, Liermann D, Lorenz M (1988) Gezielte Beeinflussung der Lebergefäße mittels Noradrenalin zur Durchführung selektiver Tumortherapien in der Leber. Z Gastroenterol 26:35−36
10. Iwai K, Malda H, Konno T (1984) Use of oily contrast medium for selective drug targeting to tumor-enhanced therapeutic effect and x-ray image. Cancer Res 44:2115−2121
11. Iwaki A, Nagasue N, Kobayashi M, Inokuchi K (1978) Intra-arterial chemotherapy with concomitant use of vasoconstrictors for liver cancer. Cancer Treat Rep 62:145−146
12. Kobayashi H, Inove H, Shimada J, Yano T, Maeda T, Oyama T, Shinora S (1987) Intra-arterial injection of adriamycin/mitomycin C, lipiodol suspension in liver metastases. Acta Radiol 28:275−280
13. Konno T, Maeda H, Iwai K (1983) Effect of arterial administration of high-molecular-weight anticancer agents SMANC with lipid lymphographic agent on hepatoma: A preliminary report. Eur J Cancer Clin Oncol 19:1053−1065
14. Konno T, Maeda H, Iwai K, Maki S, Tashiro MS, Uchida M, Miyauchi Y (1984) Selective targeting of anti-cancer drug and simultane image enhancement in solid tumors by arterially administered lipid contrast medium. Cancer 54:2374
15. Lang EK (1970) Superselective arterial catheterization of tumors of the urogenital-tract: A modality used for perfusion with chemotherapeutic agents and infarction with radioactive pellets. J Urol 104:16−25
16. Leger L, Buchet R, Bitry-Boely C, Premont M (1961) Introduction à l'études de la lymphographie hepatique. Presse Med 69:1981−1982
17. Maraj R, Kew MC, Hyslop RJ (1988) Resectability rate of hepatocellular carcinoma in rural Southern Africans. Br J Surg 75:335−338
18. Meier P (1990) Persönliche Mitteilung
19. Miller DL, O'Leary TJ, Girton M (1987) Distribution of iodized oil within the liver after hepatic arterial injection. Radiology 162:849−852

20. Nakakuma K, Tashiro S, Uemara K (1979) Studies on the anticancer treatment with oily anticancer drug injected into the ligated hepatic artery for liver cancer. Nichidoku Iho 24:675–682
21. Nakakuma K, Tashiro S, Hiraoka T, Ogata K, Ootsuka K (1985) Hepatocellular carcinoma and metastatic cancer detected by iodized oil. Radiology 154:15–17
22. Nakamura H, Hashimoto T, Oi H, Swada S (1989) Transcatheter oily chemoembolization of hepatocellular carcinoma. Radiology 170:783–786
23. Nilsson LA (1966) Therapeutic hepatic artery ligation in patients with secondary liver tumors. Rev Surg 23:374–376
24. Papadimitrou JM, Woods AE (1975) Structural and functional characteristics of the microcirculation in neoplasm. J Pathol 65:116–121
25. Raoul JL, Bourget P, Bretagne JF et al. (1988) Hepatic artery injection of I-131-labeled lipiodol-part 1-biodistribution study in patients with hepatocellular carcinoma and liver metastases. Radiology 168:541–545
26. Sasaki Y, Imaoka S, Kusugai H et al. (1987) A new approach to chemoembolization therapy for hepatoma using ethiodized oil, cisplatin and gelating sponge. Cancer 60:1194–1203
27. Scheithauer W (1989) Palliative Chemotherapie und Immuntherapie des colorectalen Karzinoms. Übersicht über den heutigen Stand. Tumor Diagn Ther 10:1–12
28. Shibata J, Fujiyama S, Sato T, Kishimoto S, Fukishima S (1989) Heptaic arterial injection chemotherapy with cisplatin suspended in an oily lymphographic agent for hepatocellular carcinoma. Cancer 64:1586–1594
29. Sternlicht M, Daniels JR, Daniels A (1987) Collagen chemoembolisation – pharmacokinetics and tissue tolerance of cisplatin in liver and kidney, Abstracts. 3rd International Conference on Advances in Regional Cancer Therapy. Ulm 1987, p 87
30. The Liver Cancer Study Group of Japan (1987) Primary liver cancer in Japan. Sixth Report. Cancer 60:1400–1411
31. Venook AP, Stagg RJ, Lewis BJ, Chase JL, Ring EJ, Maroney P, Hohn DC (1990) Gelfoam chemoembolization for hepatocellular carcinoma. J Clin Oncol
32. Yumuto Y, Iinno K, Tokuyma K (1985) Hepatocellular carcinoma detected by iodized oil. Radiology 154:19–22

Veränderungen der Leberfunktion nach Chemoembolisation bei Patienten mit Leberzirrhose und hepatozellulärem Karzinom

H. DE GROOT, A. LITTAUER, J. PIRSCHEL, R. VIEBAHN, W. LAUCHART

Abteilung für Allgemeine Chirurgie, Eberhard-Karls-Universität Tübingen, Hoppe-Seyler-Straße 3, W-7400 Tübingen, BRD

Einleitung

Die Resektabilität von hepatozellulären Karzinomen ist bei begleitender Leberzirrhose durch die eingeschränkte Leberfunktion limitiert. Mit der Transkatheter-Arteriellen-(Chemo)Embolisation (TAE) ist ein Verfahren verfügbar, mit dem bei Irresektabilität eine Palliation und gelegentlich auch eine Regression des Tumors ermöglicht wird [1, 3, 4, 6, 7, 10–16]. Allerdings ist bei Chemoembolisation wie auch bereits bei einfacher Embolisation ohne zusätzliche Gabe eines Chemotherapeutikums eine Leberschädigung mit Funktionseinschränkung zu beobachten [3, 5, 8, 9, 10, 16]. Diese Leberschädigung kann ischämiebedingt sein. Sie ist möglicherweise aber auch eine Folge der Freisetzung von nekrotischem Material aus den embolisierten Tumorarealen. Da für das Überleben von Patienten mit Leberzirrhose bereits eine geringe Funktionseinschränkung der Leber von entscheidender Bedeutung sein kann, haben wir in der vorliegenden Studie die Auswirkungen der Chemoembolisation auf die Leberfunktion von Patienten mit hepatozellulärem Karzinom bei bestehender Leberzirrhose untersucht.

Patienten und Methoden

Patienten

Die Chemoembolisation wurde bei insgesamt 10 männlichen Patienten im Alter von 26–70 Jahren durchgeführt. Bei 5 Patienten erfolgte die Chemoembolisation einmal, bei 2 Patienten zweimal, bei 2 Patienten dreimal und bei einem weiteren Patienten viermal. Die Reembolisationen wurden in Abständen von 4–10 Wochen durchgeführt. Alle Patienten besaßen eine histologisch gesicherte Leberzirrhose im Stadium Child A/B [2] sowie ein ebenfalls histologisch gesichertes hepatozelluläres Karzinom im Stadium I (7 Patienten) oder II (3 Patienten) nach Okuda [12]. Das hepatozelluläre Karzinom war in allen Fällen nodulär. Die Zahl der Tumorherde war 1–8 und die jeweilige Größe der Herde 1,5–6 cm. Die bevorzugte Lokalisation der Herde war der rechte Leberlappen. Nur in zwei Fällen waren auch im linken Leberlappen ein bzw. mehrere Herd(e)

Ch. Herfarth / P. Schlag (Hrsg.)
Neue Entwicklungen in der Therapie von Lebertumoren
© Springer-Verlag Berlin Heidelberg 1991

nachweisbar. Die Tumorherde waren zuvor durch Sonographie, Computertomographie, Kernspintomographie, Arteriographie, Portographie und Kolloidszintigraphie dargestellt worden. Als Ursache der Leberzirrhose konnte bei 5 Patienten eine Hepatitis B und bei 3 Patienten Alkoholabusus wahrscheinlich gemacht werden. Bei den übrigen 2 Patienten konnte kein Hinweis auf die Genese der Leberzirrhose gefunden werden. Bei allen Patienten war vor Embolisation eine Kompression oder Verschluß der Pfortader ausgeschlossen worden. Die α-Fetoproteinwerte waren bei 4 Patienten deutlich bis hin zu einem Maximalwert von 2000 kU/l, bei 1 Patienten nur geringfügig (kleiner als 20 kU/l) und bei 5 Patienten nicht erhöht.

Chemoembolisation

Nach Angiographie der Leberarterien mittels der Seldinger-Methode wurde ein 5-F-Headhunter- oder Sidewinder-Katheter selektiv in die den Tumor versorgende Arterie vorgeschoben. Die Chemoembolisation wurde mit einem Gemisch aus Lipiodol, Epirubicinhydrochlorid und Ultravist-300 durchgeführt. Die Herstellung der Embolisationsemulsion erfolgte mit Hilfe von zwei aufeinandergesetzten Spritzen. Das Epirubicin war zuvor in Ultravist-300 gelöst worden. Die zulässige Epirubicin-Konzentration wurde aus dem Produkt der Cholinesterase-Aktivität in kU/l und dem Quick-Wert in Prozent abgeschätzt [1]. Bei Produkten größer als 200 wurden 60 mg, bei einem Produkt zwischen 100 und 200 50 mg und bei einem Produkt kleiner als 100 40 mg Epirubicin verabreicht. Die Menge von Ultravist-300 und Lipiodol betrug jeweils 6, 5 bzw. 4 ml. Bei Vorliegen mehrerer Herde wurde das Gesamtvolumen des Embolisationsgemisches auf die jeweilige Herde proportional verteilt. In einigen Fällen wurde Lipiodol in einer Menge von maximal 6 ml zusätzlich nachgespritzt, um eine vollständige Okklusion der tumorversorgenden Gefäße zu erreichen.

Leberschädigungs- und Leberfunktionsparameter

Als Parameter der Leberschädigung wurden die Enzyme Glutamat-Oxalazetat-Transaminase (GOT), Glutamat-Pyruvat-Transaminase (GPT), Glutamat-Dehydrogenase (GLDH), Laktat-Dehydrogenase (LDH), alkalische Phosphatase und γ-Glutamyl-Transpeptidase (γ-GT) bestimmt. Die Leberfunktion wurde über die Cholinesterase (CHE)-Aktivität, die Bilirubin- und Albuminkonzentration sowie die Prothrombinzeit abgeschätzt.

Ergebnisse

Bei der Mehrzahl der Patienten war nach der Embolisation ein Anstieg der Enzyme GOT, GPT, LDH und GLDH nachzuweisen. Dieser Anstieg erreichte, wie es für die GPT in der Abb. 1 dargestellt ist, am ersten bzw. zweiten Tag

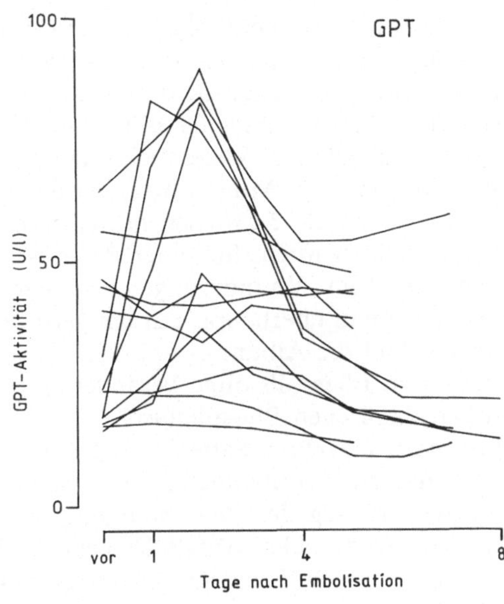

Abb. 1. Verhalten der Serum-Gluta-mat-Pyruvat-Transaminase (*GPT*) nach Chemoembolisation

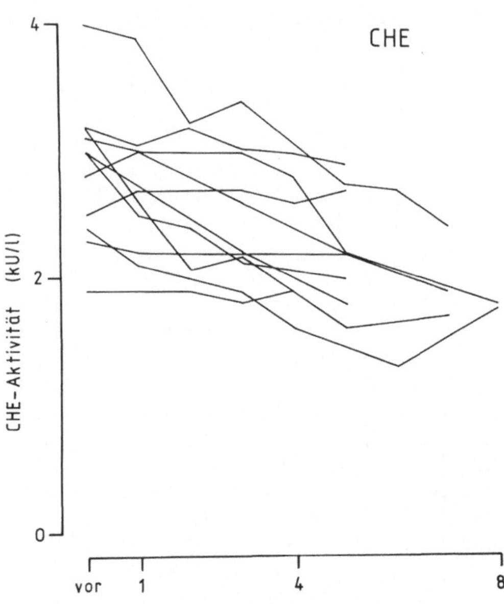

Abb. 2. Verhalten der Serum-Cho-linesterase (*CHE*) nach Chemoem-bolisation

nach Embolisation sein Maximum. Der rasche Anstieg wurde von einem ebenso schnellen Abfall gefolgt, so daß die genannten Enzymaktivitäten nach ca. 5 Tagen ihre Ausgangswerte wieder erreichten. Eine Funktionsstörung der Leber wurde durch einen Anstieg des Serum-Gesamtbilirubinspiegels auf Werte zwischen 1 und 4 mg/dl sowie durch einen Abfall der Serum-CHE-Aktivität (Abb. 2) angezeigt. Der bei allen Patienten, allerdings im unterschiedlichen

Ausmaß, nachzuweisende Anstieg der Gesamtbilirubinkonzentration, der im wesentlichen auf einem Anstieg des indirekten Bilirubins beruhte, erreichte sein Maximum zwischen dem zweiten und vierten Tag nach Embolisation. Nach ca. 8 Tagen waren die Bilirubinkonzentrationen wieder auf ihre Ausgangswerte abgefallen. Wesentlich träger verhielt sich der Abfall der CHE-Aktivität. Der jeweilige Minimalwert wurde erst nach ca. 1 Woche erreicht, und es waren weitere 2−3 Wochen nötig, bevor die Ausgangswerte wieder annähernd erreicht wurden. Bei einer Reihe weiterer Laborparameter wurden nur geringe oder keine Veränderungen beobachtet. So beispielsweise war nach Embolisation, wenn überhaupt, nur ein geringer Abfall der Prothrombinzeit festzustellen, und die Albumin- und Fibrinogenkonzentration im Serum blieben unverändert. Ebenfalls ohne Veränderungen blieben die Aktivitäten der γ-GT und der alkalischen Phosphatase.

Für jeden einzelnen Patienten ergab sich nach Embolisation ein typisches Verhalten der Laborparameter (nicht dargestellt). In den Fällen, in denen ein deutlicher Anstieg der Zellschädigungsparameter zu beobachten war, zeigte sich auch ein deutlicher Abfall der Leberfunktionsparameter. Allerdings waren Variationen im Größenvergleich der einzelnen Zellschädigungsparameter zu beobachten. Beispielsweise war bei einigen Patienten ein erheblicher Anstieg der GLDH-Werte nur von vergleichsweise geringen Anstiegen der GPT- und GOT-Werte begleitet. Bei anderen Patienten verhielt es sich umgekehrt. In diesen Fällen traten trotz deutlicher Anstiege in den GOT- und GPT-Werten nur

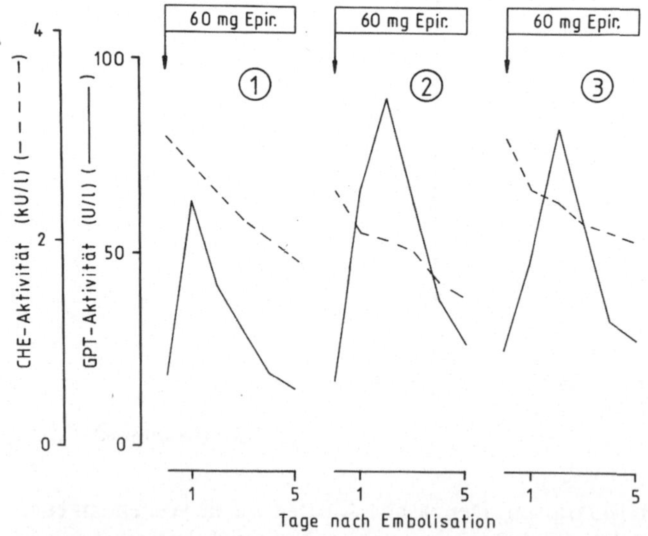

Abb. 3. Verhalten der Serum-Glutamat-Pyruvat-Transaminase (*GPT*) und der Serum-Cholinesterase (*CHE*) beim Patienten 1 bei dreimaliger Chemoembolisation. Die Zusammensetzung des Embolisates war jeweils 60 mg Epirubicin (*Epir.*), 6 ml Lipiodol und 6 ml Ultravist-300. Die Abstände zwischen den Embolisationen betrugen 4 bzw. 6 Wochen

geringe Veränderungen in den GLDH-Aktivitäten auf. Auch der Vergleich der Bilirubin- und CHE-Werte nach Embolisation zeigte kein einheitliches Bild. So waren deutliche Anstiege in der Bilirubinkonzentration nicht immer von ebenso deutlichen Abnahmen in der CHE-Aktivität begleitet und umgekehrt.

Das für den jeweiligen Patienten typische Muster des Verhaltens der Zellschädigungsparameter wie auch das der Leberfunktionsparameter blieb bei Reembolisation erhalten. Dies ist am Beispiel der GPT- und der CHE-Aktivität für 2 Patienten in den Abb. 3 und 4 dargestellt. Während die Embolisation beim ersten Patienten jeweils zu einem deutlichen Anstieg der GPT-Aktivität und zu einem ebenso deutlichen Abfall der CHE-Aktivität führte, blieben beim zweiten Patienten beide Parameter bei allen vier in diesem Fall durchgeführten Embolisationen nahezu unverändert.

Die bisher von uns durchgeführten Embolisationen wurden von allen Patienten gut vertragen. Bis auf Fieber, das einen Zeitverlauf wie die in der Abb. 1 dargestellten GPT-Werte zeigte, sowie bei einigen Patienten Oberbauchbeschwerden und Übelkeit, wurden keine wesentlichen Komplikationen beobachtet. Über den bisherigen Beobachtungszeitraum von 8 Monaten trat nach der Embolisation ein Wachstumsstillstand des Tumors bei 3 Patienten auf, und bei 3 weiteren Patienten wurde sogar eine deutliche Verkleinerung der Tumorherde beobachtet, wenn auch letzteres noch nicht als partielle Remission einzuordnen war.

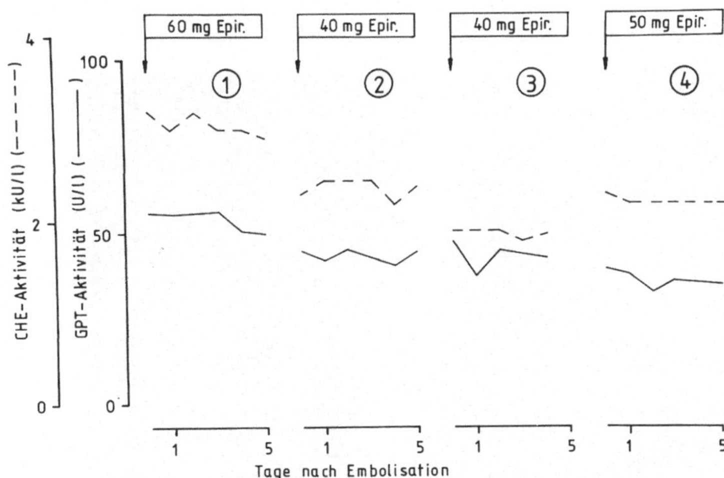

Abb. 4. Verhalten der Serum-Glutamat-Pyruvat-Transaminase (*GPT*) und der Serum-Cholinesterase (*CHE*) beim Patienten 2 bei viermaliger Chemoembolisation. Die Zusammensetzung des Embolisates war bei der ersten Embolisation 60 mg Epirubicin (*Epir.*), 6 ml Lipiodol und 6 ml Ultravist-300, bei der zweiten und dritten Embolisation 40 mg Epirubicin, 4 ml Lipiodol und 4 ml Ultravist-300, bei der vierten Embolisation 50 mg Epirubicin, 5 ml Lipiodol und 5 ml Ultravist-300. Die Abstände zwischen den Embolisationen betrugen 4, 5 und 6 Wochen

Diskussion

Wie bereits von anderen Autoren beschrieben [3, 5, 8, 9, 10, 16], ist nach Chemoembolisation von Tumorherden in der Leber ein Anstieg der Aktivitäten der Enzyme GPT, GOT, LDH und GLDH zu beobachten (Abb. 1). Die relative Spezifität dieser Enzyme, insbesondere der GPT und GLDH, für die Leberparenchymzelle, macht wahrscheinlich, daß zumindest ein wesentlicher Teil als Folge der Begleitschädigung der Leber freigesetzt worden ist. Für eine Schädigung der Leber spricht auch die von uns beobachtete Funktionseinschränkung dieses Organs. In der Mehrzahl der Fälle kam es zu einem Abfall der CHE-Aktivität im Serum (Abb. 2) und in allen Fällen zu einem Anstieg der Serum-Bilirubinkonzentration. Ähnliche Funktionseinschränkungen sind auch von anderen Autoren beschrieben worden [3, 5, 9, 10, 16]. Miyoshi et al. [8] berichten über einen Abfall der maximalen ICG-Clearance nach Embolisation und interpretieren dieses Verhalten als Verlust von funktionsfähigem Leberparenchym. Ähnlich wie die von uns beschriebenen CHE-Aktivitäten war auch für die Normalisierung der ICG-Werte ein Zeitraum von mehreren Wochen notwendig.

Auf den ersten Blick schien das Verhalten der Leberparameter und somit das der Leberschädigung nach Embolisation relativ uniform zu sein. Bei genauerer Betrachtung, insbesondere dann, wenn man das Verhalten bei Reembolisation miteinbezieht, wurde jedoch deutlich, daß die einzelnen Patienten eine sehr individuelle Reaktion auf die Embolisation zeigten. So beispielsweise kam es bei einigen Patienten nach Embolisation zu einer deutlich ausgeprägten Leber-

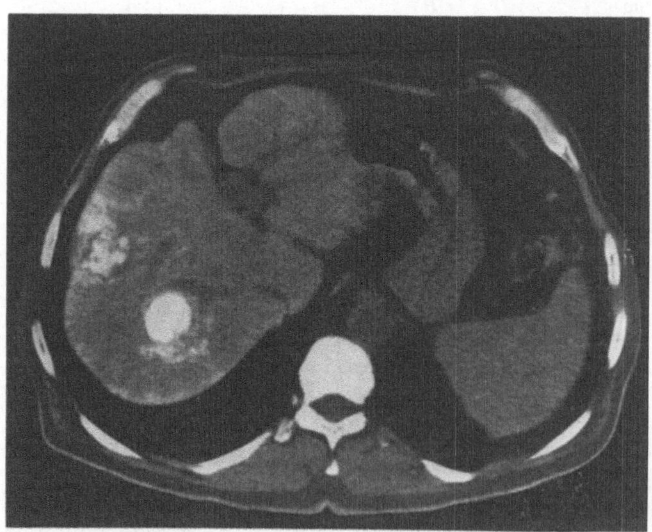

Abb. 5. Nativ-CT der Leber 7 Tage nach der zweiten Chemoembolisation beim Patienten 1. Man erkennt 2 der insgesamt 4 Tumorherde im rechten Leberlappen; beide weisen eine gute Speicherung des Lipiodols auf

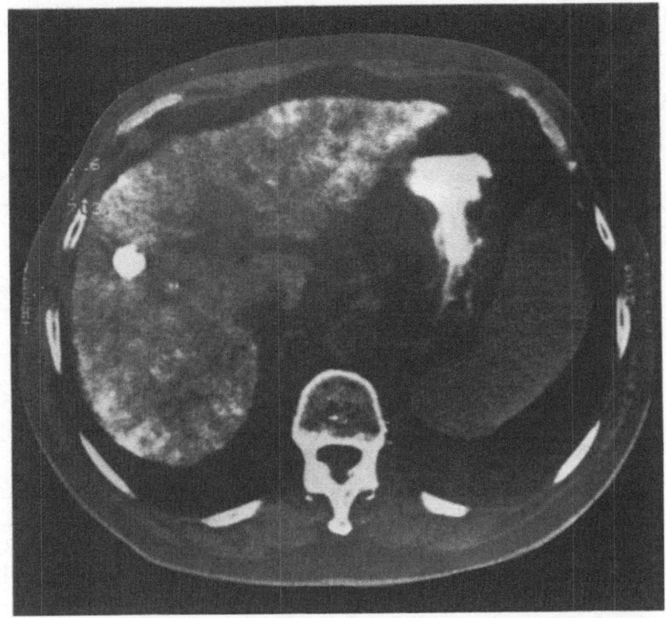

Abb. 6. Nativ-CT der Leber 3 Tage nach der dritten Chemoembolisation beim Patienten 2. Ein Tumorherd im rechten Leberlappen weist eine gut abgegrenzte Lipiodolspeicherung auf. Auffälligerweise ist die übrige Leber diffus mit dem Kontrastmittel belegt. Diese Speicherung entspricht der angiographisch nachgewiesenen diffusen Durchsetzung der Leber mit multiplen, 1–1,5 cm großen Tumorherden

schädigung (Abb. 3) während bei anderen Patienten nur eine geringe oder keine Schädigung der Leber (Abb. 4) auftrat. Bemerkenswerterweise blieb das individuelle Muster der Schädigung bei Reembolisation erhalten, ohne daß das Ausmaß der Leberschädigung mit der Zahl der Reembolisationen zunahm. Vergleiche des Ausmaßes der Leberschädigung nach Embolisation mit der Tumorgröße, der Anzahl der Tumorherde, dem Schweregrad der Leberzirrhose, der gewählten Menge und Zusammensetzung des Embolisationsgemisches sowie der Leberfunktion vor Embolisation ergaben keinen Zusammenhang dieser Größen. Beispielsweise lag beim Patienten 2 (Abb. 6) ein mehr diffus verteiltes hepatozelluläres Karzinom in beiden Leberlappen mit mindestens 8 angiographisch-computertomographisch nachgewiesenen Herden vor. Patient 1 (Abb. 5) wies dagegen ein Karzinom mit 4 Herden im rechten Leberlappen auf. Letzterer Patient befand sich im Stadium Child A der Leberzirrhose, während die Erkrankung beim Patienten 2 bereits zum Stadium B fortgeschritten war.

Zusammenfassend läßt sich sagen, daß die Chemoembolisation von hepatozellulären Karzinomen von den Patienten im Tumorstadium I/II nach Okuda [12] gut vertragen wird. Es kommt zwar in der Mehrzahl der Fälle zu einer Leberschädigung, diese ist jedoch reversibel. Die Leberschädigung zeigt ein für jeden

Patienten typisches Verhalten, das auch bei Reembolisation erhalten bleibt und das nicht abhängig ist vom Stadium der Leberzirrhose, vom Tumorstadium und von der Zusammensetzung des Embolisates. Die Aufklärung der Ursachen für das individuelle Verhalten der Leberschädigung bei Chemoembolisation bietet möglicherweise die Gelegenheit, die Chemoembolisation für den einzelnen Patienten mit Leberzirrhose sicherer zu gestalten. Als Folge wäre eine erweiterte Indikationsstellung zur Chemoembolisation gerechtfertigt, z. B. im Falle eines partiellen Pfortaderverschlusses.

Literatur

1. Bokemeyer B, Grote R, Schmoll E et al. (1989) Chemoembolisation hepatozellulärer Karzinome mit Lipiodol, Epirubicin und Cisplatin. Dtsch Med Wochenschr 114:128–132
2. Child CG, Turcotte JG (1964) Surgery and portal hypertension. Selection of patients with cirrhosis for elective portal decompression. In: Child CG (ed) The liver and portal hypertension. Saunders, Philadelphia, pp 49–85
3. Chuang VP, Wallace S (1981) Hepatic artery embolization in the treatment of hepatic neoplasms. Radiology 140:51–58
4. Goldstein HM, Wallace S, Anderson JH, Bree RL, Gianturco C (1976) Transcatheter occlusion of abdominal tumors. Radiology 120:539–545
5. Grote R, Schmoll E, Rosenthal H, Bokemeier B (1989) Chemoembolisation hepatozellulärer Karzinome – computertomographische Verlaufsbeobachtung. Fortschr Röntgenstr 151:15–22
6. Kasugai H, Kojima J, Tatsuta M et al. (1989) Treatment of hepatocellular carcinoma by transcatheter arterial embolization combined with intraarterial infusion of a mixture of cisplatin and ethiodized oil. Gastroenterology 97:965–971
7. Lin DY, Liaw YF, Lee TY, Lai CM (1988) Hepatic arterial embolization in patients with unresectable hepatocellular carcinoma – a randomized controlled trial. Gastroenterology 94:453–456
8. Miyoshi S, Minami Y, Kawata S et al. (1988) Changes in hepatic functional reserve after transcatheter embolization of hepatocellular carcinoma. Assessment by maximal removal rate of indocyanine green. J Hepatol 6:332–336
9. Nakakuma K, Tashiro S, Hiraoka T, Uemura K, Konno T, Miyauchi Y, Yokoyama I (1983) Studies on anticancer treatment with an oily anticancer drug injected into the ligated feeding hepatic artery for liver cancer. Cancer 52: 2193–2200
10. Nakao N, Miura K, Takahashi H, Ohnishi M, Miura T, Okamoto E, Ishikawa Y (1986) Hepatocellular carcinoma: combined hepatic, arterial, and portal venous embolization. Radiology 161:303–307
11. Ohishi H, Uchida H, Yoshimura H et al. (1985) Hepatocellular carcinoma detected by iodized oil. Radiology 154:25–29
12. Okuda K, Ohtsuki T, Obata H et al. (1985) Natural history of hepatocellular carcinoma and prognosis in relation to treatment. Study of 850 patients. Cancer 56:918–928
13. Shermeta DW, Golladay ES, White RI jr (1978) Preoperative occlusion of the hepatic artery with isobutyl 2-cyanoacrylate for resection of the „unresectable" hepatic tumor. Surgery 83:319–322

14. Takayasu K, Shima Y, Muramatsu Y et al. (1987) Hepatocellular carcinoma: treatment with intraarterial iodized oil with and without chemotherapeutic agents. Radiology 162:345–351
15. Wheeler PG, Melia W, Dubbins P, Jones B, Nunnerley H, Johnson P, Williams R (1979) Non-operative arterial embolisation in primary liver tumors. Br Med J II:242–244
16. Yamada R, Sato M, Kawabata M, Nakatsuka H, Nakamura K, Takashima S (1983) Hepatic artery embolization in 120 patients with unresectable hepatoma. Radiology 148:397–401

Embolisationstherapie beim primären Leberzellkarzinom: Erfahrungsbericht über 23 Embolisationen mit Lipiodol, Gelfoam und Eigenblutthromben bei 8 Patienten

W. Rambach und J.-F. Kalk

Heinz-Kalk-Krankenhaus, Postfach 21 80, W-8730 Bad Kissingen, BRD

Die Therapie des primären Leberzellkarzinoms (HCC) bleibt bis heute meist unbefriedigend: Der Resektionsbehandlung folgt häufig, trotz kurativer Zielsetzung, ein Rezidivtumor (ca. 10% Rezidivrate pro Jahr) [5]; die Embolisationstherapie, evtl. mit zusätzlich applizierten Zytostatika, wirkt ohnehin nahezu ausschließlich palliativ, da aufgrund der Tumorangioarchitektur in den Randbezirken der embolisierten Tumoren meist vitale Tumorzellen verbleiben [4].

Bereits in der Diagnostik können Schwierigkeiten liegen, wie nachfolgender Fall exemplarisch zeigt:

Bei einem 52jährigen Mann mit Leberzirrhose fanden wir durch Ultraschall einen solitären 2 cm großen Leberherd, die Feinnadelpunktion erbrachte die Histologie eines hepatozellulären Karzinoms. Der Alpha-Fetoprotein-(AFP)-Spiegel lag im Normbereich, das Computertomogramm (CT) ergab keinen Tumornachweis. Nach Ablehnung jeder Therapie kam der Patient ein Jahr später zur Kontrolle. Im Sonogramm bestand jetzt kein Tumorhinweis, das CT mit Kontrastmittelbolus und der AFP-Spiegel waren weiterhin unverdächtig. Erst nach Injektion von Lipiodol in die A. hepatica communis demaskierte sich im nachfolgenden CT [6] der Tumor jetzt in einer Größe von ca. 5 cm Durchmesser.

Folglich zeigen die Routineuntersuchungen Sonographie, AFP-Bestimmung und auch CT nicht jedes tatsächlich vorhandene HCC an, selbst wenn es schon beträchtliche Größe erreicht hat.

Bei der Behandlung des HCC wird die Resektion allgemein als Methode der ersten Wahl betrachtet. Erscheint jedoch wegen Tumorgröße, Tumorlokalisation und Invasion sowie multilokulärem Wachstum eine Resektion nicht angezeigt, kommen konservative Behandlungsmaßnahmen zur Anwendung.

Patienten und Methode

Von Dezember 1987 bis Juni 1989 wurden bei 8 männlichen Patienten mit histologisch gesichertem HCC, bei welchen eine Resektion nicht möglich erschien, insgesamt 23 Embolisationsbehandlungen (1- bis 8mal pro Patient) mit Lipiodol, Gelfoam und Eigenblutthromben, in 1 Fall zusätzlich 60 mg Adria-

Ch. Herfarth / P. Schlag (Hrsg.)
Neue Entwicklungen in der Therapie von Lebertumoren
© Springer-Verlag Berlin Heidelberg 1991

Tabelle 1. Embolisationstherapie bei HCC − Patientencharakteristik

Pat.	Alter Jahre	Grundkrank-heit	Child	Tumor	AFP (ng/ml) initial	Vorbe-handlung
Z. W.	46	tox. Ci.	A	2 Herde bis 5 × 6 cm	300	nein
B. H.	61	hep. Ci. HB$_s$Ag +	B	6 × 10 cm	11	nein
K. R.	60	Fettleber	A	Rezidiv: 5 × 5 cm	4	re. seit. Hemihep.
G. H.	62	hep. Ci. HB$_s$Ag +	A	2 Herde je 2 × 2 cm	30	nein
K. H.	65	hep. Ci. HB$_s$Ag +	A	8 × 7 cm	2	nein
M. A.	73	hep. Ci. AntiHBc +	B	mult. Herde bis 5 × 5 cm	1740	nein
L. W.	57	tox. Ci.	A	2 Herde bis 6 × 6 cm	175	nein
R. J.	60	hep. Ci. AntiHBc +	A	7 × 5 cm	43	Probelap.

Tabelle 2. Embolisationstherapie bei HCC − Ergebnisse − (Stichtag 31. 7. 89)

Pat.	Schick-sal	Körper-gew.	Tumor Bildgeb.	AFP	Kompl.	Beobacht.
Z. W.	lebt	↔	↑↑	↑↑	keine	19 Mo.
B. H.	tot	−	−	−	Sepsis Lebervers. ÖV-Bltg.	2 Wo.
K. R.	lebt	↔	↑↑	↔	keine	18 Mo.
G. H.	lebt	↔	↑	↔	Enzeph. p. 1 Woche	14 Mo.
K. H.	lebt	20% ↓	↑	?	multip. Milzabs.	14 Mo.
M. A.	tot	−	−	−	keine (Herztod)	3 Wo.
L. W.	lebt	5% ↓	↔	↑↑	Dünndarmperfor.	12 Mo.
R. J.	lebt	5% ↑	↔	↑	keine	5 Mo.

mycin (Patient B. H. in Tabelle 1 und 2), in unterschiedlicher Dosierung selektiv in die A. hepatica dextra bzw. sinistra oder in deren tumorversorgende Nebenäste vorgenommen. Die Durchgängigkeit des Pfortaderhauptstammes wurde umittelbar vor Embolisation angiographisch gesichert. Die wesentlichen Patientendaten sind in Tabelle 1 aufgeführt. Nicht behandelt wurden Patienten im Alter über 75 Jahre, bei fortgeschrittener Zirrhose (Child-Pugh-Klassifikation C) sowie mit therapierefraktärem Aszites oder höhergradiger hepatischer Enzephalopathie.

Kontrolluntersuchungen wurden alle 1 – 2 Monate vorgenommen und umfaßten stets Sonographie und AFP-Bestimmung, in größeren Zeitabständen zusätzlich Computertomogramm. Die Auswertung erfolgte retrospektiv.

Ergebnisse

Von den 8 Patienten starben 2 innerhalb der ersten Monate nach Therapie, die 6 Überlebenden wurden bis 31. 7. 1989 durchschnittlich 14 Monate beobachtet. Die weiteren Einzeldaten sind Tabelle 2 zu entnehmen.

Komplikationen

Bei einem Patienten kam es 2 Tage nach Embolisation zu einem septischen Bild mit progredientem Leberversagen und nach 14 Tagen zu terminaler Ösophagusvarizenblutung. Bei 2 Patienten erfolgte ein Abstrom eines Teils des Embolisationsmaterials in unerwünschte Gefäßprovinzen: Rückstrom in die A. mesenterica superior (AMS) bei Abgang der katheterisierten A. hepatica dextra aus der AMS mit der Folge von multiplen gedeckten Dünndarmperforationen, die eine Resektion von ca. 50 cm Jejunum erforderten; Katheterdislokation aus der A. hepatica dextra in den Truncus coeliacus während der Embolisation, trotz sofortigem Injektionsstopp Entwicklung multipler Milzabszesse mit Kapseleinrissen und subphrenischem Abszeß, weshalb Splenektomie und Abszeßdrainage notwendig wurden.

An leichteren Komplikationen wurden eine reversible Enzephalopathie bei einem Patienten sowie passagere leichte Erhöhung der Transaminasen, der Lipase, der Leukozyten sowie der Körpertemperatur bei mehreren Patienten bemerkt.

Diskussion

Aufgrund der kleinen Fallzahl können keine allgemeingültigen Schlüsse aus unseren Ergebnissen gezogen werden, irgendwelche statistischen Berechnungen erscheinen uns hier nicht sinnvoll.

Allerdings möchten wir auf einige generelle Probleme und Fragen hinweisen, die für die weitere Beurteilung von Therapiemaßnahmen nützlich sein könnten.

— Der Spontanverlauf der HCC's in Europa und Asien verläuft vermutlich unterschiedlich; hier Phasen von Wachstumsstillstand bis zu 18 Monate [2], dort kontinuierliches Wachstum in fast allen Fällen [3]. Dies beruht wohl auf unterschiedlicher Tumorbiologie und macht Vergleiche von Therapiestudien aus verschiedenen Regionen schwierig [2].
— Der Tumorverlauf in den bildgebenden Verfahren geht nicht immer gleichgerichtet zum Verlauf des AFP-Spiegels [3], wie auch 2 unserer Fälle zeigen

(L. W. und R. J. in Tabelle 2). In solchen Fällen ist eine Therapiebeurteilung besonders schwierig.
– Wird eine Überlebenszeitverlängerung ohne gleichzeitigen Nachweis einer Tumorverkleinerung angegeben, so kann dies, bei Fehlen einer eigenen Kontrollgruppe, einerseits den Effekt der Tumortherapie, andererseits den Effekt der Therapie der Zirrhosekomplikationen und schließlich des geographisch unterschiedlichen Spontanverlaufs widerspiegeln.

Wegen unbefriedigender Tumoransprechens und wesentlicher Komplikationen haben wir inzwischen die alleinige Embolisation auf eine hoffentlich nebenwirkungsärmere und wirksamere Chemoembolisation [1] umgestellt.

Literatur

1. Bokemeyer B, Grote R et al. (1989) Chemoembolisation hepatozellulärer Karzinome mit Lipiodol, Epirubicin und Cisplatin. Dtsch Med Wochenschr 114:128–132
2. Cottone M, Virdone R et al. (1989) Asymptomatic hepatocellular carcinoma in child's A cirrhosis. Gastroenterology 96:1566–1571
3. Ebara M, Ohto M et al. (1986) Natural history of minute hepatocellular carcinoma smaller than three centimeters complicating cirrhosis. Gastroenterology 90:289–298
4. Kanematsu T, Furutes T et al. (1989) A 5-year experience of lipiodolization: Selective regional chemotherapy for 200 patients with hepatocellular carcinoma. Hepatology 10(1):98–102
5. Lee C, Sung J, Hwang L et al. (1986) Surgical treatment of 109 patients with symptomatic and asymptomatic hepatocellular carcinoma. Surgery 99:482–490
6. Yumoto Y, Jinno K et al. (1985) Hepatocellular carcinoma detected by iodized oil. Radiology 154:19–24

Radiologische Aspekte vor und nach Chemoembolisation primärer Leberkarzinome

J. PIRSCHEL, P. HUPPERT, W. LAUCHART

Radiologische Klinik, Universität Tübingen, Hoppe-Seyler-Straße 3,
W-7400 Tübingen, BRD

Einleitung

Das Management des hepatozellulären Karzinoms (HCC) erfordert eine intensive chirurgisch-radiologische Kooperation. So stellen die Fortschritte der modernen Leberchirurgie hohe Anforderungen an die präoperative wie im Rahmen der Nachsorge auch postoperative Röntgendiagnostik. Besonderer Sorgfalt bedarf die Chemoembolisation als derzeit einzigem Behandlungsverfahren des inoperablen HCC.

Radiologische Diagnostik

Im Bereich der bildgebenden Diagnostik stehen mit der Sonographie, der Computertomographie (CT), der Szintigraphie, der Kernspintomographie und der Angiographie sowie der CT-Angiographie eine breite Palette nichtinvasiver und invasiver Untersuchungsverfahren zur Lokalisations- und Ausbreitungsdiagnostik des HCC zur Verfügung. Während die Sonomorphologie des HCC [7, 15], die Wertigkeit der Real-Time-Sonographie [21] und der Szintigraphie erarbeitet sind, ist die diagnostische Aussagekraft der Doppler- und farbkodierten Duplexsonographie sowie der Kernspintomographie in der Diagnostik des HCC noch nicht abschließend bestimmt. Nachdem sonographisch nachgewiesene Leberherde zunächst möglichst wenig invasiv abgeklärt werden sollen, haben sich in den letzten Jahren auch die Anforderungen an die CT erheblich erhöht [10].

Die hier nichtinvasiv durchführbaren Untersuchungstechniken beinhalten die Nativuntersuchung sowie verschiedene Untersuchungsmodalitäten nach i.v. KM-Applikation. Die Untersuchung nach Applikation von gallengängigem KM dürfte nach eigenen Erfahrungen keine wesentliche Bereicherung in der Diagnostik des HCC darstellen.

Gegenüber der Nativuntersuchung, die mit einer engen Fensterbreite von ca. 150 HU auch geringe Dichteunterschiede darzustellen versucht, erlaubt die KM-Applikation, abhängig von der in der Leber erzielbaren Konzentration, die Darstellung zunehmend kleinerer Läsionen. Während die i.v. KM-Applikation nur eine geringere Erhöhung der Kontrastdichte zwischen Leberparenchym und fokaler Läsion bewirkt, wird eine Durchuntersuchung der Leber nach kombinierter i.v. Bolusinjektion und einer raschen KM-Infusion (Incremental Dynamic CT, DCT) empfohlen. Die so applizierten hohen KM-Mengen bedingen eine kräftige Dichtesteigerung des Leberparenchyms mit höherem Kontrast zwischen Lebergewebe und Tumorläsion, so daß auch kleinere, der Nativuntersuchung entgangene Herde diagnostiziert werden können. Nach derartig großvolumigen KM-Mengen (cave: Herzinsuffizienz, erhöhtes Kreatinin!) kann eine weitere Durchschichtung der Leber 6 h nach KM-Applikation (Delayed Scanning, DS-CT) sinnvoll sein, um zusätzliche Leberherde zu diagnostizieren. Trotz relativ guter Ergebnisse mit weniger falsch-positiven Befunden gegenüber der CT-Portographie (s. unten) ist die Methode aus organisatorischen Gründen mit zweimaliger Bestellung des Patienten wenig praktikabel.

· Die Serio-CT mit bolusartiger KM-Injektion erlaubt mit ihrer raschen Schichtwiederholung über einer feststehenden Schnittebene eine Aussage über den Vaskularisationsgrad des Tumors und damit oft eine Artdiagnose.

Während mit den vorgenannten Techniken der i.v. KM-Applikation Leberherde mit einem Durchmesser von 1,5 cm und darüber mit einer Treffsicherheit von über 90% dargestellt werden können [22], erfordert der zum Nachweis noch kleinerer Leberherde notwendige Hochdichtekontrast invasive computertomographische Techniken, wie sie in Kombination mit einer Leberangiographie durchgeführt werden können.

Als Indikationen zur Leberangiographie gelten die Abklärung eines sonographisch oder computertomographisch unklaren Befundes, die Darstellung der Gefäßanatomie der Leber präoperativ, vor Portimplantation, regionaler Chemotherapie oder vor Chemoembolisation. Gerade bei der variablen Gefäßversorgung der Leber ist die Kenntnis der Varianten von erheblicher Bedeutung. Bei der hier möglichen Vielfalt mit Versorgung auch aus dem Stromgebiet der A. mesenterica superior ist zur Abklärung des arteriellen Versorgungstyps die kombinierte Zöliako-Mesenterikographie ebenso obligat wie der Nachweis der freien Durchgängigkeit der V. portae vor einer evtl. Chemoembolisation. Auch sind vor einer geplanten Embolisationstherapie mit Verschluß der A. hepatica oder von tumorversorgenden Lappen- oder Segmentarterien die Kollateralisierungsmöglichkeiten über die A. phrenica dextra, kleine Äste aus der A. mesenterica superior sowie präformierte Kollateralen zwischen A. hepatica dextra und sinistra darstellbar. Der hohe Informationsgehalt der Angiographie kann auch zur artdiagnostischen Abklärung eines Herdbefundes herangezogen werden, wenn die nichtinvasiven bildgebenden Verfahren auch in erweiterter Technik nicht die gewünschte Information ergeben oder ein Prozeß nicht gefahrlos bioptisch geklärt werden kann [3].

Die heute zumeist in DSA-Technik durchgeführte Leberangiographie [1] kann durch eine CT-Angiographie mit KM-Applikation über den liegenden Katheter in die A. hepatica communis (CT-Arteriographie, CTA) oder die A. lienalis bzw. die A. mesenterica superior (CT-Portographie, CTP) erweitert werden. Die während der CT-Schichtung kontinuierliche KM-Applikation über den liegenden Katheter ergibt maximale Dichtegradienten zwischen Leberparenchym und Herdbefund und ermöglicht damit die Erkennung auch kleinster,

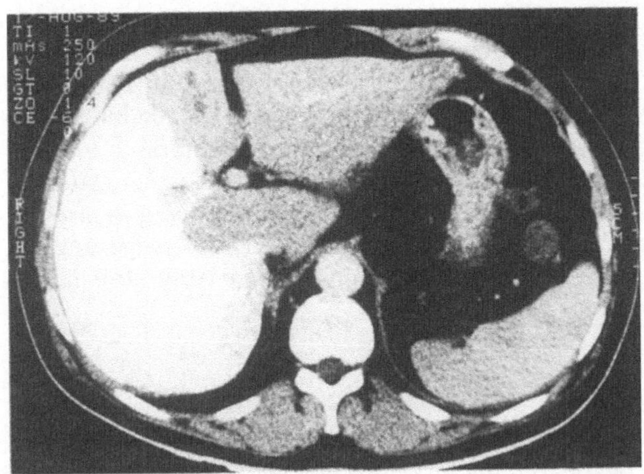

Abb. 1. HCC im Segment IV unmittelbar lateral der Fissur des Lig. falciforme. CT-Arteriographie (CTA) mit KM-Injektion in eine normvariant aus der A. mesenterica superior abgehende A. hepatica dextra

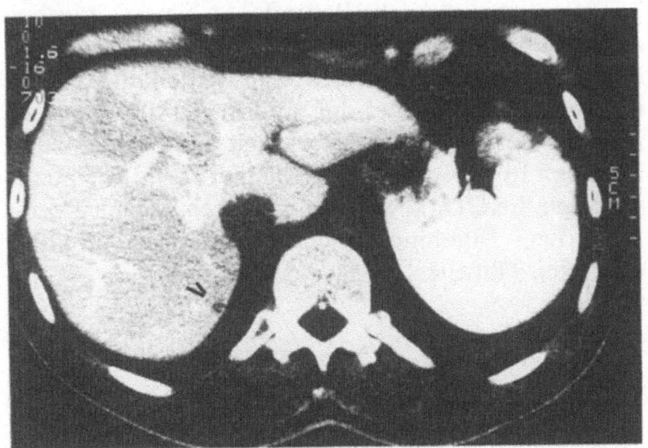

Abb. 2. CT-Portographie (CTP) über die A. lienalis: 5 mm große Manifestation eines multifokalen HCC subkapsulär rechts (>)

mit anderen Verfahren nicht diagnostizierter Veränderungen mit ihrer exakten Lappen- bzw. Segmentzuordnung (Abb. 1). Diagnostische Probleme ergeben sich gelegentlich aus der inhomogenen Dichtesteigerung des Leberparenchyms durch Hypo- oder Hyperperfusion umschriebener Areale der zumeist zirrhotisch umgebauten Lebern. So ist die Zahl der arteriellen Gefäße nicht nur in hypervaskularisierten Tumoren, sondern auch in Narben oder fibrosierten Leberabschnitten erhöht. Differentialdiagnostisch ist damit zu berücksichtigen, daß auch portale Perfusionsausfälle, Narbengewebe und Fibrosierungen eine verstärkte Kontrastierung verursachen können.

Die CTP mit KM-Instillation in die A. mesenterica superior oder die A. lienalis erlaubt eine bessere Beurteilung der Tumorzahl und -größe, da zwischen der portalvenös kontrastierten Leber und den nahezu ausschließlich arteriell versorgten Tumoren ein maximaler Dichtegradient besteht, der die Erkennung auch kleinster Herde um 5 mm Durchmesser erlaubt (Abb. 2). Die bessere Lokalisierbarkeit des Tumors sowie die bessere Darstellung des Pfortadersystems sind weitere Vorteile dieser Methode, deren Beurteilung, wie die der CTA, gelegentlich durch eine inhomogene Dichtesteigerung des Leberparenchyms infolge unvollständiger Durchmischung von Mesenterial- und Milzvenenblut erschwert sein kann.

Wertung

Gerade für die Erkennung kleiner herdförmiger Leberläsionen hat sich die CTP als Nachweismethode von hohem Stellenwert bewährt. Mit ihr lassen sich Tumoranzahl, -größe, -abgrenzung und -lokalisation besser differenzieren. Neben tendenziell gleichartigen Statistiken älterer Studien verdienen die Ergebnisse neuerer Untersuchungen Beachtung: So fanden Schild et al. [16] bei 22 von 31 Patienten zusätzliche Befunde, 11 hiervon mit therapeutischer Konsequenz. Auch bei Köster et al. [9] konnten in einem Drittel aller Fälle zusätzliche Herde im CT-Portogramm nachgewiesen werden; in 50% stellten sich die Tumoren im CT-Portogramm größer dar, und in ca. 40% resultierte eine schärfere Begrenzung mit besserer Lokalisierbarkeit und Segmentzuordnung des Tumors. Auch nach den Ergebnissen von Heiken et al. [5] wie auch von Nelson et al. [13] erwies sich die CTP sowohl bei größeren wie auch gerade bei kleineren Tumoren unter 1 cm Durchmesser der Kernspintomographie in allen Fragestellungen überlegen (Tabelle 1).

Tabelle 1. Diagnostik fokaler Leberläsionen mit CT, Delayed-CT (DCT), CT-Portographie (CTP) und Kernspintomographie (MR)

Sensitivität (%)	CT	DCT	CTP	MR	Heiken [5]
< 1 cm	0	0	61	17	
1 – 2 cm	33	60	100	83	
> 2 cm	92	100	100	100	
insgesamt	38	52	81	57	
Spezifität (%)	88	71	91	72	
Sensitivität (%)		66	85	68	Nelson [13]
CTP und MR		96			
DCT und CTP		85			
DCT und MR		77			

Interventionelle Radiologie

Während die gesunde Leber ca. 75% ihrer Blutversorgung über die V. portae und ca. 25% über die A. hepatica erhält, werden primäre und sekundäre Lebertumoren zu 90–95% über die A. hepatica perfundiert. Allerdings besitzen randständige Tumorareale sowie kleinste Tumorneubildungen größere portalvenöse Perfusionsanteile. Mit Unterbrechung der arteriellen Versorgung kann somit der Lebertumor geschädigt, normales Leberparenchym geschont und durch intraarterielle Applikation eines Zytostatikums dessen Konzentration am Zielort gegenüber der systemischen Therapie auf ein Mehrfaches gesteigert werden. So konnte nach Ligatur der A. hepatica eine Abnahme der Tumorperfusion um 90%, jedoch eine Reduktion der Perfusion normalen Leberparenchyms nur um 35–40% nachgewiesen werden. Allerdings können abhängig von der Lokalisation des Verschlusses extra- und intrahepatische Kollateralen die Versorgung des entsprechenden Leberanteiles übernehmen, weswegen die chirurgische Unterbindung einer Leberarterie nur temporär wirksam ist. So sind erste Kollateralen z. T. fast sofort, z. T. nach wenigen Stunden nachweisbar. Damit erfordert eine geplante Embolisationsbehandlung oder eine Chemoembolisation eines HCC eine sorgfältige prätherapeutische Abklärung des arteriellen und portalvenösen Gefäßstatus mit Darstellung sämtlicher leberversorgenden Gefäßstämme.

Erkrankungen mit einer erheblich verminderten portalvenösen Leberperfusion oder ein Pfortaderverschluß stellen eine Kontraindikation für eine Embolisationsbehandlung dar, da die nicht mehr ausreichende Restperfusion normalen Lebergewebes zur Leberzellnekrose führen kann. Auch ist bei der Wahl des Embolisationsmaterials zu berücksichtigen, daß bei Verwendung zu kleiner Partikel oder zu weit peripher polymerisierender Substanzen auch die portalvenöse Perfusion beeinträchtigt werden kann, wenn mit dem Verschluß der präsinusoidalen arterioportalen Anastomosen der Zugang beider Kreislaufsysteme zur gemeinsamen Endstrecke der Lebersinusoide verlegt ist [17].

Nach Indikation und gewünschter Verschlußlokalisation können verschiedene Embolisationsmaterialien verwendet werden: die Gianturco-Anderson-Wallace-Spirale zum Verschluß größerer Gefäße oder zur Erzielung einer Perfusionsumverteilung, Gelfoam in Partikelform zur Okklusion größerer, als Puder zum Verschluß peripherer Gefäße, Ivalonpartikel (Polyvinylalkoholschaum) unterschiedlichen Durchmessers zur permanenten Gefäßokklusion, Gewebekleber (Butyl-II-Cyanoacrylat) für den zentralen und/oder peripheren Gefäßverschluß, abwerfbare Ballons zum Verschluß größerer Gefäße, das über die Injektionsgeschwindigkeit hinsichtlich des Präzipitationsortes steuerbare Ethibloc (Maisprotein in alkoholischer Lösung) sowie mikroverkapseltes Mitomycin C, welches nach einer temporären peripheren Embolisation protrahiert das in den Partikeln enthaltene Zytostatikum abgibt.

Seit längerer Zeit ist eine selektive und diagnostisch verwertbare Speicherung des öligen Kontrastmittels Lipiodol in primären und sekundären Lebertumoren bekannt. In den letzten Jahren wurde verstärkt über eine als Chemoembolisation kombinierte Applikation von Lipiodol und Chemotherapeutika berichtet [2, 4, 8, 11, 14, 18, 19, 20].

In Übereinstimmung mit Grote et al. [4] verwenden wir ein Embolisat bestehend aus einem Röntgenkontrastmittel als Lösungsvermittler, Lipiodol-Ultra-
fluid (LUF, Byk-Gulden, Konstanz) sowie Epirubicin (Farmorubicin, Farmita-
lia), dessen Zusammensetzung entsprechend dem Produkt aus der Aktivität
der Cholinesterase und dem Quick-Wert individuell der Leberfunktion angepaßt wird (s. Beitrag de Groot et al., in diesem Band, S. 87–95). So bewirkt
das nach kräftiger Durchmischung aller drei Komponenten in einer Tröpfchen-
größe von 10–150 μ [6] vorliegende LUF einen embolischen Verschluß der arteriellen Strombahn teils im Bereich der peripheren Gefäße, teils im Bereich der
vorgeschalteten Arterien und eine protrahierte Einwirkung des Pharmakons.
Während bei isolierten Herdbefunden eine möglichst periphere, superselektive

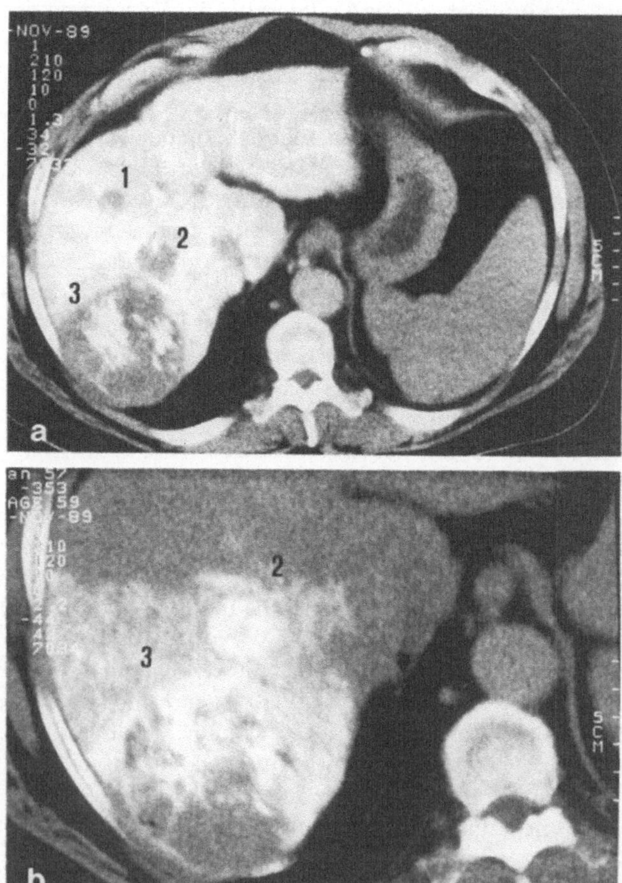

Abb. 3. a CT-Portographie mit Abbildung von ursprünglich chemoembolisierten, revas-
kularisierten HCC-Herden (*1, 2* und *3*). Komplette Entspeicherung in Herd *1* und *2*,
Lipiodolreste in Herd *3*. **b** Nach KM-Applikation über den weit peripher liegenden arteriellen Katheter Nachweis der Revaskularisierung in den Herden *2* und *3*

Chemoembolisation angestrebt wurde, konnte bei der multifokalen Form des HCC diese nur mit Instillation des Embolisates in die A. hepatica propria, zusätzlich mit gezielter Aufsättigung größerer Tumorknoten durchgeführt werden.

Die computertomographisch kontrollierte Einlagerung des LUF erreichte bei gleichmäßiger, kräftiger Anschoppung in den Knoten der mehrheitlich hypervaskularisierten HCC Dichtewerte bis 400 HU, bei den hypovaskularisierten Tumoren wurde das Embolisat ringförmig in der Tumorperipherie abgelagert. Die bei Instillation des Embolisates in die A. hepatica propria nachweisbare allgemeine Dichtesteigerung der Leber erreichte Werte bis knapp 200 HU, wobei das LUF relativ rasch und mit einer Halbwertszeit von 3 Tagen [6] über einen bislang noch nicht eindeutig geklärten Mechanismus aus den tumorfreien Leberanteilen ausgeschieden wird, so daß nach etwa 6 Tagen die Dichtewerte der Leber wieder im Normalbereich liegen. Als für diesen Ausscheidungsprozeß verantwortlich werden diskutiert ein aktiver Sekretionsprozeß seitens der Leberzelle mit Ausscheidung des LUF in das Gallensystem sowie die lymphatische Ausscheidung nach Resorption und Abbau des LUF durch das retikuloendotheliale System. Prä- und posttherapeutische CT-Dichtemessungen des Lungenparenchyms widerlegen auch die mögliche Vermutung einer wesentlichen Abschwemmung des LUF über Lebervenen in die Lungen.

Wie im gesunden Lebergewebe kommt es auch im Tumorbereich zu einem unterschiedlich raschen Abbau des LUF als Embolisatindikator, so daß (vgl. Beitrag de Groot et al., in diesem Band, S. 87−95) einige unserer Patienten teils in kürzeren (1−1 1/2 Monate), teils in längeren Abständen (3−4 Monate) und bereits bis zu 8mal nachembolisiert werden mußten. Weitere Indikationen zur Reembolisation sind neben der Lipiodolentspeicherung die Größenzunahme des Tumors, multifokales Auftreten und die Revaskularisierung zentraler oder peripherer Tumorabschnitte (Abb. 3). Konnte bei der Reembolisation mit den berechneten Embolisatmengen kein befriedigender Verschluß der Tumorgefäße erzielt werden, wurde das bisherige Ergebnis durch eine Erhöhung der Lipiodolmenge oder die zusätzliche Applikation von Ivalonpartikeln optimiert.

Wertung

Die Prognose des nichtresektablen HCC ist schlecht. So beträgt die mittlere Überlebenszeit des unbehandelten Patienten nur 1,6−4 Monate. Obwohl durch eine 10- bis 35%ige Mortalität belastet, hat die chirurgische Therapie von allen Behandlungsformen mit 5-Jahresüberlebenszeiten von 10−19% die beste Prognose. Allerdings sind nur 0−33% der Patienten mit HCC operabel, wenn auch mit einer zunehmenden Verbesserung der bildgebenden Diagnostik vermehrt kleine HCC diagnostiziert werden [17]. Eine systemische Chemotherapie ist nur wenig wirksam und mit erheblichen Nebenwirkungen behaftet, so daß als einzige Therapieform oft nur die Chemoembolisation angeboten werden kann.

Da wir derzeit noch keine mittel- oder langfristigen Ergebnisse aus unserem Krankengut vorlegen können, sei auf einige Ergebnisse anderer Autoren verwiesen. So ergab bei Takayasu et al. [20] die Embolisation mit Lipiodol allein keinen, die Chemoembolisation mit Lipiodol und Adriamycin einen geringen therapeutischen Effekt. Die Applikation von Lipiodol, Adriamycin mit nachfolgender Instillation von Gelfoam-Partikeln ergab Nekrosen des Primärtumors in 83%, von Satellitenknoten in 53%. Nach den neuesten Ergebnissen von Nakamura et al. [11] betrug die Überlebensrate 6, 12, 24 und 36 Monate nach transarterieller Öl-Chemoembolisation mit nachfolgender Gelfoam-Applikation 82,0, 53,8, 33,3 und 17,6%. Die Überlebensraten der von Bokemeyer et al. [2] mit Lipiodol, Epirubicin und Cisplatin behandelten Patienten betrug nach 6 Monaten 73%, nach einem Jahr 54%. Damit übertrifft die intraarterielle Chemoembolisation den Erfolg einer systemischen Chemotherapie deutlich. Allerdings ist eine vollständige Tumornekrose und Heilung durch die transarterielle Chemoembolisation nicht zu erwarten, da der Tumorrand portalvenös mitversorgt wird und die kollaterale Tumorversorgung über andere Arterien und arterioportale Shunts erfolgt [17]. Gerade bei isolierten Herdbefunden ergibt möglicherweise die Kombination von selektiver arterieller und gezielter portalvenöser Embolisation [12] bessere Langzeitergebnisse.

Literatur

1. Arlart IP, Merk J, Bargon B (1985) Arterielle DSA bei Raumforderungen der Leber. Radiologe 25:177–182
2. Bokemeyer B, Grote R, Schmoll E et al. (1989) Chemoembolisation hepatozellulärer Karzinome mit Lipiodol, Epirubicin und Cisplatin. Dtsch Med Wochenschr 114:128–132
3. Gmeinwieser J (1989) Angiographie bei herdförmigen Erkrankungen der Leber. Röntgenpraxis 42:305–310
4. Grote R, Schmoll E, Rosenthal H, Bokemeyer B (1989) Chemoembolisation hepatozellulärer Karzinome – computertomographische Verlaufsbeobachtung. Fortschr Röntgenstr 151:15–22
5. Heiken JP, Weyman PJ, Lee JKT, Balfe DM, Picus D, Brunt EM, Flye MW (1989) Detection of focal hepatic masses: Prospective evaluation with CT, delayed CT, CT during arterial portography, and MR imaging. Radiology 171:47–51
6. Hoevels J (1987) Verteilung, Speicherung und Ausscheidung von Lipiodol Ultra-Fluid (LUF) nach intraarterieller Applikation in die tumorfreie Leber. Eine computertomographische Studie. Röntgenpraxis 40:215–219
7. Hruby W, Traxler M, Wassipaul M, Stellamor K (1988) Vergleich zwischen Ultraschall- und CT-Diagnostik solider Lebertumoren. Fortschr Röntgenstr 148:378–383
8. Kobayashi H, Hidaka H, Kajiya Y et al. (1986) Treatment of hepatocellular carcinoma by transarterial injection of anticancer agents in iodized oil suspension or of radioactive iodized oil solution. Acta Radiol Diagn 27:139–147
9. Köster O, Harder T, Steudel A, Sommer HJ (1989) CT-Portographie bei malignen Raumforderungen der Leber. Fortschr Röntgenstr 150:156–162

10. Kurtz B (1989) Computertomographie herdförmiger Lebererkrankungen. Röntgenpraxis 42:297–304
11. Nakamura H, Hashimoto T, Oi H, Sawada S (1989) Transcatheter oily chemoembolization of hepatocellular carcinoma. Radiology 170:783–786
12. Nakao N, Miura K, Takahashi H, Ohnishi M, Miura T, Okamoto E, Ishikawa Y (1986) Hepatocellular carcinoma: Combined hepatic, arterial, and portal venous embolization. Radiology 161:303–307
13. Nelson RC, Chezmar JL, Sugarbaker PH, Bernardino ME (1989) Hepatic tumors: Comparison of CT during arterial portography, delayed CT, and MR imaging for preoperative evaluation. Radiology 172:27–34
14. Ohishi H, Uchida H, Yoshimura H et al. (1985) Hepatocellular carcinoma detected by iodized oil. Use of anticancer agents. Radiology 154:25–29
15. Räth U, Johnson PJ, Williams R (1983) Sonographische Diagnostik bei primären Karzinomen der Leber. Radiologe 23:108–113
16. Schild H, Mildenberger P, Schweden F et al. (1987) Leber-CT mit portal-venöser Kontrastmittelgabe. Fortschr Röntgenstr 147:623–628
17. Schild H (1988) Embolisation der Leber. In: Günther W, Thelen M (Hrsg) Interventionelle Radiologie. Thieme, Stuttgart
18. Shichijo Y, Inoue Y (1985) Embolisierung der Arteria hepatica bei primären hepatozellulären Karzinomen. Fortschr Röntgenstr 143:63–68
19. Shimamura Y, Gunven P, Takenaka Y et al. (1988) Combined peripheral and central chemoembolization of liver tumors. Experience with Lipiodol-Doxorubicin and gelatin-sponge (L-TAE). Cancer 61:238–242
20. Takayasu K, Shima Y, Muramatsu Y et al. (1987) Hepatocellular carcinoma: Treatment with intraarterial iodized oil with and without chemotherapeutic agents. Radiology 162:345–351
21. Wegener M, Börsch G, Schmidt G (1987) Ultraschalltomographie der Leber: Kritische Wertung der Aussagekraft bei diffusen und fokalen Parenchymläsionen. Internist Welt 4:100
22. Zocholl G, Kuhn FP, Augustin N, Thelen M (1988) Diagnostische Aussagekraft von Sonographie und Computertomographie bei Lebermetastasen. Fortschr Röntgenstr 148:8–14

Nutzen und Gefahren bei der Chemoembolisation endokriner Tumoren

K.-H. Schultheis[1], C. Gebhardt[1], K. Schwemmle[2]

[1]Zentrum für Chirurgie, Städtisches Klinikum, Flurstraße 17,
  W-8500 Nürnberg 90, BRD
[2]Klinikum für Chirurgie, Justus-Liebig-Universität, Klinikstraße,
  W-6300 Gießen, BRD

Einleitung

Die biologische Natur der seltenen neuroendokrinen Tumoren zeichnet sich durch ein langsames Wachstum aus. In Abhängigkeit vom Primärtumor hat zum Zeitpunkt der Diagnose bereits häufig eine Metastasierung stattgefunden [22]. Bei Karzinoiden wird selbst noch in den Fällen einer diffusen Lebermetastasierung eine mediane Überlebenszeit von 3 Jahren bei einer 5-Jahresüberlebenszeit von 30% beschrieben [10]. Belästigt werden allerdings diese Patienten durch die Symptome dieser Tumoren. Neben den Beschwerden, die durch die Größe der immer gut vaskularisierten Metastasen auftreten, sind es besonders die klinischen Zeichen, die durch eine vermehrte Hormonausschüttung auftreten. Hierbei soll eine Abhängigkeit zwischen Tumorzellmasse und Intensität der Beschwerden bestehen [10]. Ziel aller therapeutischen Maßnahmen muß deswegen neben der Lebenszeitverlängerung die Lebensqualitätsverbesserung sein. Im Vordergrund steht hierbei die Resektionsbehandlung. Bei Inoperabilität konkurrieren derzeit verschiedenste palliative Therapiekonzepte [4, 5, 8, 10, 13, 15, 18, 20]. Den Nutzen und die Gefahren der Chemoembolisation (CHE) darzustellen, soll Aufgabe der vorliegenden Arbeit sein.

Krankengut und Methodik

Von September 1983 bis Oktober 1989 wurden am Zentrum für Chirurgie der Justus Liebig-Universität in Gießen sowie am Zentrum für Chirurgie des Städtischen Klinikums Nürnberg 12 Patienten wegen diffuser Lebermetastasierung eines Karzinoids (n = 11) bzw. Insulinoms (n = 1) 14mal chemoembolisiert (Tabellen 1–4). Indikationen für die CHE waren zum einen die therapeutisch nicht beeinflußbaren hormonell bedingten Nebenwirkungen, zum anderen die schmerzhaft vergrößerte Tumorleber (Tabelle 1). Bei 8 Patienten war eine andere palliative Therapie vorausgegangen (Tabelle 2). Die Chemoembolisation wurde bei 9 Patienten angiographisch, bei 3 Patienten nach einem erfolglosen Versuch operativ durchgeführt. Als Embolisationssubstanz kam eine im feuchten Milieu aushärtende Prolaminlösung zum Einsatz. Diese ermöglicht nach Glukosevorinjektion einen weit peripheren — im Idealfall kapillären — Ver-

Ch. Herfarth / P. Schlag (Hrsg.)
Neue Entwicklungen in der Therapie von Lebertumoren
© Springer-Verlag Berlin Heidelberg 1991

Tabelle 1. Patientenkasuistik (Primärtumor und Symptome)

Patient	Alter (J.)	Primärer Tumor	Symptome
B.H.	53	Kolonkarzinom	Schmerzen
O.H.	62	Karzinoid-?	Flush
P.M.	41	Dünndarmkarzinom	Flush
R.G.	55	Rektumkarzinom	Schmerzen
R.A.	57	Karzinoid-?	Flush
St.A.	62	Dünndarmkarzinom	Flush
St.M.	56	Rektumkarzinom	Flush
R.H.	62	Karzinoid-?	Schmerzen
B.H.	45	Kolonkarzinom	Schmerzen
P.L.	57	Dünndarmkarzinom	Flush/Diarrhoe
A.H.	53	Dünndarmkarzinom	Schmerzen
K.M.	58	Insulinom	Hypoglykämie

Table 2. Patientenkasuistik (Therapie vor Chemoembolisation und Dauer der Vortherapie)

Patient	Alter (J.)	Therapie v. CHE	Dauer in Monaten
B.H.	53	Interferon	12
O.H.	62	–	–
P.M.	41	isol. Lerberperf. + 4xi.a. TH.	5
R.G.	55	–	–
R.A.	57	system. Chemoth.	12
S.A.	62	i.a. Chemoth. mit Spherex	5
S.M.	56	Leberresektion	–
R.H.	62	–	–
B.I.	45	–	–
P.L.	57	Somatostatin	12
A.H.	53	Interferon	6
K.M.	58	system. u. i.a. Chemoth.	2

schluß [6, 16, 19]. Als Zytostatika wurden auf Grund von Sensitivitätstestungen (Dr. Link, Ulm – früher Justus Liebig-Universität Gießen) [11, 12] Adriamycin, Cisplatin und Mitomycin C[1] in pulverisierter Form zugemischt. Von dem Prolaminzytostatikumgemisch wurden etwa 2−3 ml in die Leberarterie nach Abgang der A. gastroduodenalis injiziert. Bei einem Patienten (P.L.) wurde lediglich die rechte A. hepatica okkludiert. Bei allen Patienten wurde

---

[1] Eine Spritze (7,5 ml) Prolamin + 50 mg Adriamycin − 50 mg CispPlatin − 40 mg Mitomycin C + Prolamin = Ethibloc (Hersteller Fa. Ethicon, Hamburg/Norderstedt).

Tabelle 3. Patientenkasuistik (Therapie nach Chemoembolisation mit Überlebenszeit nach Chemoembolisation und Gesamtüberlebenszeit)

Pat.	Alter	Therapie n. CHE	ÜZ n. CHE	Gesamt ÜZ i. Mon.
B.H.	53	Interferon	11	50
O.H.	62	10mal i.a. Chemotherapie	48	48
P.M.	41	CHE	11	23
R.G.	55	6mal i.a. Chemotherapie	14	14
R.A.	57	–	12	24
S.A.	62	4mal i.a. Chemotherapie	38	43
S.M.	56	9mal i.a. Chemotherapie	32	32
R.H.	62	–	32	5
B.H.	45	–	12	12
P.L.	57	–	24	50[a]
A.H.	53	Interferon	20	29[a]
K.M.	58	CHE	8	9[b]

[a] Pat. lebt.
[b] Pat. an einer Kleinhirnnekrose verstorben.

Tabelle 4. Patientenkasuistik: Symptome vor Therapie mit Therapieeffekt und Nebenwirkungen

Pat.	Alter (J.)	Symptome	Therapieeffekt	Nebenwirkungen
B.H.	53	Schmerzen	+	+
O.H.	62	Flush	+ +	+
P.M.	41	Flush	+ +	+
R.G.	55	Schmerzen	+	+
R.A.	57	Flush	+ +	+
S.A.	62	Flush	+ +	+
S.M.	56	Flush	+ +	+
R.H.	62	Schmerzen	+	+
B.H.	45	Schmerzen	–	+
P.L.	57	Flush/Diarrhoe	+ +	+
A.H.	53	Schmerzen	+	+ +
K.M.	58	Hypoglykämien	+ +	+

Therapieeffekt: + Beseitigung der Schmerzsymptomatik / + + Beseitigung der endokrinen Symptomatik. Nebenwirkungen: + geringe Symptomatik / + + stark ausgeprägte Schmerzsymptomatik unter der Embolisation.

zur Schmerzausschaltung eine Periduralanästhesie und zur Infektionsprophylaxe eine Antibiose durchgeführt. Als Hypoxieschutz für die gesunde Leberzelle wurde den Patienten kurz vor der CHE 1 g Hydrokortison verabreicht. Die Beschwerden in der Postembolisationsphase wurden bei Bedarf symptomatisch mit Analgetika, Antipyretika und Antiemetika behandelt.

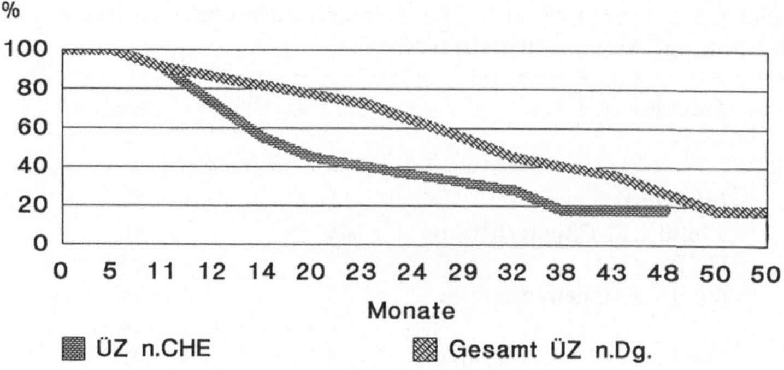

Abb. 1. Überlebenszeit nach Chemoembolisation von Karzinoidmetastasen

Ergebnisse

Mitte Oktober 1989 haben wir unser Patientenkollektiv ausgewertet. Kein Patient war an den Folgen der CHE verstorben. Alle Patienten waren initial durch Schmerzen, Temperaturerhöhung und passagere Übelkeit belästigt. Unter der CHE beobachteten wir immer massive Flushsymptome, die jedoch keiner zusätzlichen Therapie bedurften. Der durch einen Hyperinsulinismus bedingten Hypoglykämie (Pat. K.M.) konnte durch Glucoseinfusion entgegengewirkt werden.

Laborchemisch fiel eine reversible Leukozytose aus Transaminasenerhöhung auf. Die Gerinnungsparameter blieben unauffällig. Eine Bauchdeckenabszedierung nach operativer CHE mußte drainiert werden.

Nach CHE war es bei 11 Patienten auf Grund computertomographisch nachweisbarer Nekrosen zu Besserung der Oberbauchschmerzen (+) bzw. Sistieren der hormonell bedingten Symptome (+ +) gekommen (Tabelle 4), wobei 2 Patienten wegen erneut auftretender hormonell bedingter Symptome bei Rekanalisation der Arterie 2mal chemoembolisiert wurden.

Zum Auswertungszeitpunkt lebten 2 Patienten 24 und 20 Monate nach CHE bzw. 29 und 50 Monate nach Therapiebeginn in einem nach ihren eigenen Angaben befriedigenden Allgemeinzustand (Tabelle 3). Dem Patienten P.L. wurde bei Progression seiner im linken Leberlappen lokalisierten nichtchemoembolisierten Metastasen und Auftreten leichter Flushsymptome zunächst eine Somatostatintherapie empfohlen.

Eine Patientin (K.M.) starb an den Folgen einer embolisch bedingten Kleinhirnnekrose 9 Monate nach CHE. Zum Todeszeitpunkt hatte sie bei leicht erhöhten Seruminsulinspiegeln keine Symptome. Die übrigen Patienten verstarben an der Tumorprogression.

Die mediane Überlebenszeit aller Patienten beträgt 16,5 Monate. Die Gesamtüberlebenszeit nach Diagnose bzw. Therapiebeginn 30 Monate (Abb. 1).

Diskussion

Die physiologische Tatsache, daß die Leber über ein doppeltes Blutversorgungssystem verfügt und bei eingetretener Tumormanifestation die A. hepatica im wesentlichen zunächst die Tumoren versorgt [1, 2, 3] ermöglicht das Konzept der Chemoembolisation. Hierbei wird das Tumorgefäßbett mit einer Embolisationssubstanz verschlossen. Gleichzeitig werden zuvor beigemischte Zytostatika protrahiert freigesetzt. Substratzufuhrunterbrechung, Hypoxie und gleichzeitig hohe lokale Zytostatikakonzentration bewirken eine ausgedehnte Tumornekrotisierung und somit eine ausgedehnte Tumormassenverkleinerung [19]. Dieser therapeutische Effekt ist Ursache der Verringerung der Beschwerdesymptomatik zum einen durch Verkleinerung der schmerzhaft vergrößerten Tumorleber, zum anderen durch Reduktion der hormonproduzierenden Zellen.

Als Komplikationen dieser palliativen Therapie treten neben den als Postembolisationssyndrom bezeichneten allgemeinen Nebenwirkungen (Tabelle 5), Folgen der massiven Hormonfreisetzung (Tabelle 6) durch Nekrose der Tumorzelle, auf. Während die allgemeinen Nebenwirkungen symptomatisch therapiert bzw. präventiv behandelt werden, bietet sich bei den hormonell bedingten Nebenwirkungen die s.c. Injektion von Somatostatin vor der CHE an. Im Falle einer hormonell bedingten Krise soll die i.v. Gabe von Somatostatin erfolgreich sein [9]. Wahrscheinlich wird jedoch der Verlauf derartiger schwerer Krisen schicksalhaft unbeeinflußbar sein. So beobachtete Klapdor [7] trotz der Gabe von Methysergid, Cyproheptadin und Somatostatin massive Gefäßspasmen unter der Embolisation, die auch durch i.v. Gabe von Somatostatin nicht zu beeinflussen waren und letztlich für den Tod der Patienten verantwortlich waren [8, 18]. Auch wir sahen unter der CHE diese ausgeprägten Hormonausschüttungen mit Flushsymptomen, ohne jedoch derartig schwere Komplikationen zu beobachten. Es empfiehlt sich u. E. deswegen bei ausgedehnten hormonell aktiven Tumoren neben der Somatostatingabe die schrittweise Ablation

Tabelle 5. Komplikationen nach Chemoembolisation, deren Prävention und Therapie (embolisationsspezifische Komplikationen)

Komplikationen	Prävention	Therapie
Schmerzen	Periduralanästhesie (mit Opiaten!)	
	Vollnarkose	Analgetika
Übelkeit (Erbrechen)		Metoclopramid
Temperaturerhöhung	Antibiotika	(Antipyretika)
(Abszeßformation)		Drainage
Subileus	Sympatholyse über	Periduralkatheter
		Laxanzien, Neostigmin
Leberversagen	Kortison	
(„Hepatorenales Syndrom"	mehrzeitige CHE	
Laborchem. Veränderungen)	forcierte Diurese	
	–	–

Tabelle 6. Komplikationen nach Chemoembolisation und deren Therapie (hormonell bedingte Nebenwirkungen)

Hormon	Komplikation	Antagonisten
Gastrin	Ulzera	Somatostatin
		H_2-Blocker, Antazida, Diazoxid
Insulin	Hypoglykämie	Somatostatin
		Glukoseinfusion
Serotonin	„Flush"-Symptome	Somatostatin
	Bronchovasokonstriktion	Cyproheptadin, Methysergid
Histamin	Bronchokonstriktion	Chlorpromazin
	Vasodilatation, Hypotension	Cyproheptadin
Kinine	„Flush"-Symptome, Tachykardie	Aprontinin, β-Blocker
	Bronchokonstriktion	Chlorpromazin
Substanz „P"	Vasodilatation, Hypotension	α-Mimetika

Prävention − Somatostatin 250 − 500 mcg s. c. vor CHE H_2-Blocker.
Therapie − Somatostatin 150 − 500 mcg i. v.

durch zeitlich fraktionierte selektive Chemoembolisationen. Hierbei wird man bereits nach Tumorreduktion eine Besserung der Beschwerdesymptomatik beobachten können. So sahen wir bei einem Patienten (P. L.) mit diffuser Karzinoidmetastasierung der Leber bereits ein völliges Sistieren der Beschwerdesymptomatik nach CHE der die Haupttumormasse versorgenden rechten Leberarterie. Bei jetzt erneut auftretenden leichten Symptomen und deutlicher Progredienz der Metastasen im linken Leberlappen haben wir dem Patient jedoch zunächst eine Somatostatintherapie empfohlen. Erst bei Ineffizienz ist die erneute CHE geplant, da wir der Meinung sind, daß wegen der oben beschriebenen Nebenwirkungen derzeit zunächst andere nebenwirkungsärmere palliative Therapiekonzepte [5, 8, 9, 14, 21] zum Einsatz kommen sollten. Hierbei muß die in der Literatur beschriebene intermittierende Dearterilisation [14] auf Grund der gleichen zu erwartenden Nebenwirkungen − mit dem Nachteil des aufwendigeren operativen Aufwandes − wie die CHE eingestuft werden. Gerade auch die Tatsache, daß bei Revaskularisation mit erneuten Symptomen zu rechnen ist [4, 15, 18], läßt uns deswegen die permanente Embolisation befürworten. Die zusätzlich lediglich regional wirkenden Zytostatika führen zur Wirkungsverstärkung und präferieren die Chemoembolisation. Letztlich müßte jedoch ihr Stellenwert im Vergleich zu den anderen palliativen − enorm kostenintensiven − Therapieverfahren in einer prospektiven Studie abgeklärt werden.

Literatur

1. Ackerman NB (1974) The blood supply of experimental liver metastases. Changes in vascularity with increasing tumor growth. Surgery 75:589 − 596

2. Bassermann R (1984) Angiogenese und Vaskularisation in Metastasen. Verh Dtsch Ges Pathol 67:1–16
3. Breedis C, Young G (1954) The blood supply of neoplasms in the liver. Am J Path 30:969–985
4. Carrasco H, Pichmang V, Wallace S (1983) Apudomas metastatic to the liver: Treatment by hepatic artery embolization. Radiologie 149:79–83
5. Doberauer C, Niederle N, Kloke O, Kurschel E, Schmidt CG (1987) Zur Behandlung des metastasierten Karzinoids von Ileum und Caecum mit rekombinanten Interferon alpha-2b. Onkologie 10:340–344
6. Kaufmann GW, Wenz W, Rohrbach R, Richter R, Rassweiler J, Strecker EP (1981) Renal embolization: Indications and material. Ann Radiol 24:386–389
7. Klapdor R (1985) Persönliche Mitteilungen
8. Kvols LK (1989) Therapy of malignant carcinoid syndrom and metastatic islet cell carcinoma. In: O'Dorisio TM (ed) Sandostatin in the treatment of GEP endocrine tumors. Springer, Berlin Heidelberg New York Tokyo
9. Kvols KL, Buck M (1987) Chemotherapy of endocrine malignancies: A review. Semin Oncol 14(3):343–353
10. Moertel CG (1987) An Odyssey in the land of small tumors. J Clin Oncol 5(10):1503–1522
11. Link KH, Aigner KR, Kühn W, Roetering N, Schwemmle K (1985) Chemosensitivitätsbestimmung in vitro bei regionaler Chemotherapie von Lebertumoren. Tumor Diagn Ther 6:238–243
12. Link KH (1989) Persönliche Mitteilungen
13. Meves M, Abdelhamid S, Wollenweber J (1982) Die Embolisation der A. hepatica zur Behandlung des Karzinoid-Syndroms. Z Gastroenterol 20:438–447
14. Oeberg K, Norheim I (1986) Treatment of malignant carcinoid tumors with human leukocyte interferon: Long-term results. Cancer Treat Rep 70(11):1297–1304
15. Persson BG, Nobin A, Ahren B, Jeppson B, Mansson B, Bengmark S (1989) Repeated hepatic ischemia as treatment for carcinoid liver metastases. World J Surg 13:307–312
16. Richter G, Rohrbach R, Kauffmann GW, Rassweiler J (1981) Verschluß des gesamten arteriellen Gefäßsystems experimentell erzeugter Nierentumoren. Fortschr Röntgenstr 135:85–97
17. Schrumpf E, Hanssen LE, Dolva LO, Kolbenstvedt AN, Tausjo J (1988) The effect of hepatic embolization and or interferon in the treatment of malignant carcinoid in the liver. J Hepatol 7 (Suppl 1):175
18. Schultheis KH, Klapdor R, Bleyl H et al. (1986) Die Behandlung von inoperablen Lebermetastasen hormonproduzierender Tumoren durch Embolisation bzw. Chemoembolisation der Arteria hepatica. In: Rothmund M, Kümmerle F (Hrsg) Chirurgie endokriner Organe. Urban Schwarzenberg, München
19. Schultheis K-H, Pliess M, Gentsch H-H, Bödeker H, Gebhardt C, Schwemmle K (1989) Chemoembolization of liver tumors. In: Beger HG, Büchler M, Reisfeld RA, Schulz G (eds) Cancer therapy. Springer, Berlin Heidelberg New York Tokyo
20. Schuster R, Romatowski HJ von, Kreutzfeld W, Stöckmann F (1983) Transluminale Occlusionsbehandlung von Lebermetastasen hormonbildender Geschwülste. Röntgenpraxis 36:386
21. Stöckmann F, Bartsch HH, Arnold R, Creutzfeld W (1988) Phase II trial of recombinant interferon-alpha 2c in patients with metastatic carcinoid tumors. J Cancer Res Clin Oncol 114:146
22. Stöckmann F, Creutzfeld W (1988) Behandlung gastrointestinaler neuroendokriner Tumoren mit dem Somatostatin-Analog Octreotide (Sandostatin). Z Gastroenterol 26:665–675

Regionale Therapie
über implantierte Kathetersysteme

Regionale Therapie bei hepatozellulärem Karzinom

J. Lange und J. R. Siewert

Chirurgische Klinik und Poliklinik, TUM, Klinikum rechts der Isar,
Ismaninger-Straße 22, W-8000 München 80, BRD

Einleitung

Das hepatozelluläre Karzinom stellt weltweit einen der häufigsten soliden Tumoren dar. Die Inzidenz ist bekanntermaßen in Westafrika und Südostasien am höchsten. In Westeuropa macht es etwa 1% [16] der malignen Erkrankungen aus, nimmt jedoch in den letzten Jahren an Häufigkeit zu. In einem großen Prozentsatz ist der Tumor mit einer chronischen Lebererkrankung assoziiert. So findet sich bei 60–80% der Patienten mit HCC eine Leberzirrhose bzw. 30–60% haben eine Hepatitis-B-Infektion durchgemacht [33]. Trotz dieser Inzidenz, 250000 bis 1 Million sterben weltweit jährlich daran, ist die Prognose schlecht, eine Therapie der Wahl existiert nicht. Die mediane Überlebensrate nach Beginn der klinischen Symptomatik beträgt 3–7 Monate [6, 18, 45]. Entscheidender als die Therapie scheinen bestimmte Prognosefaktoren wie Performance-Status, Ikterus, Geschlecht, histologischer Typ oder Differenzierungsgrad zu sein [20]. Diese Faktoren müssen bei der Wertung dieser Therapie unbedingt mitberücksichtigt werden.

Die einzige Therapie mit kurativem Ansatz ist die Chirurgie. Die 5-Jahresüberlebensrate nach radikaler Resektion liegt immerhin bei 20–30% [22, 35]. Allerdings ist nur bei einem geringen Teil der Patienten die Indikation dafür gegeben. Entweder ist der Leberbefall zu ausgedehnt oder es findet sich ein Einbruch in die Pfortader, extrahepatische Metastasen bzw. die Leberfunktion ist so schlecht, daß das Operationsrisiko zu groß ist. Aus diesen Gründen können bei uns in einem nichtselektionierten Krankengut nur etwa 10% der hepatozellulären Karzinome reseziert werden. Ganz anders in Japan, wo durch geeignete Screening-Maßnahmen auch kleine asymptomatische Tumoren entdeckt werden. Hier liegt die Resektionsrate derzeit bei 40% [50]. Daraus folgt: Knapp 90% der Patienten mit einem HCC müssen in Westeuropa einem anderen Therapieschema zugeführt werden.

Trotz der Häufigkeit und der hohen Letalität des HCC gibt es nur wenige prospektive kontrollierte Studien mit klar definierten Responsekriterien und Unterscheidung nach Prognosefaktoren. Häufig wurde nur die Ansprechrate als Beurteilungsparameter herangezogen oder bei der Überlebenszeit zwischen Respondern und Non-Respondern unterschieden. Die Responserate wurde nur selten entsprechend den WHO-Kriterien angewandt. Häufig wurde bereits ein

Ch. Herfarth/P. Schlag (Hrsg.)
Neue Entwicklungen in der Therapie von Lebertumoren
© Springer-Verlag Berlin Heidelberg 1991

Abfall des Alpha-Fetoproteins oder eine Besserung der Leberfunktionsparameter als Response gewertet. Studien mit klar definierten Kriterien weisen meist nur kleine Patientenkollektive auf. Im folgenden sollen daher weitgehend nur Studien mit annähernd ausreichender Patientenzahl und Responsekriterien entsprechend den Richtlinien der WHO berücksichtigt werden.

Systemische Chemotherapie

Zur palliativen Therapie inoperabler primärer Lebertumoren wurde die systemische Chemotherapie in einer Vielzahl von Modifikationen eingesetzt, als Monotherapie oder auch als Kombinationstherapie. Wie bei allen Adenokarzinomen des Gastrointestinaltraktes wurde zunächst in erster Linie 5-FU verwandt. So berichteten Brennan et al. als eine der ersten darüber, allerdings mit einer Responserate von nur 10% [10]. Andere Autoren, so auch die Eastern-Cooperative Oncology Group (ECOG), fanden in einer kontrollierten Studie überhaupt keinen objektiven Responder auf 5-FU [19]. Auch mit dem evtl. potenteren Desoxyfluorouridin (5-FUDR) konnten bei systemischer Applikation keine besseren Ergebnisse erzielt werden; partiell Remissionen von 6%, mediane Überlebenszeit von 4 Monaten.

Das Zytostatikum der Wahl zur systemischen Therapie des HCC war und ist auch derzeit noch das Antrazyklinderivat Doxorubicin (Adriamycin). Die Anwendung geht zurück auf Olweny et al. [40], die 1975 bei einem kleinen Patientengut eine extrem hohe Ansprechrate beschrieben (11 von 14 Patienten). Dieses spektakuläre Ergebnis konnte allerdings von niemandem nachvollzogen werden, und auch der Autor selbst korrigierte sich später mit weit niedrigeren Responseraten. Die Ansprechraten der meisten Studien variieren zwischen 0 und 34% und liegen im Mittel bei etwa 20% [13, 31, 48]. In der ECOG-Studie (EST 2273) mit dem größten und am besten definiertesten Krankengut, fanden sich bei 146 Patienten 16 Responder, mit einer medianen Überlebenszeit von 12 Wochen [20]. Hierbei ist zu berücksichtigen, daß die systemische Therapie mit Adriamycin in vielen Fällen mit ganz erheblichen Nebenwirkungen wie Myelosuppression, Sepsis und Kardiotoxizität einherging, was zu therapiebedingten Todesfällen führte.

Auch die Kombinationstherapien mit den verschiedensten Zytostatika, sei es auf 5-FU-Basis oder Adriamycinbasis, brachten keine besseren Ergebnisse [8, 20, 21]. In den größeren randomisierten Studien fand sich keine Überlegenheit der Kombinationstherapie gegenüber der Monotherapie, weder hinsichtlich Responserate noch medianer Überlebenszeit, die bei ca. 20% bzw. 8−12 Wochen lag. In mehreren Studien ging die Kombinationschemotherapie allerdings mit einer deutlich höheren Toxizität einher.

Regionale Chemotherapie

Da die systemische Chemotherapie nur wenig wirksam bei erheblicher Toxizität ist, erscheint es sinnvoll, gezielt das tumortragende Organ, die Leber, zu therapieren, – um so mehr, da die meisten Patienten nicht an den Folgen einer Fernmetastasierung, sondern am Leberversagen und den daraus resultierenden Komplikationen versterben. Gerade die Leber bietet sich für eine regionale Therapie an, da sie eine anatomisch vorgegebene und kanülierbare Gefäßversorgung über A. hepatica und V. portae aufweist. Die Blutversorgung primärer Lebertumoren ist im Gegensatz zum normalen Lebergewebe vorwiegend arteriell, so daß sich die regionale intraarterielle Chemotherapie über die A. hepatica anbietet. Ziel der intraarteriellen Chemotherapie ist es, eine maximale Zytostatikakonzentration am Tumor zu erzielen, bei minimalen systemischen Nebenwirkungen. Daher eignen sich dafür insbesondere Zytostatika mit einem hohen sog. „first-pass-effect", einer hohen Ganzkörperclearance und einer möglichst steilen Dosis-Wirkungskurve. Ideale Voraussetzungen sind gegeben, wenn der Blutfluß durch die Leber verlangsamt werden kann – ein Prinzip, das bei der Chemoembolisation zum Tragen kommt. Ausschlußkriterien für eine regionale Chemotherapie sind Resektabilität des Tumors, Tumorvolumen mehr als 75% des Lebervolumens, stärker eingeschränkte Leberfunktion, extrahepatische Metastasierung und geschätzte Lebenserwartung von weniger als 6 Wochen. Daraus geht hervor, daß für die regionale Chemotherapie nur ein positiv selektioniertes Patientengut in Frage kommt. Die Ergebnisse der regionalen Chemotherapie wurden in neuerer Zeit deutlich besser, da die Komplikationsrate der intraarteriellen Katheter mit implantierbaren Ports und Pumpen niedriger liegt als bei den perkutan gelegten Kathetern.

Aufgrund des hohen „first-pass-effects" bei der Passage der Leber bieten sich die Fluorouridine für die intraarterielle Chemotherapie geradezu an. So wird 5-FU in bis zu 60% in der Leber extrahiert, FUDR in noch höherem Ausmaß mit über 90% [25]. Bei der regionalen Chemotherapie mit Fluorouridinen zeigt sich, daß zwar hohe Responseraten mit über 50% erzielt werden konnten, die mediane Überlebenszeit im Mittel jedoch 7 Monate nicht übersteigt, letztendlich kein wesentlich besseres Ergebnis als bei Spontanverlauf oder systemischer Therapie bei einem noch dazu positiv selektionierten Krankengut.

Ähnlich sieht es bei der regionalen Chemotherapie mit Doxorubicin aus. Bei der ersten Leberpassage werden immerhin 45–55% des Zytostatikums extrahiert, so daß die systemischen Nebenwirkungen im Grunde geringer sein sollten, da das Zytostatikum weitgehend in der Leber metabolisiert und über die Galle ausgeschieden wird. Trotzdem werden von allen Autoren Myelosuppression sowie gastrointestinale Nebenwirkungen beschrieben. Möglicherweise wirken sich erst die Abbauprodukte des Doxorubicins systemisch toxisch aus.

Balch u. Urist [5] berichteten bei der intraarteriellen Anwendung von Doxorubicin bei 13 Patienten über eine Responserate von 43% und eine mediane Überlebenszeit von 20 Monaten. Ähnliche Responseraten von 50% und mehr wurden auch von Bern et al. [7] und Olweny et al. [39] mit Adramiycin berichtet, jedoch ohne Verlängerung der Überlebenszeit. Dies zeigt sich auch bei Doci et al. [15] mit Ansprechraten von 42% und einer medianen Überlebenszeit von 9 Monaten bei den Nichtzirrhotikern bzw. von nur 3,5 Monaten bei den Zirrhotikern.

Von Epirubicin, einem neuen Isomer des Doxorubicins, erwartete man sich bei gleicher oder größerer Wirksamkeit geringere Nebenwirkungen, insbesondere hinsichtlich der Kardiotoxizität. Diese Erwartungen konnten allerdings von Nagasue et al. [34] nicht bestätigt werden. Die (CR+PR) betrug 28,6% (6 von 21 Patienten), die mediane Überlebenszeit nur 9 Monate. Eine Myelosuppression fand sich bei 44%, gastrointestinale Nebenwirkungen bei 48%.

Ähnliche Erwartungen wie an das Epirubicin wurden an das Mitoxantron geknüpft, d. h. gleiche Wirksamkeit bei niedrigerer Toxizität und daher die Möglichkeit einer höheren Dosierung. So wurde Mitoxantron in mehreren Phase-II-Studien beim hepatozellulären Karzinom intraarteriell angewandt. Die Responseraten waren allerdings enttäuschend. Sie lagen zwischen 6 und maximal 27%, bei einer medianen Überlebenszeit von 27 Wochen [49].

Als weitere Monotherapie zur intraarteriellen Therapie kam auch Cisplatin [46] zur Anwendung. Auch damit zeigten sich enttäuschende Ergebnisse: Responseraten niedriger als bei systemischer Applikation von 5 – 16%, bei gleicher Toxizität. So sehen Campbell et al. [11] höchstens einen geringen pharmakologischen Vorteil bei der intraarteriellen Anwendung, jedoch keinen klinischen.

Ebenso wie bei der intravenösen Therapie wurde auch bei der intraarteriellen Applikation von verschiedenen Autoren eine Kombinationschemotherapie angewandt. Ein Vergleich dieser Studien ist noch schwerer als bei der Monotherapie, da die Eingangs- und Responsekriterien verschieden sind, ebenso wie die Zytostatika und die Dosierungen. In keinem Fall handelt es sich um eine prospektive Studie. Die Responseraten variieren zwischen 12,5 und 70%. Das größte und am besten definierteste Krankengut stammt von Patt et al. [41]. Allerdings handelt es sich auch hierbei nur um eine retrospektive Studie. Die Ansprechrate der intraarteriellen Gruppe beträgt zwar 70%, 15 von 28 Patienten wurden allerdings zusätzlich noch chemoembolisiert, ein Teil war schon vorbehandelt, so daß auch hier keine klare Aussage zur Wirksamkeit der regionalen Chemotherapie zu machen ist. Hinzu kommt, daß die mediane Überlebensrate des Gesamtkollektivs letztendlich doch nur 9 Monate betrug. Auch die Nebenwirkungen waren nicht unerheblich.

Der wesentliche Vorteil der intraarteriellen Chemotherapie, d. h. hohe Extraktion des Zytostatikums bei der ersten Passage durch die Leber und somit geringe systemische Nebenwirkungen, ist nur bei 5-FU oder FUDR gegeben. Dafür ist die Wirksamkeit der Fluorouridine beim hepatozellulärem Karzinom gering. Bei allen anderen Zytostatika oder auch deren Kombinationstherapie finden wir eine ganz erhebliche Toxizität. Betrachtet man die Gesamtüberlebenszeit und greift nicht eine selektionierte Gruppe wie die Responder heraus, dann zeigt sich, daß zwar die Ansprechrate der intraarteriellen Therapie weit höher ist mit bis zu 70% als bei systemischer Anwendung, die mediane Überlebenszeit jedoch maximal 9 Monate beträgt und somit nicht überzeugend ist. Hinzu kommt, daß die intraarterielle Therapie in aller Regel nur bei einem positiv selektionierten Krankengut zur Anwendung kam, während die intravenöse Therapie meist die letzte palliative Maßnahme darstellt. Darüber hinaus ist zu bedenken, daß die technischen Komplikationen der intraarteriellen Therapie bei der Auswertung des Krankengutes meist nicht berücksichtigt werden, bzw.

Patienten bei denen die Therapie aufgrund dieser Komplikationen abgebrochen werden mußte, oft ausgeschlossen wurden. Bei kritischer Wertung der vorliegenden Ergebnisse ergibt sich daher keine gesicherte Überlegenheit der lokoregionalen intraarteriellen Applikation gegenüber der intravenösen oder symptomatischen Therapie. Gefordert werden müßte eine randomisierte Studie, bei der intraarterielle und intravenöse Therapie gegenüber einem unbehandelten Kontrollarm verglichen werden und bei der eine Stratifikation nach den bekannten Prognosefaktoren erfolgt.

Unterbrechung der Blutzufuhr

Aufgrund der überwiegend arteriellen Versorgung des HCC lag die Idee nahe, Tumornekrosen bzw. Remissionen durch Unterbrechung der Blutzufuhr über die A. hepatica zu erzielen. Es kamen die verschiedensten Therapieverfahren zur Anwendung:

a) Ligatur der A. hepatica mit und ohne zusätzliche Chemotherapie;
b) Embolisation der A. hepatica oder der tumorversorgenden Gefäße durch Durapartikel, Gelatineschwämme, Ivalonschwämme, Ethibloc und ähnliches mit und ohne Chemotherapie;
c) intermittierende Blockade des arteriellen Zuflußes durch peri- und intravaskuläre Ballonkatheter, Mikrosphären, Kombination mit Chemotherapie;
d) Anwendung von Lipiodol mit und ohne Chemotherapie zur selektiven Tumorembolisation.

Mit der Grundidee, das versorgende Gefäß zu blockieren, beabsichtigt man neben der Tumorischämie bei der Kombination mit Zytostatika den Blutfluß zumindest zu verlangsamen und dadurch das Zytostatikum länger am Tumor zu halten, also den „first-pass-effect" auf diese Weise zu verstärken.

Ligatur der A. hepatica

Die dazu vorliegenden Daten sind nur schwer auszuwerten, da es sich meist um ein sehr inhomogenes Krankengut handelt, d. h. Lebermetastasen, hepatozelluläre Karzinome oder sonstige Lebertumoren. Einige Autoren führten nur eine Ligatur der A. hepatica bzw. der tumorversorgenden Gefäße durch [1, 3, 36]. Andere nehmen eine komplette Desarterialisation vor, bei der die Leber völlig isoliert wird, indem neben der A. hepatica alle zuführenden Kollateralen ligiert werden [2, 4, 34]. Da zusätzlich von den meisten Autoren auch noch Zytostatika wie Mitomycin [36, 47], Adriamycin [26, 34, 36] oder 5-FU [1] appliziert wurden, sind die einzelnen Serien so inhomogen, daß ein Vergleich nicht möglich ist. Die medianen Überlebensraten schwanken zwischen 5 und 12,8 Monaten. Die Toxizität war ganz erheblich, es trat in erster Linie ein akutes Leberversagen auf, das in einigen Fällen zum Tode führte. Weitere Komplikationen sind hepatorenales Syndrom, gastrointestinale Blutung, Lungenödem sowie Peritonitis. Ein akuter Leberausfall zeigte sich insbesondere dann, wenn die Pfortader verschlossen war. So sehen die meisten Autoren als Kontraindikation der Hepatikaligatur einen kompletten Pfortaderverschluß an, schlechte Leberfunktionstests und ausgeprägten Aszites. Auch bei extrahepatischer Metastasierung ist eine Ligatur der A. hepatica nicht mehr sinnvoll. Die Problematik der A. hepatica-Ligatur liegt darin, daß es bereits nach kurzer Zeit zur Ausbildung eines tumorversorgenden Kollateralkreislaufes kommt, auch nach kompletter Desarterialisation [44]. In Tierversuchen ließ sich zeigen, daß sich die Kollateralen bereits nach einer Woche bilden, ausgehend von der A. gastroduodenalis, gastrica sinistra oder Milzarterie.

Chemoembolisation

Ein weit weniger invasives Verfahren, das auf der gleichen Theorie wie die Arterienligatur beruht, ist die Embolisation der zentralen oder peripheren Leberarterien in Seldinger-Technik. Die Embolisation wird immer in Kombination mit Zytostatika durchgeführt, wobei am häufigsten wiederum Adriamycin, Mitomycin C und Fluorouridine verwandt wurden. Zur Embolisation wurden verschiedene Partikel verwandt wie Gelfoam, Ivalonschwämme oder auch Durapartikel. Einer der Vorreiter dieser Therapie ist Yamada [51], der 1978 damit begann. Er mischte Gelfoam mit Mitomycin C oder Adriamycin und erreichte damit bei 120 Patienten eine mediane Überlebensrate von 11 Monaten. Andere Autoren erzielten ähnliche Ergebnisse mit Ivalonschwämmen in Kombination mit FUDR, Adriamycin oder Mitomycin C [41]. Hirai et al. [24] konnten am großen Krankengut der Kurume-Universität zeigen, daß mit der Chemoembolisation durch Gelfoam und Mitomycin C oder Adriamycin 3-Jahresüberlebensraten von 21,9% erzielt werden können, die deutlich besser sind als nach intraarterieller Chemotherapie. Die Prognose hängt jedoch ganz entscheidend von der Leberfunktion bzw. einem eventuellen Tumoreinbruch in die Pfortader ab, was auch andere Untersucher bestätigen [20].

Ebenso wie die Ligatur der A. hepatica ist die Chemoembolisation nicht ohne Komplikationen, insbesondere wenn sie bei einer vorgeschädigten Leber angewandt wird. So hatte Yamada bei 120 Patienten 5 therapiebedingte Todesfälle durch Leberversagen. Daher müssen Leberfunktion und Pfortaderdurchgängigkeit nicht nur auf Grund der Prognose, sondern auch wegen der Toxizität bei der Indikationsstellung mitberücksichtigt werden.

Intermittierende Okklusionen

Um das bei der Hepatikaligatur nachgewiesene sich bildende Kollateralsystem zu verhindern, wird durch verschiedene Methoden der Blutfluß nur temporär unterbrochen, um einerseits eine zeitlimitierte Tumorischämie zu erreichen und um die Kontaktzeit des beigemengten Zytostatikums zu verlängern. Dadurch wird die Extraktion des Zytostatikums in der Leber erhöht und der systemische Spiegel reduziert.

Hierzu gibt es Arbeiten, die den Blutfluß über externe oder interne Ballon-katheter intermitterend unterbrechen [4, 17]. Auf diese Weise konnten mediane Überlebenszeiten von bis zu 14 Monaten erzielt werden. Ein wesentlich eleganteres Verfahren stellt der Einsatz von Stärke-Mikrosphären dar, die zu einer vorübergehenden Tumorischämie von 30–90 min im arteriellen Bereich führen [14]. Diese Mikrosphären werden ebenfalls mit Zytostatika wie Mitomycin C [14] oder Aclarubicin [27] gemischt. Es ließen sich bei diesem Verfahren zwar erhöhte Zytostatikakonzentrationen im Tumor bei niedrigeren systemischen Spiegeln nachweisen [26], die mediane Überlebensrate lag dennoch deutlich unter einem Jahr.

Lipiodolisation

Die derzeit wohl aktuellste Methode zur regionalen Behandlung des hepatozellulären Karzinoms ist die sog. Lipiodolisation. Das Verfahren, das bisher überwiegend in Japan propagiert wird, kommt in letzter Zeit jedoch auch in Deutschland zur Anwendung. Hierbei wird Lipiodol als Trägersubstanz verwandt. Lipiodol ist ein jodierter Fettsäureester, der im Rahmen der Diagnostik zur Lymphographie schon lange bekannt ist. Die Besonderheit des Lipiodols liegt darin, daß es sich, intraarteriell über die A. hepatica appliziert, selektiv in Lebertumoren ablagert [28] und im Mittel dort über 3 Monate nachweisbar ist, während es aus dem normalen Lebergewebe innerhalb weniger Tage eliminiert wird. Diese Eigenart des Lipiodols ist bisher nicht völlig geklärt, jedoch gibt es folgende Theorien: Tumorgefäße haben bekannterweise eine andere Gefäßarchitektur als Normalgefäße. Insbesondere fehlt ihnen die Muskelschicht, so daß sie sich nicht kontrahieren können. Die Folge ist ein deutlich verlangsamter Blutfluß. Lipiodol bleibt daher aufgrund seiner erhöhten Viskosität in den Tumorkapillaren hängen, während es im Normalgewebe durch den Blutstrom ausgewaschen wird. Die vermehrte Anreicherung im extrakapillaren Raum führt man auf eine erhöhte Permeabilität der Tumorkapillaren zurück sowie auf eine schlechtere venöse Drainage des Tumors und das Fehlen von Repair-Mechanismen, z. B. eines retikuloendothelialen Systems. Die Tumorselektivität von Lipiodol ist so hoch, daß sich dadurch Tumoren von 3 mm Größe kontrastieren lassen, die dann im CT nachgewiesen werden können. Daß durch Lipiodol Zytostatika selektiv im Tumor angereichert werden, konnten Kanematsu et al. [27] an hepatozellulären Karzinomen zeigen, die zunächst mit Lipiodol behandelt und anschließend reseziert worden waren. Bei der Lipiodolisation mit Adriamycin fanden sich im Tumor 13,2±18,2 µg Adriamycin/g Tumorgewebe, im normalen Leberparenchym dagegen nur 1,4±2,0 µg/g Gewebe.

Das Lipiodol wird intraarteriell perkutan in Seldinger-Technik appliziert, wenn möglich selektiv in das tumorversorgende Gefäß, ansonsten in die A. hepatica propria bzw. hepatica communis. Je nach Anwender werden die verschiedensten Zytostatika wie Adriamycin, SMANCS, Cisplatin oder Mitomycin C appliziert, wobei bei wasserlöslichen Zytostatika das Kontrastmittel Urographin bzw. Urovist als Lösungsmittel zugesetzt wird. Im Mittel werden

5 – 10 ml Lipiodol appliziert. Ziel ist es, eine möglichst komplette Kontrastierung des Tumors zu erreichen. Dies entspräche einem Grad 4 nach der von Konno u. Maeda [29] verwandten Klassifikation. Sie konnten an resezierten Fällen zeigen, daß eine direkte Korrelation zwischen der applizierten Menge Lipiodol und der Wirkung am Tumor besteht. Am ausgedehntesten waren die Nekrosen nach kompletter Lipiodolisation. Allerdings zeigte sich bei der histologischen Aufarbeitung, daß im Bereich der Tumorkapsel nach wie vor vitale Tumorzellen nachweisbar sind, eine komplette Tumorzerstörung also nicht zu erzielen ist.

Der Antitumoreffekt des Lipiodols beruht auf mehreren Komponenten. Es dient einerseits als Träger für die Zytostatika um sie selektiv an den Tumor zu bringen. Es hat ferner eine gewisse Reservoirfunktion, da durch die Unterbrechung des Blutflusses das Zytostatikum für lange Zeit am Ort gehalten wird. Schließlich führt es zu einer Embolisation der Tumorkapillaren.

Die Nebenwirkungen der Lipiodolisation sind gering. Bei 5% führt sie zu einer kurzfristigen Temperaturerhöhung bis zu 39 °C. Bei der Injektion selbst kann es zu einem lokalen Schmerzereignis in der Leber kommen, das über wenige Tage anhält. Bis zu 20% der Patienten weisen eine mäßiggradige Erhöhung der Transaminasen für 3 – 5 Tage auf. Bei einem gewissen Prozentsatz (bis zu 40%) kommt es vorübergehend zu einer Leukozytose.

Auch wenn das Verfahren der Chemoembolisation mit Lipiodol erst in den letzten Jahren beim hepatozellulären Karzinom zunehmend angewandt wird, so bestehen in Japan ausreichend Erfahrungen, die eine erste Wertung zulassen.

An einem großen Krankengut von 149 Patienten, die durch Lipiodolisation in Kombination mit Adriamycin behandelt wurden, erzielten Kanematsu et al. [27] 1-, 2-, 3-, und 4-Jahresüberlebenszeiten von 56,1%, 28,9%, 17% und 7,4%. Ähnliche Ergebnisse berichten Ohishi et al. [37]. Bei 523 nichtresektablen hepatozellulären Karzinomen betrugen die 1-, 2- und 3-Jahresüberlebensraten 60,4%, 42,9% und 28,0%. Bei diesem Krankengut wurde die Lipiodolisation ergänzt durch die Embolisation mit Gelfoampartikeln. Die alleinige Gelfoamembolisation dagegen brachte deutlich niedrigere Überlebenszeiten. Hier betrugen die 1-, 2- und 3-Jahresüberlebenszeiten 44,0%, 26% und 15%. Ähnliche Ergebnisse liegen auch von anderen japanischen Autoren vor [23, 52, 53]. Wobei häufig die Lipiodolisation mit der TAE, also der transarteriellen Embolisation kombiniert wird. Übereinstimmend werden die Nebenwirkungen als gering und vorübergehend angesehen, vorausgesetzt es werden die eingangs genannten Kontraindikationen wie Pfortaderverschluß etc. [52] beachtet. Mehrere Gruppen verwenden die Lipiodolisation auch vor der Resektion bzw. um die Tumoren „down zu stagen" und sie damit resektabel zu machen [27, 29, 37]. In anderen Studien dient sie auch als Überbrückung von Wartezeiten vor geplanter Lebertransplantation.

Literatur

1. Al-Jurf A, Jochimsen O, Shirazi S, Zike W, Urdaneta L (1984) Hepatic artery ligation and chemotherapeutic infusion in the treatment of hepatic malignancy. J Surg Oncol 27:119–123
2. Almersjo O, Bengmark S, Hafstrom L, Leissner K (1976) Results of liver dearterialization combined with regional infusion of 5-fluorouracil for liver cancer. Acta Chir Scand 142:131–138
3. Almersjo O, Bengmark S, Rudenstam C, Hafstrom L, Nilsson L (1972) Evaluation of hepatic dearterialization in primary and secondary cancer of the liver. Am J Surg 124:5–9
4. Balasegaram M (1972) Complete hepatic dearterialization for primary carcinoma of the liver. Am J Surg 124:340–345
5. Balch CM, Urist MM (1986) Intra-arterial chemotherapy for colorectal liver metastases and hepatomas using a totally implantable drug infusion pump. Rec Results Cancer Res 100:13–147
6. Bengmark S, Bonesson B, Hafstrom L (1971) The natural history of primary carcinoma of the liver. Scand J Gastroenterol 6:351
7. Bern M, McDermott W, Cady B et al. (1978) Intraarterial hepatic infusion and intravenous adriamycin for treatment of hepatocellular carcinoma – a clinical and pharmacology report. Cancer 42:399–405
8. Bezwoda WR, Weaving A, Kew M, Derman DP (1987) Combination chemotherapy of hepatocellular cancer; comparison of adriamycin+VM 26+5-fluorouracil with mAMSA+VM+5-fluorouracil. Oncology 44:207–209
9. Bokemeyer B, Grote R, Schmoll E et al. (1989) Chemoembolisation hepatozellulärer Karzinome mit Lipiodol, Epirubicin und Cisplatin. Dtsch Med Wochenschr 114:128–132
10. Brennan M, Talley R, San Diego E, Burrow J, O'Bryan R, Vaitkevicius V, Horeglad S (1964) Critical analysis of 594 cancer patients treated with 5-fluorouracil. In: Plattner A (ed) Proc. Internat. Sympos. on Chemotherapy of Cancer. Elsevier, New York, pp 118–149
11. Campbell T, Howell S, Pfeifle G, Wund W, Bookstein J (1983) Clinical pharmacokinetics of intraarterial cisplatinum in humans. J Clin Oncol 1:755–762
12. Chelbowski R, Tong M, Weismann J, Block JB, Ramming KP (1984) Hepatocellular carcinoma diagnostic and prognostic features in North American patients. Cancer 53:2701
13. Choi TK, Lee NW, Wong J (1984) Chemotherapy for advanced hepatocellular carcinoma. Cancer 53:401–405
14. Dakhil S, Ensminger W, Cho K, Niederhuber J, Doan K, Wheeler R (1982) Improved regional selectivity of hepatic arterial BCNU with degradable microspheres. Cancer 50:631–635
15. Doci R, Bignami P, Bozzetti F, Bonfanti G, Audisio R, Colombo M, Gennari L (1988) Intrahepatic chemotherapy for unresectable hepatocellular carcinoma. Cancer 61:1983–1987
16. Ehrlich B von, Gmelin K, Kayser K, Kommerell B, Hudemann W, Weizel A (1986) Primäres Lebercarcinom und Hepatitis B. Inn Med 7:191
17. El-Domeiri A (1976) A method of intermittent occlusion and chemotherapy infusion of the hepatic artery. Surg Gynecol Obstet 143:107–110
18. Falkson G et al. (1978) Chemotherapy studies in primary liver cancer. A prospective randomized trial. Cancer 42:2149

19. Falkson G, Coetzer BJ (1986) Appliction and results of different chemotherapy regimens in primary liver malignancies. Cancer Res 100:103–111
20. Falkson G, MacIntyre J, Moertel C, Johnson L, Scherman R (1984) Primary liver cancer. An Eastern Cooperative Oncology Group trial. Cancer 54:970–977
21. Falkson G, MacIntyre J, Schutt A, Coetzer B, Johnson L, Simpson I, Douglas H (1984) Neocarcinostatin versus m-AMSA or doxorubicin in hepatocellular carcinoma. J Clin Oncol 2:581–584
22. Falkson G, Hoff D von, Klaassen D, Plessis H, Merwe G van der, Merw A van der, Carbone P (1980) A phase II study of neocarzinostatin (NSC 157365) in malignant hepatoma. An Eastern Cooperative Oncology Group pilot study. Cancer Chemother Pharmacol 4:33–36
23. Hashimoto N, Kawai S, Mikuriya S et al. and The National Hospitals Multicenter Study Group for Liver Cancer Treatment (1989) Effects of transcatheter arterial chemoembolization with oral chemotherapy on hepatic neoplasmas. Cancer Chemother Pharmacol 23 (Suppl):21–25
24. Hirai K, Kawazoe Y, Yamashita K et al. (1989) Arterial chemotherapy and transcatheter arterial embolisation therapy for nonresectable hepatocellular carcinoma. Cancer Chemother Pharmacol 23 (Suppl):37–41
25. Hohenberger P, Schlag P (1989) Seminar III Lokoregionale Chemotherapie. Lokoregionale Chemotherapie von Lebermetastasen. Ergeb Gastroenterol 24:186–188
26. Ichihara T, Sakamoto K, Mori K, Akagi M (1989) Transcatheter arterial chemoembolization therapy for hepatocellular carcinoma using polyactic acid microspheres containing aclarubicin hydrochloride. Cancer Res 49:4357–4362
27. Kanematsu T, Furuta T, Takenaka K et al. (1989) A 5-year experience of lipiodolization: selective regional chemotherapy for 200 patients with hepatocellular carcinoma. Hepatology 10(1):98–102
28. Konno K, Maeda H, Iwai K et al. (1983) Effect of arterial administration of high-molecular-weight anticancer agent SMANCS with lipid lymphographic agent on hepatoma: a preliminary report. Eur J Cancer Clin Oncol 19:1053–1065
29. Konno T, Maeda H (1987) Arterial administration of SMANCS/Lipiodol targeting chemotherapy of hepatocellular carcinoma. In: Okuda K, Ishak K (eds) Neoplasms of the liver. Springer, Berlin Heidelberg New York Tokyo, pp 343–352
30. Lai C, Lam K, Wong K, Wu P, Todd D (1981) Clinical features of hepatocellular carcinoma: review of 211 patients in Hong Kong. Cancer 47:2746–2755
31. Lai CL, Wu PC, Chan GC, Lok AS, Lin HJ (1988) Doxorubicin versus no antitumor therapy in inoperable hepatocellular carcinoma. Cancer 62:479–483
32. Lai KH, Tsai YT, Lee SD et al. (1986) Clinical trial of doxofluridine in the treatment of primary hepatocellular carcinoma. Cancer Treatm Rep 70:1339–1340
33. Marosi L, Fesneci P, Dragosics B, Kiss F, Pollak C, Minor E (1983) Zur Prognose der Leberzirrhose. Ergebnisse einer 14jährigen klinischen Folgestudie. Schweiz Med Wochenschr 113:1586
34. Nagasue N, Inokuchi K, Kabayashi M, Ogawa Y, Iwaki A, Yukaya H (1978) Hepatic dearterialization for nonresectable primary and secondary tumors of the liver. Cancer 38:2593–2603
35. Nagasue N, Yukaya H, Ogawa Y, Sasaki Y, Akamizu H, Hamada T (1985) Hepatic resection in the treatment of hepatocellular carcinoma: report of 60 cases. Br J Surg 72:292–296
36. Nakanishi Y, Sano H, Kimura J, Konno T, Kasai Y (1986) Clinical evaluation of palliative therapy for unresectable primary liver cancer. Cancer 58:329–331

37. Ohishi H, Yoshimarua H, Uchida H et al. (1989) Transcatheter arterial embolization using iodized oil (Lipiodol) mixed with an anticancer drug for the treatment
of hepatocellular carcinoma. Cancer Chemother Pharmacol 23 (Suppl):33–36
38. Ohnishi K, Tsuchiya S, Nakayama T et al. (1984) Arterial chemoembolization of
hepatocellular carcinoma with mitomycin C microcapsules. Radiology 152:51–55
39. Olweny G, Katongole-Mbidde E, Bahendeka S, Otim D, Mugerwa J, Kyalwazi S
(1980) Further experience in treating patients with hepatocellular carcinoma in
Uganda. Cancer 46:2717–2722
40. Olweny G, Toya T, Katongole-Mbidde E, Mugerwa J, Kyalwazi S, Cohen H (1975)
Treatment of hepatocellular carcinoma with adriamycin – preliminary communi-
cations. Cancer 36:1250–1257
41. Patt YZ, Charnsangavej C, Boddie A et al. (1989) Treatment of hepatocellular carcinoma with hepatic arterial fluoxuridine, doxorubicin, and mitomycin C (FUD-
RAM) with or without hepatic artery embolization: factors associated with longer
survival. Reg Cancer Treat 2:98–104
42. Patt YZ, Claghorn L, Charnsangavej C, Soski M, Cleary K, Mavligit G (1988) Hepatocellular carcinoma. A retrospective analysis of treatment to manage disease
confined to the liver. Cancer 61:1884
43. Petrelli NJ, Barcewicz PA, Evans JT, Ledesma EJ, Lawrence DD, Mittelman A
(1984) Hepatic artery ligation for liver metastases in colorectal carcinoma. Cancer
53:1347–1353
44. Plengvanit U, Chearanai O, Sindhvananda K, Damrongsak D, Tuchinda S, Viranu-
vatti V (1972) Collateral arterial blood supply of the liver after hepatic artery ligation. Angiographic study of 20 patients. Ann Surg 175:105–110
45. Ralfucci FL, Ramirez-Schon G (1970) Management of tumors of the liver. Surg Gynecol Obstet 130:371
46. Ravry M, Omura G, Bartolucci A, Einhorn L, Kramer B, Davila E (1986) Phase
II evaluation of cisplatin in advanced hepatocellular carcinoma and cholangiocarcinoma: a Southeastern Cancer Group trial. Cancer Treatm Rep 70:311–3121
47. Sato Y, Fujiwara K, Ogata I et al. (1985) Transcatheter arterial embolization for
hepatocellular carcinoma. Cancer 55:2822–2825
48. Sciarrion E, Simonetti RG, Le Moli S, Pagliaro L. Adriamycin treatment for hepatocellular carcinoma. Cancer 56:2751–2755
49. Shepherd FA, Evans WK, Blackstein ME et al. (1987) Hepatic arterial infusion of
mitoxantrone in the treatment of primary hepatocellular carcinoma. J Clin Oncol
5:635–640
50. Wu ZD, Xia SS, Qiu FZ (1986) Surgical treatment of primary liver cell carcinoma
in China. Cancer Res 100:190–196
51. Yamada R, Sato M, Kawabata M, Nakatsuka H, Nakamura K, Takashima S (1983)
Hepatic artery embolization in 120 patients with unresectable hepatoma. Radiology 148:397–401
52. Yang CF, Ho YZ, Chang JM (1989) Transcatheter arterial chemoembolization for
hepatocellular carcinoma. Cancer Chemother Pharmacol 23 (Suppl):26–28
53. Yodono H, Saito Y, Saikawa Y, Midorikawa H, Yokoyama Y, Takekawa S (1989)
Combination chemoembolization therapy for hepatocellular carcinoma: mainly,
using cisplatin (CDDP). Cancer Chemother Pharmacol 23 (Suppl): 42–44

Indikation und Stellenwert der regionalen Chemotherapie kolorektaler Lebermetastasen

C. HOTTENROTT und M. LORENZ

Klinik für Allgemeinchirurgie, Johann Wolfgang Goethe-Universität,
Theodor-Stern-Kai 7, W-6000 Frankfurt am Main 70, BRD

Unter den vielen, heute bekannten Methoden der regionalen Chemotherapie der Leber sollen hier nur die drei wichtigsten Prinzipien beschrieben werden.

Die adjuvante Therapie der tumorfreien Leber zum Zeitpunkt der Resektion eines kolorektalen Primärtumors

Bei der Resektion eines kolorektalen Primärtumors wird trotz vorsichtiger Vorgehensweise im Sinne der No-touch-Technik die Verschleppung von Tumorzellen über die Pfortader mit Induktion späterer Lebermetastasen befürchtet. Mit der Frage, ob durch eine gleichzeitige adjuvante Chemotherapie der Leber metachrone Lebermetastasen verhindert werden können, haben sich eine Reihe randomisierter Studien beschäftigt (Tabelle 1). In der Regel handelt es sich um eine intraportale Applikation von 5FU und/oder Mitomycin C über einige Tage, beginnend zum Zeitpunkt der Resektion des Primärtumors.

Die Untersuchungen kamen zu unterschiedlichen Ergebnissen. Während Taylor et al. [26] für fortgeschrittenere Stadien einen signifikanten Vorteil registrierte, können die meisten Nachfolgestudien diesen Effekt nicht oder noch nicht bestätigen. Das eigene Krankengut wird in die Untersuchung der Schweizerischen Arbeitsgemeinschaft klinische Krebsstudien (SAKK) eingebracht, welche z. Z. noch nicht auswertbar ist.

Die adjuvante Therapie der tumorfreien Restleber nach Resektion kolorektaler Lebermetastasen

Nur für die Resektion solitärer Lebermetastasen kolorektaler Karzinome (weniger als 4–5 Metastasen, lappenbegrenzt, Sicherheitsabstand größer als 1 cm) werden akzeptable 5-Jahresüberlebensraten von 20–30% angegeben. Eine große Sammelstatistik ist von Hughes et al. [10] beschrieben. Die meisten resezierten Patienten zeigen frühe Rezidive in der Restleber, woran sie schließlich auch sterben. Zu der Frage, ob solche Rezidive durch eine adjuvante Chemotherapie verhindert und die Überlebenszeit der Patienten verlängert werden kann, exi-

Ch. Herfarth / P. Schlag (Hrsg.)
Neue Entwicklungen in der Therapie von Lebertumoren
© Springer-Verlag Berlin Heidelberg 1991

Tabelle 1. Studien zur adjuvanten portalen Chemotherapie der Leber. (Nach Metzger [16])

Zentrum	n	LM	RFZ	ÜLZ
Liverpool	257	(+)	–	(+)
St. Maries	451	(+)	–	–
Rotterdam	303	(+)	?	?
Seattle	232		zu früh	
Mayo	224	–	–	–
SAKK	533	–	(+)	(+)
NSABP	1300		zu früh	
EORCT I	235	–	–	–
EORCT II	600		Noch nicht abgeschlossen	

+, Eindeutiger Vorteil für Pat. mit Therapie; –, kein Vorteil für Pat. mit Therapie; 0, zu früh für eine Auswertung; LM, Lebermetastasenhäufigkeit; RFZ, rezidivfreie Zeit; ÜLZ, Überlebenszeit.

Tabelle 2. Adjuvante intraarterielle Chemotherapie – prospektive Untersuchungen

R 60% 3 Jahre ÜLZ	Kemeny (1985)
59% 3 Jahre ÜLZ	Hodgson (1986)
60% 3 Jahre ÜLZ 39% 5 Jahre ÜLZ	Patt (1987)
R Therapie vs. Resektion alleine	Schlag (1988)
72% 2 Jahre ÜLZ	Hottenrott (1989)
24% 5 Jahre ÜLZ, Resektion alleine Multiinstutionale Studie	Hughes (1988)

R, randomisiert.

stieren verschiedene prospektive Untersuchungen (Tabelle 2). Obwohl der portale Zugang theoretisch sinnvoll erschiene, wird aus praktischen Gründen in allen Fällen FUDR oder 5FU intraarteriell perioperativ verabreicht.

Der Effekt dieser Maßnahme ist noch nicht gesichert. Die einzige ausgewertete Studie von Kemeny et al. [11] zeigt zwar einen statistischen Vorteil, weist jedoch ein sehr kleines Patientenkollektiv auf. Bei Hodgson et al. [4], Patt et al. [20] und der eigenen Untersuchung [9] handelt es sich um ebenfalls günstige Beurteilungen, die aber nicht durch Randomisation statistisch gesichert sind.

Die palliative Therapie nichtresezierbarer kolorektaler Lebermetastasen, wenn die Erkrankung auf die Leber beschränkt ist

Standard und weltweit am häufigsten durchgeführt ist die kontinuierliche Applikation von FUDR in der Dosierung von 0,2 mg/kg KG und Tag für 14 Tage alle 4 Wochen über einen in die A. gastroduodenalis eingelegten Katheter mittels einer implantierten Pumpe (Infusaid) oder einem subkutanen Port mit ex-

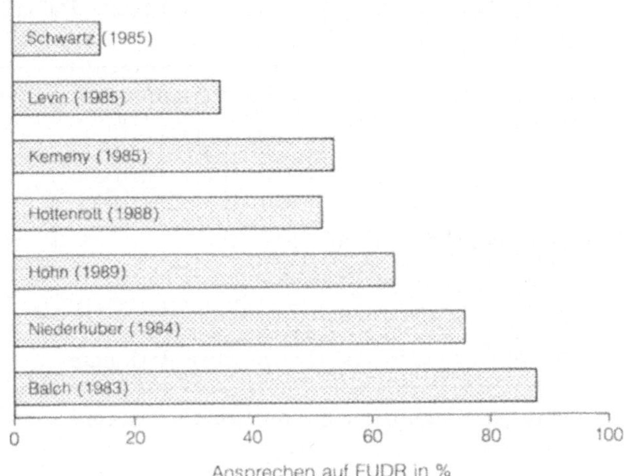

Abb. 1. Ansprechen auf FUDR in %

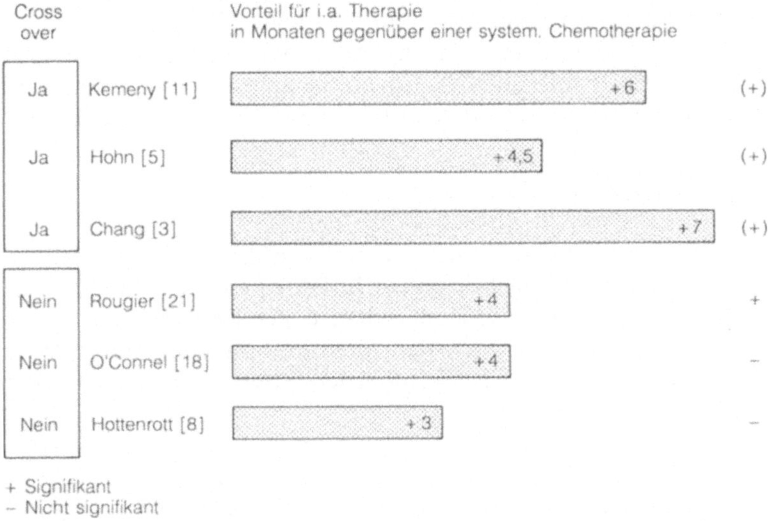

Abb. 2. FUDR in randomisierten Studien

terner Pumpe (Pharmacia). Die Abb. 1 zeigt die publizierten Ansprechraten. Trotz erheblicher Unterschiede wird heute mit einem gesicherten Ansprechen zwischen 50 und 60% gerechnet.

Mit der Frage, ob diese Therapie gegenüber einer systemischen Behandlung (FUDR bzw. 5FU Monotherapie) auch lebensverlängernd wirkt, haben sich mehrere randomisierte Studien beschäftigt (Abb. 2). Obwohl eine Lebensverlängerung bei intraarterieller Therapie in allen Untersuchungen beobachtet wurde, ist diese einerseits bescheiden, andererseits nicht ausreichend gesichert.

Tabelle 3. Regionale Chemotherapie der Leber.[a] Palliation kolorektaler Lebermetastasen (Stad. II/III)

Mediane Überlebenszeit natürlicher Verlauf	7,7 Monate	Pettavel (1967)
		Nielsen (1971)
		Wood (1976)
		Bengtsson (1981)
		Wagner (1984)
Mediane Überlebenszeit bei Therapie	17 Monate	Kemeny (1987)
		Sugarbaker (1987)
		Hohn (1988)
		Hottenrott (1988)
Kalkulierte Lebenszeitverlängerung etwa 9 Monate		

[a] Frankfurter Klassifizierung von Lebermetastasen.

Gegen Null liegen keine randomisierten Untersuchungen vor, so daß nur ein Vergleich mit zuverlässigen historischen Kontrollen möglich ist. Hieraus ergibt sich für die Stadien I und II eine Lebensverlängerung der lokalen Chemotherapie gegenüber Unbehandelten um 9 Monate (Tabelle 3).

Den, wenn überhaupt geringen, Vorteilen der palliativen Therapie kolorektaler Lebermetastasen mit regionaler Chemotherapie stehen verschiedene damit verbundene Probleme entgegen, deren Bedeutung sich allerdings z. T. deutlich änderte.

Lokale Toxizität

Während systemische Nebenwirkungen praktisch nicht beobachtet wurden, kam es anfänglich bei fast jedem 2. Patienten zur schweren lokalen Schädigung, der sogenannten biliären Sklerose. Die Kenntnis von Ursache und Symptomatik hat dazu geführt, daß diese Komplikation durch Dosierungsänderung und frühzeitigen Therapieabbruch praktisch nicht mehr beobachtet wird (Abb. 3).

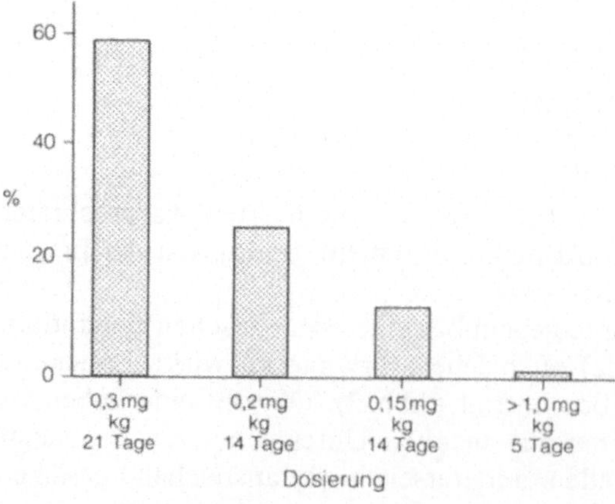

Abb. 3. Biliäre Sklerose nach FUDR I. A.

Technische Komplikationen

Überwiegend im europäischen Raum hat man die vermeintlich teure Pumpe gleich oder alsbald durch den Einsatz von Ports gemieden und wegen der stärkeren Beeinträchtigung der Patienten durch die jetzt notwendige externe Pumpe die Dosierungsdauer verkürzt; das Medikament wurde gewechselt. Die Therapie wurde hierdurch nicht effektiver. Katheter und Gefäßprobleme sowie Infektionen nahmen jedoch zu. Im eigenen Krankengut kam es durch die frühere Nutzung technisch mangelhafter Ports einer anderen Firma zu einer doppelt so hohen Komplikationsrate, verglichen mit der vollimplantierten Pumpe (Abb. 4). Weltweit ist eine Renaissance kontinuierlicher Pumpen somit zu beobachten.

Der extrahepatische Befall

Das größere Problem der regionalen Chemotherapie der Leber wird in dem extrahepatischen Rezidiv gesehen, an dem die meisten Patienten sterben. Obwohl zwei randomisierte Studien zeigen, daß eine zusätzliche systemische Chemotherapie die Überlebenszeit nicht verlängert, ist eine diesbezügliche endgültige Entscheidung noch nicht sicher getroffen worden.

Von einer Reihe extrahepatischer Rezidive muß angenommen werden, daß sie bereits zum Zeitpunkt des Therapiebeginns bestanden, aber nicht erkannt werden konnten. Da die Prognose der Behandlung erheblich von der Ausdehnung der Erkrankung, speziell einem extraheptischen Befall abhängt, hatte man große Hoffnungen auf die Immunszintigraphie gesetzt, die aber auch falsch positive und falsch negative Befunde liefert und somit die Problematik nicht im gewünschten Ausmaße erhellt.

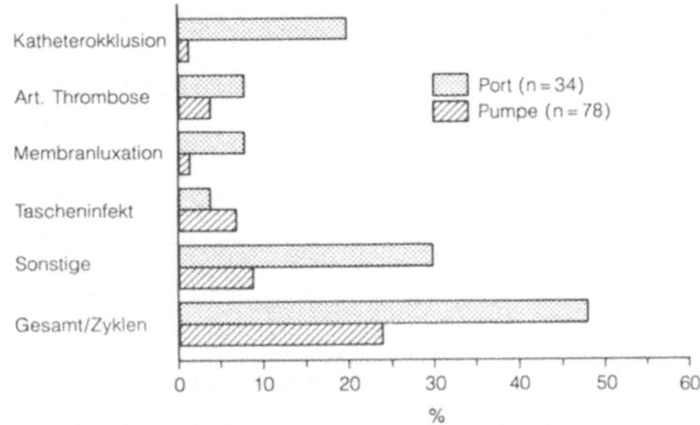

Abb. 4. Technische Komplikationen (n = 112/7 Zyklen/Pat.). (Nach Lorenz [14])

Zum Stellenwert und der sich daraus ergebenden Indikation

Die Abb. 5 versucht die etwaige mediane Überlebenszeitverlängerung verschiedener Behandlungsverfahren bei kolorektalen Lebermetastasen des Stadiums I und II graphisch festzuhalten. Danach liegt der Nutzen einer regionalen Chemotherapie gegenüber der heute optimalen systemischen Chemotherapie mit 5FU und Leucovorin bei nur 5 Monaten und damit 9 Monate schlechter als bei einer Resektionsmöglichkeit.

Diese Verhältnisse erlauben keine Anwendung der regionalen Chemotherapie als Regeltherapie. Nur in sinnvollen prospektiven Untersuchungen ist eine weitere Überprüfung der oben beschriebenen drei wichtigen Fragestellungen zu empfehlen. Die Abb. 6 zeigt im Schema diesbezügliche Studienkonzepte, die

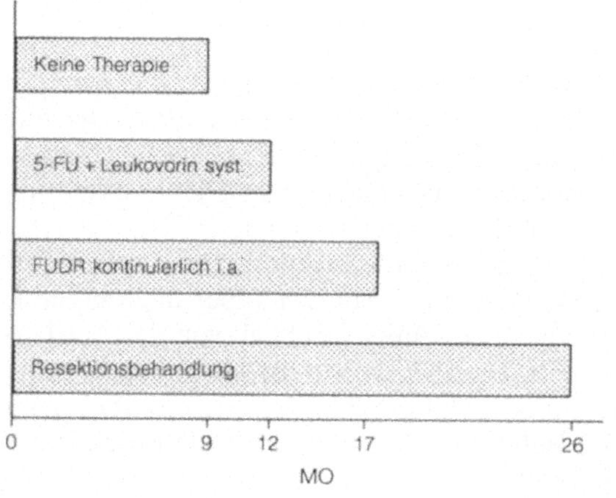

Abb. 5. Lebenserwartung kolorektaler Lebermetastasen Stadium I+II (Frankfurter Klassifizierung von Lebermetastasen)

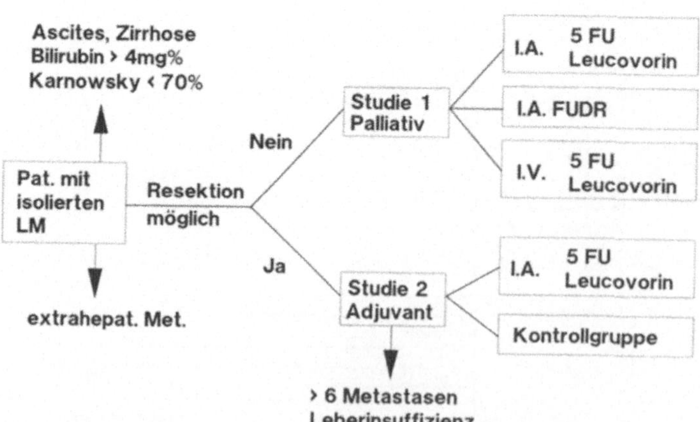

Abb. 6. Studienplanung der Deutschen Krebsgesellschaft (die Studienleitung hat der Autor). *CLR*, kolorektal

mit Unterstützung der Deutschen Krebsgesellschaft demnächst multizentrisch zur Anwendung kommen.

Literatur

1. Balch CM, Urist MM, Soong S-J, McGregor M (1983) A prospective phase 2 clinical trial of continuous FUDR regional chemotherapy for colorectal metastases to the liver using a totally implantable drug infusion pump. Ann Surg 198:567−573
2. Bengtsson G, Carlsson G, Hafström L, Jönsson PE (1981) Natural history of patients with untreated liver metastases from colorectal cancer. Am J Surg 181:586−589
3. Chang AE, Schneider PD, Sugarbaker PH, Simpson C, Culnane M, Steinberg SM (1987) A prospective randomized trial of regional versus systemic continuous 5-fluorodeoxyuridine chemotherapy in the treatment of colorectal liver metastases. Ann Surg 6:685
4. Hodgson WJB, Friedland M, Ahmed T et al. (1986) Treatment of colorectal hepatic metastases by intrahepatic chemotherapy alone or as an adjuvant to complete or partial removal of metastatic disease. Ann Surg 203:420−425
5. Hohn DC, Stagg RJ, Friedman MA et al. (1989) A randomized trial of continuous intravenous versus hepatic intraarterial floxuridine in patients with colorectal cancer metastatic to the liver − The Norther California Oncology Group Trial. J Clin Oncol 7:1646−1654
6. Hottenrott C (1989) Studienprotokolle. Chirurgische Universitätsklinik, Frankfurt/M.
7. Hottenrott C (1989) Unveröffentlichte Ergebnisse. Frankfurt/M.
8. Hottenrott C, Lorenz M (1989) Kann das Auftreten extrehepatischer Metastasen unter einer regionalen Chemotherapie der Leber durch eine zusätzliche systemische Chemotherapie verhindert werden? Eine randomisierte Multicenter-Studie. Ergeb Gastroenterol 24:199−201
9. Hottenrott C, Lorenz M, Encke A (1989) Implantable pumps in the treatment of clorectal cancer: A prospectiv study. In: Ensminger WD, Selam JL (eds) Update in drug delivery systems. Futura Publ, Mount Kisco, NY
10. Hughes KS, Rosenstein RB, Songhorabodi S et al. (1988) Resection of the liver for colorectal carcinoma metastases − multi-institutional study of long-term survivors. Dis Colon Rectum 31:1−4
11. Kemeny MM, Goldberg DA, Browning S, Ketter GE, Miner PJ, Terz JJ (1985) Experience with continuous regional chemotherapy and hepatic resection as treatment of hepatic metastases from colorectal primaries. Cancer 55:1265−1270
12. Kemeny N, Daly J, Reichman B, Geller N, Botet J, Oderman P (1987) Intrahepatic or systemic infusion of fluorodeoxyuridine in patients with liver metastases from colorectal carcinoma. Ann Int Med 107:459−465
13. Levin B (1989) Mündliche Mitteilung von MM Kemeny, Frankfurt/M
14. Lorenz M (1989) Regionale Chemotherapie von Lebermetastasen colorectaler Carcinome. Habilitationsschrift für das Fach Chirurgie, Frankfurt/M.
15. Lorenz M, Hottenrott C, Inglis R, Kirkowa-Reimann M (1989) Prevention of extrahepatic disease during intraarterial floxuridine of colorectal liver metastases by simultaneous systemic 5-FU-treatment? A prospective Multicenter Study. Jpn J Cancer Chemother 16:3662−3671
16. Metzger U (1989) Mündliche Mitteilung, EORCT Symposion, Strasbourg

17. Niederhuber JE, Ensminger W, Gyves J, Thrall J, Walker S, Cozzi E (1984) Regional chemotherapy of colorectal cancer metastatic to the liver. Cancer 53:1336–1343
18. Nielsen J, Balslev I, Jensen HE (1971) Carcinoma of the colon with liver metastases – indications and prognosis. Acta Chir Sand 137:463–465
19. O'Connel MJ, Mailliard J, Martin J et al. (1989) A controlled trial of regional intraarterial FUDR versus systemic 5FU for the treatment of metastatic colorectal cancer confined to the liver. Proc Am Soc Clin Oncol 8:98
20. Patt YZ, McBride CM, Frederick CA et al. (1987) Adjuvant perioperative hepatic arterial mitomycin C and floxuridine combined with surgical resection of metastatic colorecral cancer in the liver. Cancer 59:867–873
21. Pettavel J, Morgenthaler F (1978) Protracted arterial chemotherapy of liver tumors – an experience of 107 cases over a 12 year period. Prog Clin Cancer 7:217–233
22. Rougier P, Lasser P, Elias D, Ghosn M, Droz JP, Sidibe S, Theodore C, Lumbroso J (1987) Intraarterial hepatic chemotherapy (IAHC) for liver metastases (LM) from colorectal (CR) origin. Proc ASCO 5:369
23. Schlag P (1989) Mündliche Mitteilung. Heidelberg
24. Schwartz SI, Jones LS, McCune CS (1985) Assessment of treatment of intrahepatic malignancies using chemotherapy via an implantable pump. Ann Surg 201:560–567
25. Sugarbaker PH, Gianola SJ, Speyer JC, Wesly R, Barofsky J, Meyer CE (1985) Prospective randomized trial of intravenous versus intraperitoneal 5FU in patients with advanced primary colon or rectal cancer. Surgery 98:421
26. Taylor I, Machint D, Mullee M, Trotter G, Crooke T, West C (1985) A randomized controlled trial of adjuvant protal vein cytotoxic perfusion in colorectal cancer. Br J Surg 72:359–363
27. Wagner JS, Adson MA, Herden JH von, Adson MH, Ilstrup DM (1984) The natural history of hepatic metastases from colorectal cancer – A comparison with resective treatment. Ann Surg 199:502–508
28. Wood CB, Gillis CR, Blumgart LH (1976) A retrospective study of the natural history of patients with liver metastases from colorectal cancer. J Clin Oncol 2:285–288

Die selektive Zytostatikaperfusion des generalisierten, in die Leber metastasierten gastrointestinalen Karzinoms und fortgeschrittenen hepatozellulären Karzinoms

F. Cuan-Orozco, K.-J. Paquet, J.-F. Kalk, W. Aichner, W. Rambach

Department für Chirurgie und Gefäßchirurgie, Innere Gastroenterologie
des Heinz-Kalk-Krankenhauses, W-8730 Bad Kissingen, BRD

Einleitung

Die erste Arbeit über intraarterielle Chemotherapie wurde von Bleichroder [6] publiziert, der 1912 eine Therapie bei Puerperalsepsis über Infusion von Collargol in der aortischen Bifurkation versuchte. 1959 benutzten Sullivan et al. [24] das Antimetabolit 5-Fluorasil (5-FU), zur Infusion in die Leberarterie. Seitdem ist die hepatische arterielle Infusion eine alternative Methode für die Behandlung der hepatischen Karzinome. Die Originalmethode für die hepatische arterielle Infusion war eine proximale Ligatur und distale Infusion von zytostatischen Medikamenten über einen chirurgisch plazierten Katheter [25]. Meist wird z. Z. die Infusionstherapie über einen chirurgisch applizierten Katheter via A. hepatica benutzt; diese Methode wird seit 10 Jahren regelmäßig angewandt.

Die Leber ist eines der wichtigsten Körperorgane, in dem sich am häufigsten Metastasen entwickeln [5]. Die wichtigsten bösartigen Tumore, die in der Leber metastasieren, sind die Karzinome des Gastrointestinaltraktes, Lunge, Mamma und Melanome. Das kolorektale Karzinom kann in über 70% der Fälle in die Leber metastasieren [16], jedoch werden nur in der Hälfte klinische Metastasen in der Leber entdeckt. Dies ist der Hauptgrund, warum diese an Karzinom erkrankte Patientengruppe der intraarteriellen Infusionstherapie zugeführt werden kann.

Die Lebenserwartung von Patienten mit diffusen Lebermetastasen eines gastrointestinalen Karzinoms ist niedrig. Einige Autoren beschreiben für die Gruppe der Patienten ohne Behandlung bei Lebermetastasen eine Lebenserwartung nach der Diagnose von 75 Tagen; 7% überleben 1 Jahr und 2% 3 Jahre [12]. Die chirurgische Entfernung der Lebermetastasen bei kolorektalem Karzinom ist die optimale Therapie, jedoch ist dies nur möglich und sinnvoll wenn höchstens 3 Metastasen in je einem Segment oder Lappen lokalisiert sind und die Restleber gesund ist [18]. Leider kommt dies nur bei ca. 10% der Patienten mit Lebermetastasen vor [22].

Nicht resezierbare oder disseminierte Lebermetastasen können mit regionaler Chemotherapie wegen ihrer arteriellen Zirkulation behandelt werden. Die verschiedenen Arten von intraarterieller zytostatischer Behandlung erreichen einen hohen lokalen Medikamentenspiegel und dadurch eine höhere Tumorregressionsrate als bei systemischer Therapie [11, 14].

Ch. Herfarth / P. Schlag (Hrsg.)
Neue Entwicklungen in der Therapie von Lebertumoren
© Springer-Verlag Berlin Heidelberg 1991

In dieser Arbeit sollen die Ergebnisse der Leberinfusionschemotherapie bei in der Leber metastasierten gastrointestinalen Karzinomen und fortgeschrittenen hepatozellulären Karzinomen analysiert werden.

Material und Methode

Von 1983 bis zum 1. 1. 1988 wurden 38 Patienten im Heinz-Kalk-Krankenhaus behandelt. Die klinischen Daten waren Alter, Primärtumore oder Lebermetastasen, Volumen des Tumors, Therapie, Komplikationen, Ansprech- und Überlebensrate. Die Tabelle 1 zeigt die primären Tumore. Bei 21 Patienten fand sich ein kolorektales Karzinom, bei 5 ein Pankreaskarzinom, bei 4 ein Gallenblasenkarzinom und bei einem Patienten handelte es sich um ein Magenkarzinom. Ein weiterer Patient war an einem Augenmelanom erkrankt, welches ein Jahrzehnt vorher entfernt worden war. Bei 6 Patienten bestand ein hepatozelluläres Karzinom und bei einem weiteren ein Melanosarkom der Leber. 22 waren Männer, 16 waren Frauen. Das mittlere Alter war 60 Jahre (42 – 49 J.). Bei allen Patienten waren mehr als 50% des Lebervolumens von Tumoren oder Metastasen befallen, klassifiziert als Stadium II – III nach Pettavel und der Frankfurter Klassifikation; es wurde durch den klinischen Status, Sonographie mit Punktion, Computertomographie oder durch den Chirurgen während der Operation ermittelt. Bei 5 Patienten mit kolorektalen Karzinomen fanden sich extrahepatische Metastasen, z. B. Peritonealkarziose oder Lymphknotenmetastasen. Die

Tabelle 1. Primäre Tumoren

Kolorektales Karzinom	21
Multilokuläres oder fortgeschrittenes HCC	6
Pankreaskarzinom	5
Gallenblasenkarzinom	3
Melanom (Auge)	1
Magenkarzinom	1
Melanosarkom (Leber)	1
	38

Tabelle 2. Leberinfusion über Angiographiekatheter

Dosis	Dauer der Infusionen	Anzahl der Infusionen pro Phase (ph) und Woche (w)	Intervalle zwischen den Phasen
750 – 1000 mg 5-FU	2 – 3 h	5 (ph) 2 – 3 (w)	4 – 6 Wochen

Tabelle 3. Leberinfusion über ein Portsystem

Dosis	Dauer der Infusionen	Anzahl der Infusionen pro Phase	Intervalle zwischen den Phasen
750 – 1000 mg 5-FU	1 – 2 h	10 mit einem Tag Unterbrechung	8 Wochen

Portimplantation mit selektiver Chemotherapie der Leber wurde auf Wunsch der Angehörigen durchgeführt. Bei 11 Patienten mit Lebermetastasen wegen nichtkolorektalen gastrointestinalen Tumoren wurden 750 – 1000 mg 5-FU über einen Angiographiekatheter via Truncus coeliacus oder A. mesenterica superior infundiert. Bei allen Patienten wurde mit 2- bis 5-Bolusinfusionen während 2 Wochen behandelt, mit einer Pause von 4 – 6 Wochen (Tabelle 2). Bei 6 Patienten mit HCC und bei 1 Patienten mit einem Melanosarkom der Leber wurde das gleiche therapeutische Regime benutzt. Bei 21 Patienten mit Lebermetastasen, bei welchen vorher das Kolorektalkarzinom entfernt worden war, wurde in der A. gastroduodenalis ein Katheter und im Subkutangewebe ein Port implantiert. Bei diesem System wurden Infusionen von 750 – 1000 mg 5-FU über eine Periode von 1 – 2 h während 10 Tagen mit 2mal je einem Tag Pause verwandt. Dieses Regime wurde alle 2 oder 3 Monate wiederholt (Tabelle 3).

Komplikationen

Bei 17 Patienten mit metastasierten gastrointestinalen Karzinomen und fortgeschrittenen hepatozellulären Karzinomen, die über einen Angiographiekatheter via Truncus coeliacus oder A. mesenterica superior behandelt wurden, wurden keine Komplikationen trotz der Wiederholung der Behandlung und Punktion der A. femoralis in der Leiste über 20mal festgestellt. Bei 5 Patienten mit Portimplantation entwickelte sich eine Thrombose des Katheters oder der A. hepatica (Tabelle 4), 2 von ihnen wurden erfolgreich durch Lysetherapie behandelt.

Bei 3 Patienten wurde eine chemische Hepatitis beobachtet. Bei 2 Patienten ergab sich eine Wanderung des Katheters mit Duodenalpenetration. Dieser Befund wurde durch Zufall bei einer Gastroskopie entdeckt.

Tabelle 4. Komplikationen

Thrombose der Katheter und der A. hepatica (in 3 Fällen Katheterwechsel)	5
Toxische Hepatitis	3
Serome	3
Katheterdislokation mit Duodenalperforation	2

Ergebnisse

Bei 11 Patienten mit Lebermetastasen wegen nichtkolorektaler gastrointestinaler Tumoren, welche über einen Angiographiekatheter via Truncus coeliacus oder A. mesenterica superior behandelt wurden, betrug die mittlere Überlebenszeit 13,4 Monate. Bei 6 Patienten mit HCC und 1 Patienten mit einem Melanosarkom der Leber wurde das gleiche therapeutische Regime benutzt. Die mittlere Überlebenszeit machte für die Patienten 10 Monate aus. Bei 21 Patienten mit Lebermetastasen, bei welchen vorher das Kolorektalkarzinom entfernt worden war, betrug die mittlere Überlebenszeit 14,4 Monate (Tabelle 5). Die Ansprechrate für Metastasen wegen kolorektaler Karzinome betrug 80%, für andere gastrointestinale Tumore 40% und für fortgeschrittenes hepatozelluläres Karzinom 50% (Tabelle 6). Die Lebensqualität aller Patienten war gut. Alle Patienten wurden nach Einleitung der Behandlung beschwerdefrei. Die Überlebensrate beim metastasierenden Kolonkarzinom war 34% für 35 Monate, 12 starben, 9 leben (Abb. 1), die Überlebensrate für andere gastrointestinale Karzinome war 27% für 45 Monate, 8 starben, 3 leben (Abb. 2).

Tabelle 5. Mediane Überlebenszeit

Krankheitsbild	Monate
Kolorektales Karzinom	14,4
Gastrointestinale Tumoren	13,4
Hepatozelluläres Karzinom	10,0

Tabelle 6. Ansprechrate

Kolorektales Karzinom	80%
Gastrointestinale Tumoren	40%
Hepatozelluläres Karzinom	50%

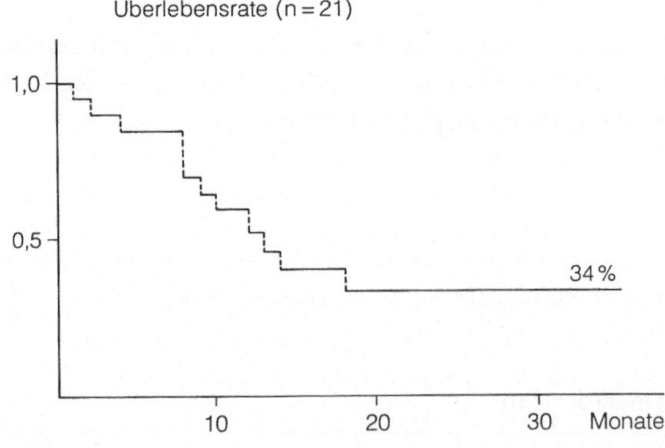

Abb. 1. Überlebensrate bei metastasierendem Kolonkarzinom

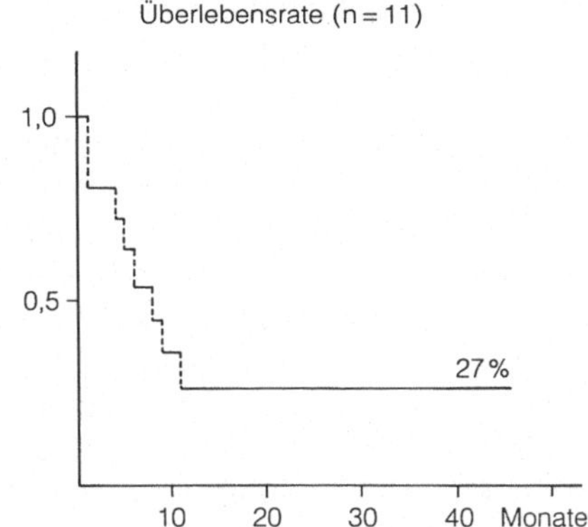

Abb. 2. Überlebensrate bei anderen metastasierenden gastrointestinalen Karzinomen

Diskussion

Die selektive Zytostatikaperfusion der Leber ist eine alternative Methode für die Behandlung der fortgeschrittenen hepatozellulären Karzinome oder Lebermetastasen wegen gastrointestinaler Tumore [1]. Bei der Infusionschemotherapie von Lebermetastasen handelt es sich um ein theoretisch attraktives Therapiekonzept, das jedoch intensiver Weitererforschung bedarf [10]. Mit der Regionalchemotherapie erreicht man eine höhere Konzentration der Zytostatika im Tumor und eine Erniedrigung des systemischen Metabolitspiegels. Es ist zu erwarten, daß die pharmakokinetischen Vorteile der regionalen Chemotherapie die pharmakodynamischen Vorzüge verbessern wird, z. B. hohe Tumorzellzerstörung und Verminderung der systemischen Intoxikation. Auf diese Weise überwiegen die Risiken und Komplikationen bei einer Katheterimplantation; wahrscheinlich erhöht sich auch die lokale Intoxikation [23].

Die veröffentlichten therapeutischen Ergebnisse mit verschiedenen Medikamenten, die über die A. hepatica infundiert worden waren, sprechen für eine bessere Anspruchsrate als die Medikamente, die intravenös gegeben worden waren [4, 7, 8, 9, 15, 17]. Der Gebrauch der A. hepatica für regionale Infusion für chemotherapeutische Medikamente hat wenigstens den theoretischen Vorteil gegenüber der Infusion durch die Pfortader. Die Studien zeigten, daß die verschiedenen Medikamente einen besseren Konzentrationsspiegel in den Tumoren haben, wenn sie über die A. hepatica gegeben werden [19]. Berichte aus Japan sagen aus, daß die intraarterielle Infusionstherapie deutlich besser als die intraportale Infusion ist [20, 26].

Über 80% der Patienten mit intrahepatischer arterieller Infusion mit 5-FU haben die Chemotherapie gut toleriert; der Rest von 20% hatte verschiedene Komplikationen, z. B. chemische Hepatitis, Übelkeit, Erbrechen und auch Thrombose der A. hepatica und Katheterwanderung mit Duodenalpenetration [23].

Wir berichten unsere Ergebnisse der selektiven Zytostatikaperfusion des generalisierten, in die Leber metastasierten gastrointestinalen Karzinoms und fortgeschrittenen hepatozellulären Karzinome. Unsere Gruppe beinhaltet 38 Patienten. Bei 21 Patienten fand sich ein kolorektales Karzinom als Primärkarzinom, 11 Patienten wiesen andere gastrointestinale Karzinome auf, und 6 Patienten hatten ein fortgeschrittenes hepatozelluläres Karzinom. Die Lebensqualität aller Patienten verbesserte sich bei der lokalen hepatischen Chemotherapie; 22 starben, 16 leben. Die mittlere Überlebensrate für die Patienten mit kolorektalem Karzinom war 14,4 Monate. Für andere gastrointestinale Karzinome 13,4 Monate. Die Lebenserwartung der unbehandelten fortgeschrittenen inoperablen HCC's beträgt ca. 3 Monate [26], die selektive Zytostatikainfusion dieser Tumore mit 5-FU verlängert somit die Lebenserwartung. Wegen der niedrigen Anspruchsrate der systemischen Therapie der Lebermetastasen bei kolorektalem Karzinom ist die selektive Zytostatikaperfusion ihr überlegen.

Wir sind wie auch andere Autoren der Meinung, daß die selektive Zytostatikainfusion in der kurzen Zeit von 1−2 h deutlich höhere Zytostatikaspiegel zeigt und damit eine höhere Ansprechrate hat [2, 3]. Unsere Ergebnisse haben keinen signifikanten statistischen Unterschied mit anderen Publikationen von Lebermetastasen bei kolorektalem Karzinom, mittlere Überlebensrate 12−14 Monate [3, 14].

Literatur

1. Aigner KR, Tonn JC, Walther H, Zink KH, Schwemmle K (1984) The isolated liver perfusion technique for high-dose chemotherapy of metastases from colorectal cancer − two years clinical experience. In: Sugarbaker PH (ed) Livermetastasis, Chapter 29. Nijhoff, The Hague
2. Aigner KR, Walther H, Tonn JC, Zink KH, Schoch P, Schwemmle K (1984) Die isolierte Leberperfusion bei fortgeschrittenen Metastasen kolorektaler Karzinome. Onkologie 7:13−21
3. Aigner KR, Walther H, Zink KH et al. (1983) Die intraarterielle Zytostatikainfusion bei Lebertumoren. Med Klin 78:774−778
4. Ansfield FJ, Ramirez G, Davis G et al. (1975) Further clinical studies with intrahepatic arterial infusion with 5-fluorouracil. Cancer 36:2413−2417
5. Ariel JM, Pack GT (1965) Intra-arterial chemotherapy for cancer metastatic to liver. Arch Surg 91:851
6. Bleichroder F (1912) Intraarterielle Therapie. Berl Klin Wochenschr 49:1503
7. Burrows JH, Talley RW, Orake EH, San Diego EL, Tucker WG (1967) Infusion of fluorinated pyrimidines into hepatic artery for treatment of metastatic carcinoma of the liver. Cancer 20:1886−1892
8. Cady B, Oberfield R (1974) Arterial infusion chemotherapy of hepatoma. Surg Gynecol Obstet 138:381−384
9. Clarkson B, Young C, Dierik W et al. (1962) Effects of continous hepatic artery infusion of antimetabolites on primary and metastatic cancer of the liver. Cancer 15:472−488
10. Encke A, Hottenrott C, Lorenz M (1987) Die regionale Chemotherapie von Lebermetastasen. Langenbecks Arch Chir 371:137−148
11. Herrmann R, Schlag P (1985) Intraarterielle Chemotherapie von Lebermetastasen colorektaler Karzinome − Gegenwärtiger Stand. Onkol Forum 3:9−11

12. Jaffee BM, Donegan WL, Wason F et al. (1968) Factors influencing untreated hepatic metastases. Surg Gynecol Obstet 127:1
13. Kaplan EL, Meier P (1959) Non-parametric estimation from incomplete observations. J Am Stat Assoc 53:457
14. Kemeny N, Daly J (1986) Preliminary of results of a randomized study of intrahepatic infusion versus systemic infusion of 5-fluoro-2'-deoxyuridine for metastatic colorectal carcinoma. Recent Results Cancer Res 100:171−178
15. Kemeny N, Reichman B, Oderman P, Daly J, Geller N (1986) Update of randomized study of intrahepatic (H) vs systemic (S) infusion of fluorodoxyuridine (FUDR) in patients with liver metastases from colorectal carcinoma (CRC). Proc Am Soc Clin Oncol 5:47
16. Kemeny W, Yagoda A, Braun D et al. (1980) Therapy for metastatic colorectal carcinoma with a combination of methyl-CCNU, 5-fluororacil, urincristine and streptozotoxin. Cancer 45:876
17. Lee Y-TN (1977) Systemic and regional treatment of primary carcinoma of the liver. Cancer Treat Rev 4:195−212
18. Niederhuber JE, Ensminger WD (1983) Surgical considerations in the management of hepatic neoplasia. Sem Oncol 10 (2):135
19. Nilsson LAV, Zettergren L (1967) Effect of hepatic artery ligation on induced primary liver carcinoma in rats: Preliminary report. Acta Pathol Microbiol Scand 71:187
20. Okuda K (1980) Liver Cancer Study Group in Japan: Primary cancers in Japan. Cancer 45:2663
21. Pettavel J (1983) Arterial infusion chemotherapy for hepatic metastases. Recent Results Cancer Res 89
22. Pikren JW, Trukada Y, Lane WW. Livermetastases: Analysis of autopsy data. In: Weis L, Gilber HA (eds) Liver metastases. G.K. Hall, Boston
23. Stephens FO (1983) Pharmakokinetics of intra-arterial chemotherapy. Recent results. Cancer Res 86:46−47
24. Sullivan RD, Miller E, Sikes MP (1959) Antimetabolite-metabolite combination cancer chemotherapy: Effects of intra-arterial methotrexate-intramuscular citrororum factor therapy in human cancer. Cancer 12:1248
25. Sullivan RD, Morcross JW, Watkins E jr (1964) Chemotherapy of metastatic liver cancer by prolonged hepatic artery infusion. N Engl J Med 220:321
26. The Liver Cancer Study Group in Japan (1984) Primary liver cancer in Japan. Cancer 54:1747

Ansprechen der Lebermetastasen kolorektaler Karzinome unter FUDR-Therapie: Prognostische Kriterien

F. SAFI, R. ROSCHER, H. B. BEGER

Abteilung für Allgemeine Chirurgie, Universitätsklinikum Ulm, Steinhövelstraße 9, W-7900 Ulm, BRD

Einleitung

Die Mortalitätsrate von kolorektalen Karzinomen beträgt in mitteleuropäischen Ländern 10,8% bei Männern und 14,3% bei Frauen [19]. Etwa 25% der Patienten weisen schon bei Diagnosestellung des Karzinoms synchrone Lebermetastasen auf. Bei weiteren 30−40% entstehen im späteren Verlauf der Erkrankung (innerhalb von 2 Jahren) Absiedlungen des Primärtumors in der Leber (metachrone Metastasen), so daß Lebermetastasen als wichtiger prognosebestimmender Faktor beim kolorektalen Karzinom angesehen werden müssen [4].

Bei chirurgisch nicht resezierbaren isolierten Lebermetastasen scheint der Vorteil einer intraarteriellen Chemotherapie der Leber gegenüber einer systemischen Therapie in mehreren randomisierten Untersuchungen signifikant [10].

Die Prognose der betroffenen Patienten wird von der Ausdehnung bzw. vom Volumen der isolierten nichtbehandelten Lebermetastasen bestimmt [20].

Für die regionale Chemotherapie leitet sich die Frage ab, ob die prächemotherapeutische Bestimmung von Leberparametern und das Metastasenvolumen eine verläßliche Aussage zur Prognose erlaubt, und ob daraus eine Voraussage zum Ansprechen der Metastasen auf die regionale Chemotherapie gemacht werden kann.

Patienten und Methoden

In den Jahren 1982−1989 wurden 79 Patienten mit synchronen oder metachronen Lebermetastasen kolorektaler Karzinome in der Chirurgischen Klinik Ulm regional chemotherapiert. Die ersten 20 Patienten wurden nur intraarteriell behandelt (Pilotstudie), dann erfolgte bei den restlichen 59 Patienten im Rahmen einer randomisierten prospektiven Studie eine intraarterielle (n = 28) oder eine gleichzeitige intraarterielle und intravenöse Therapie (n = 31). Als Infusionssystem wurde die Infusaid-Pumpe angewandt. Über die Pumpenimplantationstechnik der intraarteriellen bzw. der intraarteriellen und venösen Pumpe haben wir bereits berichtet [17]. Keiner der Patienten war vor Beginn der regiona-

Ch. Herfarth / P. Schlag (Hrsg.)
Neue Entwicklungen in der Therapie von Lebertumoren
© Springer-Verlag Berlin Heidelberg 1991

len Chemotherapie einer systemischen Behandlung oder einer Bestrahlung unterzogen worden. Die Therapie mit Floxuridin begann am 8.–14. postoperativen Tag. Alle 2 Wochen erfolgte eine 2wöchige Pause, in der destilliertes Wasser mit 50000 E Heparin injiziert wurde. Die Dosierung betrug täglich 0,2 mg/kg KG bei allen intraarteriell und 0,3 mg/kg KG bei intraarteriell und intravenös behandelten Patienten, davon wurden 0,21 mg/kg KG intraarteriell und 0,09 mg/kg KG intravenös infundiert.

Präoperativ, vor Implantation der Pumpe, wurden die Serumkonzentration des karzinoembryonalen Antigens und verschiedener Leberenzyme (alkalische Phosphatase, Gamma-GT, GOT, GPT, LDH) und das Metastasenvolumen gemessen. Postoperativ wurden Blutbild, GOT, GPT, alkalische Phosphatase, Gamma-GT, Laktatdehydrogenase, Bilirubin, und karzinoembryonales Antigen CEA im Abstand von 2 Wochen untersucht. Eine arterielle Angiocomputertomographie der Leber und eine Sonographie des Abdomens wurden alle 3 Monate vorgenommen, gleichzeitig wurde ein Röntgenbild des Thorax angefertigt. Die Kontrolle der Leberperfusion und die Messung des Metatasenvolumens erfolgten anhand der arteriellen Angio-CT [15].

Die Metastasen wurden in allen CT-Schichten gegenüber dem gesunden Lebergewebe abgegrenzt, und die Fläche wurde mit Hilfe des Computers errechnet. Da die Schichtdicke mit 10 mm bekannt war, ergab sich das Volumen als Produkt aus Fläche und Schichtdicke. Der Quotient aus Metastasenvolumen und Lebervolumen ergab das prozentuelle Metastasenvolumen.

Definition des Ansprechens

Der Therapieerfolg, der ausschließlich als Folge der initialen Floxuridin-Therapie nachzuweisen war, wurde im Anschluß an die ersten, 3 Monate dauernden Therapiezyklen und dann regelmäßig in 3monatigen Abständen nach folgenden Kriterien bestimmt:

- Komplette Remission: vollständige Rückbildung der Lebermetastasen unter die Nachweisgrenze des Angio-CT.
- Partielle Remission: Reduktion des Metastasenvolumens um mehr als 25%.
- Stabiler Befund: keine Veränderung des Mestastasenvolumens (Angio-CT).
- Progredienz: Zunahme des Metastasenvolumens trotz Floxuridin-Behandlung.

Diese Kriterien mußten in mindestens zwei aufeinanderfolgenden Untersuchungen (also länger als 3 Monate) erfüllt sein.

Als prognostische Faktoren haben wir die prächemotherapeutische CEA-Serumkonzentration, Leberfunktionsparameter (GOT, GPT, alkalische Phosphatase, Gamma-GT, LDH und Bilirubin) und das prächemotherapeutisch bestimmte Metastasenvolumen geprüft. Daher wurden die 79 Patienten in Abhängigkeit von prächemotherapeutischen APh-, GOT-, GPT-, LDH-, Gamma-GT- und Bilirubin-Serumkonzentrationen jeweils in zwei Untergruppen aufgeteilt: Patienten mit erhöhten im Vergleich zu Patienten mit normalen Serumwerten.

Gemäß dem Metastasenvolumen erfolgte die Einteilung in drei Untergruppen, $<25\%$ des Lebervolumens H_1 (n = 30), $25-50\%$ H_2 (n = 27) und $>50\%$ des Lebervolumens H_3 (n = 22) und gemäß dem prächemotherapeutischen CEA-Serumspiegel wiederum in drei Untergruppen <10 ng/ml (n = 22), $10-100$ ng/ml (n = 34) und >100 ng/ml (n = 23).

Statistik

Die Überlebenskurven der gebildeten Gruppen, gerechnet ab Implantation der Pumpe, wurden nach Kaplan-Meier bestimmt [9].

Der Unterschied in den Überlebensraten wurde mit dem Logrank-Test geprüft [13].

Ergebnisse

Die Patienten wurden prächemotherapeutisch (vor Implantation der Pumpe) anhand des gemessenen Metastasenvolumens in Anlehnung an Gennari et al. [7] klassifiziert. Bei Zunahme des Metastasenvolumens wurde ein deutlicher Anstieg der prächemotherapeutischen medianen Serumwerte von APh, Gamma-GT, LDH und CEA beobachtet. Die medianen Serumwerte der restlichen Leberenzyme in den drei verschiedenen H-Gruppen bewegten sich alle im Bereich der Norm (Tabelle 1).

Die Überlebenszeiten nach Kaplan-Meier, errechnet vom Zeitpunkt der Pumpenimplantation an, sind in Tabelle 2 zusammengefaßt. Der Unterschied in der Überlebensrate und der medianen Überlebenszeit war signifikant, sowohl zwischen den Patienten mit einer Metastasenausdehnung von mehr als 50% des Lebervolumens und solchen unter 50%, wie auch zwischen den Patienten mit einer erhöhten APh-Serumkonzentration und solchen mit normaler und zwischen den Patienten mit pathologischen Bilirubin-Serumkonzentrationen und solchen mit normalen.

Tabelle 1. Regionale Chemotherapie von Lebermetastasen kolorektaler Karzinome – Prächemotherapeutische Serumkonzentration von Leberparameter

Metastasenausdehnung	H_1 n = 30	H_2 n = 27	H_3 n = 22
GOT $2-19$ U/l	13 $(6-53)$	16 $(4-59)$	19 (-44)
GPT $5-24$ U/l	14 $(2-100)$	22 $(5-76)$	20 $(8-63)$
APh $60-200$ U/l	177 $(101-777)$	180 $(104-1512)$	348 $(130-1047)$
Gamma-GT $6-28$ U/l	29 $(12-516)$	52 $(12-345)$	111 $(48-750)$
Bilirubin $0-20$ µmol/l	9 $(4-31)$	13 $(5-35)$	10 $(3-35)$
LDH $80-240$ U/l	190 $(74-596)$	257 $(145-2810)$	277 $(110-1440)$
CEA <3 ng/ml	10 $(1,9-100)$	24 $(3,8-1106)$	100 $(3,0-380)$

Tabelle 2. Regionale Chemotherapie von Lebermetastasen kolorektaler Karzinome –
Ergebnisse einer kontrollierten Studie (prognostische Kriterien)

Prognosefaktor	Untergruppe	n	50% Überlebens-rate (Monate)	Logrank-Test p = Wert
Aph	$<200\,U/l$	39	26	
	$>200\,U/l$	40	17	0,025
Prozentueller Leberbefall	$<25\%$	30	30	
	$25-50\%$	27	24	
	$>50\%$	22	9	0,05
Bilirubin	$<20\,\mu mol/l$	69	24	
	$>20\,\mu mol/l$	10	13	0,025
GPT	$<24\,U/l$	59	24	
	$>24\,U/l$	20	18	NS
GOT	$<19\,U/l$	55	24	
	$>19\,U/l$	24	19	NS
Gamma-GT	$<28\,U/l$	23	30	
	$>28\,U/l$	56	20	NS
LDH	$<240\,U/l$	43	24	
	$>240\,U/l$	36	19	NS
CEA	$<10\,ng/ml$	22	24	
	$10-100\,ng/ml$	34	25	
	$>100\,ng/ml$	23	17	NS

Zwischen den Patienten mit erhöhtem GPT, GOT, Gamma-GT, LDH und
mit hohem CEA-Spiegel und solchen mit normalen Werten dieser Parameter
fand sich kein signifikanter Unterschied in der Überlebensrate (Tabelle 2).

28% des Kollektivs (n = 22) wiesen nach mindestens 3monatiger Therapie
eine komplette Remission der Metastasen auf, 29% (n = 23) eine partielle Remission, 18% (n = 14) einen stabilen Befund und 25% (n = 20) eine Progression der Filiae.

Anhand unserer für die Bewertung der Prognose erstellten Kriterien wurde
das gesamte Kollektiv in zwei Untergruppen aufgeteilt:

Zu den Ansprechern (n = 45) gehörten Patienten, die eine Remission (partiell oder total) der Lebermetastasen im CT zeigten, zu den Nicht-Ansprechern
(n = 34), Patienten mit stabilem Befund oder Progression der Metastasen. Die
Patienten, die eine Remission aufwiesen, haben länger überlebt als die Patienten, die auf die Therapie nicht angesprochen haben (mediane Überlebenszeit
30 Monate versus 15 Monate, p<0,001).

Zusammenhang zwischen prognostischen Kriterien und Überlebenszeit bei den Ansprechern

Sprachen die Metastasen auf die regionale Chemotherapie an (n = 45), so fand
sich kein signifikanter Unterschied mehr in der Überlebensrate und in der me-

Tabelle 3. Regionale Chemotherapie von Lebermetastasen kolorektaler Karzinome – Ergebnisse einer kontrollierten Studie (prognostische Kriterien bei Ansprechern)

Prognosefaktor	Untergruppe	n	50% Überlebens-rate (Monate)	Logrank-Test p = Wert
Aph	< 200 U/l	22	32	
	> 200 U/l	23	27	NS
Prozentueller Leberbefall	$< 25\%$	17	34	
	$25 - 50\%$	18	26	
	$> 50\%$	10	26	NS
Bilirubin	< 20 µmol/l	38	31	
	> 20 µmol/l	7	16	0,0001
GPT	< 24 U/l	31	31	
	> 24 U/l	14	26	NS
GOT	< 19 U/l	30	32	
	> 19 U/l	15	27	NS
Gamma-GT	< 28 U/l	14	32	
	> 28 U/l	31	27	NS
LDH	< 240 U/l	27	31	
	> 240 U/l	18	30	NS
CEA	< 10 ng/ml	14	31	
	$10 - 100$ ng/ml	17	32	
	> 100 ng/ml	14	23	NS

dianen Überlebenszeit zwischen den zwei Untergruppen dieses Kollektivs, die prächemotherapeutisch einen normalen oder erhöhten APh-Serumspiegel aufwiesen und zwischen weiteren drei gebildeten Untergruppen des Kollektivs, die prächemotherapeutisch ein verschiedenes Metastasenvolumen zeigten. Der prächemotherapeutische Bilirubin-Serumwert war bei 38 Patienten der Ansprecher unter 20 µmol/l und bei weiteren 7 Patienten über 20 µmol/l. Der Unterschied in der Überlebenszeit zwischen diesen zwei Untergruppen der Ansprecher war signifikant. Weiterhin fand sich bei den Ansprechern zwischen den Patienten mit erhöhtem GPT, GOT, Gamma-GT, LDH und mit hohem CEA-Spiegel und solchen mit normalen Werten dieser Parameter kein signifikanter Unterschied in der Überlebensrate (Tabelle 3).

Zusammenhang zwischen prognostischen Kriterien und Überlebenszeit bei den Nicht-Ansprechern (Tabelle 4)

Bei Nicht-Ansprechern erwies sich eine prächemotherapeutisch erhöhte alkalische Phosphatase- und LDH-Serumkonzentration prognostisch hinweisend auf eine kürzere Überlebenszeit. Natürlich war das Ausmaß der Metastasierung hochsignifikant prognosebestimmend. Unterschiede in den prächemotherapeutischen Bilirubin-, GOT-, GPT- und Gamma-GT-Werten ließen keine signi-

Tabelle 4. Regionale Chemotherapie von Lebermetastasen kolorektaler Karzinome – Ergebnisse einer kontrollierten Studie (prognostische Kriterien bei Nicht-Ansprechern)

Prognosefaktor	Untergruppe	n	50% Überlebens-rate (Monate)	Logrank-Test p = Wert
Aph	< 200 U/l	17	17	
	> 200 U/l	17	6	0,01
Prozentueller Leberbefall	< 25%	14	17	
	25 – 50%	10	14	
	> 50%	10	5	0,0001
Bilirubin	< 20 µmol/l	31	14	
	> 20 µmol/l	3	4	NS
GPT	< 24 U/l	27	14	
	> 24 U/l	7	14	NS
GOT	< 19 U/l	24	14	
	> 19 U/l	10	9	NS
Gamma-GT	< 28 U/l	9	14	
	> 28 U/l	25	12	NS
LDH	< 240 U/l	16	17	
	> 240 U/l	18	9	0,01
CEA	< 10 ng/ml	8	17	
	10 – 100 ng/ml	17	14	
	> 100 ng/ml	9	9	NS

Tabelle 5. Regionale Chemotherapie von Lebermetastasen kolorektaler Karzinome – Ergebnisse einer kontrollierten Studie (CEA-Verlauf nach Therapiebeginn)

CEA-Verlauf	n	50% Überlebensrate (Monate)	Logrank-Test p = Wert
Normalisierung und Abfall	44	24	
Anstieg	27	13	0,0001
Normalisierung	24	26	
Abfall	20	23	0,025

fikanten Differenzen in der Überlebensrate erkennen, ebensowenig verschiedene CEA-Serumspiegel.

Der Unterschied in der Überlebensrate zwischen den Patienten, die nach Beginn der Therapie eine Normalisierung oder einen Abfall des erhöhten CEA-Wertes aufwiesen und denjenigen, die einen Anstieg gezeigt hatten, ist hochsignifikant. Dieser signifikante Unterschied in der Überlebensrate ist auch nachweisbar zwischen den Patienten, bei denen eine vollständige Normalisierung des prächemotherapeutisch erhöhten CEA-Wertes nachgewiesen wurde und bei jenen die nur eine Rückbildung dieser Werte zeigten (Tabelle 5).

Diskussion

Das Ziel der vorliegenden Studie war es, durch die retrospektive Evaluierung der prächemotherapeutischen Leberparameter, CEA-Werte und Metastasenvolumina, eine Aussage zum Ansprechen auf die regionale Chemotherapie und zur Überlebenszeit zu machen. Die Metastasenausdehnung und deren Einfluß auf die Überlebenszeit nichttherapierter Patienten ist in der Literatur mehrmals erwähnt [20]. Die mediane Überlebenszeit nichttherapierter Patienten mit solitären Metastasen schwankt zwischen 16 und 21 Monaten, mit diffuser Metastasierung zwischen 1,4−5 Monaten [14, 20]. In unserem Kollektiv fand sich nur bei den Nicht-Ansprechern ein Zusammenhang zwischen Metastasenvolumen und Überlebenszeit, entsprechend dem natürlichen Verlauf der Erkrankung. Im Gegenteil dazu zeigte sich kein signifikanter Unterschied in der Überlebensrate unter FUDR-Therapie zwischen Patientengruppen, die prächemotherapeutisch ein unterschiedliches Metastasenvolumen aufwiesen und auf die FUDR-Therapie ansprachen. Das heißt, beim Ansprechen der Metastasen auf die regionale FUDR-Therapie tritt die prognostische Bedeutung des Metastasenvolumens in den Hintergrund. Das widerspricht der Mitteilung von den Autoren Barone et al. [2], die bei Patienten mit Metastasenvolumen über 50% des Lebervolumens ein schlechteres Ansprechen auf die regionale Chemotherapie fanden. Wir meinen, daß das Ansprechen vom Verhalten der Tumorzellen auf das angewandte Zytostatikum und nicht vom Volumen des Tumors abhängig ist.

Daß die Serumkonzentrationen der Leberfunktionsparameter und des CEA mit Zunahme des Metastasenvolumens ansteigen, ist bekannt. Am deutlichsten haben wir diese Korrelation bei APh, Gamma-GT, LDH und CEA beobachtet. Auf die prognostische Bedeutung von APh wurde von mehreren Arbeitsgruppen hingewiesen [3, 5, 8, 12]. Jedoch wird diese Bedeutung beim Ansprechen der Metastasen auf die regionale Chemotherapie ähnlich wie die Bedeutung des Metastasenvolumens irrelevant.

Erhöhte Bilirubin-Serumkonzentrationen deuten auf eine schlechtere Prognose hin, auch wenn die Metastasen auf die Therapie ansprechen. Das besagt aber nicht, daß wir die Patienten mit pathologischen Bilirubin-Serumwerten regional nicht behandeln sollten, denn die mediane Überlebenszeit der Patienten mit prächemotherapeutischen pathologischen Bilirubin-Serumwerten liegt immerhin bei 16 Monaten, wenn die Metastasen auf die Therapie ansprechen, hingegen bei 5 Monaten, wenn sie trotz FUDR-Therapie progredient sind.

Die erhöhten LDH-Konzentrationen deuten auf eine schlechte Prognose, wenn die Metastasen nicht auf die regionale Chemotherapie ansprechen. Zeigt sich während der Behandlung eine Remission der Metastasen, so tritt möglicherweise die prognostische Aussage des erhöhten LDH-Wertes in den Hintergrund.

Eine prognostische Bedeutung von LDH wurde auch von Kemeny et al. [11] beobachtet. Leider sind ihre Ergebnisse nicht in die Therapie-Ansprecher und Nicht-Ansprecher im Gesamtkollektiv differenziert. Wünschenswert wäre zu wissen, ob die prognostische Aussage von LDH bei den Ansprechern von Kemenys Kollektiv ihre Bedeutung verliert.

Da die Regression oder Progression der Lebermetastasen von einer Rückbildung oder einem Anstieg der CEA-Serumkonzentrationen begleitet ist [16], hat die fortlaufende Bestimmung dieses Tumormarkers, jedoch nicht der prächemotherapeutische Wert, eine verläßliche Aussage zur Prognose erlaubt.

Zusammenfassend können also weder das prächemotherapeutische Metastasenvolumen noch der CEA-Wert, noch die Leberfunktionsparameter eine Aussage zum Ansprechen oder zur Überlebenszeit machen.

Erst nach Beginn der Chemotherapie können wir, beim Nachweis einer Progression der Filiae durch CT oder Anstieg des CEA-Wertes, die APh-, LDH-Werte und das Metastasenvolumen als Kriterien für die weitere Prognose anwenden. Kemeny et al. [11] berichteten, daß durch Szintigraphie mit technetium-markiertem Albumin über den Sideport der Pumpe eine Voraussage über das Ansprechen gemacht werden kann. Ebenso wurde der Perfusionstyp der Lebermetastasen durch intraarterielle Szintigraphie bei Adams [1] oder durch Angiographie bei Dong et al. [6] gestellt. Die Autoren fanden bei den meisten Patienten einen hyperdensen Perfusionstyp der Metastasen. Diese Art von Metastasen sprachen besser auf die regionale Therapie an, als die Metastasen mit hypodensem Perfusionstyp.

Diese Erfahrungen stimmen mit den eigenen Ergebnissen nicht überein. Das Szintigraphieverfahren ist wegen der geringen Ortauflösung nur wenig geeignet; Aussagen zur Perfusion im Zentrum von Metastasen können durch Szintigraphie oder Angiographie aber nur sehr bedingt gemacht werden. Hingegen wurden mit dem arteriellen Angio-CT die Metastasen bei 1 cm Schichtdicke lückenlos dargestellt [18].

Leider stehen uns keine Parameter zur Verfügung, die eine Voraussage zum Ansprechen der Metastasen, oder zum Überleben der Patienten unter regionaler Therapie machen. Erst nach Beginn der Therapie können wir durch CT oder CEA-Bestimmung die Progression oder Regression der Metastasen unter regionaler Therapie feststellen. Die während der Behandlung gemessenen Leberfunktionsparameter sind aufgrund einer FUDR-indizierten chemischen Hepatitis erhöht und haben daher keine Aussagekraft. Nur die prächemotherapeutischen Leberparameter und das Metastasenvolumen können nach unseren Ergebnissen lediglich bei den Nicht-Ansprechern retrospektiv prognostische Hinweise für die Therapie geben.

Literatur

1. Adams M, Moinuddin M, Boyd M (1982) Intra-arterial radionuclide infusion technique (Meeting Abstract). Clin Nucl Med 7 (105):72
2. Barone RM, Byfield JE, Goldfarb PB, Frankel S, Ginn C, Greer S (1982) Intra-arterial chemotherapy using an implantable infusion pump and liver irradiation for the treatment of hepatic metastases. Cancer 50:850–862
3. Bedikian AY, Chen TT, Malahy MA, Patt YZ, Bodey GP (1984) Prognostic factors influencing survival of patients with advanced colorectal cancer: Hepatic-artery infusion versus systemic intravenous chemotherapy for liver metastases. J Clin Oncol 2(3):174–180

4. Bengmark S, Hafström L (1969) The natural history of primary and secondary malignant tumors of the liver. Cancer 23:198–202
5. Bonomi PD, Rossof AH, Raynor WJ et al. (1980) Prediction of survival duration in patients with metastatic measurable colorectal adenocarcinoma. Proc Am Soc Cancer Res 21:161
6. Dong K, Watson R, Pahnke L, Fortner J (1977) Tumor vascularity as a prognostic factor for hepatic tumors. Ann Surg 8(1):31–34
7. Gennari L, Doci R, Bozzetti F, Veronesi U (1982) Proposal for a clinical classification of liver metastases. Tumori 68:443–449
8. Goslin R, Steele G, Zamcheck N, Mayer R, MacIntyre J (1982) Factors influencing survival in patients with hepatic metastases from adenocarcinoma of the colon and rectum. Dis Colon Rectum 25:749–754
9. Kaplan E, Meier P (1958) Nonparametric estimation from incomplete observations. J Am Statist Ass 53:457
10. Kemeny N, Daly J, Reichman B, Geller N, Botet J, Oderman P (1987) Intrahepatic or systemic infusion of fluorodeoxyuridine in patients with liver metastases from colorectal carcinoma. Ann Intern Med 107:459–465
11. Kemeny N, Niedzwiecki D, Shurgot B, Oderman P (1989) Prognostic variables in patients with hepatic metastases from colorectal cancer. Importance of medical assessment of liver involvement. Cancer 63:742–747
12. Lavin P, Mittelman A, Douglas H et al. (1980) Survival and response to chemotherapy for advanced colorectal adenocarcinoma. An Eastern Cooperative Oncology Group Report. Cancer 46:1536–1543
13. Mantel N (1966) Evaluation of survival data and two new rank order statistics arising in its consideration. Cancer Chemother Rep 50:163
14. Pettavel J, Morgenthaler F (1969) Traitment chimiotherapique des metastases-hepatiques en function de leur évolution spontanée. Schweiz Med Wochenschr 130: 773–777
15. Safi F, Roscher R, Stahl S, Schumacher K, Pralle U, Bittner R, Beger HG (1987) Erfolgskontrolle der regionalen Chemotherapie der Metastasenleber durch arterielle Angio-Computertomographie. Tumor Diagn Ther 8:181–186
16. Safi F, Roscher R, Bittner R, Beger HG (1988) The clinical relevance of tumor marker CEA, CA 19-9 in regional chemotherapy of hepatic metastases of colorectal carcinoma. Int J Biol Markers 3(2):101–106
17. Safi F, Roscher R, Bittner R, Schumacher KA, Gaus W, Beger HG (1989) Regionale Chemotherapie von Lebermetastasen kolorektaler Karzinome. Dtsch Med Wochenschr 114:1478–1483
18. Safi F, Schumacher K, Roscher R, Bittner R, Beger HG (1989) Regional chemotherapy in liver metastases of colorectal carcinoma. Cancer Invest 8(2):117–128
19. Schön D, Bertz J, Hoffmeister H (1989) Bevölkerungsbezogene Krebsregister in der Bundesrepublik Deutschland, Bd 2. MMV Medizin Verlag, München
20. Wood CB, Gillis CR, Blumgart LH (1976) A retrospective study of the natural history of patients with liver metastases from colorectal cancer. Clin Oncol 2:285–288

Regionale Zytostatikaperfusion der Leber (HAI): Merheimer Ergebnisse

R. Schmitz[1] und H. Troidl[2]

[1] Chirurgische Abteilung, Evangelisches Krankenhaus, Akademisches Krankenhaus, Universität Bonn, W-5060 Bergisch-Gladbach 2, BRD
[2] Lehrstuhl für Chirurgie, Universität zu Köln, Klinikum Merheim, Ostmerheimer Straße 200, W-5000 Köln, BRD

Einleitung

Die Überlebenszeit von Patienten mit fortgeschrittenem kolorektalen Karzinom liegt vom Zeitpunkt der Diagnosestellung einer disseminierten Leberbeteiligung nach Bengmark u. Hafström [4] zwischen 1 und 22 Monaten; vereinzelt wurden auch Überlebenszeiten über 2 Jahre hinaus beschrieben. Kein Patient mit disseminierter Metastasierung überlebte 5 Jahre [11].

Wachstum und Entwicklung der Lebermetastasen sind weitgehend von deren Blutversorgung abhängig. Über das portale System erreichen Mikrometastasen das Maschenwerk der Leber und werden darüber zunächst versorgt; nach Wachstum der Metastasen soll die Versorgung hauptsächlich arteriell erfolgen [1, 6]. Diese Tatsache begründet den experimentellen Ansatz einer arteriellen Zytostase über die A. hepatica. Die Applikation über diesen Weg ermöglicht eine hohe Konzentration des Medikaments an der Tumorzelle, da ein Verdünnungseffekt, wie bei systemischer intravenöser Behandlung, entfällt. Außerdem können Zytostatika, die direkt in den arteriellen Leberkreislauf injiziert werden, wesentlich schneller am Erfolgsorgan wirksam und gleichzeitig rasch durch die Leber extrahiert werden. Auf diese Weise wird trotz hoher Zytostatikadosen die Toxizität reduziert. Wesentlicher Nachteil ist, daß vorhandene systemische Mikrometastasen nicht erfaßt werden, so daß diese als extrahepatische Metastasierung seitens des Patienten später erlebt werden könnten.

Nach der grundlegenden Arbeit von Blackshear et al. [5] über vollimplantierbare Infusionspumpen zur regionalen Xenobiotika-Applikation wurde die Technik der Leberperfusion innerhalb der letzten Jahre standardisiert und fand in zunehmendem Maße Verwendung (Tabelle 1).

Zahlreiche Arbeitsgruppen haben über hohe Remissionsraten bei Lebermetastasen kolorektaler Tumoren unter regionaler Chemotherapie (HAI) berichtet. Sonographie und CT ermöglichen es, intrahepatische Metastasen zu lokalisieren, Größe und Volumen zu bestimmen und unter Sicht Gewebe feinnadelbioptisch für pathohistologische Untersuchungen zu gewinnen. Die Feinnadelpunktion stellt eine vertretbare Belastung für die Patienten dar und ist als Methode standardisiert [12].

Geeignete Zytostatika, die zur regionalen Chemotherapie verwandt werden, sind in Tabelle 2 aufgeführt. Blutspiegelbestimmungen haben eine 10fach hö-

Ch. Herfarth / P. Schlag (Hrsg.)
Neue Entwicklungen in der Therapie von Lebertumoren
© Springer-Verlag Berlin Heidelberg 1991

Tabelle 1. Chemotherapieansätze zur intraarteriellen Leberperfusion bei kolorektalen Lebermetastasen (HAI)

Autor	Technik	Zytostatika	Response (%)	Mediane Überlebenszeit (Mo.)	Kommentar
Petrek u. Minton (1978)	HAI	5-FU (1 g/Tag ×21)	50	17,0	keine Kontrollgruppe
Herbsman (1978)	HAI (Laparotomie)	5-FU (i.v., variabel) vs. FUDR+MTX +RAD (HAI−0,5 mg/ Tag)	82	7,8 vs. 20,5	Organbestrahlung Therapieeffekt nicht zuzuordnen
Oberfield (1979)	HAI	5-FU (20 mg/ kg/Tag×10) vs. FUDR (20 mg/kg/Tag ×10−35)	100	8,5 vs. 6,9	
Grage (1979)	HAI	5-FU (i.v.) 12 mg/kg/Tag ×4) vs. 5-FU-Hep. HAI (20 mg/kg/Tag ×14)	23 vs. 34	13,5 vs. 15,4	1. randomisierte Studie, zu wenige Patienten
Aigner (1983)	isolierte Perfusion (HL-Maschine)	5-FU (300 − 1000 mg/ Tag)	80	−	keine Kontrollgruppe, großer techn. Aufwand

here Exposition der Tumoren für das 5-FU und eine 100- bis 400fache höhere für das 5-FUDR im Vergleich zur intravenösen Applikation ergeben [10]. Die wichtigsten Substanzen, das 5-FU und das 5-FUDR, eignen sich wegen ihrer niedrigen Plasmahalbwertszeiten bei hoher Clearancerate für die Leberperfusion. 5-FU ist schon nach 3 h aus dem Plasma eliminiert, wobei der Abbau der Substanz zu 90% intrahepatisch erfolgt. Das FUDR [8, 17] wird unter der Vorstellung verwendet, daß es eine höhere Tumorzellzytotoxizität (als das 5-FU) während einer Langzeittherapie entwickelt. Für alkylierende Substanzen, wie z. B. Mitomycin C oder BCNU, scheinen Bolusapplikationen im Rahmen der Perfusionstherapie deshalb von Vorteil zu sein, weil hohe Initialspiegel bei schneller Elimination zur Verzögerung von chromosomalen Repairmechanismen führen [13, 15].

Viele Studienergebnisse mit unterschiedlichen intraarteriellen Therapieansätzen sind hinsichtlich der Wirksamkeit des 5-FU und des FUDR immer noch wenig vergleichbar, da unterschiedliche Dosierungen sowie unterschiedliche

Tabelle 2. Gebräuchliche Zytostatika für die Leberperfusion (HAI)

Typ	Dosierungen/Tag
Antimetabolite	
5-Fluorouracil (5-FU)	15 mg/kg KG
5-Fluorouracildesoxyribosid	
(5-FUDR)	0,2 – 0,5 mg/kg KG
Methotrexat	2 – 4 mg/kg KG
Alkylierende Substanzen	
Mitomycin C	0,5 – 2 mg/m² KOF
Cisplatin	20 mg/m² KOF
BCNU	100 mg/m² KOF, Bolus, 14tg.

Tabelle 3. Kontinuierliche intrahepatische Leberperfusion (HAI) nach implantierter Infusionspumpe bei kolorektalen Lebermetastasen

Autor	Jahr	Pat.-Zahl	Ergebnis	Therapie	Kommentar
Balch	1983	81	88% CEA	FUDR (HAI)	historische Kontrolle
		117	33% CEA	FUDR system.	
Niederhuber	1984	93	83% Remission	FUDR (HAI)	keine Kontrolle
Daley	1985	34	kein Unterschied	FUDR (HAI) vs.	randomisierte Studie abgebrochen
		21		FUDR system.	
Hohn	1985	35	biliäre Sklerose bei allen Patienten	FUDR (HAI)	prospektiv, keine Kontrolle
Kemeny	1985	65	20% Remission 86% Remission	FUDR (HAI) vs. FUDR (HAI) + Leberteil-resektion	randomisierte Studie, eindeutiges Resultat

Therapieintervalle verwandt wurden (Tabellen 3 und 4). Außerdem hat sich gezeigt, daß die Kriterien für die Definition des Ansprechens des Tumors auf die Therapie bei allen Autoren erheblich differieren. Es werden Ansprechraten zwischen 40% und 80% bei einer medianen Überlebenszeit zwischen 7 und 15 Monaten angegeben und nicht zwischen Respondern und Non-Respondern unterschieden. Auch die Therapieschemata variieren erheblich, wie hier kurz an zwei Beispielen verdeutlicht wird:

Ansfield et al. [2] untersuchten die 5-FU-Wirkung nach Bolus und kontinuierlicher arterieller Chemoperfusion, allerdings auch bei zytostatisch vorbehandelten Patienten und beschrieben bei Respondern eine mediane verlängerte Überlebenszeit. Die randomisierten Studienergebnisse von Seifert et al. [15]

Tabelle 4. Vergleichbare prospektive Studien kontinuierlicher regionaler intrahepatischer Chemoperfusion (HAI) bei disseminierten kolorektalen Lebermetastasen in beiden Leberlappen

Autor	Jahr	Zytostatika	Technik	Part. und kompletter Response (5)	Überlebenszeit ($\bar{x}$) Mo. nach Therapiestart
Watkins	1970	FUDR	Katheter	55	15
Cady	1974	FUDR	Katheter	71	16
Reed	1981	FUDR	Katheter	73	10
Grage[a]	1979	5-FU i.a. vs. i.v.	Katheter	34 vs. 23	10
Hottenrott	1985	FUDR	Pumpe	85	20[b]
Rothmund	1986	FUDR	Pumpe	77	26[b]
Schmitz[a]	1987	5-FU/BCNU	Pumpe	60	26
Kemeny u. Daley[a]	1985	FUDR	Pumpe vs. system.	50 vs. 30	–
Hodgson	1986	FUDR	Enukleation + Pumpe vs. Enukleation + Pumpe + Emb.	? vs. ?	21 – 57

[a] Randomisierte Studien.
[b] Studie noch nicht abgeschlossen.

zeigten, daß eine kontinuierliche Applikation von 5-FU über 120 h bei 70% ihrer Patientengruppe weniger toxisch war als eine einmalige Bolusapplikation. Hiermit war ein wichtiges Argument für die kontinuierliche Perfusion geliefert worden.

Da die therapeutische Effektivität vieler Zytostatikarezepturen auch wesentlich von der Verläßlichkeit eines Applikationssystems abhängt, wurden die meisten vergleichbaren intrahepatischen Therapiestudien seit 1980 [7] mit der vollständig implantierbaren Gasdruckpumpe, Typ Infusaid 400 (Fa. Fresenius, Oberursel) durchgeführt, um u. a. auch die Hospitalisationszeit für die Patienten kurz zu halten. Nach subkutaner Implantation in die rechte oder linke Regio epigastrica wird bei dieser Technik üblicherweise die Katheterspitze in die A. gastroduodenalis am Abgang zur A. hepatica plaziert. Das Auffüllen der Gasdruckpumpe erfolgt ambulant in 14tägigem Rhythmus und ermöglicht so ein 100%iges Follow-up der Patientengruppen. (Die Technik der Pumpenimplantation wurde von Balch et al. [3] hinreichend beschrieben und propagiert.)

Ziele eigener Untersuchungen

Die vorliegende Untersuchung im Klinikum Merheim am II. Lehrstuhl für Chirurgie der Universität zu Köln wurde in den Jahren 1983 – 1989 durchgeführt, weil verschiedene frühere Publikationen erstaunlich gute Resultate bis hin zum „complete response" versprachen.

Ein vertretbares Therapiekonzept sollte von folgenden Postulaten ausgehen:

Postulate der HAI-Therapie
− Wahl des geeigneten Zytostatikums,
− nachvollziehbarer Anti-Tumoreffekt,
− minimale therapie-induzierte Belastung,
− Lebensverlängerung.

Offen war die Frage, ob sich das weltweit propagierte FUDR oder 5-FU in Kombination mit BCNU als Bolusinjektion für die HAI-Zytostase eignen würde. In Tierversuchen hatten sich beide Rezepturen bei kolorektalen Transplantatkarzinomen bewährt [14].

Methoden der prospektiven Erfassung der Therapieeffekte sind im folgenden aufgeführt:

Meßmethoden bei HAI
a) 5-FU/BCNU vs. FUDR (zunächst als randomisierte Studie angelegt)
b) Nachweismöglichkeiten effektiver Zytostase.
   − CT/Sonographie,
   − Biopsie (Feinnadel),
   − Tierversuch/z. B. Transplantationsmodell,
   − Tumormarker.
c) Meßbare Belastung unter HAI
   − z. B. Spitzer-Index,
   − somatisch/hämatoserologischer Nachweis.
d) Überlebenszeiten
   − Responder/Therapieversager.

Ein- und Ausschlußkriterien entsprachen denen anderer Untersucher und wurden wie folgt festgelegt:

HAI-Studie
Einschlußkriterien:
− Patienten aller Altersgruppen,
− Patienten nach potentiell-kurativer Kolon- und Rektumresektion,
− Nachweis multipler Lebermetastasen in beiden Lappen,
− keine extrahepatischen Metastasen faßbar.
Ausschlußkriterien:
− Patienten mit potentiell-kurativer Metastasenenukleation/Resektion,
− extrahepatische Metastasen,
− Leber-CT/Aszites
− Bilirubin über 4 mg,
− Kreatinin über 2 mg,
− Spitzer-Index unter 3.

Insgesamt konnten nach den o. g. strengen Kriterien 30 Patienten in die Studie aufgenommen und bis zu ihrem Tode verfolgt werden. Gleichzeitig wurde bei

164   R. Schmitz und H. Troidl

Tabelle 5. Dosierungen bei HAI

FUDR	0,3 mg/kg KG (kontinuierlich)
gegen	
5-FU	70 mg/24 h (kontinuierlich)
+ BCNU	100 mg/m² KOF (Bolus, alle 14 Tage)

Tabelle 6. Dosierungen bei tumortragenden Nacktmäusen (qualitativer Test)

FUDR	intraperitoneal	0,3 mg/kg KG 3 Tage (tgl. 1×) 9-Tage-Intervall
gegen		
5-FU	intraperitoneal	3 Tage (tgl. 1×) 10 mg/kg KG
BCNU	intraperitoneal	14tägig (1×) Bolus 100 mg/m² KOF

Diagnosestellung bzw. zu Beginn der HAI (Pumpenimplantation Infusaid, Fa. Fresenius, FRG) Metastasengewebe auf Gruppen von thymusdysplastisch nackten Nude-Mäusen xenotransplantiert und zum Auswachsen gebracht, so daß eine bei tumortragenden Tieren praktikable intraperitoneale Zytostase ggf. eine qualitative Aussage zum individuellen Verhalten des Tumorgewebes zulassen könnte [14]. Die Behandlung der Patienten erfolgte entweder mit FUDR oder der Kombination von 5 FU mit BCNU in der in den Tabellen 5 und 6 aufgeführten Dosierung und Applikationsart.

Ergebnisse der Studie

1) Alle HAI-Patienten wurden im Rahmen des Follow-up insgesamt 148mal (3fach) ultraschallgesteuert perkutan mit der Feinnadel biopsiert und das Gewebe in Zusammenarbeit mit Krakamp und Foedisch[1] untersucht. Die Kriterien der regressiven Tumorveränderungen unter der Zytostase wurden definiert als Fibrosierung und partiell hyalinnarbige Transformation des Ausgangs-(Ursprungs)-Adenokarzinoms mit Chromatinverdichtungen und Nekroseanteilen.

---

[1] Für die Durchführung dieser Biopsien und deren pathohistologische Auswertung bin ich Herrn OA Dr. B. Krakamp, Innere Medizin des Klinikums Köln-Merheim sowie Herrn Prof. Dr. Foedisch, Universität Bonn, Pathologisches Institut, sehr dankbar.

2) Gravierende Nebenwirkungen bei den FUDR-behandelten Patienten bestanden vor allem in erheblichen Störungen des Gastrointestinaltrakts (Schwindel, Übelkeit, Erbrechen, Diarrhoen, toxische Hepatitis) im Gegensatz zur Vergleichsgruppe, wo diese Nebenwirkungen lediglich temporär und weniger stark ausgeprägt auftraten. Nach 5- bis 6wöchiger Therapie mußten deshalb alle FUDR-HAI-Patienten in die weniger belastende 5-FU/BCNU-Gruppe übergeführt werden. Nach dem Crossing over hatten sich alle 30 Patienten bezüglich der faßbaren NW-Raten angepaßt. Dennoch trat bei einem Patienten selbst unter 5-FU/BCNU eine sklerosierende Cholangitis auf.

3) CEA-Serum-Titer (RIA, Fa. Abbott) erreichten innerhalb von 2−5 Monaten unter HAI ein individuelles Minimum; bei einigen Patienten, später als „Non-Responder" definiert, stiegen die CEA-Titer wieder an. Die Titer bei Respondern stiegen erst nach Auftreten extrahepatischer Metastasen an.

4) Das Befinden der Patienten wurde mit dem Lebensqualitäts-Index nach Spitzer [16] (Abb. 1) prospektiv erfaßt. Entsprechend umgekehrt zu den CEA-Titern erreichte die Mehrzahl der HAI-Patienten zwischen 3 und 5 Monaten ein Punktemaximum, d. h. sie fühlten sich am wohlsten. Responder verbleiben bis zum Wiederauftreten der Progression auf dem hohen Niveau.

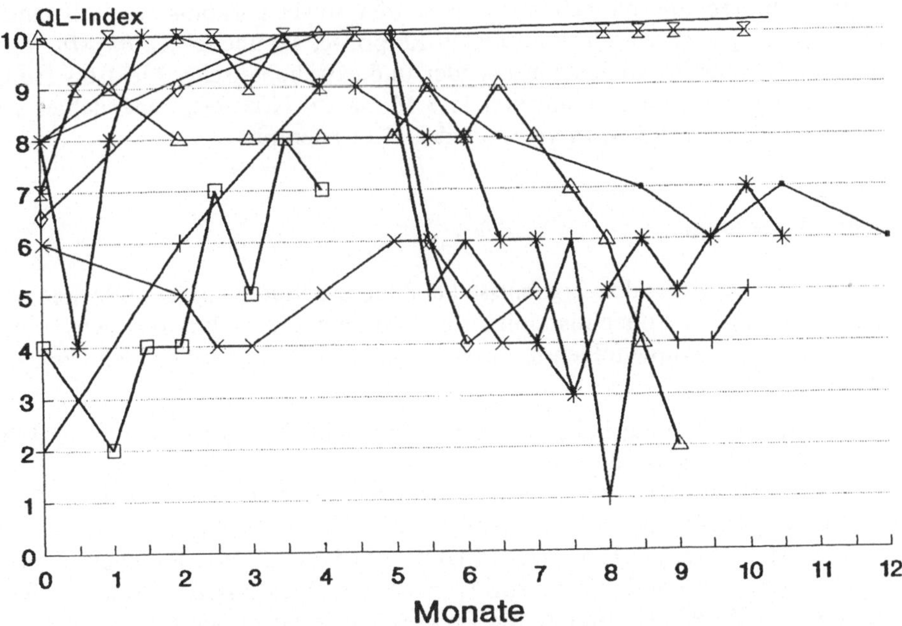

Abb. 1. Spitzer-Index bei HAI-Patienten. (Unterschiedliche Befindlichkeiten unter regionaler Leberzytostase am Beispiel von 9 Patienten über einen Zeitraum bis zu 12 Monaten)

Tabelle 7. HAI-Resultate (Merheimer Studie)

			Überlebenszeit (Monate)
Response	Komplett	4/30	$\bar{x} = 26,0$
	Partiell	14/30	
Freies Intervall bis Progredienz/EMH			$\bar{x} = 11,8$
Kein Response		12/30	$\bar{x} = 9,3$

5) Bei 20 Patiententumoren, die tierexperimentell methodisch einwandfrei im Transplantationsmodell untersucht werden konnten, zeigten 16 Tumorgruppen bei tumortragenden Nacktmäusen eindeutige Volumenreduktion unter der intraperitoneal applizierten Zytostase. Pathohistologisch ergaben sich vergleichbare Kriterien für Regression, bestehend in hyalinnarbiger Transformation des Ausgangskarzinoms mit Chromatinverdichtung. Bei „Non-Responder"-Patienten zeigten sich weder eindeutige Volumenreduktionen, noch eindeutige Zeichen der Regression unter der Zytostase. Die Resultate im Vergleich zwischen Tierexperiment und Patientenreaktion zeigten eine gute Koinzidenz mit Ausnahme zweier Patienten in der „Non-Responder"-Gruppe.

6. In Anlehnung an die Definition des „Response" nach Genarri [9] ergaben sich für die Merheimer Studie folgende Resultate (Tabelle 7): 18 von 30 Patienten hatten mit bildgebenden Verfahren sowie pathohistologisch einen temporär partiellen und kompletten Response; sie überlebten *im Mittel 26 Monate*. Eine Progredienz intra- oder/und extrahepatischer Metastasierung fand sich nach durchschnittlich 11,8 Monaten. Non-Responder lebten *im Mittel lediglich 9,3 Monate* unter der HAI-Therapie.

Schlußfolgerungen

Anhand der vorliegenden Ergebnisse bei 30 in die Studie aufgenommenen Patienten mit ausschließlich disseminierten Lebermetastasen kolorektaler Genese sind zur HAI-Therapie folgende Aussagen zum Nutzen oder Schaden der Patienten zulässig:

— Vollständige implantierbare Pumpen (Infusaid) ermöglichen eine verläßliche HAI-Zytostase der Leber.
— Das 5-FU/BCNU-Regime führt zu vertretbaren Nebenwirkungen im Rahmen der Palliation — im Gegensatz zur FUDR-NW-Rate.
— Die Effektivität der HAI ist bei FUDR *und* 5-FU/BCNU-Patienten in gleicher Weise nur individuell antineoplastisch objektivierbar; weder FUDR noch 5-FU/BCNU konnten die Progression in Form der extrahepatischen Metastasierung verhindern.
— Tierexperimentelle Untersuchungen mit dem Nacktmaus-Modell belegen die individuelle Ansprechbarkeit menschlicher Adenokarzinome gegenüber

einer Zytostase. Die Stärke einer prospektiven Aussagekraft dieses Tests wäre mit größerem Zahlenmaterial zu belegen; dennoch gleichen sich die humanen Gewebsreaktionen und die tierexperimentellen Gewebsreaktionen in der vorliegenden Studie.

— Responder-Patienten fühlten sich temporär wohler als Non-Responder. Responder lebten im Durchschnitt 15 Monate länger und starben an extrahepatischer Metastasierung. Aufgrund individueller Wachstumsgeschwindigkeiten der Metastasen ist es möglich, daß Non-Responder ebenso lange leben können wie Responder mit schneller extrahepatischer Metastasierung.

— Ob die Reduzierung der FUDR-Dosis mit dem Ziel einer besseren Verträglichkeit gleiche antineoplastische Effektivität erzielen kann, ist Gegenstand weitergehender Untersuchungen.

Literatur

1. Ackermann NB (1972) Alteration of intrahepatic circulation due to increased tumor growth. Am J Pathol 30:696
2. Ansfield FD, Ramirez G, Davis HL et al. (1975) Further clinical studies with intrahepatic arterial infusion with 5-fluorouracil. Cancer 36:2413—2417
3. Balch CM, Urist MM, McGregor ML (1983) Continuous regional chemotherapy for metastatic colorectal carcinoma using a totally implantable infusion pump. Am J Surg 145:285—290
4. Bengmark S, Hafstrom L (1969) The matural history of primary and secondary malignant tumors of the liver. I. The prognosis for patients with hepatic metastases from colonic and rectal carcinoma by laparotomy. Cancer 23:198
5. Blackshear PJ, Rhode TD, Vasco RL, Buchwald H (1975) One year of continuous heparinization in the dog using a totally implantable infusion pump. Surg Gynecol Obstet 141:176
6. Breedis C, Young G (1954) The blood supply of neoplasm in the liver. Am J Pathol 30:969
7. Buchwald H, Grage TB, Vassipoulos PP, Rhode TD, Vasco RL, Blackshear PJ (1980) Intra-arterial infusion chemotherapy for hepatic carcinoma using a totally implantable infusion pump. Cancer 45:866—869
8. Cady B (1974) Regional infusion chemotherapy of hepatic metastases from carcinoma of the colon. Am J Surg 127:220
9. Genarri L, Doci R, Bozzetti F, Veronesi U (1982) Proposal for a clinic classification of liver metastases. Tumori 68:443—449
10. Gropp C (1983) Was ist gesichert in der Therapie von primären Lebertumoren und Lebermetastasen? Internist 24:707—713
11. Jaffee BM, Donegan WL, Watson T (1986) An investigation of the factors which influence the survival in patients with untreated hepatic metastases. Surg Gynecol Obstet 127:1
12. Koch E, Otto R, Wellauer J, Pedio G (1985) Ultraschallgeführte Biopsie — Züricher Ergebnisse. In: Otto R, Schnaars P (Hrsg) Ultraschalldiagnostik. Thieme, Stuttgart
13. Lokich J, Gillings D, Gullo J et al. (1986) Bolus versus infusion 5-fluorouracil (5-FU): A randomized clinical trial in advanced measurable colorectal carcinoma. Proc Am Soc Clin Oncol 5:322

14. Schmitz R (1984) Tumortransplantation auf die Nude-Maus: Ein Weg zur Bestimmung der Zytostatika-Empfindlichkeit an transplantierten gastrointestinalen Karzinomen. Habil-Schrift, Universität Köln
15. Seifert P, Baker LH, Reed ML, Vaitkevicious VK (1975) Comparison of continuously infused 5-fluorouracil with bolus injection in treatment of patients with colorectal adenocarcinoma. Cancer 36:123–128
16. Spitzer WO, Dobsan AJ, Hall J et al. (1981) Measuring the quality of life of cancer patients. J Chron Dis 34:585–597
17. Watkins E jr, Khaze AM, Nahra KS (1970) Surgical basis for arterial infusion chemotherapy of disseminated carcinoma of the liver. Surg Gynecol Obstet 130:581

Ergebnisse der regionalen Chemotherapie bei Lebermetastasen maligner Melanome

P. QUOIKA

Chirurgische Universitätsklinik, Klinikstraße 29, W-6300 Gießen, BRD

Das maligne Melanom ist ein Tumor, der in frühen Stadien durchaus gute Heilungschancen bietet. Wenn dieses Leiden jedoch generalisiert, sinkt die mediane Überlebenszeit, insbesondere bei Lebermetastasierung, auf wenige Wochen.

Wir berichten über eine retrospektive Analyse unseres Krankengutes von 1984–1988 zur Ermittlung der Therapieergebnisse bei Patienten mit Lebermetastasen des malignen Melanoms. In dieser Zeit wurden insgesamt 30 Patienten behandelt, davon 16 Frauen und 14 Männer. Das mittlere Alter war 52,5 Jahre (Abb. 1). Der Primärtumor ging in 9 Fällen von der Epidermis, in 19 Fällen von der Aderhaut aus. Ein Melanom wurde im Rektum gefunden, und in einem Fall war keine Lokalisation möglich. Bei 24 Patienten handelte es sich um superfiziell spreitzende Melanome (SSM), bei 4 Patienten um noduläre Melanome. Amelanotisches Melanom und Spindelzellmelanom wurden in je einem Fall gefunden. Die histologischen Typen des Melanoms waren bei den verschiedenen Primärtumorlokalisationen unterschiedlich (Tabelle 1).

Bei 26 Patienten waren die Lebermetastasen zum Therapiebeginn die einzige Tumormanifestation. Bei den anderen 4 Patienten fanden sich außerdem Haut-

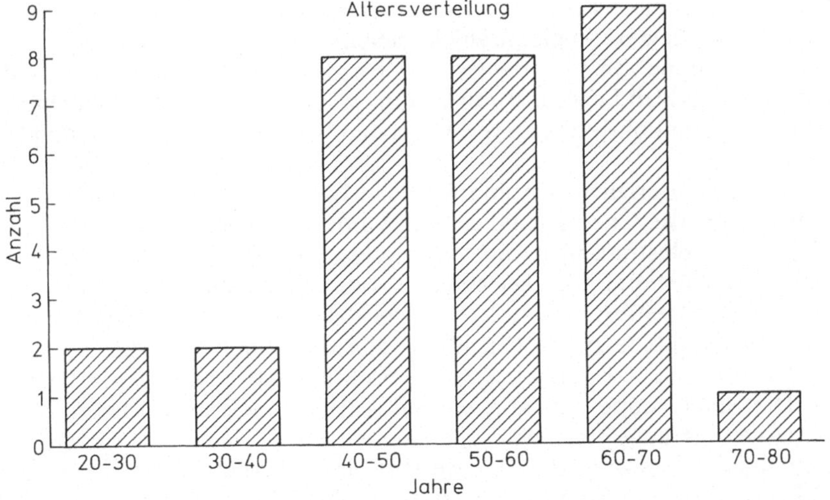

Abb. 1. Altersverteilung

Ch. Herfarth / P. Schlag (Hrsg.)
Neue Entwicklungen in der Therapie von Lebertumoren
© Springer-Verlag Berlin Heidelberg 1991

Tabelle 1. Primärtumorlokalisation und Histologie der Melanome

Histologie	Aderhaut	Epidermis	Rektum	Unbekannt	Summe
SSM	18	4	1	1	24
Noduläres Mel.	–	4	–	–	4
Spindelzell-Mel.	1	–	–	–	1
Amelanot. Mel.	–	1	–	–	1
Summe	19	9	1	1	30

filiae (2 Patienten), einmal eine Knochenfilia sowie ein Fall von disseminierter Tumoraussaat. Bis auf eine Ausnahme war der Primärtumor entfernt.

Im weiteren Verlauf haben 12 Patienten, bei denen zunächst nur Lebermetastasen festgestellt worden waren, zusätzlich andere Metastasen entwickelt. Hierbei handelte es sich um 3 Fälle von Lungenfiliae, um 3 Fälle von peritonealer Metastasierung, um 3 Hautmetastasen und um eine Knochenfilia. In 2 Fällen kam es zu einer disseminierten Tumoraussaat.

Der Leberbefall war meist weit fortgeschritten. Er wurde sowohl sonographisch wie auch computertomographisch erfaßt. In keinem Fall lag eine Solitärmetastase vor. Bei 3 Patienten war die Leber bis 25% befallen. In 11 Fällen war die Leber bei Therapiebeginn zwischen 25% und 75% befallen und bei 16 Patienten, also mehr als der Hälfte, waren mehr als 75% befallen.

Therapie

Insgesamt wurden von den 30 Patienten 4 einer Leberteilresektion unterzogen. 26 der 30 Patienten wurden chemoembolisiert, seit 1985 alle. 21 Patienten erhielten eine intraarterielle Leberinfusion, entweder über einen operativ implantierten A. hepatica-Katheter oder über einen temporär transfemoral bzw. transaxillär eingelegten Angiographiekatheter.

Eine Gruppe von 14 Patienten wurde zunächst chemoembolisiert und erhielt dann in 6 Zyklen Leberinfusionen. Eine weitere Gruppe von 9 Patienten wurde nur chemoembolisiert. Die verbleibenden 7 Patienten wurden individuell therapiert.

Zur intraarteriellen Infusion wurden Mitomycin, Adriblastin, und Cisplatin verwendet. Die Chemoembolisation wurde in der Regel mit 50 mg Cisplatin, 50 mg Adriblastin und 10 mg Mitomycin C gelöst in 2 ml Ethibloc über einen meist transfemoral oder gelegentlich transaxillär eingelegten A. hepatica-Katheter durchgeführt. Nach 2 Monaten haben wir wieder angiographiert und falls möglich eine zweite Chemoembolisation durchgeführt.

Die mediane Überlebenszeit des Gesamtkollektivs beträgt 146 Tage (Abb. 2).

Die Untergruppe der Patienten mit Aderhautmelanomen hat mit 180 Tagen eine geringgradig günstigere Lebenserwartung. Wesentlichen Einfluß auf die Prognose hat naturgemäß das Ausmaß des Leberbefalls. Bei Leberbefall über 75% sinkt die mediane Überlebenszeit auf 118 Tage. Die Gruppe der Patienten mit einem Leberbefall unter 75% zeigt eine mediane Überlebenszeit von 282 Tagen. Eine untergeordnete Bedeutung für die Überlebenszeit scheinen die extrahepatischen Tumormanifestationen zu haben. Die Gruppe der Patienten,

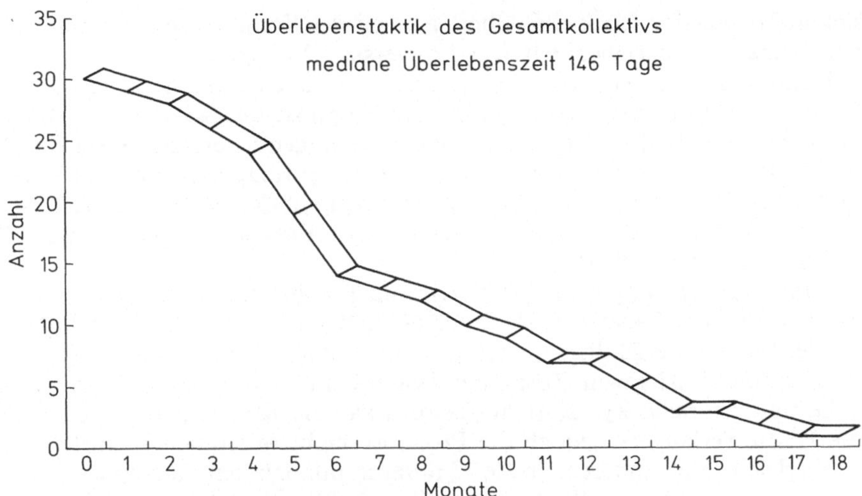

Abb. 2. Überlebenskurve des Gesamtkollektivs

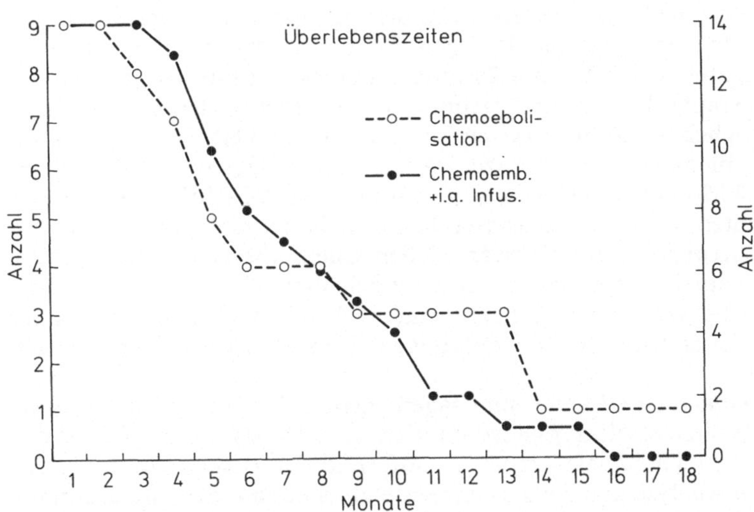

Abb. 3. Überlebenskurve nach Chemoembolisationen und nach Kombination von Chemoembolisation mit Zytostatikainfusion

die zu keinem Zeitpunkt, weder vor noch nach Lebertherapie extrahepatische Metastasen zeigte, weicht mit 146 Tagen medianer Überlebenszeit nicht von der Grundgesamtheit ab.

Auch einen Geschlechtsunterschied der Tumorprognose fanden wir nicht. Die mediane Überlebenszeit der Männer ist mit 146 Tagen gleich dem Wert des Gesamtkollektivs.

Wenn man die Patienten mit Chemoembolisation mit denen vergleicht, bei denen zusätzlich arterielle Zytostatikainfusionen durchgeführt wurden, zeigt sich auf den ersten Blick eine Überlegenheit der Kombinationstherapie mit einer medianen Überlebenszeit von 190 versus 123 Tagen.

Wenn man allerdings die Überlebenskurven nach Kaplan Meier betrachtet (Abb. 3), wird die am Anfang günstigere Prognose der Kombinationstherapie im weiteren Verlauf schlechter als die der alleinigen Chemoembolisation. Dieser Widerspruch läßt in Verbindung mit der geringgradig unterschiedlichen Verteilung des Leberbefalls in beiden Gruppen nur den Schluß zu, daß anhand der vorliegenden Daten keine unterschiedlichen Prognosen bei den beiden Therapiekonzepten beweisbar sind.

Zum weiteren Vergleich haben wir die Summe der Krankenhausliegezeit nach Beginn der Lebertherapie untersucht. Bei alleiniger Chemoembolisation lag der Median bei 21 Tagen, nach Chemoembolisation und intraarterieller Leberinfusion bei 33 Tagen. Zusammenfassend muß man folgern, daß die zusätzliche intraarterielle Zytostatikainfusion zwar die Krankenhausliegedauer um die Hälfte verlängert, jedoch die Prognose nicht wesentlich beeinflußt.

Vergleiche mit anderen, in der Literatur publizierten Therapieergebnissen sind schwierig, da das Stadium des Leberbefalls der untersuchten Patienten nicht mit angegeben ist. Unter diesem Vorbehalt sei hier zunächst die Studie von Balch et al. [2] zitiert. Es wurden 200 Verläufe von Melanompatienten mit Fernmetastasen einer multifaktoriellen Analyse unterzogen. Hierbei zeigte sich, daß die mediane Überlebenszeit bei alleiniger Lebermetastasierung bei 2,4 Monaten lag, entsprechend 76 Tagen. Bei Lebermetastasen mit weiteren Metastasen ergaben sich sogar nur 2 Monate. In dieser Studie wurde keine intraarterielle Therapie durchgeführt, jedoch wurden Metastasen sowohl reseziert – wenn möglich – als auch systemisch chemotherapiert. Im Vergleich dazu beträgt die mediane Überlebenszeit in unserem Patientengut 146 Tage, entsprechend 4,7 Monaten. In einer weiteren Studie von Papachristou et al. [3] wurden 10 Patienten mit Lebermetastasen beim malignen Melanom – ohne sonstige Metastasierung – einer intraarteriellen Chemotherapie unterzogen, also einem Therapiekonzept, das unserem vergleichbar ist. Es ergab sich eine mediane Überlebenszeit von 5 Monaten, entsprechend 152 Tagen. Dieser Wert ist innerhalb der statistischen Schwankungen als identisch mit unseren Ergebnissen zu werten.

Zusammenfassend kann man sagen, Leberfiliae sind beim Melanom einer der wesentlichen, die Prognose limitierenden Faktoren. Die Wirksamkeit des vorgestellten Therapiekonzepts ist, aufgrund der kleinen Gruppen, der retrospektiven Analyse und der Zusammensetzung des aus der Literatur ausgewählten Vergleichskollektivs statistisch nicht zu sichern. Die Tendenz ist wohl insgesamt positiv, jedoch wäre nur eine prospektive Studie geeignet, statistisch eindeutige Aussagen zu machen.

Literatur

1. Akslen LA, Hove LM, Hartveit F (1987) Metastatic distribution in malignant melanoma. A 30-year autopsy study. Invasion Metastatic 7(5):253–263
2. Balch CM, Soong S-J, Murad TM, Smith JW, Maddox WA, Durant JR (1983) A multifactorial analysis of melanoma. IV. Prognostic factor in 200 melanoma patients with distant metastases (Stage III). J Clin Oncol 1(2):126–134
3. Papachristou DN, Fortner JJ (1983) Surgical treatment of metastatic melanoma confined to the liver. Int Surg 68(2):145–148

Die Behandlung maligner Lebererkrankungen mit dem Ballon-Okklusionskatheter

W. Wyrwich, M. Storck, H. Denecke

Chirurgische Klinik, Klinikum Großhadern, Marchioninistraße 15,
W-8000 München 70, BRD

Einleitung

In der Behandlung maligner Erkrankungen der Leber wurden in dem Bestreben, für den Patienten sowohl eine Verbesserung der Lebensqualität als auch eine Verlängerung der Überlebenszeit zu erreichen, in den vergangenen Jahren fachübergreifend die unterschiedlichsten Therapieverfahren eingesetzt. Chirurgische Methoden, insbesondere Resektionsverfahren erfuhren in den letzten zwei Dekaden bedeutende Verbesserungen [5].

Bei Patienten, bei denen weder eine extrahepatische Fernmetastasierung noch ein lokoregionäres Rezidiv des Primärtumors bestehen und die lokale Resektabilität des Lebertumors gegeben ist, bietet die chirurgische Resektion die Chance der Heilung [20]. Für die Mehrzahl der Patienten mit malignen Lebertumoren ist die lokale Resektabilität jedoch nicht gegeben, entweder weil der Tumorbefall disseminiert im Leberparenchym auftritt oder so zentral lokalisiert ist, daß eine chirurgische Intervention unmöglich wird.

Eine interessante Variante in der Behandlung primär nichtresezierbarer Lebertumoren stellt die Verwendung von Okklusionskathetern dar [23], da sie repetitiv die Kombination von Tumorischämie mit nachfolgender intraarterieller regionaler Chemotherapie der Leber zuläßt, ohne daß dabei Kollateralen entstehen [24]. Bisher wurde dieses Verfahren der repetitiven Ischämie nur in der Behandlung der metastasierenden Karzinoiderkrankung am Menschen eingesetzt [7]. Eine postischämische regionale Chemotherapie wurde bei diesen Patienten nicht durchgeführt.

Material und Methoden

Der Ballon-Okklusionskatheter (Abb. 1) besteht aus einem Silikonschlauch, an seinem distalen Ende befindet sich ein Ballon, an dem ein Dacronnetz angebracht ist. Das proximale Ende des Schlauches wird an ein Reservoir konnektiert, über das die Füllung des Ballons erfolgt.

Nach präoperativer Angiographie zur Sicherung einer regelhaften Gefäßversorgung der Leber wird der Ballon-Okklusionskatheter an der A. hepatica pro-

Ch. Herfarth / P. Schlag (Hrsg.)
Neue Entwicklungen in der Therapie von Lebertumoren
© Springer-Verlag Berlin Heidelberg 1991

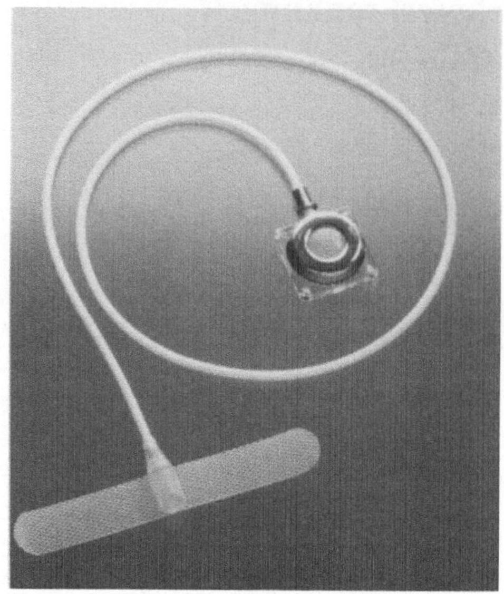

Abb. 1. Implantierbarer Ballon-Okklusionskatheter

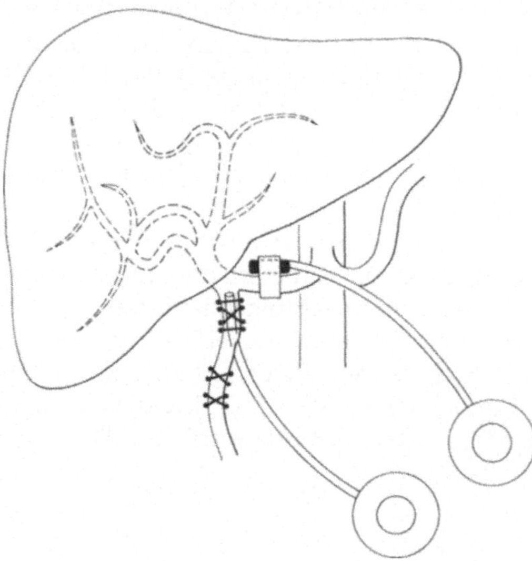

Abb. 2. Implantationssitus des Ballon-Okklusionskatheters

ximal der A. gastroduodenalis implantiert, in die zusätzlich ein Katheter zur regionalen Chemotherapie eingelegt wird (Abb. 2).

Die Leber wird in der von Bengmark beschriebenen Technik entarterialisiert: Ligg. falciforme, triangulare und coronaria und sämtliche Verbindungen zwischen Leber und Omentum minus, sowie alle Strukturen im Lig. hepatoduodenale mit Ausnahme des Ductus choledochus und der V. porta, werden sorgfältig durchtrennt und ligiert [7].

In unserem Haus wurde das Verfahren bisher bei 3 Patienten eingesetzt: bei einer 59jährigen Patientin mit massiver Filialisierung eines Dünndarmkarzinoids, einem 74jährigen Patienten mit diffuser metachroner Metastasierung eines primären Magenkarzinoms sowie einer 57jährigen Patientin mit einem nicht resektablen primären Leberzellkarzinom.

Bei jedem dieser Patienten wurden zwischen dem 8. und 10. postoperativen Tag Angiographien entweder in herkömmlicher oder in digitaler Subtraktionstechnik durchgeführt. Nach primärer Wundheilung wurde für 2 h die A. hepatica okkludiert, nach Freigabe des Gefäßes wurde über den zweiten Port die regionale Chemotherapie angeschlossen.

Ergebnisse

Während im Fall des 74jährigen Patienten in der ersten Kontrollangiographie eine nur diskrete Kaliberänderung der A. hepatica auffiel, zeigten die DSA-Bilder der 59jährigen Patientin eine filiforme Stenose der A. hepatica, obwohl der Katheter zum Zeitpunkt der Aufnahme nicht gefüllt war (Abb. 3). Die Position des Okklusionskatheters ist identisch mit dem Bereich der Stenose (Abb. 4).

Die gleiche Beobachtung konnte im Fall der 54jährigen Patientin mit dem hepatozellulären Karzinom gemacht werden: Hier zeigt die selektive Angiographie ebenfalls eine filiforme Stenose mit verzögerter Kontrastierung der intrahepatischen Arterienäste, bei bereits deutlich schwächerer Kontrastierung der A. lienalis (Abb. 5). Eine in gleicher Sitzung durchgeführte konventionelle An-

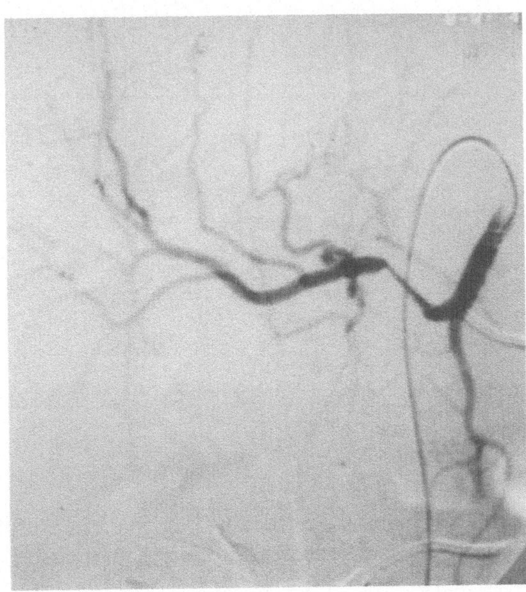

Abb. 3. Kontroll-DSA 10 Tage postoperativ: filiforme Stenose der A. hepatica

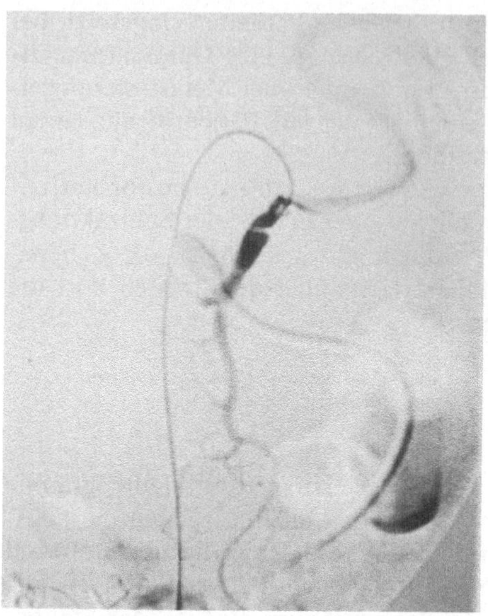

Abb. 4. Kontroll-DSA 10 Tage postoperativ: Darstellung der Position des Okklusionskatheters. Die Position ist identisch mit dem Stenosebereich in Abb. 3

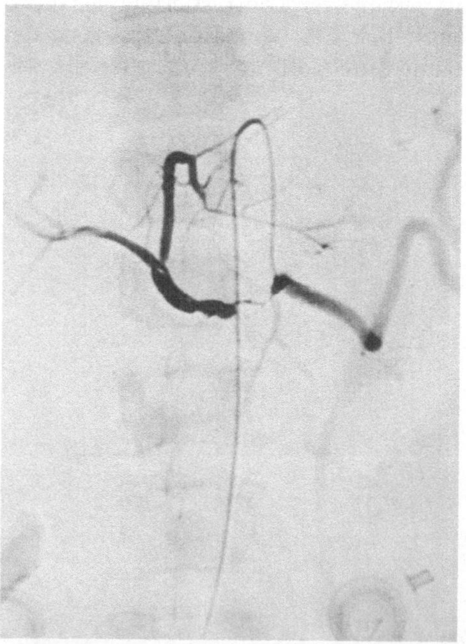

Abb. 5. Kontroll-DSA 10 Tage postoperativ: filiforme Stenose der A. hepatica, verzögerte Kontrastmittelaufnahme intrahepatisch bei bereits deutlicher Dekontrastierung der A. lienalis

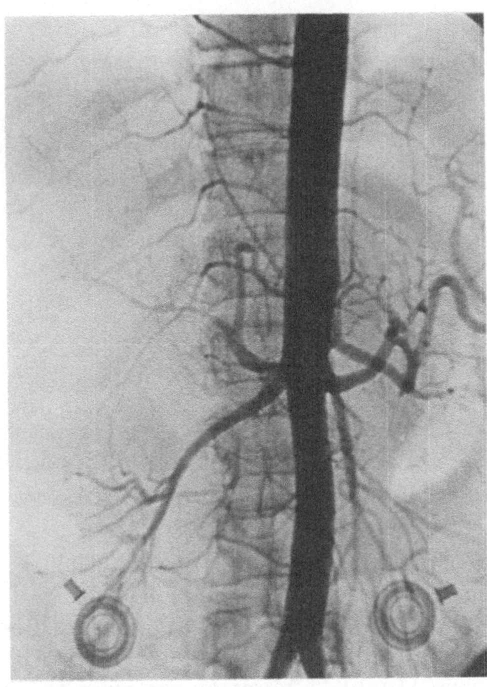

Abb. 6. Angiographie 10 Tage postoperativ: zeitgleiche Kontrastierung aller viszeraler Arterien

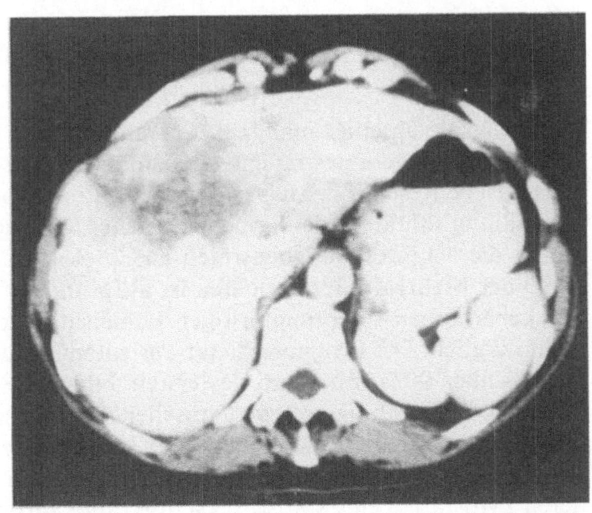

Abb. 7. CT der Patientin mit primärem Leberzellkarzinom zum Zeitpunkt der stationären Aufnahme

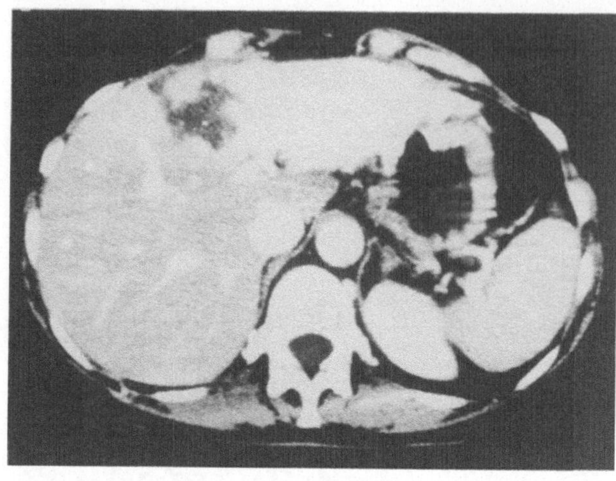

Abb. 8. CT der Patientin mit primärem Leberzellkarzinom 3 Monate nach Behandlungsbeginn

giographie führt jedoch zur zeitgleichen Kontrastierung der intrahepatischen und aller viszeralen Arterien (Abb. 6).

Während der 74jährige Patient im Beobachtungszeitraum von 3 Monaten am progredienten Leberversagen verstarb, werden die beiden anderen Patienten nach 13 und 11 Monaten weiterhin onkologisch betreut. Das Ansprechen des primären Leberzellkarzinoms zeigen die computertomographischen Befunde vor Implantation des Okklusionskatheters (Abb. 7) und 3 Monate nach Beginn der Behandlung (Abb. 8).

Diskussion

Patienten, die an einer malignen Erkrankung der Leber leiden, können durch verschiedene Therapiestrategien behandelt werden. Darunter hat allein die chirurgische Resektion Anspruch auf Kuration. So verbesserte die Resektionsbehandlung solitärer oder lappenbegrenzter Metastasen kolorektaler Primärtumoren die 5-Jahresüberlebensraten auf 25% [1] bis 40% [12].

Bei der Mehrzahl der Patienten ist aufgrund des disseminierten Befalls beider Leberlappen oder ungünstiger Lokalisation des Tumors eine Resektion nicht möglich. Die Prognose dieser Patienten ist äußerst schlecht, unbehandelt sterben über 90% innerhalb des ersten Jahres [28].

Durch Behandlung mit systemischer Chemotherapie wurde versucht, die Überlebensaussichten dieser Patienten zu verbessern. Allerdings konnten weder für die Monotherapie mit 5-Fluorouracil, noch durch Kombination mit anderen Zytostatika eine statistisch signifikante Verlängerung des Überlebens gesichert werden [3, 16, 18, 25]. Desweiteren treten bei der systemischen Chemotherapie dosisabhängige Nebenwirkungen auf, die in erster Linie den Gastrointestinaltrakt und das blutbildende System betreffen [13, 19]. Die direkte Korrelation von applizierter Dosis des Chemotherapeutikums und Wirksamkeit am

Tabelle 1. Regionale Therapieverfahren bei der
Behandlung maligner Lebererkrankungen

1) Regionale Kurzzeitinfusion
   a) transkutaner Katheter
   b) A.-hepatica-Katheter
2) Kontinuierliche regionale Chemotherapie
3) Isolierte Leberperfusion
4) Ischämieverfahren
   a) permanent
   b) temporär

Tumor, verbunden mit einer geringeren systemischen Toxizität [11], führten dazu, daß in der Behandlung maligner Erkrankungen der Leber regionale Verfahren verstärkt eingesetzt wurden (Tabelle 1).

Die von Balch u. Urist vorgestellte implantierbare Infusionspumpe [4] stellte
die Weiterentwicklung der transvasalen intraarteriellen Pumpe dar [22]. Entscheidende Vorteile konnten diese Methoden, wie auch die sehr aufwendige
isolierte Leberperfusion [2] nicht erbringen, längere Überlebenszeiten wurden
nur bei Patienten beobachtet, die zusätzliche intraarterielle Therapiezyklen erhalten hatten [2, 20].

Auf dem Prinzip, dem Tumor Sauerstoff und Substrate zu entziehen [26],
basieren alle Ischämieverfahren: die Embolisation [14, 27], die Chemoembolisation [10, 15] sowie die Dearterialisierung [8, 21] und die temporäre Okklusion [7]. Dabei zeigte sich, daß permanente Verschlußtechniken, wie die Ligatur
der A. hepatica [17, 21], rasch zur Entstehung arterieller Kollateralen führte
[6, 9], was die Effizienz der Tumortherapie zunichte machte.

Tierexperimentell konnte gezeigt werden, daß die kurzfristige, wiederholte
Okklusion der A. hepatica – im Gegensatz zur kompletten Ischämie – nicht
zur Kollateralenbildung führte [24]. Die temporäre Okklusion wurde dabei
durch einen an die A. hepatica angelegten Ballon-Okklusionskatheter [23] erreicht, dessen subkutanes Reservoir beliebig oft punktiert werden kann und
durch Füllung oder Entleerung des Ballons entweder Verschluß oder Reperfusion der Lebergefäße bedingt. Diese tierexperimentellen Befunde konnten
durch die bei unseren Patienten gemachten klinischen Erfahrungen nicht bestätigt werden, obwohl durch die kombinierte Okklusionschemotherapie bei einer Patientin mit primärem Leberzellkarzinom deutliche Tumorregression erzielt werden konnte. Bei den drei Patienten kam es innerhalb von 10 Tagen
nach Implantation des Ballon-Okklusionskatheters zu höhergradigen bis fili-
formen Stenosen der A. hepatica mit Kollateralenbildung. Da die Positionie-
rung des Katheters äußerst sorgfältig vorgenommen wurde und intraoperativ
der Blutfluß in der A. hepatica mehrfach manuell überprüft wurde, kann eine
operationstechnische Ursache für die Stenosierung nicht verantwortlich gemacht werden. Als denkbare Ursachen kommen primär narbige Veränderungen im Implantationsbereich des Katheters in Frage, die z. B. zu einer Posi-

tionsänderung des Ballons im Bereich der Kontaktstelle entlang des Gefäßes führen können. Ferner sind materialbedingte Ursachen für die Stenosebildung denkbar, weichere Kunststoffe könnten zu einer Druckreduktion am Gefäß führen und dadurch das Risiko einer Stenosierung verringern.

Literatur

1. Adson MA, Heerden JA van, Adson MH, Wagner JS, Ilstrup JS (1984) Resection of hepatic metastases from colorectal cancer. Arch Surg 119:647
2. Aigner KR (1988) Isolated liver perfusion: 5-year results. Reg Cancer Treat 1:11
3. Ansfield F, Klotz J, Nealon T et al. (1977) A phase III study comparing the clinical utility of four regimens of 5-fluorouracil. A preliminary report. Cancer 39:34
4. Balch CM, Urist MM, McGregor ML (1983) Continuous regional chemotherapy for metastatic colorectal cancer using a totally implantable infusion pump. Am J Surg 145:285
5. Bengmark S (1987) Leberchirurgie I. Chir Gastroenterol 3:5
6. Bengmark S, Rosengren K (1970) Angiographic study of the collateral circulation to the liver after ligation of the hepatic artery in man. Am J Surg 119:620
7. Bengmark S, Ericsson M, Lunderquist A, Mårtensson H, Nobin A, Sako M (1982) Temporary liver dearterialization in patients with metastatic carcinoid disease. World J Surg 6:46
8. Bengmark S, Puntis M, Jeppsson B (1986) Hepatic dearterialization in cancer: New perspectives. Eur Surg Res 18:151
9. Charnsangavej C, Chuang VP, Wallace S, Chiu-Shiung S, Bowers T (1982) Angiographic classification of hepatic arterial collaterals. Radiology 144:485
10. Donoue JH, Rosenberg SA (1983) The fate of interleukin-2 after in vivo administration. J Immunol 130:2203
11. Ensminger WD, Gyves JW (1984) Regional cancer chemotherapy. Cancer Treat Rep 68:101
12. Fortner JG, Silva JS, Cox EB, Golbey RB, Maclean BJ (1984) Multivariate analysis of a personal series of 247 patients with leiver metastases from colorectal cancer. I. Treatment by hepatic resection. Ann Surg 199:306
13. Foster HJ, Lundy J (1981) Liver metastases. Curr Probl Surg 18:157
14. Goldstein HM, Wallace S, Anderson JH, Bree RL, Gianturco C (1976) Transcatheter occlusion of abdominal tumors. Radiology 120:539
15. Henny CS, Kuribayashi K, Kern D, Gills S (1981) Interleukin-2 augments natural killer cell activity. Nature 291:335
16. Hottenrott C, Lorenz M (1987) Stellenwert der regionalen Chemotherapie der Leber. Z Gastroenterol 25:364
17. Kim DK, Kinne DW, Fortner JG (1973) Occlusion of the hepatic artery in man. Surg Gynecol Obstet 136:966
18. Lavin P, Mittelman A, Douglass H et al. (1980) Survival and response to chemotherapy for advanced colorectal adenocarcinoma. Cancer 46:1536
19. Machover D, Goldschmidt E, Chollett P et al. (1986) Treatment of advanced colorectal and gastric adenocarcinoma with 5-fluorouracil and high-dose folinic acid. J Clin Oncol 4:685
20. Muhrer KH, Schwemmle K (1988) Therapiekonzepte bei kolorektalen Lebermetastasen. Leber Magen Darm 6:281

21. Nagasue N, Inokuchi K, Kobayashi M, Ogawa Y, Iwaki A, Yukaya H (1976) Hepatic dearteralisation for nonresectable primary and secondary tumors of the liver. Cancer 38:2593
22. Oberfield RA, McCaffrey JA, Polio J, Clouse ME, Hamilton T (1979) Prolonged and continuous intra-arterial hepatic infusion chemotherapy in advanced metastatic liver adenocarcinoma from colorectal primary. Cancer 44:414
23. Persson B, Jeppsson B, Ekelund L, Bengmark S (1983) A new device for temporary occlusion of the hepatic artery. J Exp Clin Cancer Res 3:155
24. Persson B, Jeppsson B, Andersson L, Strand S-E, Ekelund L, Bengmark S (1987) The prevention of arterial collaterals after repeated temporary blockade of the hepatic artery in pigs. World J Surg 11:672
25. Schlag P, Hohenberger P (1988) Regionale Chemotherapie von Lebertumoren – Eine Situationsanalyse. Chirurg 59:218
26. Vaupel P, Thewes R, Wendling P (1976) Kritische Sauerstoff- und Glukoseversorgung maligner Tumoren. Dtsch Med Wochenschr 101:1810
27. Wallace S, Charnsangavej C, Humberto-Carrasco C, Bechtel W (1984) Infusion and embolisation. Cancer 54:2751
28. Wood CB, Gillis CR, Blumgart LH (1976) A retrospective study of the natural history of patients with liver metastases from colorectal cancer. Clin Oncol 2:285

Hypertherme Leberperfusion: Ein mögliches Verfahren zur Therapie von Lebermetastasen?

D. Braasch, T. Zödler, H. Becker, H. D. Röher

Physiologisches Institut, Deutschhaus-Straße 2, W-3550 Marburg/Lahn, BRD

In vitro ist eine Tumorzelle geringfügig wärmeempfindlicher als eine normale Zelle. Der Unterschied beträgt wenige Zehntelgrad. Die Enge des Temperaturbereiches, der für eine kurative hypertherme Therapie verwendet werden kann, zeigt folgender Versuch:

Im Rektum einer Ratte wird ein Fibrosarkom implantiert. Nach 3 Wochen ist der Tumor erbsengroß. Das Rektum wird jetzt in situ freipräpariert und mit erwärmter Ringer-Lösung umspült. Bei einer Temperatur der Spülflüssigkeit von 44,2 °C werden ca. 60% der Tiere geheilt. Eine Absenkung der Temperatur um 0,2 °C vermindert die Heilungsrate auf 18% (Tabelle 1) [2]. Das heißt, wenn die Hyperthermie in *kurativer* Absicht angewendet werden soll, dann muß die Methode eine Überwärmung des Gewebes mit einer Präzision von ±0,1 °C ermöglichen.

Tabelle 1. Fibrosarkom im Rektum der Ratte (Dauer der Überwärmung: 60 min)

n	22	23	21
Spülung °C	44,0 °	44,2 °	44,4 °
Heilungsrate	18%	60%	(65% gestorben)

Die bisher in der Klinik verwendeten Hyperthermieverfahren überwärmen das Gewebe ungleichmäßig. Es muß mit methodisch bedingten Temperaturgradienten von ±1 °C gerechnet werden. Das heißt, wenn ein Tumor im Mittel auf 43,5 °C erwärmt wird – z. B. in einem Hochfrequenzfeld –, dann kann ein Teil des Gewebes 44,5 °C erreichen. Tumor und normale Zellen werden zerstört. In unmittelbarer Nachbarschaft können aber Tumorareale liegen, die nur auf 42,5 °C erwärmt werden. Diese Zellen werden von der Therapie nicht erreicht.

Überwärmungsmethoden, die eine Zehntelgrad-Präzision ermöglichen, gibt es für innere Organe bisher nicht. Das heißt, der kleine, für eine kurative Therapie evtl. brauchbare Unterschied in der Wärmetoleranz zwischen Tumor und normalem Gewebe kann bisher aus methodischen Gründen klinisch nicht ge-

Ch. Herfarth / P. Schlag (Hrsg.)
Neue Entwicklungen in der Therapie von Lebertumoren
© Springer-Verlag Berlin Heidelberg 1991

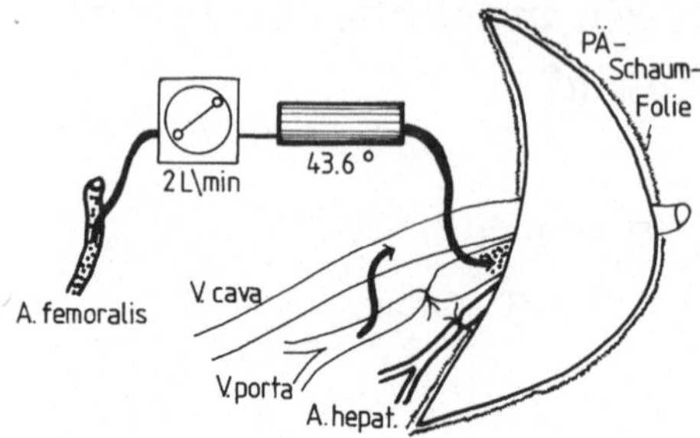

Abb. 1. Hypertherme Leberperfusion

nutzt werden. Eine selektive Perfusion der thermisch isolierten Leber könnte theoretisch die geforderte Zehntelgrad-Präzision gewährleisten.

Methode

Die Technik der hyperthermen Leberperfusion wurde im Tierexperiment (9 Schweine, 20–30 kg) entwickelt. Nach Anlegen eines portokavalen Shunts wurde aus der A. femoralis 500–700 ml/min Blut entnommen und mit einer Rollerpumpe durch einen Wärmeaustauscher zurück in die V. porta geleitet. Die A. hepatica blieb während der Perfusion ligiert (Abb. 1).

Registriert wurden: 1) die Temperatur des erwärmten Heizblutes, 2) die Temperatur der Leber durch 4 Stichsonden, zwei in jedem Lappen, 3) der Perfusionsdruck und das Pumpenvolumen. Eine um die Leber gelegte 2-mm-Polyäthylen-Schaumfolie verminderte den Wärmeverlust zwischen der erwärmten Leber und der kälteren Umgebung. Heizbluttemperaturen von 43,6 °C bei einer Lebersondentemperatur zwischen 43,2–43,4 °C wurden gut vertragen.

Pumpe, Meß- und Steuerelektronik arbeiteten in allen Versuchen einwandfrei. Die Heizbluttemperatur konnte ohne Schwierigkeit mit einer Genauigkeit von $< \pm 0,1$ °C geführt werden.

Diese Überwärmungsmethode wurde ohne Änderung auch in der Patientenserie angewendet. Das Perfusionsvolumen betrug 1800–2200 ml/min, die Heizbluttemperatur 43,6 °C und die Überwärmungsdauer 45 min. Die Kerntemperatur des Patienten erreichte nach 15 min ca. 40 °C und blieb auf dieser Höhe. Eine Kühlung war nicht notwendig.

Klinische Versuche

Seit November 1988 wurden 5 Patienten perfundiert, bei denen nach Entfernung des kolorektalen Primärtumors multiple Lebermetastasen nachgewiesen wurden.

Die ersten 3 Patienten überstanden den Eingriff gut. Am 2. Tag p. o. stiegen GOT, GPT und LDH auf >3000, aber nach 1 Woche normalisierten sich die Leberwerte. Das CT zeigte in allen Fällen eine Verminderung der Tumordichte.

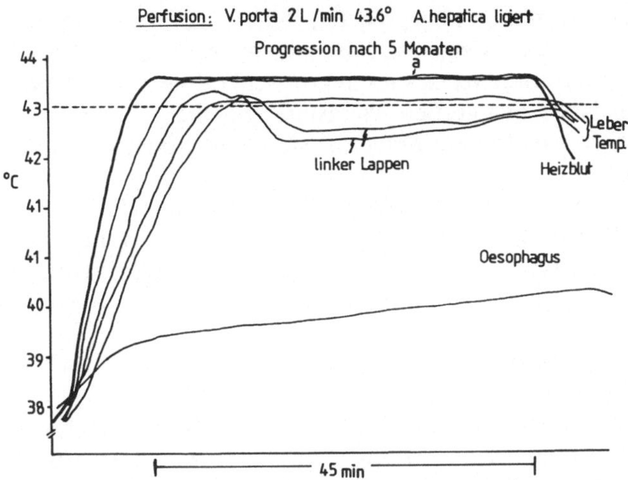

Abb. 2. Selektive Perfusion einer Leber mit multiplen Metastasen nach Rektumkarzinom. Die Sondertemperatur steigt bei *a* über die Heizbluttemperatur von 43,5 °C. Ein häufiger Befund, der mit dem Stoffwechsel erklärt werden kann

Etwa 1 Monat später wurde mit CT und CEA erneutes Tumorwachstum nachgewiesen.

Der Mißerfolg ist erklärbar, denn in allen Fällen zeigten die Lebersonden Temperaturen *kleiner als 42,6 °C.* Diese relativ niedrigen Gewebstemperaturen beeinflussen randständige Tumorzellen in guter Versorgungslage per diffusionem *mit Sicherheit nicht.* Die Ursache für die niedrigen Gewebstemperaturen war eine nicht ausreichende Wärmeisolierung der Leber. Es ist denkbar, daß durch Blutungen die Isolation der Polyäthylenfolie vermindert wird. Die Analyse der Versuche ergab aber, daß die Oberflächenkühlleistung, auch im ungünstigsten Fall – Leber 43,6, Umgebung 37 °C –, bei weitem nicht ausreicht, um ein Perfusionsvolumen von 2000 ml/min von 43,6 auf 42,6 °C abzukühlen. Kleine, noch offene Kollateralen könnten die Lebertemperatur ebenfalls beeinflussen.

Bei der vierten Leberperfusion mit einer Perfusionstemperatur von 43,6 °C zeigten die beiden Sonden im rechten Leberlappen 43,2 bzw. 43,6 °C. Im linken Lappen erreichten die Temperaturen nur 42,6 °C. Es muß angenommen werden, daß auch bei diesem Versuch die Isolierung nicht optimal war. Welche thermische Belastung der Tumor erfahren hat, läßt sich nur grob abschätzen (Abb. 2).

Der Patient hat den Eingriff gut überstanden. Nach anfänglicher Schrumpfung des Tumors, läßt sich 5 Monate später erneutes Tumorwachstum mit CT und CEA nachweisen.

Die Metastase wurde in einem zweiten Eingriff mit atypischer Resektion entfernt. Sie lag rechts unten im Bereich der *43,2 °C*-Sonde, d. h. die Temperaturen in der Umgebung der Metastase waren „subkritisch". Es fand sich „ein ganz unregelmäßig abgegrenzter, bizarr geformter, 8,5×4×6,5 cm großer Knoten... Die Metastase läßt sehr ausgeprägte Nekrosen erkennen. ...ca. 80% des Tumorgewebes sind nekrotisch". Eine zweite Metastase, die vor 5 Monaten in Nähe der großen Metastase (Segment IV) getastet wurde, ließ sich nicht mehr nachweisen. Frage: Ist sie zerstört oder verwachsen mit der großen Metastase?

Der 5. Patient starb 24 Tage nach der Überwärmung. Drei Sonden lagen über 43 °C. Es fiel auf, daß die Leber kurz nach Beendigung der Perfusion leicht zyanotisch war. Ein technischer Fehler wurde nicht gefunden.

Diskussion

In den beschriebenen Experimenten wird versucht, die Metastasen durch Überwärmung bei gleichzeitiger Anoxie zu zerstören. Ein Verfahren, das selektiv die Masse des Tumors mit Sicherheit zerstört, die äußeren Zellschichten aber weniger beeinträchtigt, da diese per diffusionem ausreichend versorgt werden können. Die Kühlwirkung durch unvollständige Isolierung wurde anfangs unterschätzt. Die angestrebte Präzisionsüberwärmung wurde deshalb im klinischen Versuch nicht befriedigend erreicht.

Die Patientenserie wurde unterbrochen, da nicht geklärt ist, weshalb ein Patient an einer subtotalen Lebernekrose verstarb. Auffallend war eine leichte Blaufärbung der Leber, die bei den anderen Überwärmungen — obwohl technisch identisch — nicht beobachtet wurde.

Um eine mögliche Gefährdung des Patienten durch eine temporäre Leberhypoxie auszuschließen, wird die Methode in einer tierexperimentellen Serie — wieder mit Schweinen — modifiziert. Die A. hepatica wird nicht wie bisher abgeklemmt, sondern entsprechend der V. porta mit *erwärmtem,* arterialisiertem Blut perfundiert. Es werden zwei voneinander unabhängige Perfusionssysteme verwendet. Diese Doppelperfusion vermindert die Gefahr einer lokalen Hypoxie, wenn die Blutströmung im Niederdrucksystem der V. porta durch raumfordernde Metastasen evtl. verändert wird. Eine optimale Dearterialisierung ist nicht mehr nötig, da durch Anpassung des Perfusionsvolumens der Druck in der A. hepatica so eingestellt werden kann, daß „Kühlblut" durch offene Kollateralen nicht mehr ins arterielle System der Leber einfließen kann.

Die bisherigen Versuche haben gezeigt, daß nach Überwindung der technischen Schwierigkeiten mit der Kühlung eine Präzisionsüberwärmung der Leber möglich erscheint. Entscheidend für einen evtl. Therapieerfolg ist u. a. die erreichte maximale Lebertemperatur. Eine Wärmedosis von 43,2 °C/45 min wird von der Rattenleber sicher toleriert. Beim Schwein ist 43,4 °C/45 min ein sicherer Bereich, 43,6–43,8 °C erscheinen möglich (unveröffentlicht). Die Wirkung solcher Wärmebelastungen (43,5 °C/45 min) auf Tumorzellen ist durch zahlreiche In-vitro-Versuche ermittelt, ca. 40–60% der Zellen werden zerstört.

Es stellt sich die Frage, wie weit es sinnvoll ist, eine aufwendige Therapie zu entwickeln, obwohl die In-vitro-Versuche zeigen, daß nur ungefähr die Hälfte der Tumorzellen durch Hyperthermie zerstört werden kann. Welcher Gewinn ergibt sich für den Patienten?

Die Ergebnisse der zahlreichen In-vitro-Experimente können nicht auf In-vivo-Bedingungen übertragen werden. Die verfügbaren experimentellen Daten weisen darauf hin, daß ein Zusammenwirken von kritischer Hyperthermie und Immunabwehr besteht. Ein Beispiel: Ein Tumor im Fuß einer Maus wird in einem Wasserbad mit einer kurativen Wärmedosis ausgeheilt. Heilungsraten bis zu 60% können erreicht werden. Die gleiche Wärmedosis ist ohne nachhaltige Wirkung, wenn die Immunabwehr des Tieres *vor* der Wärmebelastung unterdrückt wird, z. B. durch Röntgen [1], d. h. der Tumor wird per se nicht durch die Hyperthermie zerstört!

Die mögliche klinische Bedeutung eines Zusammenwirkens von kurativer Hyperthermie und Immunabwehr sollte bei der Abschätzung der Perspektive der vorgestellten Therapiekonzeption berücksichtigt werden.

Literatur

1. Alfieri AA, Hahn EW, Kim JH (1981) Role of cell-mediated immunity in tumor eradication by hyperthermia. Cancer Res 41:1301–1305
2. Braasch D (1984) A method to eradicate fibrosarcoma in the rectum of rats by selective hyperthermia. Eur J Cancer Clin Oncol 20:859–860

Technisches Vorgehen und Weiterentwicklung in der Resektionsbehandlung

Anästhesiologische Anforderungen bei der operativen Therapie von Lebertumoren

J. GROH, K. PETER, H.-J. DIETERICH

Institut für Anästhesiologie, Klinikum Großhadern, Ludwig-Maximilians-Universität, Marchioninistraße 15, W-8000 München 70, BRD

Noch vor drei Jahrzehnten war die Erkennung eines intrahepatischen Tumors für die meisten Patienten gleichbedeutend mit einer infausten Prognose. Quattlebaum schrieb 1953 [20]:

„Few surgeons are optimistic regarding resection of the liver for cancer, the condition being most often incurable when discovered. ... Metastatic carcinoma of the liver is usually considered hopeless".

Die Möglichkeiten der chirurgischen Therapie — die als einzige eine kurative Chance bietet — konnten seither jedoch drastisch verbessert werden, wiewohl die Komplikationsraten auch heute noch beträchtlich sind. Welche Faktoren waren an diesem Fortschritt maßgeblich beteiligt?

- Die verbesserte Bildqualität der modernen bildgebenden Verfahren (z. B. Sonographie, Computertomographie) erlaubt heute nicht selten die Erkennung intrahepatischer Tumoren in einem Stadium, in dem noch eine radikale operative Entfernung möglich ist.
- Neue Erkenntnisse über die segmentale Anatomie der Leber sowie neue Operationsverfahren haben zu einer Erweiterung des operativen Spektrums geführt.
- Die Fortschritte in der perioperativen Überwachung und Behandlung der Vitalfunktionen, also in Anästhesiologie und Intensivmedizin, haben maßgeblich zur Verbesserung der Behandlungsergebnisse beigetragen.

Die moderne Leberchirurgie gehört zu den großen Herausforderungen für den Anästhesiologen, da in der perioperativen Phase nahezu alle wichtigen Körperfunktionen beeinträchtigt sein können. Die besonderen Anforderungen bei chirurgischen Eingriffen an der Leber, am zentralen Organ des Intermediärstoffwechsels, lassen sich in zwei große Gruppen unterteilen: in solche, die aus den Begleiterkrankungen des Patienten erwachsen, und solche, die unmittelbar durch den chirurgischen Eingriff bedingt sind.

Ch. Herfarth / P. Schlag (Hrsg.)
Neue Entwicklungen in der Therapie von Lebertumoren
© Springer-Verlag Berlin Heidelberg 1991

Häufige Begleiterkrankungen von Patienten mit intrahepatischen Tumoren

Viele der Patienten, bei denen eine Resektion intrahepatischer Tumoren indiziert ist, weisen bereits präoperativ eine eingeschränkte Leberfunktion auf. Primäre hepatozelluläre Karzinome entstehen bevorzugt auf dem Boden einer chronischen Hepatitis oder Leberzirrhose. Liaw gab 1986 bei Patienten mit chronischer Hepatitis die jährliche Inzidenz des hepatozellulären Karzinoms (HCC) insgesamt mit etwa 0,8%, im Alter über 35 Jahren sogar mit 2,8% an [13]. Umgekehrt zeigt eine Übersicht über die aktuelle chirurgische Literatur, daß Patienten mit HCC in über 70% an einer Leberzirrhose leiden (Tabelle 1) [5, 8, 9, 16, 17, 26]. Die damit verbundene Leberfunktionsstörung kann perioperativ in vielfältiger Weise zu einer Bedrohung der Vitalfunktionen führen.

Die verminderte *Synthese* von Gerinnungsfaktoren und Albumin führt zu erhöhter Blutungsneigung, Aszites und Ödemen. *Stoffwechsel-* und *Entgiftungsvorgänge* − wie auch der Abbau anästhesierelevanter Pharmaka − können beeinträchtigt sein. Beispielsweise konnten McHorse et al. zeigen, daß die Clearance von Pethidin (Dolantin®) bei Zirrhotikern stark vermindert, die Eliminations-Halbwertszeit daher auf das Doppelte verlängert ist (Abb. 1) [11]. Bei Patienten mit einer akuten Hepatitis waren diese Störungen der Dolantinkinetik mit der Genesung wieder reversibel (Abb. 2) [15].

Folgen der *portalen Hypertension* sind Aszites, Blutungen aus Ösophagusvarizen sowie Splenomegalie und Hypersplenismus, die durch erhöhten Thrombozytenabbau die Blutungsgefahr noch verstärken.

Leberfunktionsstörungen können im Rahmen des sog. hepatorenalen Syndroms auch zur Beeinträchtigung der *Nierenfunktion* bis hin zum Nierenversagen führen. *ZNS*-Symptome durch verminderte Ammoniak-Elimination gehören zu den Spätzeichen der Hepatopathien.

Tabelle 1. Leberzirrhose als Begleiterkrankung bei Leberresektionen: Häufigkeit und Einfluß auf das Behandlungsergebnis (HCC, hepatozelluläres Karzinom)

Autor	Jahr	n		Zirrhose		Mortalität		
		Gesamt	HCC	Gesamt (%)	HCC (%)	Gesamt (%)	mit Zirrhose (%)	ohne Zirrhose (%)
Okamoto	1984	38	38	o.A.	73,7	26,3	32,1	10,0
Nagao	1987	94	94	o.A.	75	19		
Yanaga	1988	154	154	o.A.	75		24,5	4,8
							Pat. >65 J.	
							52,9	20,0
Iwatsuki	1988/89	411	106	o.A.	15[a]	8,5	29,4	2
Franco	1989	100	43	o.A.	70			

[a] „gross cirrhosis".

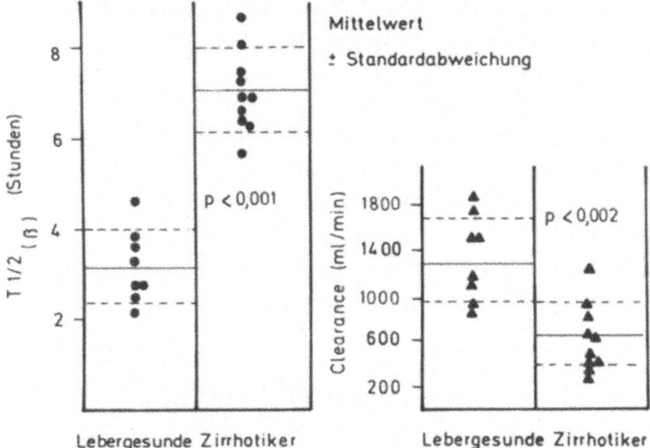

Abb. 1. Veränderungen der Clearance und der Eliminationshalbwertszeit ($t_{1/2}\beta$) von Pethidin (Dolantin) bei Leberzirrhose. (Nach Klotz et al. [11])

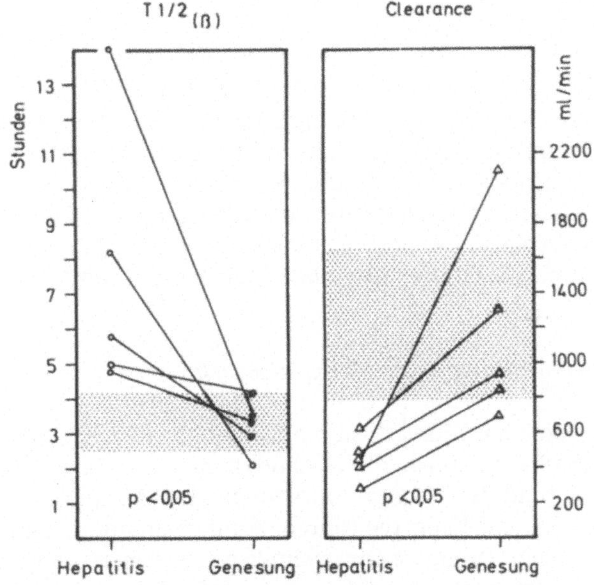

Abb. 2. Veränderungen der Clearance und der Eliminationshalbwertszeit ($t_{1/2}\beta$) von Pethidin (Dolantin) während und nach Hepatitis. (Nach McHorse et al. [15])

Weitere Begleiterkrankungen vieler Patienten mit Lebertumoren sind direkte Folgen des *Alkoholabusus*, der häufigsten Ursache einer Leberzirrhose in der westlichen Welt. Eine beträchtliche Zahl dieser Patienten leidet an einer *Kardiomyopathie*. Häufig ist eine *Anämie* zu beobachten, die auf eine Kombination von Hämolyse, Vitaminmangel und Knochenmarkdepression zurückzuführen ist. Wegen der Entwicklung peripherer arteriovenöser Shunts ist zur Aufrechterhaltung der Organperfusion eine kompensatorische *Steigerung des Herzzeitvolumens* erforderlich, nicht selten erreicht der Cardiac Index das Doppelte der Normwerte [14]. Die *Störung des pulmonalen Gasaustauschs* wird weiter unten ausführlicher diskutiert. Die depressorischen Wirkungen des Alkohols auf die Leukopoese sowie auf die zelluläre und humorale Immunantwort tragen zu einem *erhöhten Infektionsrisiko* bei. Sie sind darüber hinaus evtl. auch für die erhöhte Inzidenz maligner Erkrankungen bei Alkoholikern mitverantwortlich. Neurologische und psychische Folgen des Alkoholismus können in der postoperativen Phase zusätzliche Probleme bereiten.

Auswirkungen des operativen Eingriffs

Neben diesen häufigen Begleiterkrankungen stellt der operative Eingriff selbst hohe Anforderungen an den betreuenden Anästhesiologen.

Blutverlust

Leberresektionen gehören aufgrund der guten Vaskularisation des Organs und der hohen technischen Anforderungen des Eingriffs in unmittelbarer Nähe der großen Gefäße zu den Eingriffen mit den höchsten Blutverlusten. Sie erfordern eine zeitgerechte Infusions- und Transfusionstherapie zur Erhaltung eines ausreichenden zirkulierenden Volumens. Darüber hinaus müssen drohende Entgleisungen im Elektrolyt- und Säure-Basen-Haushalt rechtzeitig erkannt und ausgeglichen werden. Die häufig bereits präoperativ gestörte Hämostase wird durch die Blutverluste zusätzlich kompromittiert.

Auswirkungen des Operationsverfahrens

Neben den Blutverlusten haben auch chirurgische Manipulationen eingreifende Veränderungen der Hämodynamik zur Folge: Lageveränderungen der Leber während der Präparation können zum Abknicken von V. cava inferior, A. hepatica und V. portae führen. Ähnliche hämodynamische Auswirkungen haben die neueren Operationstechniken, bei denen die Lebergefäße zur Verringerung des intraoperativen Blutverlustes abgeklemmt werden. Die Skala dieser Verfahren reicht von der Unterbrechung des Zuflusses zur Leber über die totale vaskuläre Isolation des Organs mit warmer Ischämie [3] und die In-situ-Kühlperfusion bis hin zur 1988 von Pichlmayr erstmals beschriebenen Ex-situ-Operation [18]. Bei den drei letztgenannten Verfahren wird der venöse Rückstrom aus der unteren Körperhälfte mit dem Abklemmen der V. cava inferior komplett unterbrochen. Eine plötzliche Hypotonie und Tachykardie durch drastischen Abfall der kardialen Füllungsdrücke kann die Folge sein. Besonders ungünstig wirkt sich dies auf die Perfusion der Abdominalorgane aus. Durch die Kombination von arterieller Hypotonie und Zunahme des venösen Drucks in der unteren Körperhälfte kann der Perfusionsdruck auf kritische Werte absinken. Klinisch zeigt sich diese Minderperfusion am ehesten durch eine intra- und postoperative Beeinträchtigung der Nierenfunktion bis hin zum akuten Nierenversagen.

Wird die Perfusion der V. cava inferior wieder freigegeben, so droht ein überschießender Anstieg des kardialen Volumenangebots sowie eine zusätzliche Störung der Herzfunktion durch Einstrom von Metaboliten und Mediatoren aus den zuvor ischämischen Körperpartien. Beides gemeinsam kann ein akutes Rechtsherzversagen herbeiführen.

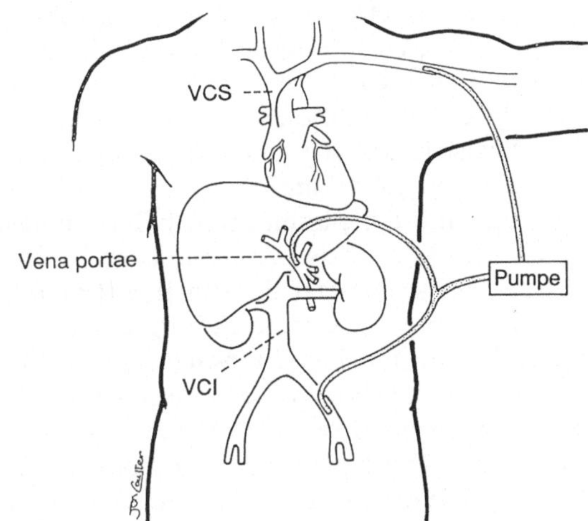

Abb. 3. Pumpengetriebener venovenöser Bypass von der V. femoralis und V. portae zur V. axillaris (Schemazeichnung nach Borland u. Martin [2]) (*VCS*, V. cava superior; *VCI*, V. cava inferior)

Um die hämodynamischen Veränderungen zu vermeiden oder zumindest abzuschwächen, kann der Blutstrom aus V. cava und V. portae mit Hilfe eines pumpengetriebenen venovenösen Bypass zur V. axillaris umgeleitet werden (Abb. 3). Bei Verwendung einer Biopumpe ist keine systemische Heparinisierung erforderlich. Nachteile des Bypass-Verfahrens sind die verlängerte Operationsdauer sowie eine eventuelle Gerinnungsaktivierung durch den Fremdoberflächenkontakt der Thrombozyten.

Konsequenzen für das anästhesiologische Vorgehen

Aus der Vielzahl von Fragen, die sich dem Anästhesiologen bei der operativen Therapie von Lebertumoren stellen, sollen an dieser Stelle vier ausführlicher diskutiert werden:

1) Welche Parameter sollten in der perioperativen Phase bei Leberresektionen überwacht werden (Monitoring)?
2) Ist die intraoperative Beatmung mit positivem endexspiratorischen Druck (PEEP) bei leberchirurgischen Eingriffen günstig?

3) Welche Anästhetika sind für diese Patienten besonders vorteilhaft, welche weniger gut geeignet?
4) Ist die Kombination von Allgemein- und Regionalanästhesie bei Leberresektionen sinnvoll?

Monitoring

Neben der Standardüberwachung von EKG, Blutdruck und arterieller Sauerstoffsättigung (Pulsoximetrie) ist bei allen diesen Patienten die kontinuierliche Überwachung des endexspiratorischen pCO_2, die Messung der Urinausscheidung sowie ein invasives hämodynamisches Monitoring mit ZVD-Kontrolle und direkter arterieller Druckmessung indiziert. Ist die intraoperative Abklemmung der V. cava inferior geplant, so gibt die Messung des pulmonalarteriellen Drucks und des Herzzeitvolumens über einen Swan-Ganz-Katheter wichtige zusätzliche Informationen, besonders in Kombination mit der kontinuierlichen Registrierung der gemischtvenösen Sauerstoffsättigung. Die Möglichkeit kurzfristiger Laborkontrollen des Elektrolyt- und Säure-Basen-Status, des Blutbilds und der plasmatischen Gerinnungsparameter sind unverzichtbar.

Der Idealfall für den Anästhesisten ist die Präsenz des Labors im Operationssaal, wie sie Kratzer in München für die Lebertransplantation etabliert hat [12]. Die Abb. 4 zeigt eine Photographie der von ihm entwickelten fahrbaren Laboreinheit, die eine Überwachung von Elektrolytstatus, Blutbild, primärer und sekundärer Hämostase unmittelbar am Patienten ermöglicht. Alle erhobenen Daten werden in einem Personalcomputer gespeichert und stehen damit sofort für Trendanalysen und statistische Auswertungen zur Verfügung (Abb. 5). Die rasche Verfügbarkeit der Laboranalysen ermöglicht eine optimale Steuerung der Infusions- und Transfusionstherapie. Erythrozyten, Gerinnungsfaktoren, Thrombozyten sowie auch die physiologischen Inhibitoren der Blutgerinnung können gezielt und rationell anhand der aktuellen Erfordernisse substituiert werden.

Stellenwert der intraoperativen Beatmung
mit positivem endexspiratorischen Druck (PEEP) in der Leberchirurgie

Bei chirurgischen Eingriffen an der Leber ist perioperativ besonders häufig eine Störung des pulmonalen Gasaustauschs zu beobachten. Hier wirken mehrere Faktoren zusammen: Bei Einleitung einer Allgemeinanästhesie und Muskelrelaxation wird im Vergleich zum Wachzustand das Zwerchfell nach kranial verlagert, das intrapulmonale Gasvolumen in Atemruhelage − die funktionelle Residualkapazität (FRC) − nimmt ab (Abb. 6) [1, 4]. Folge der verringerten FRC ist eine Abnahme des Ventilations-Perfusions-Quotienten in der Lunge. Minderbelüftete Lungenareale werden perfundiert, das perfundierende Blut nicht ausreichend oxygeniert. Mit Abnahme der FRC nimmt die venöse Beimischung zum arteriellen Blut zu, der arterielle Sauerstoffpartialdruck (p_aO_2) fällt (Abb. 7) [19].

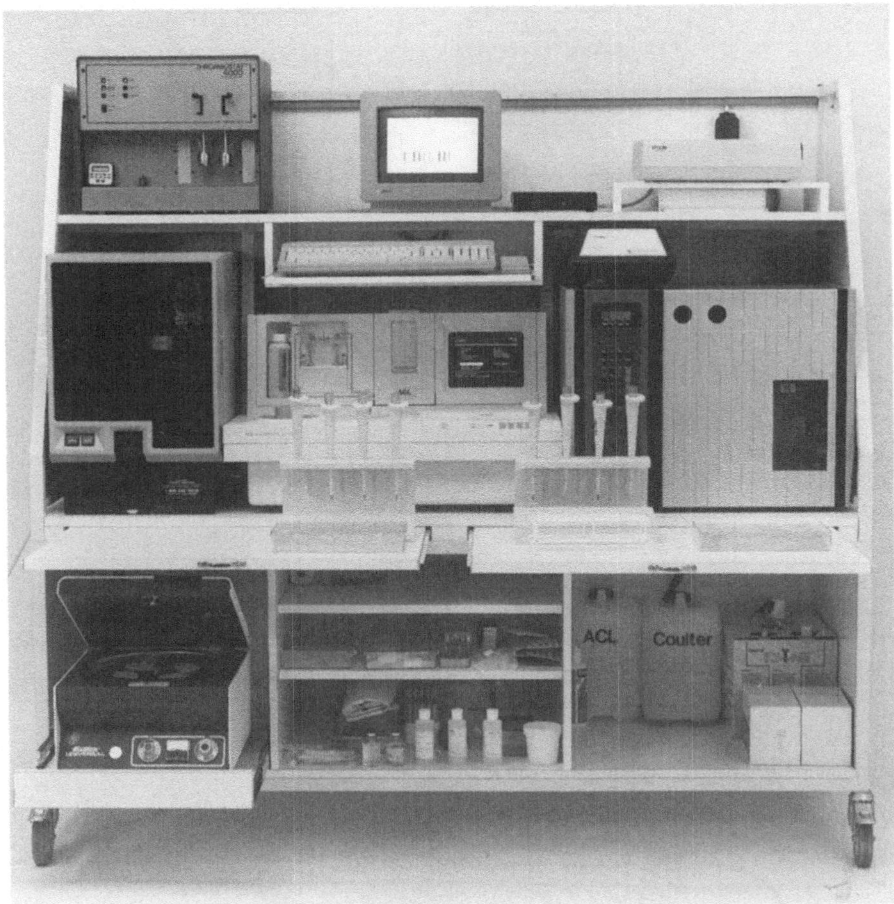

Abb. 4. Fahrbares Laborsystem zur patientennahen Bestimmung hämatologischer und hämostaseologischer Parameter sowie des Elektrolytstatus (einzelne Parameter s. Abb. 5)

Diese Tendenz wird durch einen Aszites – intraoperativ auch durch zwerchfellnahe chirurgische Manipulationen (z. B. an der suprahepatischen V. cava) – noch verstärkt (Abb. 6). Bei Patienten mit Leberzirrhose ist die Oxygenierung zusätzlich durch Hemmung der hypoxischen pulmonalen Vasokonstriktion und Zunahme des echten intrapulmonalen Shunts beeinträchtigt. Schließlich führt die erniedrigte Konzentration von 2,3-Diphosphoglycerat zu einer Rechtsverschiebung der Sauerstoffbindungskurve von Hämoglobin, d. h. bei gleichem p_aO_2 sinkt die Sauerstoffsättigung, die Hämoglobinmoleküle können weniger Sauerstoff transportieren (Abb. 8).

Postoperativ ist vor allem der erhöhte intraabdominelle Druck infolge Schwellung, Blutung und Störungen der Darmmotilität für Störungen des Gas-

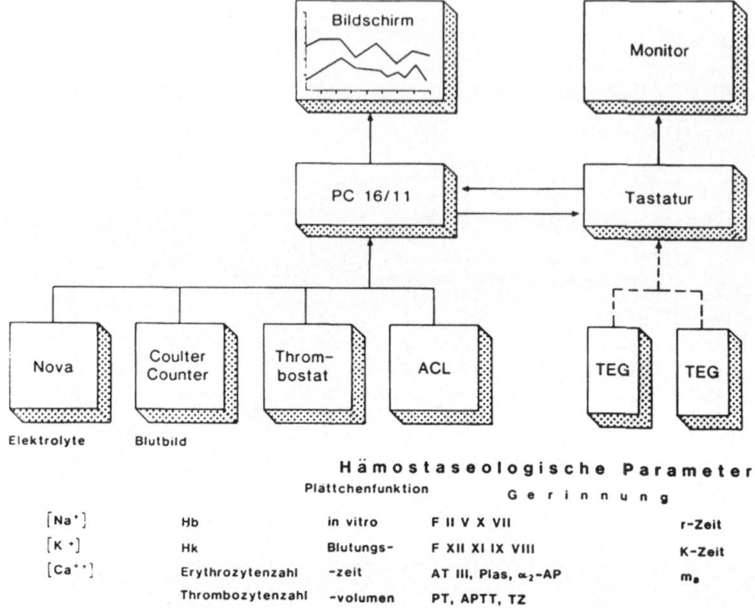

[Na⁺]	Hb	in vitro	F II V X VII	r–Zeit
[K⁺]	Hk	Blutungs–	F XII XI IX VIII	K–Zeit
[Ca⁺⁺]	Erythrozytenzahl	–zeit	AT III, Plas, α₂–AP	mₐ
	Thrombozytenzahl	–volumen	PT, APTT, TZ	

Abb. 5. Schematische Übersicht über das fahrbare Laborsystem. (Nach Kratzer et al. [12])

Zunehmende Kranial-Verlagerung des Zwerchfells

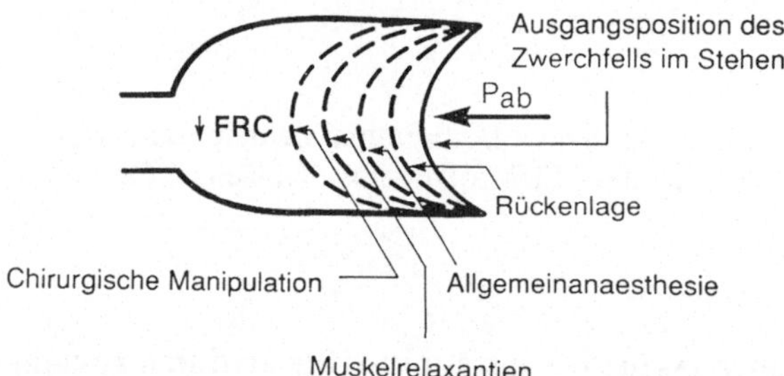

Abb. 6. Schematische Darstellung der Wirkung von Rückenlage, Allgemeinanästhesie, Muskelrelaxation und chirurgischen Manipulationen im Abdomen auf die Lage des Zwerchfells und die funktionelle Residualkapazität (*FRC*). (Nach Benumof [1])

austauschs verantwortlich. Zusätzlich spielt die schmerzbedingte Hypoventilation bzw. die atemdepressorische Wirkung zentral wirkender Analgetika eine Rolle.

Die Beatmung mit PEEP scheint auf den ersten Blick das ideale Verfahren zur Verbesserung des Gasaustauschs zu sein. PEEP erhöht die FRC, verbessert

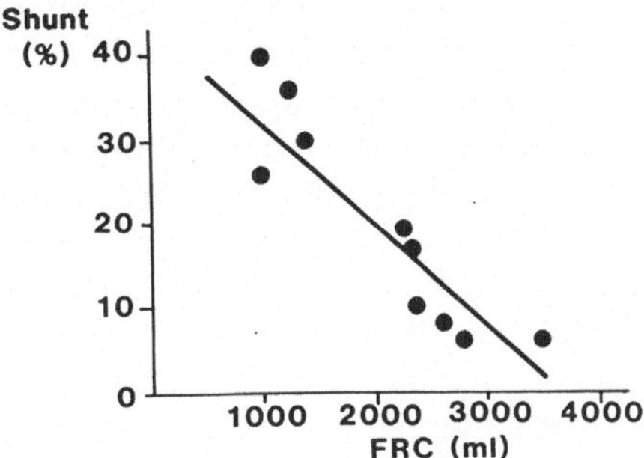

Abb. 7. Beziehung zwischen der funktionellen Residualkapazität (*FRC*) und der venösen Beimischung zum arteriellen Blut (Shunt). (Nach Powers [19])

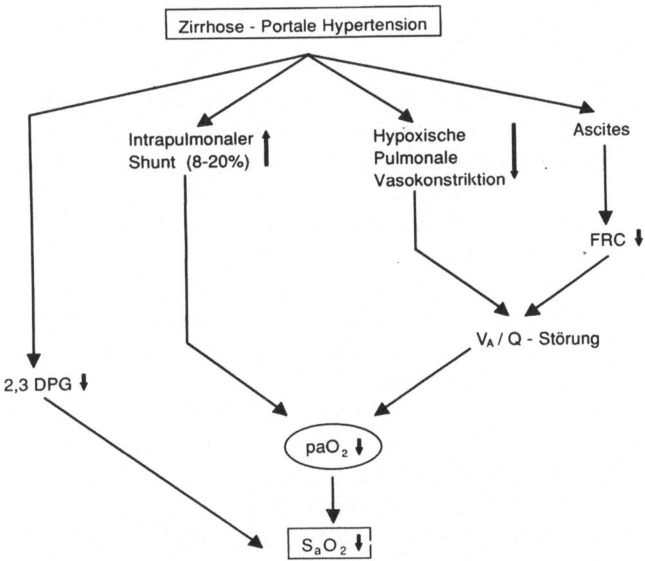

Abb. 8. Pathophysiologische Veränderungen der Oxygenation bei Leberzirrhose und portaler Hypertension. (Nach Gelman [10])

die Compliance und das Ventilations-Perfusionsverhältnis. Die Beatmung mit PEEP verbessert also in der Regel die Oxygenation, ohne daß die inspiratorische Sauerstoffkonzentration erhöht werden muß – was man wegen der pulmonalen Toxizität höherer O_2-Konzentrationen gerne vermeiden möchte.

PEEP hat jedoch bei Lebereingriffen einen wichtigen Nachteil: Mit Erhöhung des intrathorakalen Drucks steigt auch der zentralvenöse Druck und damit retrograd der Druck in den klappenlosen abdominellen Venen; das Herzzeitvolumen nimmt ab. Eine Tendenz zu verstärkten venösen Blutungen sowie die Beeinträchtigung der Leberperfusion ist die Folge.

Gelegentlich wird eine protektive Wirkung der PEEP-Beatmung gegen die gefürchtete Luftembolie bei Eröffnung herznaher intraabdomineller Gefäße postuliert. Es existieren jedoch bisher keine Studien, die einen solchen Effekt belegen. Mit Sicherheit läßt sich kein PEEP-Niveau definieren, das die Vermeidung von Luftembolien bei operativen Eingriffen an der Leber garantiert. Theoretisch kann eine Erhöhung des ZVD und damit des Drucks in der V. cava inferior als Folge der intrathorakalen Druckerhöhung die Gefahr des Eindringens von Luft reduzieren. Gleiche Druckbedingungen in der V. cava lassen sich jedoch auch durch kontrollierte Volumensubstitution erzielen, ohne daß die Reduktion des Herzzeitvolumens durch PEEP in Kauf genommen werden muß. Fazit: Mit der Anwendung von PEEP sollte man bei Lebereingriffen restriktiv umgehen und eher eine vorübergehende Erhöhung der FiO_2 akzeptieren.

Auswahl der Anästhetika

Die Anwendung *der volatilen Anästhetika* Halothan, Enfluran und Isofluran gibt immer wieder Anlaß zu Diskussionen seit bekannt wurde, daß Halothan eine Leberschädigung verursachen kann. Intravenöse Anästhetika spielen in der Diskussion um toxische Leberschäden eine weitaus geringere Rolle. Prinzipiell können jedoch auch sie durch Verminderung des Herzzeitvolumens zu einer Verschlechterung der Organperfusion und damit der Sauerstoffversorgung beitragen. Shingu et al. fanden im Tierversuch nach Anwendung von Thiopental und Fentanyl unter Hypoxiebedingungen eine vergleichbar hohe Inzidenz von Lebernekrosen wie nach Anwendung der volatilen Anästhetika Halothan, Enfluran und Isofluran [23].

Die niedrigdosierte Anwendung volatiler Anästhetika im Rahmen der „balanced anaesthesia" hat einige unbestrittene Vorteile: volatile Anästhetika sind sehr gut steuerbar und garantieren einen konstanteren Blutdruckverlauf während der Operation im Vergleich zur reinen intravenösen Anästhesie. Ihre Elimination ist unabhängig von Leber- und Nierenfunktion.

Die anhaltende Diskussion um die Hepatotoxizität volatiler Anästhetika hat folgende Gründe:

— Eine eindeutige Abgrenzung von Leberschäden durch Inhalationsanästhetika gegen Schädigungen aus anderen häufigen Ursachen in der perioperativen Phase (Schock, bakterielle und virale Infektionen) ist oft nicht möglich. Auch immunologische und elektronenmikroskopische Untersuchungen erlauben keine eindeutige Aussage über die Genese. Meist handelt es sich auch heute noch um eine Ausschlußdiagnose.

— Laparotomien, insbesondere Oberbaucheingriffe, können per se zur Leberschädigung führen. Als Ursache wird vor allem ein temporärer intraoperativer Sauerstoffmangel im Leberparenchym aufgrund von Perfusionsstörungen diskutiert. Offenbar ist die Nähe des Operationsfeldes zur Leber — und nicht die Wirkung der Anästhetika — der entscheidende Faktor für die Beeinträchtigung der Leberperfusion [6, 22]. In einer Untersuchung von Gelman [6] reduzierte die Einleitung einer Allgemeinanästhesie allein die

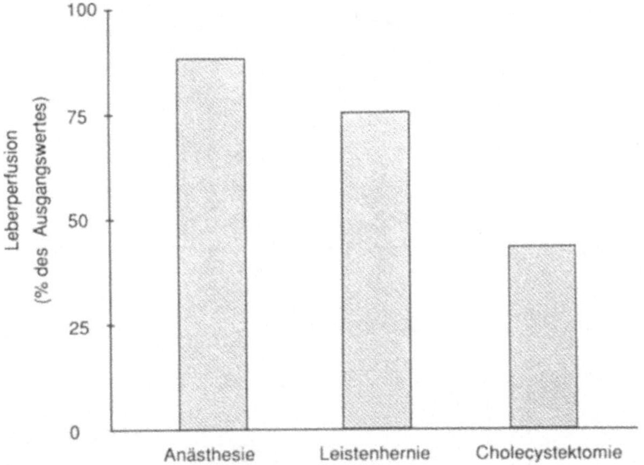

Abb. 9. Veränderungen der Leberperfusion durch Einleitung einer Allgemeinanästhesie sowie durch chirurgische Stimulation (Bruchlückenverschluß bei Leistenhernie, Cholezystektomie). (Nach Gelman [6])

Leberperfusion nur um ca. 10%. Die chirurgische Stimulation eines peripheren Eingriffs (Leistenhernie) führte zu einer weiteren Reduktion um etwa den gleichen Betrag. Während einer Cholezystektomie sank die Leberdurchblutung jedoch auf weniger als die Hälfte des Ausgangswertes im Wachzustand ab (Abb. 9) [24].
— Die Definition des postoperativen Leberschadens ist — besonders im internationalen Vergleich — uneinheitlich. So sind Angaben zur Inzidenz von Leberschädigungen durch Inhalationsanästhetika nur mit großen Vorbehalten verwertbar. Schwere Verlaufsformen sind so selten, daß prospektive randomisierte Studien nicht durchgeführt werden können. Um zu signifikanten Aussagen zu gelangen, müßten Daten von 100.000 bis 1.000.000 Patienten erfaßt werden.

Die intensive wissenschaftliche Diskussion der Problematik in den vergangenen Jahren erbrachte jedoch einige wichtige Ergebnisse: Die Induktion schwerer Leberschäden durch Halothan gilt als gesichert, sie ist jedoch sehr selten. Dagegen gibt es derzeit keine gesicherten Anhaltspunkte für eine kausale Verknüpfung zwischen der Anwendung von Isofluran und Enfluran und schweren postoperativen Leberschäden. Gesicherte Risikofaktoren sind eine genetische Disposition, eine wiederholte Anwendung von Halothan, ein ungeklärter Ikterus nach einer früheren Exposition sowie in gewissem Umfang der Körperbau und das Alter. Nicht so eindeutig ist die Rolle des Geschlechts, einer Hypoxie, einer Enzyminduktion sowie vorbestehender Lebererkrankungen. Gesichert ist auch, daß alle drei volatilen Anästhetika diskrete, durch ein Routinemonitoring häufig nicht erfaßbare Leberschädigungen auslösen können, Halothan jedoch eindeutig häufiger als Enfluran und Isofluran.

Eine mögliche Ursache hierfür ist die Wirkung von Halothan auf die Leberperfusion. In einer tierexperimentellen Studie konnten Conzen et al. (pers.

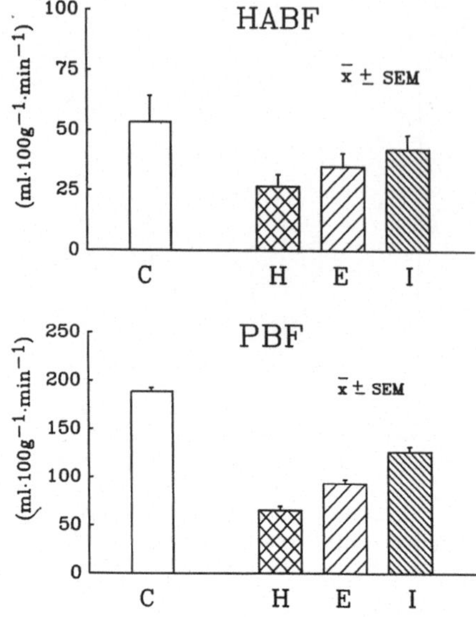

Abb. 10. Veränderungen der arteriellen (*HABF*) und portalvenösen (*PBF*) Leberperfusion unter Kontrollbedingungen (*C*) sowie unter dem Einfluß der volatilen Anästhetika Halothan (*H*), Enfluran (*E*) und Isofluran (*I*). (Nach Conzen P et al., unveröffentlichte Daten)

Mitteilung) belegen, daß sowohl die arterielle als auch die portalvenöse Leberperfusion unter Halothan deutlich stärker abnimmt als unter Enfluran. Den geringsten Einfluß hatte Isofluran (Abb. 10). Enfluran kann bei längerer Anwendung durch Freisetzung von Fluoridionen eine Nierenschädigung verursachen und sollte daher für langdauernde Eingriffe bei renal vorgeschädigten Patienten möglichst nicht eingesetzt werden. Isofluran wird am wenigsten metabolisiert (Tabelle 2) [7]. Es ist daher aus medizinischer Sicht derzeit das am besten geeignete volatile Anästhetikum für umfangreiche Eingriffe im Rahmen der Leberchirurgie. Mittel der zweiten Wahl ist Enfluran, Halothan sollte in der Leberchirurgie heute möglichst nicht mehr verwendet werden.

Auch die Anwendung von *Lachgas* (N_2O) bei operativen Eingriffen an der Leber ist nicht unumstritten. N_2O wirkt negativ inotrop. Einige Autoren [21] wiesen eine verstärkte Toxizität von Halothan bei Kombination mit Lachgas nach. Für eine toxische Eigenwirkung von Lachgas gibt es jedoch keine Hinweise. Darüber hinaus diffundiert es bekanntlich in präformierte Körperhöh-

Tabelle 2. Metabolisierungsraten volatiler Anästhetika. (Nach Hobbhahn u. Briegel [7])

Anästhetikum	Metabolisierungsrate
Isofluran	$<1\%$
Enfluran	$1-3\%$
Halothan	$11-25\%$

len und verursacht bei längerer Anwendung eine u. U. erhebliche Zunahme des Darmvolumens, die das operative Vorgehen erschweren kann.

Andererseits läßt sich durch die analgetische Wirkung von Lachgas eine erhebliche Dosisreduktion volatiler und intravenöser Anästhetika erzielen. Dies ist vor allem dann von Vorteil, wenn das Ausmaß der Leberresektion präoperativ nicht sicher abzuschätzen ist und zunächst eine Extubation unmittelbar nach Ende der Operation angestrebt wird. Nach unserer Meinung sollte Lachgas in der Leberchirurgie durchaus in Kombination mit Isofluran (und evtl. Enfluran) eingesetzt werden. Ist eine lange Operationsdauer vorherzusehen oder aus anderen Gründen eine mehrstündige postoperative Nachbeatmung ohnehin erforderlich, so kann man auf die Verwendung von Lachgas verzichten.

Vor- und Nachteile einer Kombination
von Allgemein- und Regionalanästhesie bei Leberresektionen

Das einzige Regionalanästhesieverfahren, das sich zur Kombination mit einer Allgemeinanästhesie bei langdauernden Operationen eignet, ist die kontinuierliche Periduralanästhesie. Gerade bei Oberbauchlaparotomien bietet diese Kombination eindeutige *Vorteile:* Durch intraoperative Einsparung von Allgemeinanästhetika ist mit einer rascheren Erholung der Vigilanz und damit der Kooperation der Patienten z. B. bei Atemübungen zu rechnen. Vor allem aber kann mit ihrer Hilfe die oft schwierige postoperative Gratwanderung zwischen einer schmerzbedingten Ateminsuffizienz und einer Atemdepression durch zentral wirkende Analgetika vermieden werden. Eine raschere Normalisierung des pulmonalen Gasaustauschs ist zu erwarten.

Diese Vorteile müssen jedoch bei umfangreichen Leberresektionen sorgfältig gegen die *Nachteile* abgewogen werden: So ist jedes zusätzliche Anästhesieverfahren selbstverständlich mit einem gewissen Risiko verbunden. Viele leberchirurgische Patienten weisen bereits vor der Operation pathologisch veränderte Hämostaseparameter auf − eine Kontraindikation für jedes Regionalanästhesieverfahren. Auch bei präoperativ normalen Gerinnungswerten sind sekundäre Blutungen im Bereich des Stichkanals bei intraoperativen Gerinnungsstörungen durch massive Blutverluste nicht ausgeschlossen. Darüber hinaus wurde eine signifikante Steigerung des Blutverlustes bei Leberresektionen durch Blockade des Sympathikus im Tierexperiment nachgewiesen [25]. Die peridurale Applikation von Lokalanästhetika ist jedoch immer mit einer Sympathikolyse im Ausbreitungsgebiet verbunden. Schließlich ist bei langer Operationsdauer und hohen Blutverlusten eine Abkühlung der Patienten kaum zu vermeiden. Eine deutlich erniedrigte Körpertemperatur sowie die mögliche Beeinträchtigung des Gasaustauschs nach Massivtransfusion implizieren die Indikation zur postoperativen Nachbeatmung. Hierdurch werden die Vorteile der Periduralanästhesie für die postoperative Phase bei großen Oberbaucheingriffen relativiert.

Faßt man die Argumente pro und contra zusammen, so scheint eine Kombination von Allgemein- und Regionalanästhesie bei Leberresektionen nur dann sinnvoll, wenn die präoperativen Gerinnungsparameter im Normbereich liegen und bei der Operation aller Voraussicht nach keine größeren Blutverluste zu erwarten sind.

Literatur

1. Benumof JL (1987) General respiratory physiology and respiratory function during anesthesia. In: Benumof JL (ed) Anesthesia for thoracic surgery. Saunders, Philadelphia, pp 39–103
2. Borland LM, Martin DJ (1987) Anesthesia considerations for orthotopic liver transplantation. In: Brown BR jr, Copeland JG (eds) Anesthesia and transplantation surgery. Davies, Philadelphia, pp 157–182
3. Delva E, Camus Y, Nordlinger B et al. (1989) Vascular occlusions for liver resections: Operative management and tolerance to hepatic ischemia: 142 cases. Ann Surg 209:211–218
4. Finsterer U (1988) Lungenfunktion unter Narkose. In: Taeger K, Schmucker P, Peter K (Hrsg) Die Lunge. Perimed, Erlangen, S 147–168
5. Franco D, Smadja C, Meakins JL, Wu A, Berthoux L, Grange D (1989) Improved early results of elective hepatic resection for liver tumors: One hundred consecutive hepatectomies in cirrhotic and noncirrhotic patients. Arch Surg 124: 1033–1037
6. Gelman SI (1976) Disturbances in hepatic blood flow during anesthesia and surgery. Arch Surg 111:881–883
7. Hobbhahn J, Briegel J (1989) Inhalationsanästhetika. In: Peter K, Frey L, Hobbhahn J (Hrsg) Anästhesiologie. Enke, Stuttgart, S 38–56
8. Iwatsuki S, Starzl TE (1988) Personal experience with 411 hepatic resections. Ann Surg 208:421–434
9. Iwatsuki S, Starzl TE (1989) Experience with resection of primary hepatic malignancy. Surg Clin North Am 69:315–322
10. Kang YG, Gelman S (1987) Liver transplantation. In: Gelman S (ed) Anesthesia and organ transplantation. Saunders, Philadelphia, pp 139–185
11. Klotz U, McHorse TS, Wilkinson GR, Schenker S (1974) The effect of cirrhosis on the disposition and elimination of meperidine in man. Clin Pharmacol Ther 167:667–675
12. Kratzer MAA, Dieterich HJ, Denecke H, Knedel M (1988) Intraoperative Überwachung der Blutgerinnung während Lebertransplantationen. In: Just OH, Krier C (Hrsg) Hämostase in Anästhesie und Intensivmedizin. Springer, Berlin Heidelberg New York Tokyo, S 122–133
13. Liaw Y-F, Tai D-I, Chu C-M, Lin D-Y, Sheen I-S, Chen T-J, Pao CC (1986) Early detection of hepatocellular carcinoma in patients with chronic type B hepatitis. Gastroenterology 90:263–267
14. Martin DJ (1986) Hemodynamic monitoring during liver transplantation. In: Winter PM, Kang YG (eds) Hepatic transplantation. Praeger, New York, pp 95–102
15. McHorse TS, Wilkinson GR, Johnson RF, Schenker S (1975) Effect of acute viral hepatitis in man on the disposition and elimination of meperidine. Gastroenterology 68:775–780
16. Nagao T, Goto S, Kawano N, Inoue S, Mizuta T, Morioka Y, Omori Y (1987) Hepatic resection for hepatocellular carcinoma. Ann Surg 205:33–40

17. Okamoto E, Kyo A, Yamanaka N, Tanaka N, Kuwata K (1984) Prediction of the safe limits of hepatectomy by combined volumetric and functional measurements in patients with impaired hepatic function. Surgery 95:586–592
18. Pichlmayr R, Bretschneider HJ, Kirchner E et al. (1988) Ex Situ Operation der Leber – Eine neue Möglichkeit in der Leberchirurgie. Langenbecks Arch Chir 373:122–126
19. Powers SR (1974) The use of positive endexspiratory pressure (PEEP) for respiratory support. Surg Clin North Am 54:1125
20. Quattlebaum JK (1953) Massive resection of the liver. Ann Surg 137:787–796
21. Ross JA, Monk SJ, Duffy SW (1984) Effect of nitrous oxide on halothane-induced hepatotoxicity in hypoxic, enzyme-induced rats. Br J Anaesth 56:527–533
22. Sear JW (1987) Toxicity of i.v. anaesthetics. Br J Anaesth 59:24–45
23. Shingu K, Eger EI, Johnson BH (1983) Effect of oxygen concentration on anesthetic-induced hepatic injury in rats. Anesth Analg 62:146–150
24. Stoelting RK, Dierdorf SF, McCammon RL (1988) Diseases of the liver and biliary tract. In: Stoelting RK, Dierdorf SF, McCammon RL (eds) Anesthesia and co-existing disease, 2nd edn. Churchill Livingstone, New York, pp 355–392
25. Tanaka N, Zoucas E, Jeppsson B, Dahlgren S, Bengmark S (1985) Increased bleeding during liver resection after sympathetic block in normal rats. Eur Surg Res 17:237–241
26. Yanaga K, Kanematsu T, Takenaka K, Matsumata T, Yoshida Y, Sigumachi K (1988) Hepatic resection for hepatocellular carcinoma in elderly patients. Am J Surg 155:238–241

Wahl der Resektionsgrenzen und intraoperative Entscheidungshilfen

M. Rothmund, H.-J. Klotter, H. Sitter

Klinik für Allgemeinchirurgie, Zentrum für Operative Medizin I,
Philipps-Universität, Baldinger-Straße, W-3550 Marburg/Lahn, BRD

Ziel der Tumorchirurgie der Leber ist es, die Tumoren vollständig mit einem Randsaum normalen Lebergewebes zu entfernen und die verbleibenden Leberstrukturen bezüglich ihres Blutzu- und abflusses sowie ihrer Gallesekretion zu schonen. Hierbei sollte möglichst blutarm und parenchymsparend vorgegangen werden. Aus diesem Grund erscheint es sinnvoll, anatomiegerecht vorzugehen und sich an Resektionsgrenzen zu orientieren. Außerhalb dieser Überlegungen stehen also atypische Resektionen bei peripher liegenden Tumoren, die eine anatomiegerechte Operation nicht erfordern. „Atypisches Operieren endet aber dort, wo den portalen oder den venösen Strukturen der Leber ohne exakte anatomische Orientierung Gefahr droht" [8].

Die Festlegung von anatomiegerechten Resektionsgrenzen ist im wesentlichen auf drei Wegen möglich:

1) durch Orientierung an von außen sichtbaren anatomischen Strukturen wie Lig. falciforme hepatis, Gallenblase, V. cava;
2) durch Sichtbarmachung innerer anatomischer Strukturen der Leber (Lebervenen, Pfortaderäste, Gallengänge, Arterienäste) mittels intraoperativer Sonographie;
3) durch sonographiegestützte Techniken, die während der Operation zum Einsatz kommen können (Segmentdarstellung durch Ballonokklusion und/oder Farbstoffinjektion).

Ausführungen zu dem in der Überschrift genannten Thema und zur resezierenden Leberchirurgie überhaupt setzen die Kenntnis der Segmentanatomie der Leber voraus, wie sie von Couinaud angegeben wurde (Abb. 1). In bestimmten Ländern und von bestimmten Autoren werden andere Definitionen der Segmentanatomie der Leber bevorzugt, weltweit hat sich jedoch überwiegend die genannte Klassifikation durchgesetzt [4]. Eine interessante Variante wird von Priesching angegeben, der das Segment 4, das andere Autoren in 4a und b unterteilen, da es das einzige Segment ist, das die Leber vollständig von dorsal nach ventral durchsetzt, nur in seinem ventralen Anteil als „Segment 4" bezeichnet und in seinen dorsalen Anteilen als „Segment 1" [8]. Dies hat zur Folge, daß, rechts des Lig. falciforme und dorsal beginnend, im Uhrzeigersinn alle Segmente – wenn man von oben und ventral auf die Leber schaut – in fortlaufender Numerierung erscheinen. Notwendig ist dann allerdings die Bezeich-

Ch. Herfarth / P. Schlag (Hrsg.)
Neue Entwicklungen in der Therapie von Lebertumoren
© Springer-Verlag Berlin Heidelberg 1991

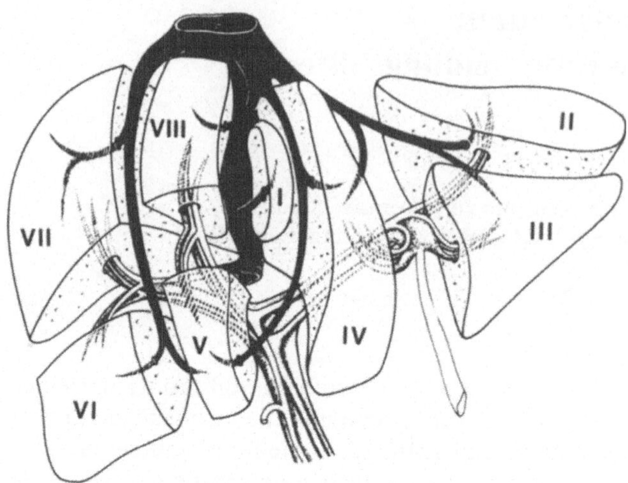

Abb. 1. Funktionell-anatomische Einteilung der Leber in Segmente nach Couinaud [4]

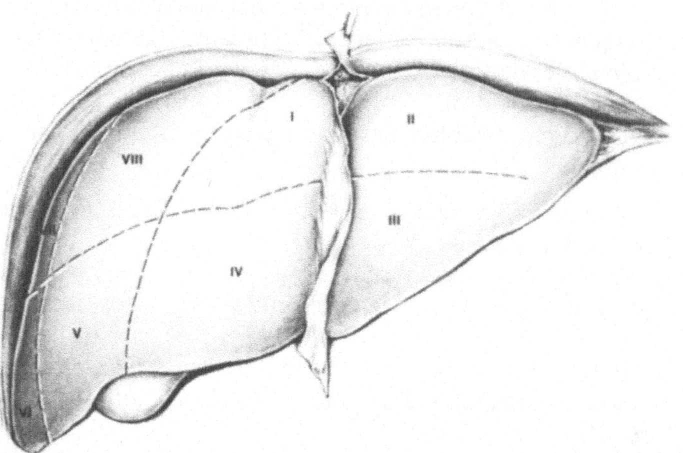

Abb. 2. Nach Vorschlag von Priesching [8] angegebene Variante der Segmenteinteilung nach Couinaud, die es, unmittelbar rechts und dorsal vom Lig. falciforme beginnend, erlaubt, die Segmente im Uhrzeigersinn durchzuzählen

nung des Lobus caudatus mit der Nr. 9, der in der Originalbeschreibung von Couinaud die Nr. 1 trägt (Abb. 2).

Äußerer Aspekt

Der äußere Aspekt der Leber erlaubt, entsprechend dem Verlauf des Lig. falciforme hepatis, die Festlegung in einen linken und rechten Leberlappen, wobei unter Ausklammerung des Lobus caudatus in der Nomenklatur von Couinaud

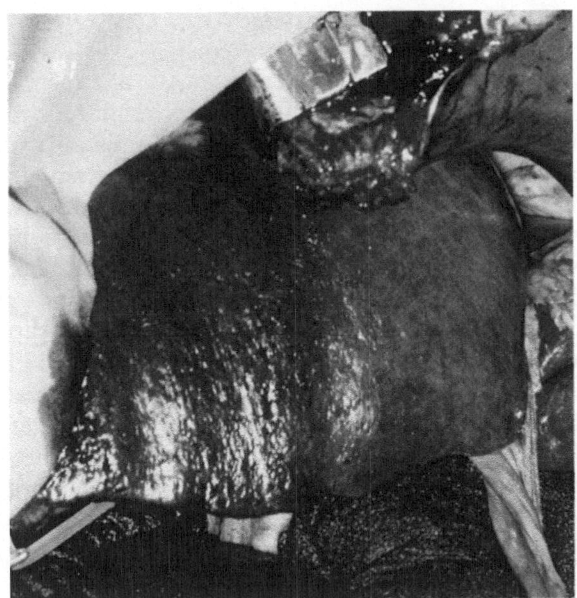

Abb. 3. Äußerlich sichtbare Grenze zwischen rechter und linker Leberhälfte nach Ligatur der zum rechten Leberlappen führenden Gefäße bei geplanter rechtsseitiger Hemihepatektomie

der linke Leberlappen die Segmente 2 und 3 enthält, der rechte die Segmente 4 bis 8. Eine Entfernung der Segmente 2 und 3 entspräche einer Lobektomie links, die der Segmente 4 bis 8 einer Lobektomie rechts bzw. in der Nomenklatur von Starzel einer rechten Trisegmentektomie. Eine Trisegmentektomie links würde die Resektion aller Segmente außer 6 und 7 bedeuten.

Die Cava-Gallenblasen-Linie gilt als klassische, eine Festlegung in rechte und linke Leberhälfte erlaubende, Leitlinie. Durch sie wird in etwa das Versorgungsgebiet des rechten bzw. linken Pfortaderastes festgelegt. Die Linie wird auf der Leberoberfläche gut sichtbar, wenn man bei einer geplanten Hemihepatektomie rechts oder links die zum zu resezierenden Teil der Leber führenden Strukturen im Hilusbereich durchtrennt hat (Abb. 3). Auf der Basis der Couinaud-Einteilung entspräche eine Hemihepatektomie rechts der Entfernung der Segmente 5 bis 8, eine Hemihepatektomie links der Entfernung der Segmente 2 bis 4.

Die Festlegung der Resektionsgrenzen anhand des äußeren Aspektes hat sich seit Jahrzehnten in der Leberchirurgie bewährt und reicht in einem großen Teil der Resektion aus. Sie wird jedoch einer segmentorientierten Resektion, d. h. bei der Absicht, ein oder mehrere Segmente, die nicht unbedingt benachbart liegen müssen, zu resezieren, der hier notwendigen subtileren Operationstechnik nicht gerecht. Hier müssen zusätzliche Verfahren zum Zuge kommen.

Intraoperative Sonographie

Die Metastasenchirurgie der Leber, vor allem bei Metastasen kolorektaler Karzinome sowie die Entdeckung kleiner primärer Lebertumoren durch die verbesserten bildgebenden Verfahren haben zu dem Anspruch geführt, Lebersegmente, die den Tumor tragen, zu entfernen oder zumindest in etwa „segmentorientiert" zu operieren. Solche Operationstechniken werden vor allem deshalb favorisiert, weil hier blutarm und parenchymsparend vorgegangen werden kann, was vor allem bei Primärtumoren in zirrhotischen Lebern und bei der Resektion mehrerer Segmente in der Metastasenchirurgie von Wert ist.

Die Einführung der intraoperativen Sonographie Anfang der 80er Jahre nach Entwicklung hochauflösender gassterilisierbarer Schallköpfe hat es ermöglicht, die Lebersegmente während des operativen Eingriffs darzustellen. Das Aufsetzen des Schallkopfes auf die Konvexität der Leber und das Wandern dieses Schallkopfes von links nach rechts um die suprahepatische V. cava herum erlaubt es, vier Sektoren (Doppelsegmente) der Leber entsprechend dem Verlauf der drei Lebervenen darzustellen (Abb. 4):

- links der linken Lebervene den linken Sektor, der in das Segment 2 und 3 nach Couinaud eingeteilt wird;
- zwischen linker und mittlerer Lebervene das Segment 4;
- zwischen mittlerer und rechter Lebervene dorsal das Segment 8, ventral das Segment 5 und
- rechts der rechten Lebervene dorsal das Segment 7 und ventral das Segment 6 (Abb. 1 und 4).

Die Aufteilung der 4 Sektoren in die Segmente nach Couinaud wird erlaubt durch die zusätzliche Untersuchung von der Leberpforte her. Die eben be-

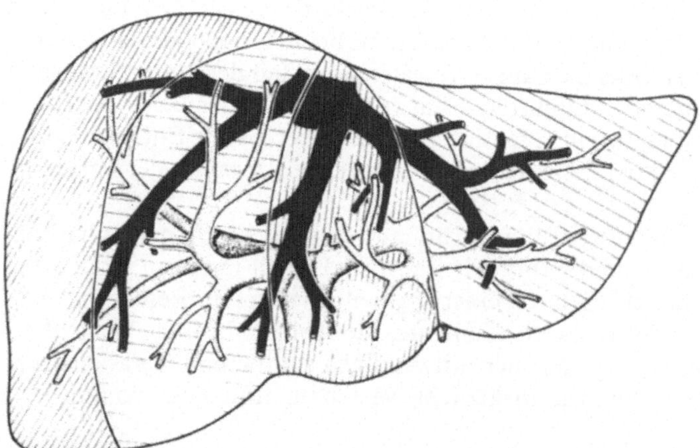

Abb. 4. Einteilung der Leber in Segmente durch die Lebervenen und Darstellung der intrahepatischen Verzweigung der Pfortaderäste als Basis für die Einteilung der Sektoren in Segmente. (Nach [8])

schriebenen 4 Sektoren der Leber, die durch die 3 Lebervenen festgelegt werden, werden durch den ventralen und dorsalen Ast des rechten bzw. linken Pfortaderhauptstamms und deren nach kranial und kaudal gehenden Aufzweigung unterteilt (Abb. 4).

Die intraoperative Sonographie erlaubt die Erkennung der Lebersegmente nach einer längeren Trainingsphase, die mit dem Erwerb von Kenntnissen in der perkutanen Sonographie beginnen muß, sie zeigt aber auch, daß die innere Anatomie der Leber, insbesondere Zahl und Verlauf der Lebervenen, zahlreiche anatomische Varianten zeigen, die damit eine unterschiedliche Lokalisation, Form und Größe der Couinaudschen Lebersegmente mit sich bringen. Damit ist eine auch nur „segmentorientierte" Leberresektion ohne Einsatz der intraoperativen Sonographie nicht möglich.

Ist man jedoch in der Methode erfahren und wendet sie bei Leberresektionen an, erlaubt sie nicht nur die Festlegung der Segmentanatomie der Leber, sondern auch die Zuordnung von Tumoren zu bestimmten Segmenten und darüber hinaus die Erkennung zusätzlicher Befunde, meist zusätzlicher Metastasen, die in der einschlägigen Literatur in einer Häufigkeit von 10–20% zur Änderung des präoperativ beabsichtigten operativen Konzepts führen [2, 5, 7, 9, 13].

Sonographiegestützte Methoden zur Festlegung der Resektionsgrenzen

Die Erarbeitung interventioneller, sonographiegestützter Techniken hat zu Anwendungsmöglichkeiten in der Leberchirurgie geführt, die in ihrer Vollendung eine präzise Darstellbarkeit der einzelnen Lebersegmente erlauben. Shimamura et al. [12] berichteten 1986 erstmals über Segmentresektion nach sonographiegestützter perkutaner Einführung eines Ballonkatheters in einen ein bestimmtes Segment versorgenden Pfortaderast. Hierdurch und durch zusätzliche extrahepatische temporäre Okklusion der versorgenden Arterie kommt es zu einer Anämie im Bereich des jeweiligen Segments und zu seiner Sichtbarmachung an der Oberfläche. Diese Technik wurde von der Arbeitsgruppe um Bismuth noch verfeinert. Auch sie führen einen Ballonkatheter unter intraoperativer sonographischer Kontrolle perkutan in einen Pfortaderast ein, okkludieren diesen durch Aufblasen des Ballons und verschließen temporär den rechten bzw. linken Ast der A. hepatica communis. Zusätzlich wird über ein seitliches Loch des Katheters vor dem Ballon Farbstoff injiziert, der zu einer Anfärbung des Lebersegments führt [1, 3].

Eigene Untersuchungen im Tierexperiment führten zu ähnlichen Ergebnissen [6]. Geprüft am Korrosionspräparat, konnte eindeutig festgelegt werden, daß eine versuchte Segmentresektion in konventioneller Technik, also durch Orientierung an äußeren Strukturen der Leber, oder auch nach Einsatz der intraoperativen Sonographie nur zu einer unpräzisen Segmentresektion führt. Allein das zusätzliche Anfärben des Segments über den es versorgenden Pfortaderast erlaubt eine präzise Resektion unter Einhaltung der Segmentgrenzen ohne Verletzung benachbarter Segmente (Abb. 5a, b). In einer prospektiven

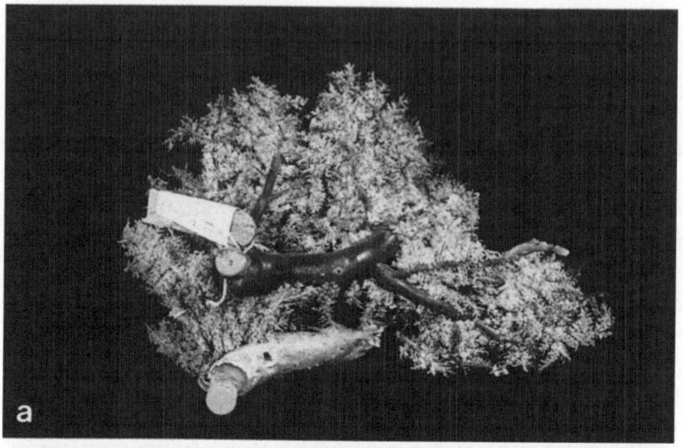

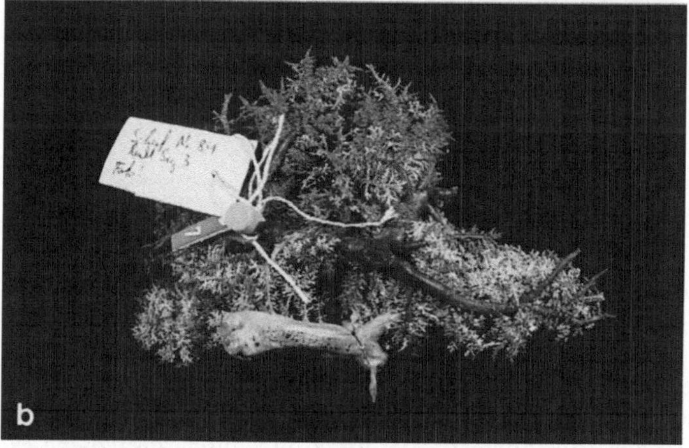

Abb. 5. a Korrosionspräparate einer Schafsleber nach dem Versuch einer Segment-III-Resektion ohne zuvorige Farbstoffinjektion. Man erkennt den noch stehenden Pfortaderstamm (*Pfeil*), der zum Segment III führt sowie seine abgesetzten Äste. **b** „Ideale" Segmentresektion III: der Pfortaderstamm, der zum Segment führt, ist zentral abgesetzt (*Pfeil*), Äste sind nicht vorhanden, Gefäße von Nachbarsegmenten wurden nicht verletzt

randomisierten Studie an Schafen konnte gezeigt werden, daß bei ultraschallgesteuerter segmentorientierter Resektion beim Schaf nur in 27% eine ideale Segmentresektion vorgenommen werden konnte. Dies war bei 62% der Versuchstiere der Fall, wenn das Segment über Farbstoffinjektion in den zuführenden Pfortaderast injiziert wurde [6] (Abb. 6a, b).

Castaing et al. konnten mit Hilfe der sonographiegesteuerten Farbstoffinjektion exakte Segmentresektionen bei 15 Patienten vornehmen. Die mittlere Dauer der lokalen Ischämie betrug 47 min, der durchschnittliche Verbrauch an Blut 1,3 Konserven. Bei 10 Patienten war überhaupt keine Blutgabe erforderlich [3].

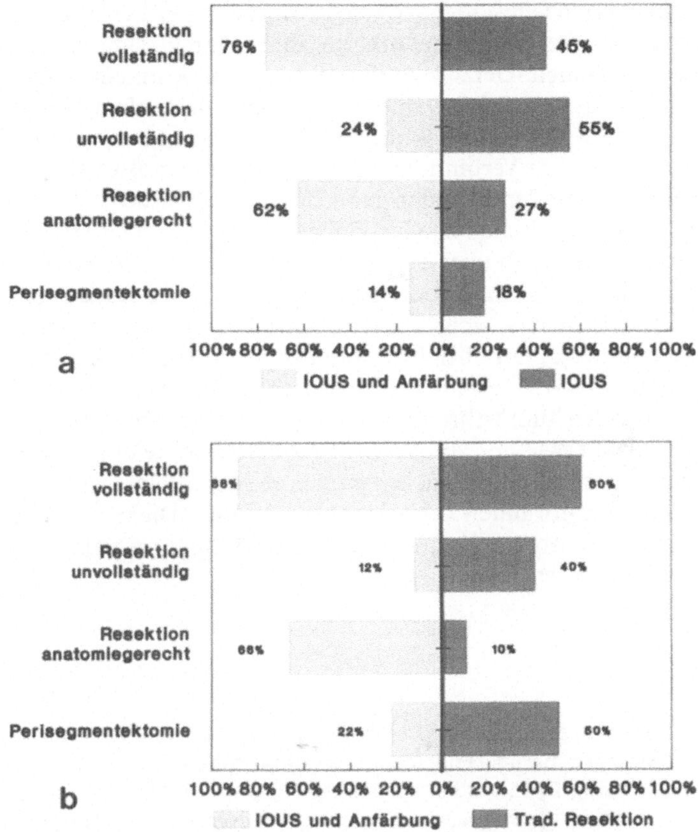

Abb. 6. a Prospektive randomisierte Studie im Tierexperiment (Schaf). Verglichen wurde die Resektion der Segmente III und IV nach Anwendung der intraoperativen Sonographie allein versus intraoperative Sonographie und Anfärbung des Segments durch Farbstoffinjektion in den zuführenden Pfortaderast. Man erkennt, daß die Resektion unter Anwendung der Färbemethode häufiger vollständig ist. Die vollständigen Resektionen werden in „anatomiegerechte" unterteilt, d. h. es wurden keine Nachbarsegmente verletzt, und in „vollständige Resektionen mit Verletzung von Nachbarsegmenten" (Perisegmentektomie). **b** Beim Vergleich der intraoperativen Sonographie mit Anfärbung gegenüber der traditionellen, sich an äußeren Merkmalen der Leber orientierenden Resektion zeigen sich deutlich schlechtere Ergebnisse als wenn in der Kontrollgruppe die intraoperative Sonographie angewandt wurde

Argumente für eine anatomiegerechte Resektionstechnik

Eine segmentorientierte oder gar auf präzise Segmentresektion ausgerichtete Operationstechnik hat bezüglich der postoperativen Leberfunktion entscheidende Vorteile. Im Idealfall wird kein Pfortaderast verletzt, da man sich zwischen den Endstrombahnen des jeweiligen Versorgungsgebietes bewegt. Die

Segmentgrenzen werden lediglich von Ästen der Lebervenen durchsetzt, die bei geeigneter Resektionstechnik vor ihrer Durchtrennung gesehen und versorgt werden können. Der zweite Vorteil ist ein funktioneller und bezieht sich vor allem auf die Resektion von Tumoren in zirrhotischen Lebern. Hier ermöglicht eine exakte Segmentresektion die Zurücklassung von möglichst viel Leberparenchym, was in Verbindung mit einem geringen Blutverlust eine postoperative Funktionsminderung oder gar einen Funktionsausfall vermeidet [3].

Ob onkologische Aspekte für eine segmentorientierte Resektion der Leber sprechen, ist nach unserer Auffassung offen. Die Behauptung, daß ein Tumor, sei es ein Primärtumor oder eine Metastase, zunächst auf ein Segment begrenzt wächst, ist bisher nicht belegt, ebenfalls nicht die Embolisierung von Tumormaterial retrograd über Pfortaderäste beim Husten und Pressen [11]. Die Verschleppung von Tumormassen durch einen retrograd von einem Tumor aus wachsenden Tumorthrombus in andere Pfortaderäste ist vorstellbar, aber ebenfalls nicht erwiesen [1]. Diesen Hypothesen sollte durch pathologisch-anatomische Untersuchungen nachgegangen werden. Belegt ist bisher lediglich, daß ein Randsaum normalen Lebergewebes von einer Dicke von mindestens 1 cm seltener zum Tumorrezidiv führt gegenüber Resektionstechniken, die diese Grenze nicht einhalten [10].

Literatur

1. Bismuth H, Castaing D (1985) Operative ultrasound of the liver and biliary ducts. Springer, Berlin Heidelberg New York Tokyo
2. Castaing D, Emond J, Kunstlinger F, Bismuth H (1986) Utility of operative ultrasound in the surgical management of liver tumors. Ann Surg 204:600−605
3. Castaing D, Garden OJ, Bismuth H (1989) Segmental liver resection using ultrasound-guided selective portal venous occlusion. Ann Surg 210:20−23
4. Couinaud C (1957) Le foie. Etudes anatomiques et chirurgicales. Masson, Paris
5. Klotter HJ, Rothmund M, Rückert K, Kümmerle F, Klose KJ (1985) Intraoperative Sonographie bei chirurgischen Erkrankungen der Leber. Z Gastroenterol 23:381−389
6. Klotter HJ (1990) Die segmentgerechte Resektion der Leber. Habilitationsschrift, Marburg
7. Parker GA, Lawrence W, Horsley JS et al. (1989) Intraoperative ultrasound of the liver affects operative decision making. Ann Surg 209:569−577
8. Priesching A (1986) Leberresektionen. Chirurgische Anatomie, Indikationen, Technik. Urban & Schwarzenberg, München
9. Rifkin MD, Rosato FE, Branch HM, Foster J, Yang SL, Barbot DJ, Marks GJ (1987) Intraoperative ultrasound of the liver. Ann Surg 205:466−472
10. Rothmund M (Hrsg) (1989) Metastasenchirurgie. Thieme, Stuttgart
11. Scheele J (1989) Die segmentorientierte Leberresektion. Chirurg 60:251−265
12. Shimamura Y, Gunvén P, Takenaka Y et al. (1986) Selective portal branch occlusion by balloon catheter during liver resection. Surgery 100:938−941
13. Traynor O, Castaing D, Bismuth H (1988) Preoperative ultrasonography in the surgery of hepatic tumours. Br J Surg 75:197−202

Leberoperationen mit in situ-Kühlperfusion und Leberchirurgie ex situ

R. Pichlmayr, G. Gubernatis, H. Grosse, J. Hauss, P. Lamesch,
J. Klempnauer, S. Siegismund

Klinik für Abdominal- und Transplantationschirurgie, Medizinische Hochschule,
Konstanty-Gutschow-Straße 8, W-3000 Hannover 61, BRD

Einleitung

Möglichkeiten der Operation an einem Organ außerhalb des Körpers mit anschließender Reimplantation sind an der Niere gezeigt worden [8]. Entwicklungen im Rahmen der Lebertransplantation haben die Möglichkeit eröffnet, diese Operationsform auch auf die Leber zu übertragen. Es waren dies vor allem die schonende extrakorporale porto-kavo-kavale Bypasstechnologie [7] und die Erfahrung, daß zumindest für mehrere Stunden ein anhepatischer Zustand tolerabel ist [6]. Die Technik der Leberentnahme in einer Weise, die die Auto-Reimplantation gestattet, war experimentell ebenfalls erarbeitet. Damit schien die Vornahme einer Leberoperation beim Menschen außerhalb des Körpers berechtigt, sofern sie die einzige Behandlungsmöglichkeit darstellte. Diese sog. Ex-situ-Resektion wurde von uns im Februar 1988 erstmals durchgeführt [4]. Doch sei erwähnt, daß dieser Schritt, zwar gedanklich vorbereitet, seinerzeit jedoch nicht geplant war. Vielmehr sollte eine in situ-Kühlprotektion der Leber zur ausgedehnten Resektion vorgenommen werden. Dieses Vorgehen wurde erstmals von Fortner 1974 inauguriert und bei mehreren Patienten vorgenommen [2].

Eine weitere Verbreitung kam diesem Verfahren seinerzeit nicht zu, wohl vor allem, da die damals gewählten Indikationen mehr und mehr auch eine konventionelle Leberresektion erlaubten. Beim Plan, dieses Verfahren jetzt für erweiterte Indikationsstellungen wieder aufzunehmen, wurde vor allem an eine geeignetere Organprotektion gedacht. Die kardioplegische Lösung HTK nach Bretschneider [1] erschien vom theoretischen Ansatz her geeigneter als die seinerzeit von Fortner benutzte Ringer-Laktat-Lösung oder die bis vor kurzem für die Lebertransplantation hauptsächlich benutzte Eurocollins-Lösung. Wegen der niedrigen Kaliumkonzentration der HTK-Lösung und den Erfahrungen in der Herzchirurgie erschien das Einlaufen von begrenzten Mengen HTK-Lösung in den Kreislauf weniger problematisch; vor allem wurde jedoch von der besonders guten Pufferkapazität der HTK-Lösung auch ein entsprechender Protektionsschutz bei der ggf. in situ nicht stets auf optimale Werte erreichbaren Temperatursenkung des Organs erwartet.

Im folgenden sollen zunächst einige technische Gesichtspunkte beider Verfahren erörtert und dann die aus den bisherigen Erfahrungen zu ziehenden Schlußfolgerungen für die Indikationsstellung dargestellt werden.

Ch. Herfarth / P. Schlag (Hrsg.)
Neue Entwicklungen in der Therapie von Lebertumoren
© Springer-Verlag Berlin Heidelberg 1991

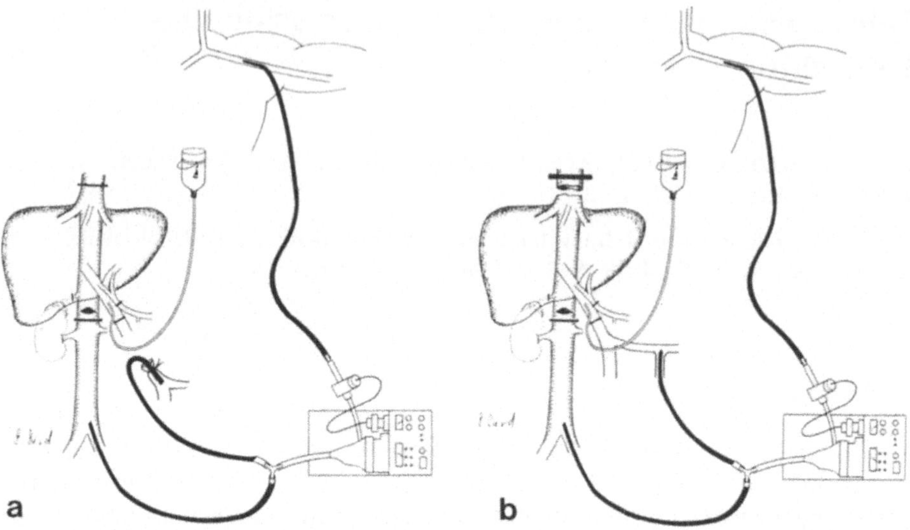

Abb. 1a, b. Technik der in situ-Kühlperfusion mit portokavaler Blutumleitung; **a** ohne und **b** mit Durchtrennung der V. cava inferior suprahepatisch

Technisches zur hypothermen Perfusion in situ

Das Prinzip besteht in der totalen vaskulären Isolierung und der Kühlperfusion durch die Pfortader (Abb. 1a). Auf eine Perfusion des arteriellen Bereiches wurde bislang ohne zumindest sichtbare negative Konsequenzen verzichtet. Somit kommt es besonders auf die längerstreckige Pfortaderfreilegung, auf die Darstellung der V. cava infra- und suprahepatisch sowie auf die Durchtrennung der rechten Nebennierenvene an. Wenngleich eine Abklemmung des Pfortader- und kavalen Systems über die bei einer in situ-Protektion bislang übliche Operationszeit von 1–2 h möglich sein dürfte bzw. in Einzelfällen auch praktiziert wurde, so erscheint doch eine extrakorporale porto-kavokavale Blutumleitung mit Biopumpe vorteilhaft. Auch ein intrakavaler Shunt käme in Betracht; dieser dürfte jedoch eher problematischer und risikoreicher sein.

Gerade bei Eingriffen im Bereich des Zusammenflusses von Lebervenen und V. cava inferior kann es sehr günstig sein, die V. cava suprahepatisch zu durchtrennen und damit die Leber nach ventral vorzukippen (Abb. 1b). Es ist dies dann eine Situation, die zwischen einer Kühlperfusion in situ und einer Operation ex situ liegt.

Technik der Operation an der Leber ex situ

Sie entspricht im Prinzip den Schritten bei der Lebertransplantation. Die Gefäß- und Gallenwegspräparation und -durchtrennung hat so zu erfolgen, daß

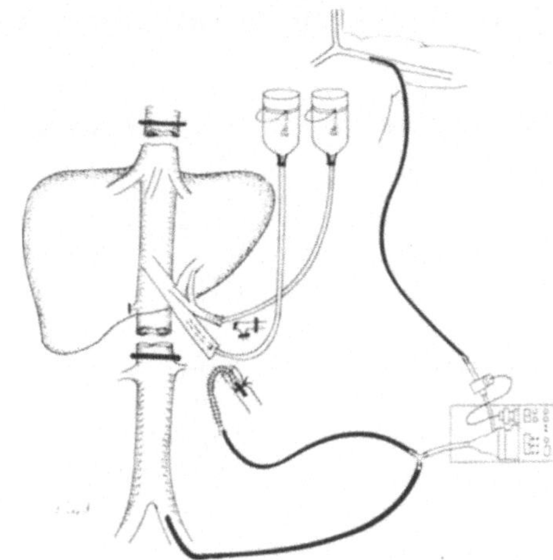

Abb. 2. Technik der Operation an der Leber ex situ (Präparation der Gefäßbezirke)

jeweils eine Reanastomosierung möglich ist (Abb. 2). Dies kann gerade bei der suprahepatischen V. cava diffizil sein. Es ist wohl günstig, dieses Gefäß in der Präparationsphase aus dem Zwerchfellring auszuschälen, so daß eine Abklemmung intraperikardial erfolgen kann. Ggf. kann dieser Schritt während der anhepatischen Phase vorgenommen werden, wenn er vorher etwa wegen der Größe des Lebertumors etc. nicht gut möglich ist.

Im bisherigen Vorgehen wurde bei einer in situ hypothermen Protektion jeweils nach 30 min, bei der Operation ex situ jeweils nach 60 min die Perfusion wiederholt. Bei der Perfusion ex situ werden portales und arterielles System perfundiert.

Bisherige Indikationsstellung und Erfahrungen

Für diese neuen Formen der Leberoperationen sind theoretisch 3 Indikationsbereiche denkbar [3, 5] (Tabelle 1). Eine elektive Indikation, wenn auch ein konventionelles Resektionsverfahren in Betracht käme (I), eine wahlweise Indikation, dann, wenn eine konventionelle Resektion wohl möglich, aber vielleicht technisch risikoreich oder nichtkurativ wäre und eine Lebertransplantation ungeeignet oder vermeidbar ist (II), und eine ausschließliche Indikation, wenn konventionelle Leberchirurgie und Lebertransplantation nicht in Betracht kommen (III). Während möglicherweise die Vorteile der neuen Operationstechniken vor allem in der Gruppe I, den elektiven Indikationen, liegen könnten, um die Radikalität der Chirurgie zu erhöhen, wurden bisher diese Methoden in Anbetracht der Neuerprobung naturgemäß für die Indikationsgruppe III und ggf. II gewählt [3].

Bei 12 Patienten wurde bisher eine ex situ-Resektion vorgenommen. Die Indikationen waren vor allem große multiple Lebermetastasen, primäre Leberkarzinome, eine fokal-noduläre Hyperplasie (FNH) und 3 Klatskin-Tumoren.

Tabelle 1. Indikationsgruppen für eine Operation der Leber ex situ und hypotherm in situ

Indikationsbereich	Möglichkeiten der		Indikation zur OP ex-situ- oder mit In-situ-Protektion
	konventionellen Leberresektion	Lebertransplantation	
I. Elektiv	möglich	entfällt	Ziel: höhere Radikalität?
II. Fakultativ (wahlweise)	technisch nicht sicher oder kaum radikal durchführbar	prinzipiell möglich, aber vielleicht vermeidbar oder insgesamt schlechtere Prognose	zu verbesserter Radikalität, zu kompletten, vaskulären Rekonstruktionen
III. Ausschließlich („de necessité")	technisch nicht durchführbar	kontrainduziert (z. B. Metastasenleber, extrahepatische Metastasen)	als einzige Möglichkeit

Zwar verstarb postoperativ in den ersten Tagen keiner der Patienten, doch verstarben 4 während des stationären Aufenthaltes. Vor allem waren dies Patienten mit erheblicher cholestatischer Vorschädigung der Leber bei den Klatskin-Tumoren und einmal bei einer Fibrose nach Non-A-Non-B-Hepatitis. Aus diesen Ergebnissen schließen wir vorläufig, daß eine einigermaßen normale Leberfunktion und vor allem das Fehlen einer erheblichen und längerfristigen Cholestase eine Voraussetzung für diese Operation ist. Da es sich bei all diesen Patienten (mit Ausnahme der FNH) um Patienten mit weit fortgeschrittenen Tumorstadien handelte, sind in der Folgezeit 2 der 7 stationär Entlassenen am Tumorrezidiv verstorben (1 Patient ist noch stationär).

Sechs Operationen wurden bislang an der in situ kühlperfundierten Leber vorgenommen. Wiederum handelte es sich um ausgedehnte Lebermetastasen oder primäre Lebermalignome. Hier ergab sich keine Hospitalletalität; der postoperative Verlauf war stets recht befriedigend.

Derzeitige Indikationsbereiche

Wie schon erwähnt, stellt — erwartungsgemäß — eine ausreichende Leberfunktion und die Abwesenheit einer schweren Leberschädigung eine Vorbedingung wohl nicht nur für eine Operation an der Leber ex situ, sondern auch für die Kühlkonservierung in situ dar. Somit entfällt zumindest vorläufig das Gebiet der Klatskin-Tumoren, wenngleich es von seiten der Technik her günstig erschiene. Ob eine längerfristige Entlastung des Gallenwegsystems zur weitgehenden Normalisierung der Leberfunktion und des Leberschadens führt, so daß ein solcher Eingriff dann vorgenommen werden kann, ist offen. Geeignet sind also parenchymatöse Tumoren, die auf konventionellem Wege nicht, nur mit hohem Risiko oder nicht sicher radikal reseziert werden können und bei denen eine Lebertransplantation nicht sinnvoll erscheint oder eben vermieden werden kann. Dabei stellt sich stets die Frage, ob eine Leberresektion dann auch konventionell möglich ist. Ohne dies hier im einzelnen ausführen zu können, war dies in den meisten bisher so behandelten Situationen klar zu entscheiden: Vor allem Tumoren im Zentrum der Leber, am Lebervenenzusammenfluß mit möglicher oder sicherer Infiltration aller drei Venenbereiche und Infiltration der V. cava konnten auf konventionellem Wege nicht operiert werden. Die größere Schwierigkeit in der intraoperativen Indikationsstellung ist die Entscheidung, ob bei konventioneller Irresektabilität eine Resektabilität durch eines der neuen Verfahren gegeben ist. Gerade bei Tumoren im Leberhilus und Leberzentrumbereich mit der Unsicherheit bezüglich Infiltration essentieller Gefäß- oder Gallenwegsstrukturen kann dies sehr problematisch sein. Auch hier sind letztlich Fehlentscheidungen kaum auszuschließen. Zweifellos haben jedoch diese Techniken gezeigt, daß die bisherigen Irresektabilitätsgrenzen deutlich verschoben werden können. Ob dies therapeutisch sinnvoll in Richtung auf eine Lebensverlängerung und/oder bessere Palliation ist, ist heute sicher noch nicht zu beantworten und höchstens individuell abzuschätzen. Bei zumindest einigen der Patienten darf von dem Effekt einer Lebensverlängerung ausgegangen werden, freilich muß dabei jedoch auch die Letalität der Operationen berücksichtigt werden.

Ausblick

Vorstellbar ist, daß nach weiteren Erfahrungen der Indikationsbereich für diese neuen Verfahren sich in Richtung des elektiven Bereiches ausweitet, um speziell bei großen primären Lebermalignomen, die heute in konventioneller Weise reseziert werden und nicht allzu selten im Bereich der Resektionsgrenze von Rezidiven gefolgt sind, einen höheren Radikalitätsgrad zu erreichen. Wie in der gesamten Tumorchirurgie, gerade wenn sie auf einen hohen Radikalitätsgrad ausgerichtet ist, so ist natürlich auch auf diesem Gebiet die Hoffnung auf das Auffinden und die Entwicklung effektiver adjuvanter Therapiemöglichkeiten gerichtet.

Literatur

1. Bretschneider HJ, Gebhard MM, Preusse CJ (1984) Cardioplegia principles and problems. In: Speralakis N (ed) Physiology and pathophysiology of the heart. Nijhoff, Dordrecht
2. Fortner JG, Shiu MH, Kinne DW et al. (1974) Major hepatic resection using vascular isolation and hypothermic perfusion. Ann Surg 180:644−652

3. Pichlmayr R (1990) Technique and preliminary results of extracorporeal liver surgery (bench procedure) and of surgery on the in situ preserved liver. Br J Surg 77:21–26
4. Pichlmayr R, Bretschneider HJ, Kirchner E et al. (1988) Ex situ Operation an der Leber – Eine neue Möglichkeit in der Leberchirurgie. Langenbecks Arch Chir 373:122–126
5. Pichlmayr R, Gubernatis G, Lamesch P, Raygrotzki S, Hauss J (1989) Europäisches Thema Leberchirurgie – Neuentwicklungen in der Leberchirurgie (in situ-Protektion und ex situ-Operation). Langenbecks Arch Chir (Suppl II):257–261
6. Ringe B, Pichlmayr R, Lübbe N, Bornscheuer A, Kuse E (1988) Total hepatectomy as temporary approach to acute hepatic or primary graft failure. Transplant Proc 20(1):552–557
7. Shaw BW, Martin DJ, Marquenz JM et al. (1984) Venous bypass in clinical liver transplantation. Ann Surg 200:524–534
8. Sicard G, Valentin L, Freeman M (1988) Renal autotransplantation. Surgery 104:624–630
9. Slapak M, Beddely RM (1970) Preservation of the primate liver by simple cooling and orthotopic autotransplantation for 2 1/2–6 hours. Br J Surg 57(5):385

Biochemische Aspekte der Lebersegmentresektion

H. J. KLOTTER, W. LORENZ, H. SITTER, J. SATTLER, R. SCHINDLER,
A. GRESSNER, M. ROTHMUND

Zentrum Operative Medizin I, Philipps-Universität Marburg, Baldingerstraße,
W-3550 Marburg/Lahn, BRD

Einleitung

Eine funktionelle anatomische Einteilung des großen parenchymatösen Organs Leber nach Couinaud [4] anhand von senkrechten Ebenen entlang der Lebervenen (die vier Sektoren) und einer waagrechten Ebene durch die Pfortaderbifurkation (die acht Segmente) erscheint auf den ersten Blick sehr vielversprechend. Ein solches Modell paßt in die morphologisch ausgeprägte theoretische Ausbildung in der Medizin und ist auf Grund verschiedener klinischer Hypothesen auch interessant für die chirurgische Therapie.

Drei Vorstellungen finden sich häufig in der Literatur [2, 16, 19]: Die Lebersegmentresektion wird als gewebesparendes und damit organfunktionerhaltendes Verfahren angesehen − in der kombinierten Resektion verschiedener Segmente z. B. als Alternative zur Hemihepatektomie. Sie wird als Blutverlust-reduzierendes Verfahren angesehen − in der Vorstellung, daß eine Resektion entlang der Grenzen zwischen zwei Kapillargebieten eine raschere Blutstillung gewährleistet. Schließlich wird sie als onkologische Prinzipien beachtendes Verfahren postuliert, in dem sich eine Metastasierung infolge der Gefäßversorgung und Interaktion von Tumorzelle und Gefäßendothel zunächst auf das Segment beschränken soll. Ohne auf Details hier einzugehen, ergaben Literaturstudium (Zusammenfassung s. wiederum [2, 16, 19]) und eine Befragung mehrerer anerkannter Leberchirurgen durch unsere Gruppe, daß alle drei Hypothesen generell nicht bewiesen und auch im Einzelfall nur intuitiv zustimmungsfähig sind. Wir haben deshalb versucht, speziellere klinische Hypothesen für oder gegen bestimmte Techniken der Lebersegmentresektion zu entwickeln und anhand verschiedener biochemischer Parameter zu testen (Tabelle 1).

An die Stelle der globalen Endpunkte „gewebesparend" und „funktionserhaltend" tritt die „Verminderung der Gewebetraumatisierung" − zugegebenermaßen weniger klinisch relevant, aber in diesem Stadium unseres geringen pathophysiologischen Wissens um die Segmentresektion vielleicht richtungsweisend. Das Kriterium „Blutverlust" bleibt dabei erhalten, aber eine differenzierte Betrachtung von Traumamediatoren, Enzymaktivitäten des mitochondrialen Stoffwechsels, des zytoplasmatischen Stoffwechsels und der Blutgerinnung könnte uns neue Einsichten liefern. − Intraoperative Herz-Kreislauf-Kompli-

Ch. Herfarth / P. Schlag (Hrsg.)
Neue Entwicklungen in der Therapie von Lebertumoren
© Springer-Verlag Berlin Heidelberg 1991

Tabelle 1. Spezielle klinische Hypothesen zur Lebersegmentresektion

---

1) Gewebetraumatisierung vermindernd?
   - Blutverlust
   - Einschwemmung von Traumamediatoren
   - Leberzellnekrose
   - Leberzellpermeabilitätsschaden
   - Störung der Blutgerinnung

2) Intraoperative Komplikationen verringernd?
   - Herz-Kreislauf
   - Säure-Basen-Haushalt

3) Belastung durch Farbstoff (z. B. Methylenblau)?

4) Unmittelbar postoperativen Funktionsausfall minimierend?
   - Serumretinol
   - Eisweißproduktion
   - Bilirubinretention

---

kationen beziehen sich z. B. auf hypotensive Reaktionen oder Herzrhythmusstörungen am Ende des Pringle-Manövers. – Pharmakologisch sollten basische Farbstoffe wie das Methylenblau, das zur Anfärbung einzelner Lebersegmente und zur Darstellung der Resektionsgrenzen verwendet wurde, keinesfalls wirkungslos sein. Sie sind starke Mastzelldegranulatoren und sollten deshalb durchaus Entzündungsmediatoren freisetzen (Zusammenfassung vgl. [17]). – Schließlich sollte „leberfunktionserhaltend" als ein globaler Endpunkt durch das speziellere klinische Ziel „Minimierung des unmittelbaren postoperativen Funktionsausfalls in den ersten 3 Tagen nach der Operation" ersetzt werden. Hierfür sprechen zwei Befunde: 1) Einzelne biochemische Parameter, wie das Serumretinol, sind mit der unmittelbaren postoperativen Wiederherstellung eng verbunden. Wundheilungsstörungen, Auftreten septischer Komplikationen und die Einschränkung der tracheopulmonalen Infektabwehr mit einem reduzierten Flimmerepithel (Bäsler, persönliche Mitteilung) korrelieren eng mit einer Abnahme des Serumretinols [1, 5, 22]. 2) Die Regeneration der Leberfunktionen nach Leberteilresektion gliedert sich in eine schnelle Phase bis zum 3.–4. postoperativen Tag und eine langsame Restphase von 3–4 Wochen [3, 10]. Deshalb konzentrierten wir uns bei der Lebersegmentresektion spezifisch auf die Frage: Wird der *unmittelbare* postoperative Funktionsausfall minimiert?

**Methodische Voraussetzungen für die Testung
spezieller klinischer Hypothesen zur Lebersegmentresektion**

Zur Testung der speziellen klinischen Hypothesen zur Lebersegmentresektion im Einleitungskapitel sind aber einige methodische Voraussetzungen zu beach-

Tabelle 2. Methodische Voraussetzungen für die Testung spezieller klinischer Hypothesen zur Lebersegmentresektion

Kriterium	Spezifikation
– Tiermodell	– Großtier mit 8 Segmenten, Schaf
– Anatomiegerechte Resektion	– Ausgußpräparate, Technovit
– Definierte Operationstechnik	– IOUS + Methylenblau; CUSA-Apparatur
– Messung geringer Unterschiede	– Randomisierte Studien: trad. Res. vs. IOUS + ME IOUS vs. IOUS + ME Schein-OP vs. Sg II, III, IV
– Spezifische Endpunkte	– Biochemische Parameter

ten, für die man sich im Detail in unterschiedlicher Weise entscheiden kann, aber auch entscheiden muß (Tabelle 2).

1) Wenn bei der Fülle von Variablen (8 Segmente in verschiedenen Kombinationen, darunter auch mit Segmenten des Leberhilus; verschiedene Segmentlokalisationsverfahren, verschiedene Resektionstechniken; eine große Zahl von biochemischen Parametern) Studien Informationen liefern sollen, dann muß auf den *Tierversuch* zurückgegriffen werden. Klinische Studien in einem solchen Ausmaß sind nicht durchführbar. Nach einer vergleichenden Versuchsserie zur funktionellen Anatomie der Leber haben wir uns für das Schaf entschieden. Seine Leber hat 8 Segmente, wie die des Menschen, die Größe des Organs erlaubt dieselben Operationstechniken wie beim Menschen, und die Spezies steht durch Züchtung als Haustier in ausreichender Zahl für die Versuche zur Verfügung.

2) Wenn wir die Biochemie einzelner Lebersegmente und die Auswirkungen ihrer Resektion auf systemische biochemische Parameter testen wollen, benötigen wir den *Nachweis der anatomiegerechten Lebersegmentresektion.* Hierzu wurden in allen Fällen von insgesamt 90 Tieren Ausgußpräparate mit Methylacrylharz (Technovit 7143) hergestellt. Die Vollständigkeit der Segmentresektion wurde durch dreidimensionale Überprüfung der Pfortader- und Lebervenenäste bis zur Aufzweigung 4. und 5. Grades ermittelt. Dabei wurde aber zugleich getestet, ob das Nachbarsegment ebenfalls bis zur Aufzweigung 4. Grades erhalten geblieben war. Die sog. „Perisegmentektomie" wurde damit vermieden.

3) Wenn es viele Technikkombinationen gibt, mußte man sich bei den Lokalisations- und Resektionstechniken auf wenige Verfahren festlegen. In dieser Arbeit waren dies
  – die sog. *traditionelle Segmentresektion* ohne Vormarkierung der Resektionsgrenzen;
  – die *ultraschallgesteuerte Segmentlokalisation ohne Farbstoffinjektion (IOUS),* aber mit Vormarkierung der Resektionsgrenzen mit dem Elektrokauter auf der Leberkapsel;

- die *ultraschallgesteuerte und mit Methylenblauinjektion* in den unter-
bundenen Segmentast der Pfortader *dargestellte Segmentlokalisation*
(IOUS + Methylenblau).

Die Dissektionstechnik war in allen drei Verfahren Ultraschalldissektion
mit dem Ultraschall-Gewebezertrümmerer „Sonoca" (Söring, Quickborn)
mit 24 kHz. Diese Bedingungen waren für die Interpretation der biochemischen Parameter nicht ohne Bedeutung.

4) Wenn wir von Segment zu Segment nur quantitative, nicht qualitative Unterschiede der Leberbiochemie erwarten, dann benötigen wir bei der Fülle
von Störfaktoren − wozu gerade auch der Operateur gehört − *randomisierte Studien im Tierversuch*. Die Entscheidung wurde dem *einen* Operateur (H. J. Klotter), der vorher an 46 Versuchen sich trainiert hatte, zum
letztmöglichen Zeitpunkt am offenen Bauch durch seinen Statistiker (H.
Sitter) mitgeteilt. Drei Studien wurden durchgeführt:
- Vergleich *traditionelle Resektion* gegen *ultraschall- und methylenblaugesteuerte* Resektion, wie vorher definiert: das Lebersegment war hierbei
Segment III.
- Vergleich ultraschallgesteuerte gegen ultraschall- und methylenblaugesteuerte Resektion. Als Lebersegment wurden gleichzeitig die Segmente
III und IV entfernt.
- Vergleich ultraschall- und methylenblaugesteuerte Resektion von Seg-
ment III gegen II, IV und eine Scheinoperation ohne Resektion von Le-
bergewebe.

5) Schließlich, wenn wir die in Tabelle 1 aufgelisteten biochemischen Parameter für die vier genannten Endpunkte ausgewählt haben, so muß man sich
bewußt sein, daß sie fast alle nur sog. *Proxy-Variablen* darstellen. Dies sind
Meßgrößen, die nur bedingt für Gewebetraumatisierung, intraoperative
Komplikationen und den unmittelbar postoperativen Leberfunktionsausfall
gelten können. Sie sind gewissermaßen nur Ersatzvariable, da man die eigentlichen Endpunkte nicht direkt messen kann.

Die *statistische Analyse* wurde deskriptiv mit dem Median-Percentil-System,
schlußfolgernd mit dem Mann-Whitney-Test und dem Kruskal-Wallis-Test für k-
Stichproben sowie dem χ^2-Test durchgeführt.

**Ausgewählte Ergebnisse aus den drei randomisierten Studien
zur Lebersegmentresektion am Schaf**

*1. Hypothese: Vermindert eine anatomiegerechte Lebersegmentresektion mit
IOUS und Methylenblauinjektion die Gewebetraumatisierung gegenüber weniger zuverlässigen Verfahren zur Segmentlokalisation (traditionelles Verfahren und IOUS ohne Farbstoffinjektion)?*
Zunächst wurde der über Sauger und Tücherwiegen ermittelte *Blutverlust* in
allen drei Studien gemessen (Tabelle 3). Er erwies sich in allen drei Studien
über mehrere Monate als relativ konstant − ein Hinweis für eine geringe Varia-

Tabelle 3. Gewebetraumatisierung: Parameter Blutverlust

Studie			Blutverlust (ml/kg KG)[a]		
No.	Verfahren	Segment	n	Median	(Bereich)
1	Traditionell	III	10	4,2	(1,6 – 11,4)
	IOUS + ME	III	10	5,8	(1,5 – 11,4)
2	IOUS	III + IV	15	6,1	(2,8 – 12,5)
	IOUS + ME	III + IV	15	5,0	(2,3 – 26,0)
3	IOUS + ME	II	10	7,1	(4,0 – 14,0)
	IOUS + ME	III	10	6,0	(3,1 – 17,6)
	IOUS + ME	IV	10	8,6	(6,1 – 12,1)
	Schein-OP	–	10		– [b]

[a] Schaf im Mittel ca. 30 kg.
[b] 200 ml Blutentzug/Tier.

bilität von operativer Technik und Operateur. Besonders wichtig war aber der Vergleich von traditioneller gegen ultraschall- und farbstoffgesteuerte Resektion. Im Gegensatz zu unseren Erwartungen („gewebeschonendes und blutverlustminderndes Verfahren") erwies sich die anatomiegerechte Segmentresektion nicht als mit weniger Blutverlust behaftet. Das Gegenteil war der Fall, obwohl die Ergebnisse bei den gewählten Fallzahlen statistisch nicht signifikant waren. Die Begründung für diesen zunächst enttäuschenden Befund lieferten aber die Leberausgußpräparate und die Volumina (Gewichte) der resezierten Segmente. Bei der ultraschall- und farbstoffgesteuerten Resektion wurde mit 34 (19,5 – 54,1) g Lebergewicht ein größerer Parenchymanteil reseziert als mit den traditionellen Resektionsverfahren ohne Segmentlokalisation [31,5 (18,1 – 51,1) g/Segment] (Median und Bereiche). Die Ausgußpräparate wiesen nach, daß mit dem ultraschall- und farbstoffgesteuerten Resektionsverfahren eher komplett reseziert wurde, als mit der traditionellen Resektionsmethode. Im χ^2-Test war dieser Unterschied statistisch auf dem 2%-Niveau signifikant.

Für den Endpunkt *„Einschwemmung von Traumamediatoren"* wurde die Plasmahistaminkonzentration als Parameter ausgewählt. Grundsätzlich sind alle Mediatoren von Trauma, Entzündung und Schock biochemisch schwer zu bestimmen. Histamin gelingt aufgrund von langjähriger Erfahrung besonders gut [15], ist aber mit Sicherheit nur einer der unter diesen Bedingungen wichtigen Mediatoren. Seine kausale Bedeutung als beitragender Faktor wurde aber inzwischen nicht nur bei Anästhesiezwischenfällen [14], sondern auch im septischen Schock [6] und beim Polytrauma [7] nachgewiesen. Plasmahistaminkonzentrationen über 0,5 ng/ml stellen gerade bei Freisetzung vieler Mediatoren ein prognostisch außerordentlich ungünstiges Zeichen dar. Es zeichnet sich ab, daß Histamin seine pathophysiologische Rolle weniger in der peripheren Makrozirkulation entfaltet (Hypotension!), sondern in der Thromboseerzeugung [18] und bei kardialen Arrhythmien [9]. Plasmahistaminspiegel beim

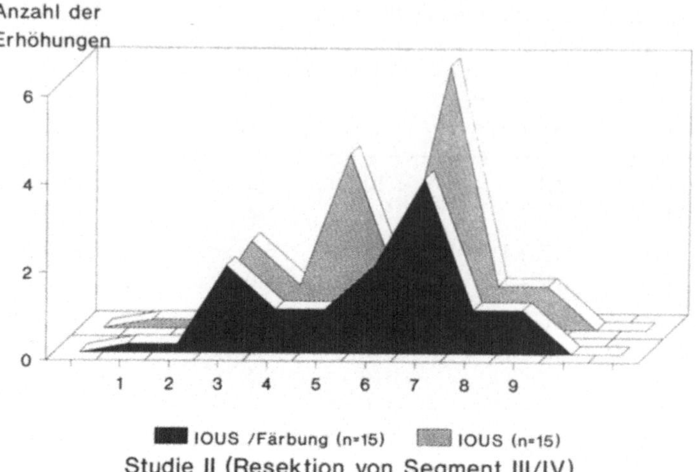

Abb. 1. Inzidenz erhöhter Histaminspiegel während definierter Operationsphasen

Schaf werden in dieser Arbeit erstmals überhaupt vorgestellt. Sie entsprechen in ihrer Höhe exakt denen beim Menschen [13].

Plasmahistaminspiegel beim Schaf wurden nur in der 2. randomisierten Studie gemessen: Vergleich IOUS gegen IOUS + Methylenblau bei der Bisegmentresektion (Segment III und IV). Insgesamt wurden 9 Phasen der Operation untersucht: 1 = vor Narkose, 2 = vor dem Hautschnitt, 3 = nach Präparation der Leber, 4 = Markierung oder Nichtmarkierung der Resektionsgrenzen auf der Leberkapsel, 5 = Beginn der Resektion nach Pringle-Manöver, 6 = Mitte der Resektion, 7 = Ende der Resektion unmittelbar nach Öffnen der Pfortaderokklusion, 8 = Hautnaht (Operationsende), 9 = 60 min nach Operationsende. Die Ergebnisse der Plasmahistaminerhöhungen nach der Definition von Lorenz u. Doenicke [12] sind in Abb. 1 zusammengefaßt. Die Inzidenz der Plasmahistaminerhöhungen als Maß für Histaminfreisetzung bezieht sich auf 15 Versuchstiere/Gruppe. Interessant sind die Phasen 4: Markierung oder Nichtmarkierung der Resektionsgrenzen auf der Leberkapsel sowie 5 – 7: Resektion unter Durchführung des Pringle-Manövers, wobei die Phase 7 den Wert unmittelbar nach Öffnen der Pfortaderokklusion bedeutet. Histaminfreisetzung erfolgt danach während der Markierung der Resektionsgrenzen mit dem Elektrokauter bei dem IOUS-Verfahren, nicht aber bei dem IOUS + Methylenblauverfahren. Seine Erklärung findet dies in dem hohen Mastzellgehalt der Leberkapsel, der während der Elektrokauterisation seine Mediatoren feuert. Der zweite Gipfel nach Aufhebung der „Lebersperre" findet seine Erklärung in der Ischämie. Unsere früheren Ergebnisse mit der Arbeitsgruppe von O. Boeckl in Salzburg bei der Lebertransplantation am Schwein passen gut zu diesem Befund [11] (Abb. 2). Mit dem Wiederanschluß der Leber an die Zirkulation kam es zu oft bedrohlichen Blutdruckabfällen, die durch das Antihistaminikum Systral aufgehoben werden konnten.

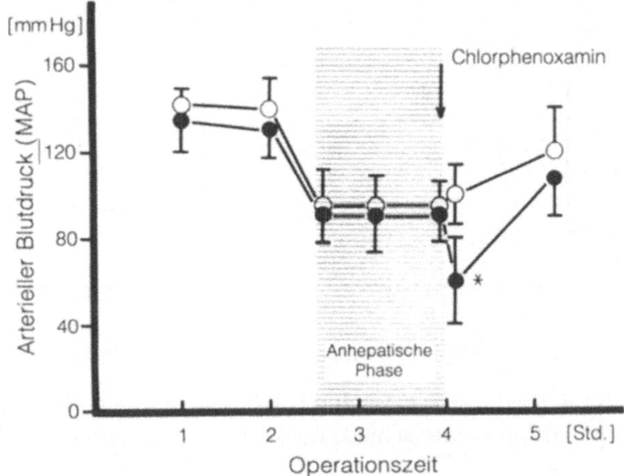

Abb. 2. Wirkung von Chlorphenoxamin (Systral) auf den arteriellen Blutdruck von Empfängertieren während einer Lebertransplantation am Schwein. Mittelwerte ± Standardabweichung 11 Tiere behandelt mit Chlorphenoxamin (○ – ○), 10 Tiere behandelt mit Kochsalz (● – ●). * p < 0,05 (Student-t-Test). (Aus Lorenz et al. [11])

Für das Ausmaß der *Leberzellnekrose,* gemessen anhand von mitochondrialen bzw. teilweise mitochondrialen Enzymen im Serum, Glutamat-Dehydrogenase (GLDH) und Glutamat-Oxalazetat-Transaminase (GOT), erhielten wir sehr überraschende Ergebnisse. Von ihnen werden hier nur die der Studie 1: Traditionelle Resektion gegen ultraschall- und methylenblaugesteuerte Resektion vorgestellt. Sowohl hinsichtlich des Auftretens von GLDH-Aktivität wie GOT-Aktivität am ersten postoperativen Tag schnitt die anatomiegerechte Segmentresektion mit Ultraschall und Methylenblau *schlechter* ab als die traditionelle Resektion (Abb. 3). Vor allem bei der GLDH war dieser Unterschied stati-

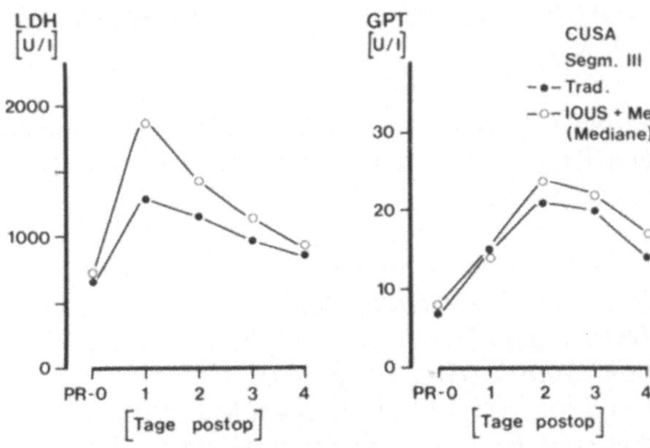

Abb. 3. Serumenzymaktivität (Leberzellnekrose). Ergebnisse der 1. Studie. n = 10 in jeder Gruppe. Unterschiede für GLDH p < 0,05 im Mann-Whitney-Test (Flächenvergleich)

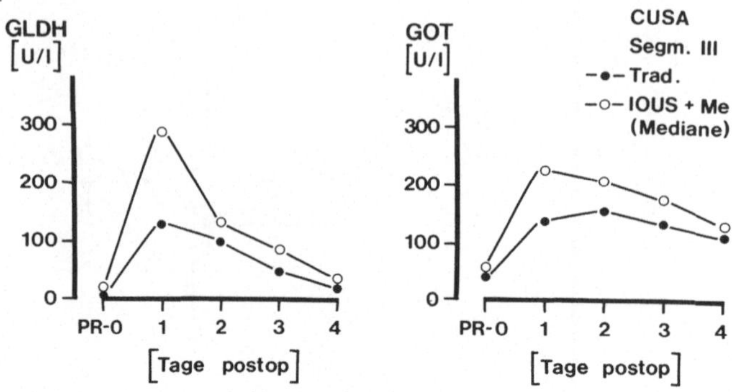

Abb. 4. Serumenzymaktivität (Leberzellschädigung). Ergebnisse der 1. Studie. n = 10 in jeder Gruppe. Unterschiede für LDH p < 0,05 im Mann-Whitney-Test (Flächenvergleich)

stisch signifikant (Mann-Whitney-Test beim Flächenvergleich: p < 0,05). Die Erklärungen hierfür dürfen wir aber nicht vorschnell liefern. Neben der ausgedehnteren Resektion, wie sie bereits vorher anhand der Gewichte beschrieben wurde, könnte auch die Ultraschalldissektionstechnik zu den hohen Enzymaktivitätswerten beitragen. Biochemiker lösen gerne strukturgebundene Enzyme mit dem Ultraschall von ihren Membranen, z. B. den Mitochondrien. Die geläufigen Sonifier „Branson" arbeiten mit 15–20 kHz, also in einem Bereich, den auch die Ultraschalldissektoren anwenden.

Die *Leberzellpermeabilitätsschädigung,* die in einem großen Maß auch als *Reaktion* auf das Operationstrauma aufgefaßt werden kann, wurde anhand der zytoplasmatischen Enzyme Laktatdehydrogenase (LDH) und Glutamat-Pyruvat-Transaminase (GPT) gemessen (Abb. 4). Die Ergebnisse entsprechen denen bei der Leberzellnekrose. Der Anstieg der LDH-Werte bei der Ultraschall-Methylenblautechnik gegenüber der traditionellen Technik war wiederum statistisch signifikant (Mann-Whitney-Test am 1. postoperativen Tag, p < 0,05). GOT- und GPT-Aktivitäten spiegeln diese Unterschiede nicht im selben Ausmaß wider.

2. und 3. Hypothese: Hierfür fanden wir bei den in allen drei Studien gemessenen Parametern (Tabelle 1) keine Unterschiede. Methylenblau liberierte kein Histamin.

4. Hypothese: Minimiert eine anatomiegerechte Lebersegmentresektion mit IOUS und Methylenblau den unmittelbar postoperativen Funktionsausfall der Leber gegenüber einem weniger zuverlässigen Verfahren zur Segmentlokalisation (traditionelles Verfahren)?
Der Serumretinolspiegel als *ein* Maß für den Vitamin-A-Stoffwechsel wurde in dieser Arbeit mit einer neuen HPLC-Technik und einem Fluoreszenzdetektor gemessen [20]. Wegen des großen apparativen und meßtechnischen Aufwands wurden die Retinolspiegel nur für die Studie 3 ermittelt, d. h. für den Vergleich-

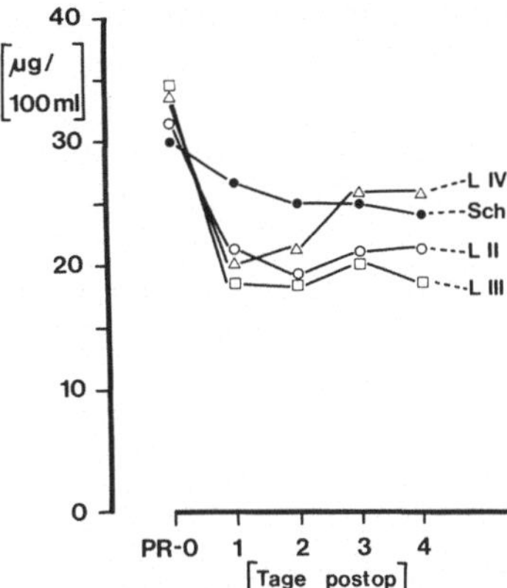

Abb. 5. Serumretinolspiegel nach Segmentresektion der Leber. Ergebnisse der 3. Studie. Medianwerte von jeweils n = 10 Tieren. Unterschiede für den Abfall der Serumretinolspiegel in Segmentresektion gegen Scheinoperation p < 0,05 im Kruskal-Wallis-Test (1. Tag)

von Scheinoperation gegen Resektion der Segmente II, III oder IV (Abb. 5). Die wichtige Gruppe mit den Scheinoperationen demonstriert den Abfall des Serumretinols als Ergebnis des operativen Eingriffs per se, was in der Studienplanung deshalb mit Recht berücksichtigt wurde. Die Serumretinolspiegel fallen aber bei allen drei Segmentresektionen stärker ab als bei der Scheinoperation. Dieser Unterschied erwies sich in der Kruskal-Wallis-Varianzanalyse als statistisch signifikant (p < 0,05). Die Serumretinolspiegel erholen sich aber nach den *verschiedenen* Segmentresektionen in unterschiedlichem Ausmaß. Während die Resektion von Segment III auch am 4. postoperativen Tag noch immer dieselben erniedrigten Retinolspiegel zeigte, erholten sich die Serumretinolspiegel nach Resektion von Segment IV am 4. postoperativen Tag am besten. Der Medianwert lag sogar über dem der Scheinoperationsgruppe (Abb. 5). Dies ist ein Hinweis auf einen *segmentabhängigen* Funktionsverlust.

Diskussion

Während die biochemische Heterogenität der Hepatozyten im Leberläppchen heute an der vordersten Front in der Hepatologie steht [8, 21], ist die biochemische Heterogenität der Lebersegmente bis heute kein Thema. Ursache hierfür ist wahrscheinlich die Notwendigkeit, für die aufwendigen chirurgisch-technischen Verfahren zur anatomiegerechten Lebersegmentresektion ein Team zusammenzustellen, das neben dem *essentiell wichtigen Chirurgen* auch den Pathobiochemiker und Statistiker umfaßt. Diese Konstellation wurde in der vorliegenden Arbeit verwirklicht. Sie sollte für eine Ausdehnung der Fragestellung, z. B. auch auf Bindegewebsparameter, in Zukunft berücksichtigt werden.

Bereits die ausgewählten Ergebnisse der 3 randomisierten kontrollierten Studien am Schaf bestätigen die im methodischen Teil der Arbeit gemachte Fragestellung, daß der Vergleich verschiedener Leberresektionsarten an besondere methodologische Voraussetzungen gebunden ist. Wenn quantitative Unterschiede in bestimmten biochemischen Parametern für verschiedene Lebersegmente bestehen, dann vermischt eine „Perisegmentektomie" unterschiedlichen Ausmaßes diese Ergebnisse bis zur Unkenntlichkeit. Deshalb ist eine anatomiegerechte Segmentresektion die Voraussetzung, um Unterschiede überhaupt nachzuweisen und auf dieser Basis für oder gegen die Segmentresektion in einer bestimmten *klinischen* Situation zu argumentieren. Der Befund dieser Studien, daß bei Parametern der Gewebetraumatisierung und des unmittelbar postoperativen Funktionsverlustes *Unterschiede gefunden werden,* ist für eine solche Forschungsrichtung vielversprechend.

Literatur

1. Bark S, Rettura G, Goldman D, Seifter E, Levenson SM, Demetriou AA (1984) Effect of supplemental vitamin A on the healing of colon anastomosis. J Surg Res 36:470–474
2. Bismuth H, Castaing D (1985) Echographie per-opertoire du foi et de voies biliaires. Flammarion Medecine-Sciences, Paris
3. Bucher NLR (1963) Regeneration of mammalian liver. In: Bourne GH, Danielli JF (eds) International review of cytology, vol 15. Academic Press, New York, pp 245–300
4. Couinaud C (1957) Le Foie. Etudes anatomiques et chirurgicales. Masson, Paris
5. Demetriou AA, Franco I, Bark S, Rettura G, Seifter E, Levenson SM (1984) Effects of vitamin A and beta carotene on intra-abdominal sepsis. Arch Surg 119:161–165
6. Dietz W, Stinner B, Lorenz W, Neugebauer E (1990) Erhöhte Plasmahistaminspiegel in der Frühphase des septischen Schocks: Ergebnisse einer prospektiven Querschnittsstudie: In: Beger HG (Hrsg) Sepsis und septischer Schock. Springer, Berlin Heidelberg New York Tokyo
7. Ennis M, Sangmeister M, Neugebauer E, Knaepler H, Fischer M, Dietz W, Lorenz W (1990) Plasma histamine levels in polytraumatized patients. Agents Actions 30:271–273
8. Gumucio JJ (1989) Hepatocyte heterogenity and liver function. RBC Cell Biol Rev 19:6–41
9. Levi R, Chenouda AA, Trzeciakowski JP, Guo Z-G, Aaronson LM, Luskind RD, Lee C-H (1982) Dysrhythmias caused by histamine release in guinea pig and human hearts. Klin Wochenschr 60:965–971
10. Lewan L, Yngner T, Engelbrecht C (1977) The biochemistry of the regenerating liver. Int J Biochem 8:477–487
11. Lorenz W, Boeckl O, Struck E (1973) Significance and causes of histamine release during orthotopic homologus liver transplantation in the pig. Agents Actions 3:2–11
12. Lorenz W, Doenicke A (1978) Anaphylactoid reactions and histamine release by intravenous drugs used in surgery and anaesthesia. In: Watkins J, Ward AM (eds) Adverse response to intravenous drugs. Grune & Stratton, New York, pp 83–112
13. Lorenz W, Doenicke A, Schöning B, Neugebauer E (1981) The role of histamine in adverse reactions to intravenous agents. In: Thornton A (ed) Adverse reactions of anaesthetic drugs. Elsevier, Amsterdam, pp 169–238
14. Lorenz W, Röher HD, Doenicke A, Ohmann C (1984) Histamine release in anaesthesia and surgery: a new method to evaluate its clinical significance with several types of causal relationship. Clin Anaesthesiol 2:403–425

15. Lorenz W, Dietz W, Ennis M, Stinner B, Doenicke A (1991) Histamine in anaesthesia and surgery: causality analysis. In: Uvnäs B (ed) Handbook of experimental pharmacology. Springer, Berlin Heidelberg New York Tokyo, pp 385−439
16. Makuuchi M, Hasegawa H, Yamazaki S, Takayasu K, Moriyama N (1987) The use of operative ultrasound as an aid to liver resection in patients with hepatocellular carcinoma. World J Surg 11:615−621
17. Rothschild AM (1966) Histamine release by basic compounds. In: Eichler O, Farah A (Hrsg) Handbuch der experimentellen Pharmakologie, vol 18/1. Springer, Berlin Heidelberg New York, pp 386−430
18. Saxena SP, Brandes LJ, Becker AB, Simons KJ, LaBella FS, Gerrard JM (1989) Histamine is an intracellular messenger mediating platelet aggregation. Science 243:1596−1599
19. Scheele J (1989) Die segmentorientierte Leberresektion. Chirurg 60:251−265
20. Schindler R, Klopp A, Gorny C, Feldheim W (1985) Comparison between three fluorometric mircomethods for determination of vitamin A in serum. Int J Vitam Nutr Res 55:25−34
21. Wisse E, De Leeuw AM (1984) Structural elements determining transport and exchange processes in the liver. In: Davis SS, Illum L, McVie JG, Tomlinson E (eds) Microspheres and drug therapy. Pharmaceutical, immunological and medical aspects. Elsevier, pp 1−23
22. Zile MH, Cullum ME (1983) The function of vitamin A: current concepts. Proc Soc Exp Biol Med 172:139−152

Operabilität bei primären malignen Lebertumoren: Stellenwert der bildgebenden Diagnostik

A. STEUDEL, T. HARDER, U. KANIA, A. HIRNER

Radiologische Klinik und Chirurgische Klinik, Universität Bonn, Venusberg, W-5300 Bonn 1, BRD

Einleitung

Erweiterte und verbesserte Operationstechniken in der chirurgischen Behandlung des primären malignen Lebertumors erfordern eine suffiziente präoperative bildgebende Diagnostik. Mit der Sonographie, der Angiographie in DSA-Technik, der Computertomographie (CT) mit unterschiedlichen Techniken in der Kontrastmittelgabe und der magnetischen Resonanztomographie (MRT) stehen nebeneinander mehrere Verfahren zur Verfügung, die in ihrem gestuften Einsatz einen hohen diagnostischen Standard erreichen. Ziel der vorliegenden Untersuchung war es, den Stellenwert der bildgebenden Diagnostik bei primären malignen Lebertumoren zu bestimmen und daraus einen Algorithmus bei der Abklärung der Operabilität dieser Tumoren zu entwickeln.

Patienten und Methoden

Wir untersuchten 33 Patienten mit operativ gesicherten primären malignen Lebertumoren im Alter zwischen 22 und 78 Jahren. 22 Patienten waren männlichen, 11 Patienten weiblichen Geschlechts. Histologisch handelte es sich um 28 hepatozelluläre Karzinome, zwei cholangiozelluläre Karzinome, ein fibrolamelläres Karzinom (Abb. 1) und zwei Hämangiosarkome bei PVC-Erkrankung. Alle Patienten erhielten zunächst eine Ultraschalluntersuchung der Leber (SDR 2000, Fa. Philips; Sonolayer L, Fa. Toshiba). Bei 29 Patienten erfolgte eine Angiographie in arterieller DSA-Technik (Digitron, Fa. Siemens; DVI 2, Fa. Philips) und bei 27 Patienten im Anschluß an die DSA eine CT-Portographie (CT-P) mit Kontrastmittelinjektion (Solutrast 300, Fa. Byk-Gulden) über den liegenden Katheter in der A. mesenterica superior oder die A. lienalis. Bei den 30 Patienten mit konventionellem CT, nativ und nach i.v. Kontrastmittelinjektion, lagen z. T. auswärtige Untersuchungen vor. Bei 23 Patienten konnte eine MRT (Philips Gyroscan S15) durchgeführt werden. Bei der von uns als CT-Portogramm bezeichneten Untersuchungsmethode wird im Anschluß an die DSA der Katheter in der A. mesenterica superior oder der A. lienalis belassen und das Kontrastmittel über die Pfortader dem Organ zugeführt. Da insbesondere größere Malignome der Leber arteriell versorgt werden, ergibt sich ein

Ch. Herfarth / P. Schlag (Hrsg.)
Neue Entwicklungen in der Therapie von Lebertumoren
© Springer-Verlag Berlin Heidelberg 1991

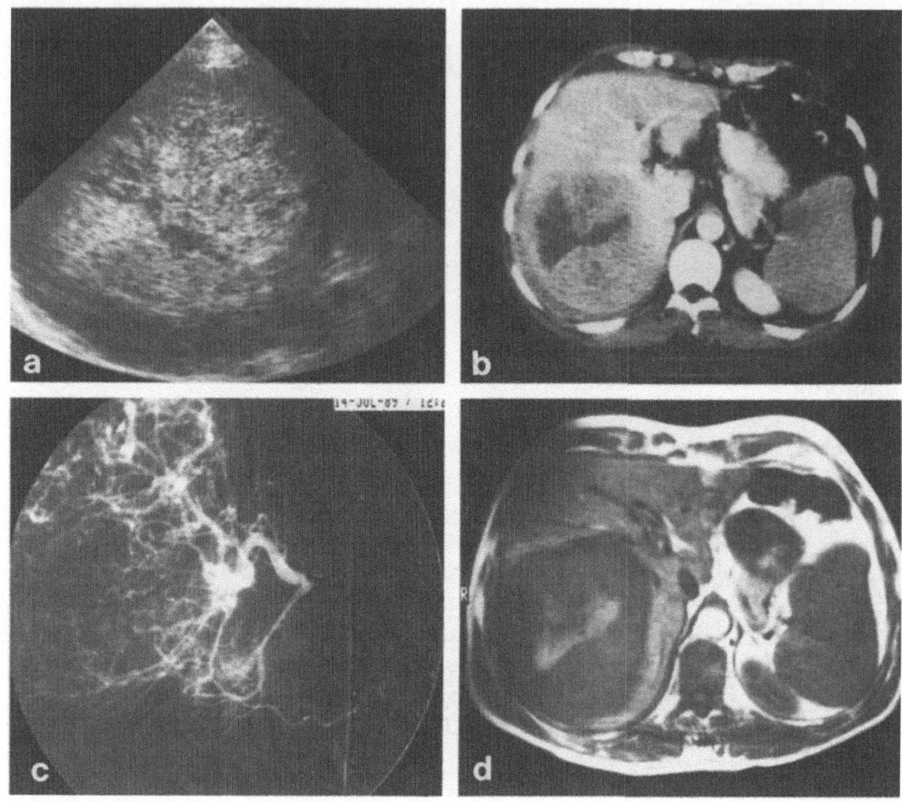

Abb. 1a – d. 42jähriger arabischer Patient mit ausgedehntem fibrolamellären Karzinom im rechten Leberlappen. Zentrale Einblutung. **a** Sonographie; **b** Computertomographie nach bolusförmiger i.v. Kontrastmittelinjektion; **c** Hepatikographie in i.a. DSA-Technik; **d** MR-Tomographie. T1-betonte SE-Sequenz (TR/TE 320/15)

hoher Kontrast zwischen hypodensem Tumor und hyperdensem Leberparenchym. Eine veränderte portalvenöse Hämodynamik bei der Leberzirrhose, wie sie bei fast 70% der Patienten mit hepatozellulärem Karzinom vorliegt, kann zu ausgeprägten Parenchyminhomogenitäten mit der Gefahr falsch-positiver Befunde führen.

Ergebnisse

In der korrekten Angabe der Tumorzahl (Tabelle 1) bei multizentrischen hepatozellulären Karzinomen war die DSA mit 83% den anderen Verfahren unterlegen. Die Trefferquote der übrigen bildgebenden Verfahren lag um 90%, wobei die CT-Portographie mit 96% am besten abschnitt. Nur einmal konnte ein Herd im CT-P nicht nachgewiesen werden, obwohl die DSA diesen Herd zuvor

Tabelle 1. Vergleich der bildgebenden Diagnostik mit den Operationsbefunden bei 33 histologisch gesicherten primären malignen Lebertumoren

		US 33	DSA 29	CT 30	CT-P 27	MRT 23
Tumoranzahl	(%)	29 (88)	24 (83)	26 (87)	26 (96)	20 (87)
Tumorgröße	(%)	27 (82)	26 (90)	29 (97)	24 (89)	21 (91)
Tumor/Leber-Kontrast		+	0	+	+ + +	+ + +
Pfortaderdarstellung		−	+ + +	0	+ +	+

gezeigt hatte. Hinsichtlich der korrekten Angabe der Tumorgröße war das konventionelle CT den übrigen Verfahren überlegen. Dreimal wurde im CT-P aufgrund der Parenchyminhomogenitäten die Tumorgröße, verglichen mit dem Operationsbefund, überschätzt. Unabhängig von der Anfälligkeit der MRT gegenüber Bewegungsartefakten ist der Tumor/Leber-Kontrast deutlich höher als in der CT. In der Darstellung der Pfortader ist die DSA der CT-P nur geringfügig überlegen. Die beiden in unserem Kollektiv beobachteten Pfortaderinfiltrationen konnten sowohl in der DSA als auch in der CT-Portographie diagnostiziert werden.

Diskussion

Für den Einsatz bildgebender Diagnostik bei primären malignen Lebertumoren gibt es ein breites Indikationsspektrum (Tabelle 2). Bei den erweiterten und verbesserten Operationstechniken steht dabei neben dem Tumornachweis die Aussage zur Operabilität hinsichtlich Tumorzahl und -lokalisation im Vordergrund. Die Artdiagnose mittels Bildgebung, die Abschätzung des Organvolumens vor Resektion und die präoperative Beurteilung der Gefäßanatomie sind dabei von nachrangiger Bedeutung. Begleitende Erkrankungen und Komplikationen wie Aszites, Cholestase und Pfortaderthrombose können bei einem gestuften Einsatz mehrerer bildgebender Verfahren mit hoher Sicherheit diagno-

Tabelle 2. Indikationen zur bildgebenden Diagnostik bei primären malignen Lebertumoren

— Tumornachweis
— Tumoranzahl/-lokalisation
— Artdiagnose
— Organvolumen
— Begleiterkrankungen
  Aszites, Cholestase, Pfortaderthrombose
— Interventionelle Maßnahmen
  Punktion, Embolisation, lokale Zytostase

stiziert werden. Interventionelle Maßnahmen wie Punktion, Embolisation und lokale Zytostase können zusätzlich eingesetzt werden.

Die CT-Portographie ist im Nachweis von primären malignen Lebertumoren allen anderen bildgebenden Verfahren überlegen. In der Literatur [2, 4] wird in nur zwei vergleichenden Untersuchungen zur Sensitivität bildgebender Diagnostik bei primären und sekundären malignen Lebertumoren ein ähnliches Ergebnis gefunden. Danach liegt die Sensitivität über alle Tumorgrößen im CT-Portogramm um fast 25% über der in der MRT [2], bei den Tumorgrößen unter 1 cm ist der Unterschied noch sehr viel größer. Nelson et al. [4] sehen ebenfalls die Sensitivität des CT-P über der des konventionellen CT und der in der MRT. Vergleichbar unseren eigenen Ergebnissen [5] ist auch bei Nelson et al. die Inversion-recovery-Sequenz in der MRT im Tumornachweis die empfindlichste Sequenz. Bemerkenswert ist die Feststellung dieser Arbeitsgruppe, daß die Sensitivität beim kombinierten Einsatz von CT-P und MRT noch um 10% gesteigert werden kann. Die quantitative MRT mit Messung der T1- und T2-Relaxationszeiten ergab wie in früheren Untersuchungen [5] in der Diagnostik des primären malignen Lebertumors keine Zusatzinformationen. Die differentialdiagnostische Abgrenzung des Hämangioms, die mit der Relaxationszeitmessung in fast 100% gelingt, ist bei den Patienten mit Verdacht auf ein primäres Malignom der Leber nur selten relevant. Eine Unterscheidung gegenüber Lebermetastasen ist mit der quantitativen MRT nicht möglich.

Ebara et al. [1] halten die Messung der Relaxationszeiten in der Beurteilung der Tumorbinnenstruktur für sinnvoll. Bindegewebige Anteile oder eine Steatosis in der Tumormatrix sind auch nach unserer Auffassung wichtige morphologische Kriterien in der Differentialdiagnose zu sekundären malignen Lebertumoren und zu gutartigen Tumoren der Leber. Anhand unserer eigenen Ergebnisse [3] und den gleichlautenden Ergebnissen in der Literatur haben wir in unserer Klinik folgenden gestuften Einsatz der bildgebenden Diagnostik bei Verdacht auf einen primären malignen Lebertumor eingeführt: Nach der Sonographie als Screeningmethode wird nur in dem seltenen Fall einer hyperreflexiblen Struktur und fehlender Leberzirrhose eine MRT zum Ausschluß eines Hämangioms durchgeführt. Bei einer inhomogen reflektierenden Raumforderung in der Sonographie und einer Leberzirrhose wird direkt die DSA zur Beurteilung der Gefäßanatomie und der Tumorgefäße durchgeführt. Bei liegendem Katheter in der A. mesenterica superior oder der A. lienalis schließt sich daran das CT-Portogramm an. Nur wenn danach noch Zweifel an der Diagnose eines primären malignen Lebertumors besteht, erfolgt eine sonographisch gesteuerte Punktion zur Gewinnung der Histologie. Andernfalls ist die präoperative Diagnostik abgeschlossen. Mit einem solchen gestuften und kombinierten Einsatz der bildgebenden Verfahren ist ein hoher diagnostischer Standard erreichbar.

Literatur

1. Ebara M, Ohto M, Watanabe Y et al. (1986) Diagnosis of small hepatocellular carcinoma: Correlation of MR imaging and tumor histologic studies. Radiology 159:371–377
2. Heiken JP, Weyman PJ, Lee JKT, Balfe DM, Picus D, Brunt EM, Flye MW (1989) Detection of focal hepatic masses: Prospective evaluation with CT, delayed CT, CT during arterial portography, and MR imaging. Radiology 171:47–51
3. Köster O, Harder T, Steudel A, Sommer HJ (1989) CT-Portographie bei malignen Raumforderungen der Leber. Fortschr Röntgenstr 150:156–162
4. Nelson RC, Chezmar JL, Sugarbaker PH, Bernardino ME (1989) Hepatic tumors: Comparison of CT during arterial portography, delayed CT, and MR imaging for preoperative evaluation. Radiology 172:27–34
5. Steudel A, Harder T, Träber F, Dewes W, Schlolaut KH, Köster O (1989) Relaxationszeitmessungen in der kernspintomographischen Differentialdiagnose von Lebertumoren. Fortschr Röntgenstr 151:449–455

Schneiden mit dem Wasserstrahl (Jet-Cutting): Einsatzmöglichkeiten in der Chirurgie

H. G. RAU, H. ARNOLD, F. W. SCHILDBERG

Chirurgische Klinik, Klinikum Großhadern, Marchioninistraße 15,
W-8000 München 70, BRD

Einleitung

Steter Tropfen höhlt den Stein. Daß ein harter Stein durch Wasser formbar ist, ist täglich in der Natur zu beobachten. Erhöht man durch Hochdruck die Energie des Wasserstrahls und formt man den Strahl durch Düsen, so erhält man ein höchst wirkungsvolles Schneidinstrument. Bei einem Druck von 1000 bar entsprechend 1019 kg/cm^2 entwickelt sich ein Wasserstrahl mit einer Strahlgeschwindigkeit von 559 km/h. Bei einem Druck von 4000 bar überschreitet die Strahlgeschwindigkeit die zweifache Schallgeschwindigkeit. Mit einem Strahl dieser Qualität können nahezu alle Materialien geschnitten werden. Insbesondere in der industriellen Werkstoffertigung hat sich dieses Schnittverfahren bereits etabliert. Im Gegensatz zu anderen modernen Schnittverfahren, wie der Lasertechnik, kommt es zu keiner thermischen Reaktion, und es entstehen glatte Schnittränder. Die Energiezufuhr ist über flexible Schlauchsysteme möglich, womit sich ein vielseitiges Anwendungsgebiet eröffnet. Verschieden harte Materialien werden mit unterschiedlicher Geschwindigkeit durchtrennt.

Gerade in parenchymatösen Organen finden sich nun Strukturen unterschiedlicher Härte. Dies gilt für das Parenchym, die Venen, die Arterien, Gallengänge, Organkapseln und Gewebeschichten aller Art. Mit geeignetem Druck und bestimmter Einwirkzeit könnte man, mit einem Wasserstrahl beschriebener Qualität, selektiv und berührungsfrei schneiden und Gewebsschichten voneinander trennen.

Physikalische Grundlagen

Eine Flüssigkeit wird, über eine Hochdruckpumpe, unter Druck gesetzt und ihr eine potentielle Energie zugeführt. Über eine Hochdruckleitung gelangt die komprimierte Flüssigkeit an eine Düse, an der die potentielle Energie in kinetische Energie umgewandelt wird. Die Beziehung $v = u$ wurzel(2p/q[Fl]) liefert den Zusammenhang zwischen dem Flüssigkeitsdruck p und der Austrittsgeschwindigkeit v aus der Düse. Die Verluste, die bei der Energieumwandlung entstehen, sind wesentlich durch die von der Düsengeometrie bestimmte Aus-

Ch. Herfarth / P. Schlag (Hrsg.)
Neue Entwicklungen in der Therapie von Lebertumoren
© Springer-Verlag Berlin Heidelberg 1991

flußzahl u bestimmt. Somit ist diese ein Maß für das Verhältnis zwischen tatsächlicher und theroretisch erreichbarer Strahlgeschwindigkeit.

Die Ausbildung eines divergenten Flüssigkeitsstrahls an der Luft wurde von Yanaida [10] beschrieben. In einer Kernzone bildet sich ein kompakter, turbulenter Flüssigkeitsstrahl aus. Mit zunehmender Lauflänge zerlegt er sich in einzelne Flüssigkeitsballen. Die Axialgeschwindigkeit bleibt im kontinuierlichen Strahlbereich nahezu konstant. Im tropfenförmigen Bereich zerlegen sich die Flüssigkeitsballen weiter in einzelne Tropfen. Die Axialgeschwindigkeit verringert sich, bis sie im Auflösungsbereich abrupt absinkt.

Methodik

Technische Ausrüstung

Jet-Cutting. Ringer-Lösung wird unter einem Druck von 30 bar über eine zylinderförmige Düse (Quermesser 0,2 mm) in einem Abstand von 2–3 cm auf das zu resezierende parenchymatöse Gewebe gespritzt. – Die Druckerzeugung erfolgt über eine druckluftgetriebene Hochdruckpumpe. Dieser Druck wird über ein Ausgleichsgefäß in eine Druckkammer geleitet. In dieser Druckkammer wird dann der Druck über eine Membran auf die eigentliche Arbeitsflüssigkeit übertragen, die über die Düse in den Jet-Strahl gewandelt wird (Abb. 1). Es besteht somit ein geschlossenes und voll sterilisierbares System, das von der Druckerzeugung komplett abgetrennt ist (Abb. 2).

Ultraschallaspirator (CUSA)-Technik. Ein Manipulatorstab wird mit einer Frequenz von 23 kHz und 65%iger Ausschlagsenergie in Schwingungen versetzt und diese werden auf das Gewebe übertragen (MBB Therapie-System micro-Sonic 23 kHz, Länge 90/200/395 mm, Durchmesser 1,6/2,3/3,3 mm, max. Schwingungsamplitude 0,3 mm). – Bei je 4 Kaninchen (mittleres Körperge-

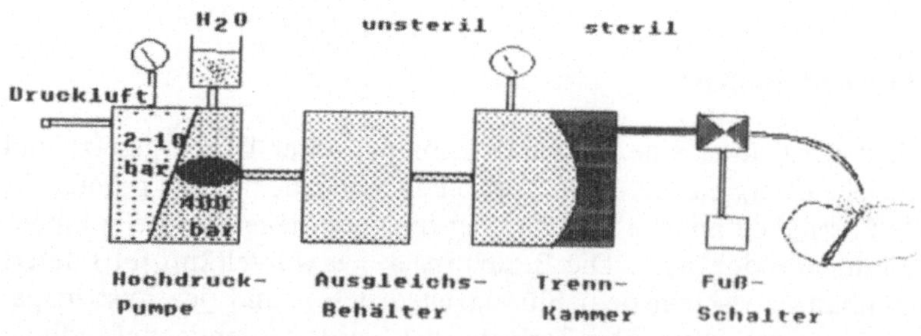

Abb. 1. Blockbild eines Jet-Cutters mit geschlossenem separaten sterilen System

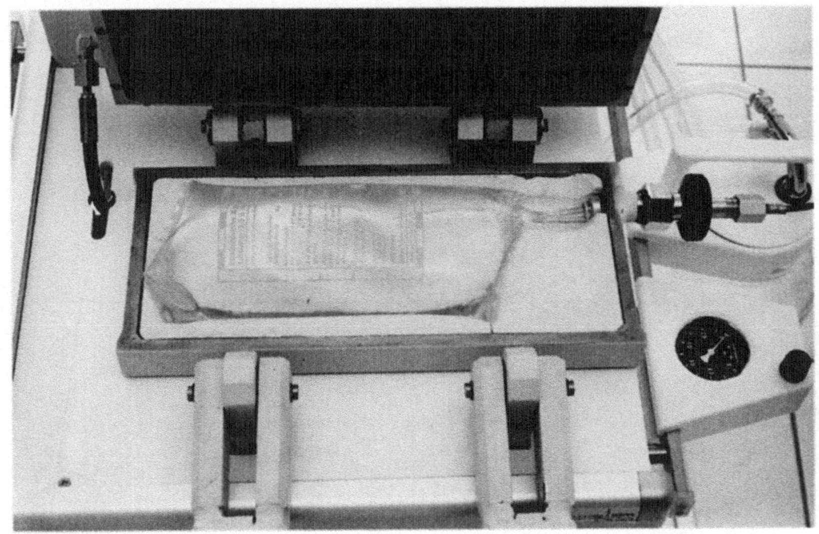

Abb. 2. Geöffnete Druckkammer mit einliegendem sterilen Flüssigkeitsbehälter

wicht 4,5 kg) wurde in Neuroleptanalgesie unter Spontanatmung, nach medianer Laparotomie, das 5. Lebersegment isoliert und zentral mit den genannten Schnittechniken abgesetzt. Es wurden die isolierten Gefäße gezählt und anschließend mit Ligaturen versorgt. Die leberversorgenden Gefäße wurden nicht unterbunden. Es wurde bewußt auf den Einsatz eines Elektrokauters zur Blutstillung an der Leberschnittfläche verzichtet. Die Schnittfläche des Resektats und die nach 7 Tagen entnommenen Resektionsflächen wurden histologisch untersucht. Vor und nach Leberteilresektion wurden, nach zentralvenöser Blutabnahme, die Transaminasen GOT und GPT sowie Blutgasanalysen bestimmt.

Ergebnisse

Beide Schnittverfahren unterscheiden sich bezüglich der Schnittselektivität nicht (Abb. 3 und 4). Die Blutungsneigung aus den Schnittflächen war identisch. Dies zeigte sich sowohl subjektiv durch die Beobachtung der Schnittfläche als auch objektiv durch die Kontrolle der Hb-Werte. Hier war bei identischer Volumensubstitution kein Unterschied unter den Gruppen zu erkennen. Ebenso konnte auch kein Unterschied bei den Laborparametern unter den beiden Gruppen gefunden werden. Dies gilt sowohl für die Transaminasen GOT und GPT als auch für die Blutgasanalysen (Tabelle 1). Einziger und signifikant unterschiedlicher Untersuchungsbefund war die Schnittzeit. Sie war mit der Jet-Strahl-Technik signifikant kürzer (p = 0,0294) (Tabelle 2). Während mit dem Jet-Cutter in 1 min $4,18 \pm 1,143$ cm^2 geschnitten werden können, so erreicht man mit dem Ultraschallaspirator, unter identischen Bedingungen, nur $1,41 \pm 0,34$ cm^2/min.

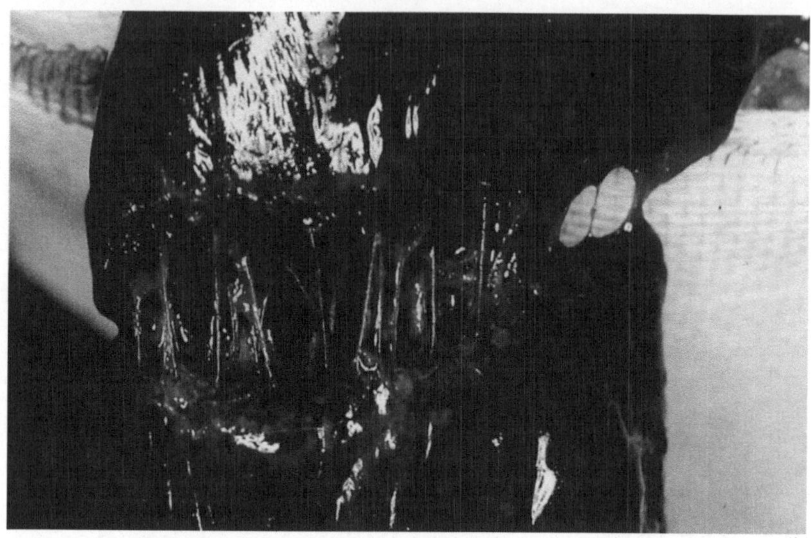

Abb. 3. Parenchymschnitt an vitaler Kaninchenleber mit dem CUSA

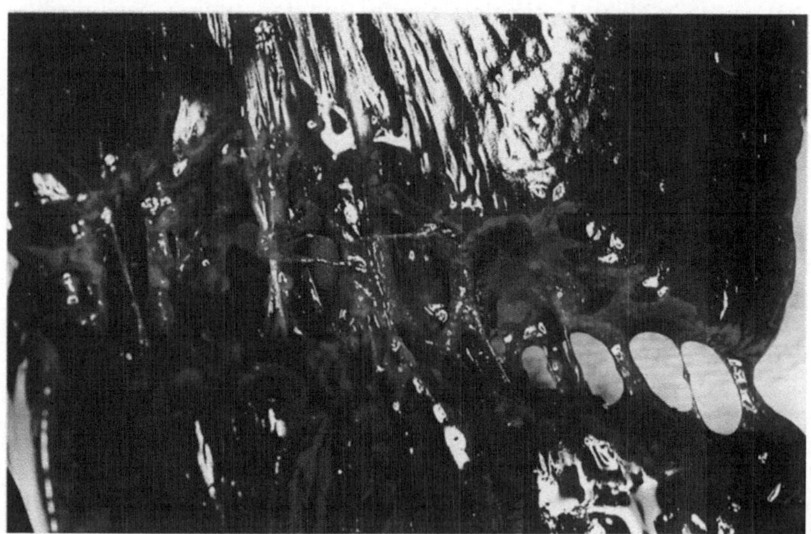

Abb. 4. Parenchymschnitt an vitaler Kaninchenleber mit dem Jet-Cutter

Sowohl makroskopisch als auch mikroskopisch konnten bei der Beurteilung der Schnittfläche keine eindeutigen Unterschiede erkannt werden. Sowohl nach Jet-Cutting als auch nach CUSA-Anwendung ergibt sich eine Randzone von ca. 5–6 Zellschichten, die eine vermehrte Eosinophilie aufweisen, und die von einer deutlichen Zellkernpyknose gekennzeichnet sind. Diese Zellschicht

Tabelle 1. Mittelwerte und Standardabweichung von Transaminasen (GOT, GPT) sowie Blutgasen (vpO_2, $vpCO_2$) vor und nach Leberteilresektion an je 4 Kaninchen (CUSA versus Jet-Cutting)

Technik (U/l)	GOT (vor)	GOT (nach)	GPT (vor)	GPT (nach)
JET	$18,7 \pm 8,7$	$35,5 \pm 10,4$	$34,2 \pm 10,9$	$39,0 \pm 3,6$
CUSA	$15,5 \pm 3,5$	$32,5 \pm 4,5$	$50,5 \pm 17,2$	$57,0 \pm 16,0$
p (U-Test)	–	–	–	–

Technik (bar)	vpO_2 (vor)	vpO_2 (nach)	$vpCO_2$ (vor)	$vpCO_2$ (nach)
JET	$30,7 \pm 2,3$	$30,2 \pm 6,5$	$60,0 \pm 10,4$	$58,5 \pm 9,7$
CUSA	$38,7 \pm 5,6$	$41,5 \pm 8,7$	$55,0 \pm 2,9$	$54,7 \pm 5,2$
p (U-Test)	–	–	–	–

Tabelle 2. Mittelwerte und Standardabweichung von Schnittselektivität, Schnittfläche/ Zeit, sowie Hb vor und nach Leberteilresektion an je 4 Kaninchen (CUSA versus Jet-Cutting)

Technik	Selektivität	Hb g/l		Schnittfläche/Zeit cm^2/min
		vor	nach	
Jet-Cutting	$3,28 \pm 0,49$	134 ± 10	115 ± 15	$4,18 \pm 1,43$
CUSA	$3,65 \pm 0,61$	132 ± 15	110 ± 20	$1,41 \pm 0,34$
p (U-Test)	–	–	–	0,0304

wird sich dann als Nekrosezone ausbilden (Abb. 5 und 6). Da diese Zone unter beiden Schnittechniken sich identisch ausbildet, ist es auch zu erwarten, daß sich keine Unterschiede nach Abheilung an den Resektionsrändern ergeben. Dies konnte dann auch an den nach 7 Tagen entnommenen Leberpräparaten bestätigt werden.

Diskussion

Bei der Leberteilresektion ist der Blutverlust ein Problem, zu dessen Lösung die unterschiedlichsten Techniken entwickelt wurden. Pringle [8] führte eine Kompression der A. hepatica und der V. portae durch, um so die Blutung bei Leberverletzungen unter Kontrolle zu bekommen. Diese Technik wurde dann auch bei Leberteilresektionen mit Erfolg eingesetzt. Da aber eine normotherme Ischämietoleranz der Leber zwischen $15-90$ min recht unterschiedlich angegeben wird [3–6], ist sicherheitshalber, speziell unter dieser Technik, Eile geboten. Castaing et al. [2] beschrieben 1989 die selektive transhepatische Bal-

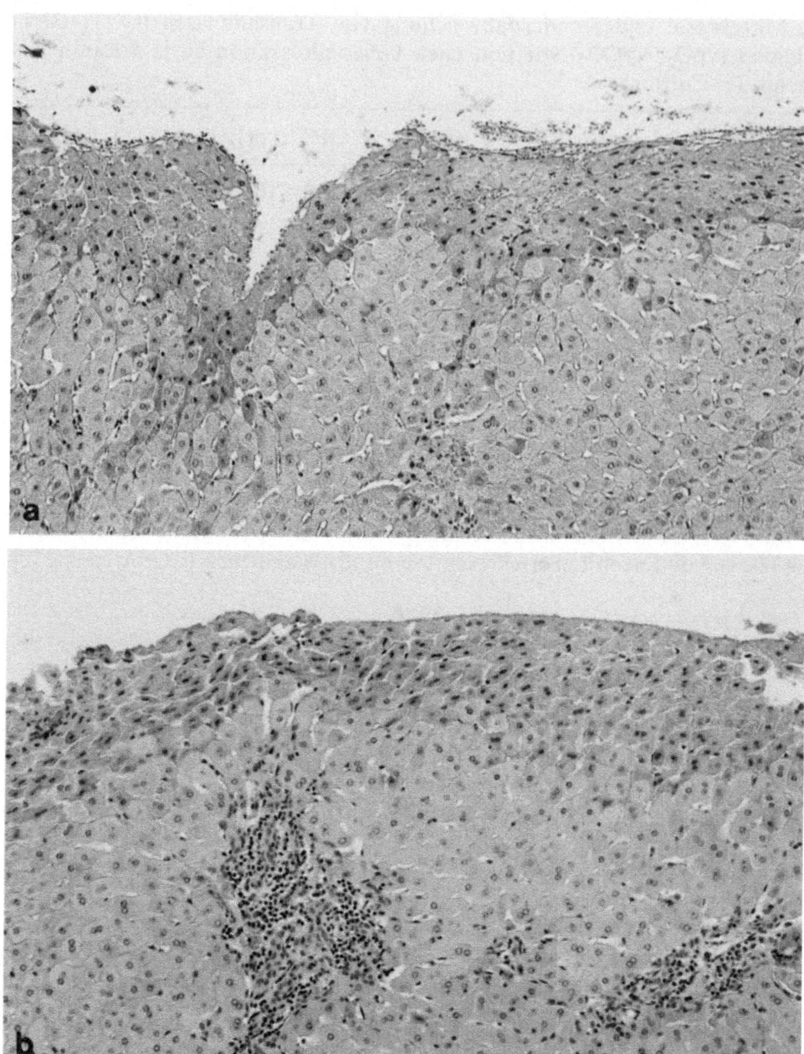

Abb. 5 a, b. Resektionsfläche unmittelbar nach der Resektion. Der Zellsaum ist von eosinophilen Zellen und deutlicher Kernpyknose gekennzeichnet, die durch die mechanische Irritation bedingt ist. Bei beiden Techniken war dieser Saum identisch

lonblockade der Pfortader und die selektive A. hepatica-Okklusion. Unter dieser Methode kann nahezu nur das zu resezierende Segment aus der Blutversorgung ausgeschaltet werden und das gesunde Lebergewebe bleibt durchblutet. Mit oder ohne diese Hilfstechniken muß natürlich das Bestreben sein, die Durchtrennung des Leberparenchyms so blutungsarm wie möglich zu gestalten.

Neben der bislang geübten Fingerfraktionstechnik kommen immer mehr technische Hilfsmittel zum Einsatz. Neben den thermischen Verfahren, unter denen vor allem der Elektrokauter und der Laser zu nennen sind, hat der Ultraschallaspirator in der Parenchymchirurgie Bedeutung gewonnen. Mit dieser letztgenannten Technik ist es möglich, das Parenchym von festeren Strukturen, wie Gefäßen, Gallengängen und bindegewebigen Strängen, zu trennen. Somit ist ein selektives Schneiden möglich. Die in der Praxis beklagten Nachteile sind: die langsame Schnittgeschwindigkeit, der Kontakt mit metallischen Gegenständen (die mit Klemmchen gefaßten Gefäße müssen gleich legiert werden) und der z. T. noch beachtliche Blutverlust.

Seitdem Papachristou u. Barters [7] 1982 den Water-Jet in der Parenchymchirurgie einsetzten, konnte zweifelsfrei gezeigt werden, daß mit dieser Technik auch ein selektives Schneiden möglich ist. Es wurden Drücke zwischen 40–55 bar eingesetzt. Neben 45 Lobektomien an Hundelebern wurde der Jet-Cutter auch bei 4 Patienten eingesetzt und eine deutliche Reduktion des Blutverlustes erreicht.

Bengmark [1] und Une et al. [9] setzten ebenfalls den Jet-Cutter im klinischen Betrieb ein. Während Bengmark mit einem Arbeitsdruck von 40–50 bar mit einer 0,08–0,12-mm-Düse arbeitete, verwandte Une einen Druck von 12,3–19,6 bar bei einem Düsenquermesser von 0,15 mm. Diese Angaben entsprechen unserer Erfahrung, die wir an Kadaverlebern gewonnen haben. Es zeigte sich ein Optimum an Schnittselektivität und Schnittgeschwindigkeit bei einem Druck von 30 bar mit einem Düsenquermesser von 0,2 mm. Unter diesen Bedingungen gelang es bei Leberteilresektionen an der Kaninchenleber, bei gleicher Schnittselektivität und Blutverlust, eine signifikant schnellere Schnittgeschwindigkeit zu erreichen. Zudem entfällt der Nachteil, daß Klemmchen, mit denen die isolierten Gefäße gefaßt werden, aus der Schnittfläche entfernt werden müssen, da mit dem Jet-Cutter ein berührungsfreies Arbeiten möglich ist.

Bezüglich der Transaminasen konnten keine Unterschiede beim Einsatz beider Schnittechniken erkannt werden. Somit scheint das Zelltrauma, durch das die Transaminasen freigesetzt werden, mit beiden Techniken identisch zu sein. Dies wird durch die mikroskopische Beurteilung der Wundränder bestätigt. Bei den zentralvenösen Blutgasen konnten ebenfalls keine Unterschiede festgestellt werden.

Mit dem Jet-Cutter sind alle Indikationsbereiche, die für die CUSA-Technik angegeben werden, ebenfalls zu bewältigen, darüber hinaus ist der Einsatz im endoskopischen Bereich vorstellbar. Der Vorzug liegt in der berührungsfreien Anwendung und der signifikant schnelleren Schnittgeschwindigkeit bei gleicher Schnittselektivität.

Literatur

1. Bengmark S (1987) Leber-Chirurgie. Chir Gastroenterol 3:5–11
2. Castaing D, Garden OJ, Bismuth H (1989) Segmental liver resection using ultrasound-guided selective portal venous occlusion. Ann Surg 210:20–23
3. Delva E, Barberousse JP, Nordlinger B et al. (1984) Hemodynamic and biochemical monitoring during major liver resection with use of hepatic vascular exclusion. Surgery 95:309–318
4. Delva E, Camus Y, Nordlinger B et al. (1989) Vascular occlusions for liver resections. Operative management and tolerance to hepatic ischemia: 142 cases. Ann Surg 209(2):211–218
5. Huguet C, Nordlinger B, Galopin JJ et al. (1978) Normothermic hepatic vascular exclusion for extensive hepatectomy. Surg Gynecol Obstet 147:689–693
6. Pachter HL, Spencer FC, Hofstetter SR, Coppa GF (1983) Experience with the finger fracture technique to achieve intrahepatic hemostasis in 75 patients with severe injuries of the liver. Ann Surg 197:771–778
7. Papachristou DN, Barters R (1982) Resection of the liver with a water jet. Br J Surg 69:93–94
8. Pringle JH (1908) Notes on the arrest of hemorrhage due to trauma. Ann Surg 48:541–549
9. Une Y, Uchino J, Horie T et al. (1989) Liver resection using water jet. Cancer Chemother Pharmacol 23(Suppl):74–77
10. Yanaida K (1980) Flow characteristics of water jets in air. 5th international Symposium on Jet-Cutting Technology. BHRA, Cranfield

Spezifische Aspekte der Leberresektion wegen hepatozellulärem Karzinom bei Zirrhosepatienten

K.-J. PAQUET und D. MÜTING

Department für Chirurgie, Gefäßchirurgie und Innere Gastroenterologie, Heinz-Kalk-Krankenhaus, W-8730 Bad Kissingen, BRD

Einleitung

Die Resektion von hepatozellulären Karzinomen in einer Leberzirrhose sollte folgende Faktoren berücksichtigen:

1. Die Resektion in einer zirrhotischen Leber ist blutreicher als in einem normalen Leberparenchym; die Operationssterblichkeit steigt mit höherem Blutverlust an.
2. Der Resektion von größeren Leberanteilen, d. h. von mehr als zwei Segmenten, folgt häufig ein Leberversagen, da das geschädigte Lebergewebe nicht mehr regenerieren kann.
3. Da das Zirrhosekarzinom meistens in einer länger bestehenden Leberzirrhose vorkommt, besteht in über 50% der Fälle eine portale Hypertension mit der Neigung zu Ösophagus- und Magenvarizenblutungen, die den intra- und/oder postoperativen Verlauf komplizieren können.
4. Leberresezierende Eingriffe bei Zirrhotikern sind von einem erhöhten Anteil weiterer postoperativer Komplikation gefolgt, wozu in erster Linie die Infektion und die postoperative, meistens temporäre Leberinsuffizienz mit Nachlassen der Lebersyntheseleistung und vor allen Dingen Aszitesbildung zählen.
5. Es besteht kein grundsätzlicher Unterschied in der Technik der Entfernung gutartiger oder bösartiger Lebertumoren in einer Zirrhose, da sie stets parenchymsparend und/oder segmentorientiert erfolgen sollte; unterschiedlich ist nur die Indikation zu dieser Maßnahme.

Auswahl der Patienten, Vorbehandlung und Operationsindikation

Aus diesen fünf Punkten geht bereits hervor, daß es keine sicheren Richtlinien für die Indikation zur Resektionsfähigkeit eines Leberkrebses gibt. Wir verwenden als Kriterien die Child-Pugh-Klassifikation A und B (Tabelle 1) sowie die Harnstoffsyntheserate (Tabelle 2) und stützen uns auf unsere Erfahrungen mit zahlreichen shuntoperierten Patienten. Die Harnstoffsyntheserate wird nach dieser nur kompliziert erscheinenden Formel, die unsere Arbeitsgruppe

Ch. Herfarth / P. Schlag (Hrsg.)
Neue Entwicklungen in der Therapie von Lebertumoren
© Springer-Verlag Berlin Heidelberg 1991

Tabelle 1. Child-Pugh-Klassifikation für Leberzirrhotiker des Heinz-Kalk-Krankenhauses

Befunde	Punkte 1	Punkte 2	Punkte 3
1. Ernährungszustand	sehr gut	gut	schlecht
2. Aszites	keiner	leicht kontrollierbar	massiv schwer therapierbar
3. Enzephalopathie	keine	I und II	III und IV
4. Serumbilirubin (mg/100 ml)	$<2{,}0$	$2{,}0-3{,}0$	$>3{,}0$
5. Serumalbumin	$>3{,}5$	$3{,}0-3{,}5$	$<3{,}0$
6. Quick-Wert	$>75\%$	$50-75\%$	$<50\%$

Child A = 6 – 8 Punkte; Child B = 9 – 11 Punkte; Child C = 12 oder mehr Punkte.

Tabelle 2. Formel für die Ermittlung der Harnstoffsyntheserate (HSR)

$$PU = \frac{UUN \times 2{,}143 \times V + \Delta\ BUN \times 0{,}06 \times KG \times F}{2{,}8}$$

PU	= Harnstoffproduktion in g pro 24 h
UUN	= g-Harnstoff-N pro Liter Urin
V	= Urinvolumen in Liter pro 24 h
Δ BUN	= Differenz des Harnstoff-N im Blut zwischen Beginn und Ende der Urinsammelperiode
KG	= Körpergewicht
F	= 0,55 bei Frauen und 0,60 bei Männern (Faktor zur Ermittlung des Gesamtkörperwassers)
2,8	= Umrechnungsfaktor von mg/dl in mmol/l

gemeinsam mit Müting et al. [5] entwickelt hat, durch Sammlung von drei aufeinanderfolgenden 24-h-Urinen ermittelt und sollte 6 g/Tag (Abb. 1) nicht unterschreiten. – In unserem Krankengut von 24 Patienten hatten 19 (79%) eine portale Hypertension und war bei 16 (58%) eine wiederholte Sklerosierungstherapie oder Shuntoperation wegen Ösophagusvarizenblutung und bei 2 (8%) wegen ausgeprägter Ösophagusvarikosis Grad III–IV und Pfortaderdruckwerten über 20 mmHg eine prophylaktische Sklerosierungstherapie vorgenommen worden [6]. Einzelheiten können der Tabelle 3 entnommen werden. – Zur Vorbehandlung vor Leberresektionen beim Leberzirrhosekrebs gehört jedoch nicht nur die Behandlung der portalen Hypertension bzw. drohenden oder stattgehabten Ösophagusvarizenblutungen, sondern auch die Prophylaxe der postoperativen Aszitesbildung mit Aldosteronantagonisten und des Leberkomas durch Gabe von Laktulose und in seltenen Fällen Neomycin.

Aus diesen Betrachtungen geht hervor, daß sich eine parenchymsparende Chirurgie beim hepatozellulären Karzinom entwickelt hat: empfehlenswert sind vor allem Segmentektomien, Bisegmentektomien, in Ausnahmefällen die

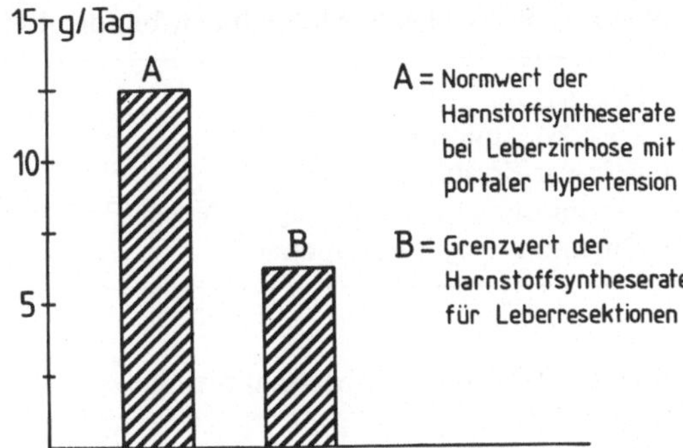

Abb. 1. Minimum und Maximum der Harnstoffsyntheserate beim Leberzirrhotiker im Hinblick auf seine Resektionsfähigkeit beim Nachweis eines hepatozellulären Karzinoms: der Wert von 6 g/Tag soll nicht unterschritten werden

Tabelle 3. Häufigkeit der portalen Hypertension (*PH*), Ösophagusvarizenblutung (*ÖVB*), ausgeprägter Ösophagusvarikosis (*ÖV*), der Sklerosierung (*SK*) und Shunt-Operation (*SO*) bei 24 operierten Patienten mit hepatozellulärem Zirrhosekarzinom

Diagnose	[n]	[%]	Therapie	[n]	[%]
PH	19	79	SK (therapeutisch)	12	50
ÖVB	14	58,5	SO	2	8,5
ÖV	2	8,5	SK (prophylaktisch)	2	8,5

Entfernung von drei Segmenten oder bei Oberflächenläsionen atypische Resektionen; abzuraten ist dagegen von Hemihepatektomien [2−4].

Resektionstechnik und Krankengut

Rechtsseitiger Rippenbogenrandschnitt, der nach li. erweitert werden kann, Verwendung von Rippenbogenhaken. Durchtrennung der Aufhängebänder und komplette Mobilisation des li. und re. Leberlappens, um einen optimalen Zugang zu den zu entfernenden Segmenten zu haben. Umschlingung des Lig. hepatoduodenale mit einem Tourniquet; es können auch die ernährenden Gefäße des re. und li. Leberlappens getrennt aufgesucht und angeschlungen werden; schließlich ist noch die Präparation und Anschlingung der V. cava inferior infra- und suprahepatica mit gleichzeitiger Abklemmung der Aorta, insbesondere bei cavanahen Resektionen, z. B. von Segment I, empfohlen worden; wir haben dieses Verfahren bisher nicht genutzt. − Jetzt erfolgt die intraoperative sonographische Markierung der Läsion, wenn sie intrahepatisch liegt, durch Punktion und ggf. durch Farbstoffinjektion. Durch Anwendung der intraoperativen Sonographie [1, 3] können auch weitere, nur 1 cm im Durchmesser be-

Tabelle 4. Blutstillende Maßnahmen bei der Leberresektion

1) Diathermie
2) Laserkoagulation
3) Infrarot-Kontaktkoagulation
4) Fibrinleber (Spray, Kollagen, Vlies, Peritoneallamelle u. a.)
5) Omentum-majus-Tamponade

Tabelle 5. Blutsparende Maßnahmen bei der Leberresektion, insbesondere von Zirrhoselebern

1) Prophylaxe und Therapie von Gerinnungsstörungen
2) Kontrollierte Hypotension
3) Blutzuflußsperre (Pringle-Manöver)
4) Leberklemmen
5) Vaskuläre Isolation der Leber
6) Präoperative Eigenblutentnahme

tragende Läsionen und darüber hinaus eine Thrombose des zugehörigen Pfortaderastes festgestellt werden. Hieraus kann sich intraoperativ eine Kontraindikation zur Resektion ergeben. Von einigen Autoren wird die Punktion des segmentzugehörigen Pfortaderastes mit Farbstoffinjektion empfohlen, damit die Ausdehnung des zu entfernenden Segmentes festliegt; dieser Punktionskatheter kann durch einen Ballonkatheter ersetzt werden, mit dem der Zufluß zum Pfortaderast während der Resektion unterbunden werden kann [1, 2, 4].

Nach Einschneidung der Glissonschen Kapsel mit dem Elektrokauter im Bereich der geplanten Resektionsflächen beginnen wir mit der kontrollierten Hypotension, wozu wir Nitroprussitnatrium verwenden. Wir senken den systolischen Druck auf 70 mmHg, komprimieren das Lig. hepatoduodenale bzw. die zuführenden Gefäße für $2-3\times15$ min mit $3-5$ min Unterbrechung [7], durchtrennen das zu resezierende Gewebe im Bereich der Resektionsgrenze mit der Fingerfraktionsmethode oder dem Ultraschallmesser und schließen daran blutstillende Maßnahmen an (Tabelle 4). In unserer Hand hat sich besonders das Anlegen von Tachocomp, einem Fibrinschaum oder das Aufnähen eines Netzzipfels auf die Resektionsfläche zur dauerhaften Blutstillung bewährt. – Von Bedeutung sind auch blutsparende Maßnahmen (Tabelle 5); bei unseren letzten 10 Resektionen lag der maximale Blutverlust bei etwa 800 ml, der stets durch Eigenblut, das vorher entnommen worden war, ersetzt werden konnte. Bluttransfusionen waren nicht erforderlich.

Zum Schluß möchte ich kurz unser Krankengut skizzieren: Vom 1. 1. 1982 bis 1. 7. 1989 wurden 24 Patienten operiert: drei Frühtodesfälle (12,5%) und neun Spättodesfälle (37,5%). Haupttodesursachen der Frühtodesfälle waren Leberversagen und Sepsis und der Spättodesfälle Rezidive bzw. Zweittumoren. Die Fünfjahresüberlebenszeit nach Kaplan-Meier liegt über 50% und ist somit höher als die der meisten anderen gastrointestinalen Karzinome.

Literatur

1. Bismuth H, Houssin D, Ornosky J, Miriggi F (1986) Liver resection in cirrhotic patients: a western experience. World J Surg 10:311–317
2. Franco D, Traynor O, Smadja C, Hallib N (1987) Surgical treatment of small hepatocellular carcinomas in cirrhosis. Int Surg 72:73–77
3. Gozetti G, Marzziotti A, Cavallari A et al. (1988) Clinical experience with hepatic resection for hepatocellular carcinoma in patients with cirrhosis. Surg Gynecol Obstet 166:503–510
4. Kanimatsu T, Takinake K, Matsumata T et al. (1984) Limited hepatic resection effective for selected cirrhotic patients with primary liver cancer. Ann Surg 199:51–56
5. Müting D, Paquet K-J, Koussouris P, Wuzel H (1988) Plasma ammonia and urea-N synthesis rate in human liver cirrhotics. In: Soeters PB, Wilson JHP, Meier J, Holm E (eds) Advances in ammonia metabolism and hepatic encephalopathy. Elsevier, Amsterdam, pp 91–98
6. Paquet K-J (1982) Prophylactic endoscopic sclerosing treatment of the esophageal varices – a prospective controlled randomized trial. Endoscopy 14:4–5
7. Paquet K-J, Ruppert W, Koussouris P (1984) Sichere erweiterte Hemihepatektomie durch anatomische Präparation, kontrollierte Hypotension und Kompression des Lig. hepatoduodenale. Chirurg 55:579–583
8. Paquet K-J (1988) Spezifische Aspekte der Leberresektion beim hepatozellären Karzinom in einer Zirrhose. Langenbecks Arch Chir (Suppl II):607–608

ICG- und MEGX-Test als präoperativer Funktionsparameter vor Leberresektion

P. LAMESCH, B. RINGE, M. OELLERICH, M. BURDELSKI, C. RABE,
G. GUBERNATIS, A. WEIMANN, R. PICHLMAYR
Klinik für Abdominal- und Transplantationschirurgie, Medizinische Hochschule
Hannover, Konstanty-Gutschow-Straße 8, W-3000 Hannover 61, BRD

Einleitung

Vor über 100 Jahren wurde über die ersten Leberresektionen berichtet [9, 13].
Erst im Laufe der letzten 20 Jahre hat sich die Resektionschirurgie, parallel zu
den Entwicklungen der Transplantationschirurgie, zu einem standardisierten
Operationsverfahren entwickelt. Die Verbesserungen der diagnostischen Aussagekraft bildgebender Verfahren, zunehmende operative Erfahrungswerte
und die Erweiterung der operativ-technischen Möglichkeiten haben wesentliche Fortschritte möglich gemacht [7, 23, 24]. Die Morbidität und die Mortalität konnten auf 15 bzw. 5% gesenkt werden [7]. Das Problem der präoperativen Beurteilung der Leberrestfunktion bleibt, insbesondere beim Zirrhosepa-
tienten, unbefriedigend gelöst. Das Risiko eines postoperativen Leberversagens
nach Leberteilresektion ist wegen eines eingeschränkten bzw. nichtvorhande-
nen Regenerationspotentials der Zirrhoseleber erhöht [26]. Routinelaborparameter erlauben erfahrungsgemäß lediglich eine grobe Orientierung in der Abschätzung der Lebersyntheseleistung [2].

Leberbelastungstests haben einen festen Stellenwert in der Diagnostik chronischer Lebererkrankungen [17]. Eine Reihe klinischer und experimenteller
Studien haben sich mit der Aussagekraft von verschiedenen Leberfunktionstests als präoperative Parameter für die Beurteilung der Funktionsreserven
der Leber vor Resektion beschäftigt. Die z. T. unterschiedlichen Ergebnisse
weisen auf die Komplexität der Problematik hin [5, 6, 11, 14, 15, 16, 27]. Yamanaka et al. [32] und Okamoto et al. [20] haben anhand von 17 Parametern und
mit computertomographisch orientierter Volumenmessungen einen Risiko-
score aufgestellt; seine Anwendung hat bislang eine begrenzte Resonanz gefunden.

Auf dem Gebiet der Transplantationschirurgie sind in den letzten 3 Jahren
Untersuchungen über die Aussagekraft von ICG (*I*ndocyanin-*G*rün)- und
MEGX (*M*onoä(*e*)thylglycinxylidid)-Tests durchgeführt worden [3, 4, 12, 17,
18, 19, 28]. Der ICG- und insbesondere der MEGX-Test haben sich für die qualitative Wertung von Transplantaten im Spender und im Empfänger bewährt;
die Testergebnisse im Spender haben eine hohe Aussagekraft im Hinblick auf
die frühe Transplantatfunktion im Empfänger [3, 17, 26]; es konnte eine signifikante Korrelation zwischen dem Anstieg des Sauerstoffverbrauchs nach Re-

Ch. Herfarth / P. Schlag (Hrsg.)
Neue Entwicklungen in der Therapie von Lebertumoren
© Springer-Verlag Berlin Heidelberg 1991

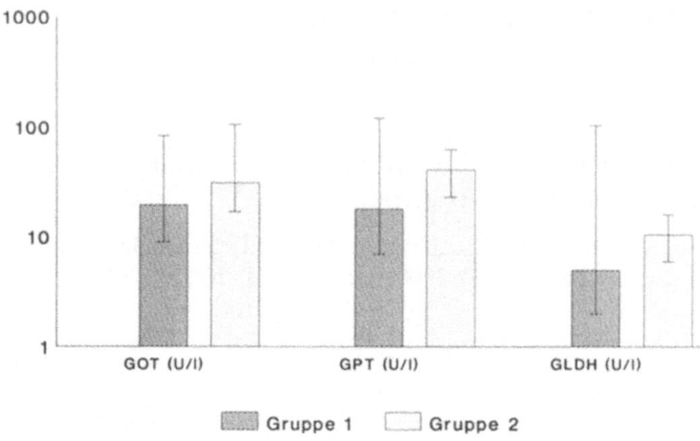

Abb. 1. Präoperative Transaminasewerte (n. s.)

perfusion der Leber im Empfänger und der MEGX-Bildungsrate im Spender gefunden werden [4].

Der ICG-Test ist 1958 von Wheeler als Leberfunktionstest vorgeschlagen worden [31]. ICG wird von der Leberzelle aufgenommen und unverändert in die Galle ausgeschieden; ein enterohepatischer Kreislauf findet nicht statt [22]. In niedrigen Dosierungen (0,5 mg/kg KG) gilt der ICG-Test hauptsächlich als Durchblutungsparameter, höhere Dosierungen (5 mg/kg KG) messen die hepatozelluläre Exkretionsfunktion. In der klinischen Praxis hat sich meist die niedrige Dosierung von 0,5 mg/kg KG durchgesetzt [22, 30].

MEGX ist der erste Metabolit des Lidocains. Nach intravenöser Injektion wird Lidocain von der Leberzelle aufgenommen (3% wird im Urin ausgeschieden) [24]; durch eine Cytochrom-P-450-abhängige oxydative Deäthylierung wird MEGX gebildet (Abb. 1) [18, 29]. Die MEGX-Bildungsrate hängt von der Leberdurchblutung und der oxydativen Stoffwechselkapazität des mikrosomalen Cytochrom P 450 in der Leberzelle ab [25, 29].

Im Rahmen einer retrospektiven klinischen Studie sollte die Effizienz von ICG- und MEGX-Test für die präoperative Beurteilung der Leberfunktion im Hinblick auf postoperative Komplikationen untersucht werden.

Material und Methodik

34 Patienten wurden untersucht. Die Indikationen und die Operationsverfahren sind in Tabelle 1 zusammengestellt. Prä- und postoperativ an den Tagen 1, 5, 7 und 10 wurden neben der Messung der Routinelaborparameter GOT [U/l], GPT [U/l], GLDH [U/l], Bilirubin [µmol/l] und des Quick-Wertes [%] die beiden Leberfunktionstests ICG und MEGX durchgeführt. *ICG:* 0,5 mg/kg KG i.v., Bestimmung der ICG-Clearance aus Blutabnahmen nach 0, 5, 10, 15 und 20 min (Photometrie). *MEGX:* Lidocain 1 mg/kg KG i.v. (die Injektion er-

Tabelle 1. Diagnosen und durchgeführte Operationen (kleine Resektionen: atypisch, links lateral; große Resektionen: rechts, links, erweitert)

Operationen	Kleine Resektionen	Große Resektionen
HCC	7	13
CCC	3	2
HCC/CCC	–	1
Metastasen	2	6
	12	22

folgte über 3 min), Messung der MEGX-Serumkonzentration 15 min nach Injektion (Fluoreszenzpolarisationsimmunoassay). Patienten mit kardialen Risikofaktoren wurden nicht in die Studie aufgenommen. In einem Fall kam es intraoperativ zu kardial bedingten hämodynamischen Instabilitäten mit darauffolgendem komplizierten Verlauf; diese Patientin konnte postoperativ nicht getestet werden.

Die Patienten wurden abhängig vom postoperativen Verlauf empirisch in 2 Gruppen eingeteilt:

Gruppe 1: unkomplizierter postoperativer Verlauf
1) Bilirubin-Serumkonzentration <50 µmol/l am 7. postoperativen Tag;
2) Substitutionsbedarf <1 FFP*/Tag während den ersten 10 postoperativen Tagen.

Gruppe 2: komplizierter postoperativer Verlauf
1) Bilirubin-Serumkonzentration >50 µmol/l am 7. postoperativen Tag;
2) Substitutionsbedarf >1 FFP*/Tag während den ersten 10 postoperativen Tagen.

Die präoperativen und die postoperativen Werte der beiden Leberfunktionstests wurden mit den postoperativen Verläufen entsprechend der oben definierten Einteilung verglichen. Zusätzlich wurden die histologischen Befunde mit den beiden Leberfunktionstests verglichen. Die Ergebnisse der Leberfunktionstests bei Vorliegen einer Fibrose bzw. Zirrhose wurden mit denen bei unauffälliger Histologie verglichen.

Die Ergebnisse sind in den Abb. 1 – 8 als Median und Range angegeben. Für die statistische Auswertung wurde der U-Test nach Mann-Whitney-Wilcoxon angewendet.

Ergebnisse

29 Patienten hatten einen unauffälligen postoperativen Verlauf und konnten nach 10 – 20 Tagen aus der stationären Behandlung entlassen werden (Grup-

---

* fresh frozen plasma.

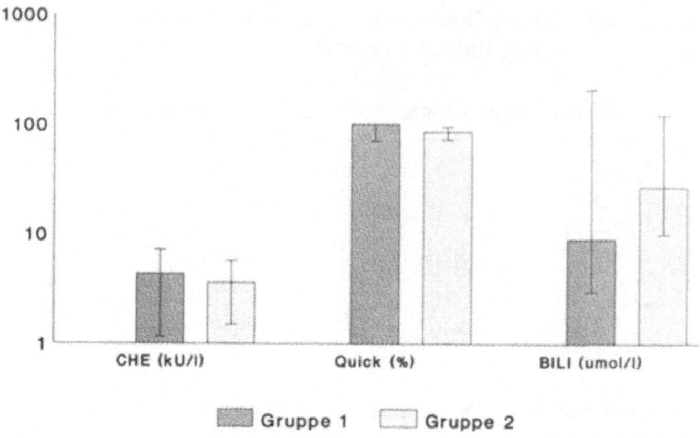

Abb. 2. Präoperative Bilirubin- und Syntheseleistungswerte (n. s.)

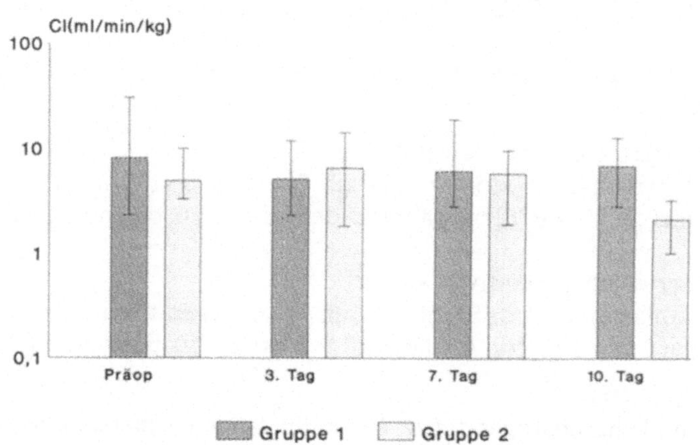

Abb. 3. ICG-Test: präoperative Werte und postoperativer Verlauf (n. s.)

pe 1). Bei 5 Patienten kam es nach den oben definierten Kriterien zu einem komplizierten postoperativen Verlauf; von den 5 Patienten sind 2 nach 7 bzw. 20 Tagen an Leberversagen verstorben.

Die Auswertung der präoperativen Routinelaborparameter zeigte tendenziell ungünstigere Werte bei den Patienten mit schlechtem postoperativen Verlauf, signifikante Unterschiede konnten jedoch für keinen der einzelnen Parameter errechnet werden (Abb. 1 und 2).

Der ICG-Test zeigte präoperativ im Median niedrigere Clearancewerte in Gruppe 2, die Unterschiede waren statistisch nicht signifikant (Abb. 3). Die MEGX-Serumkonzentrationen waren in Gruppe 2 signifikant niedriger im Vergleich zu Gruppe 1 ($p < 0,01$). Abgesehen von einer Ausnahme (46 µg/l) lagen bei allen Patienten aus Gruppe 2 die präoperativen MEGX-Serumkonzentrationen unter 30 µg/l. Bei Patienten mit unauffälligem Verlauf wurden abgese-

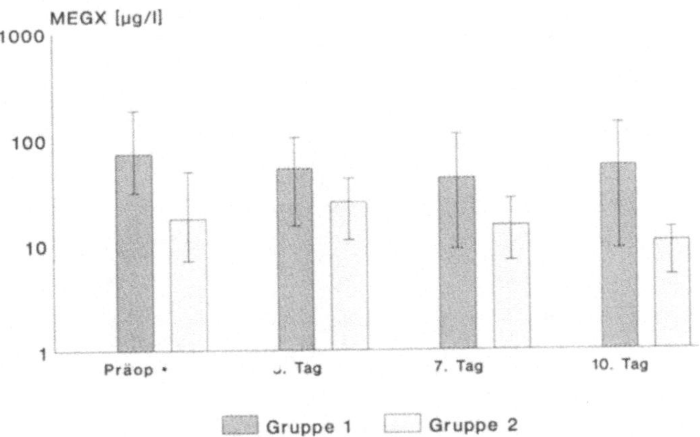

Abb. 4. MEGX-Test: präoperative Werte und postoperativer Verlauf (* p < 0,01)

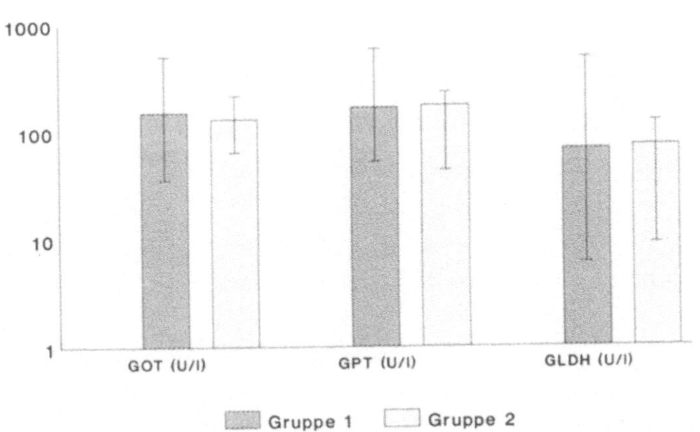

Abb. 5. Maximaler postoperativer Ischämieschaden gemessen an den Transaminasewerten (n. s.)

hen von 2 Ausnahmen (32 und 34 µg/l), MEGX-Serumkonzentrationen über 40 µg/l ermittelt (Abb. 4)

Im postoperativen Verlauf fanden sich bei den Routinelaborparametern keine signifikanten Unterschiede. Der maximale Ischämieschaden, gemessen an den katalytischen Serumkonzentrationen der einzelnen Transaminasen (Abb. 5), war in beiden Gruppen ähnlich ausgeprägt. Auch am 7. postoperativen Tag wurden keine signifikanten Unterschiede gemessen (Abb. 6). Der Quick-Wert war am 10. Tag postoperativ signifikant verschieden in beiden Gruppen (Abb. 7).

Die ICG-Clearance blieb in beiden Gruppen bis zum 7. postoperativen Tag konstant; erst am 10. Tag fanden sich deutliche Unterschiede. Die MEGX-Bildungsrate war postoperativ in Gruppe 2 deutlich vermindert. Die Teste konn-

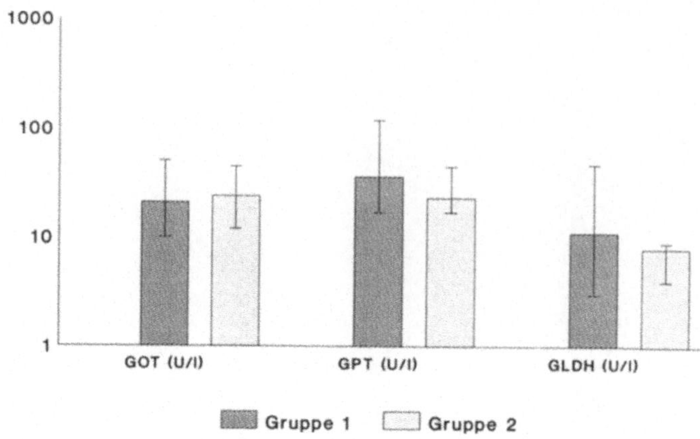

Abb. 6. Postoperative Transaminasewerte (7. Tag) (n. s.)

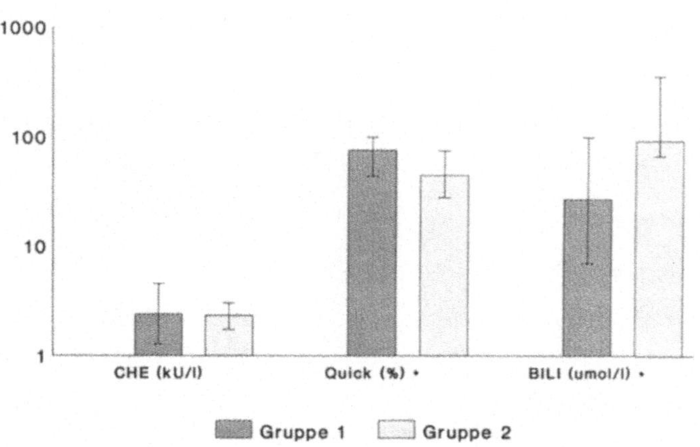

Abb. 7. Postoperative Bilirubin- und Syntheseleistungswerte (7. Tag) (* p < 0,01)

ten nur bei 3 der 5 Patienten durchgeführt werden, so daß eine statistische Prüfung daher nicht möglich war (Abb. 3 und 4).

19 Patienten hatten einen normalen histologischen Befund; bei 14 Patienten wurde histologisch eine Zirrhose bzw. Fibrose (u. a. alle Patienten aus Gruppe 2) nachgewiesen. Der Vergleich der Testergebnisse mit den histologischen Befunden, d. h. Zirrhose bzw. Fibrose und normale Histologie ergab keine signifikanten Unterschiede gemessen an der MEGX-Bildungsrate, die ICG-Clearance hingegen war signifikant niedriger bei Patienten mit zirrhotisch bzw. fibrotisch veränderter Histologie der Leber (p < 0,01) (Abb. 8).

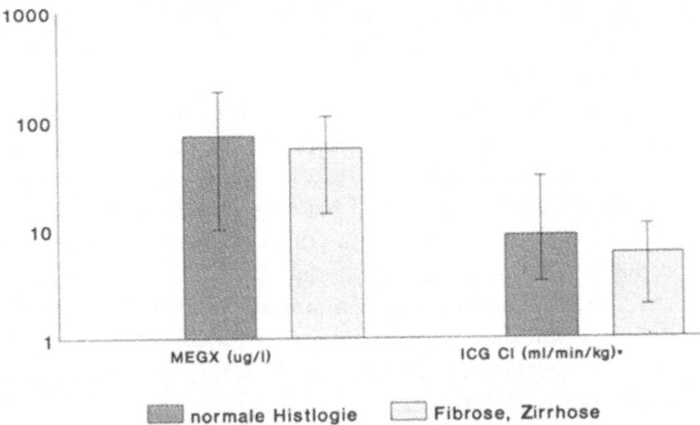

Abb. 8. MEGX- und ICG-Tests im Vergleich mit den histologischen Befunden (* p < 0,01)

Diskussion

Die hepatische Elimination exogen zugeführter Substanzen hängt von einzelnen Partialfunktionen der Leber ab. Die zelluläre Aufnahme des ICG und des Lidocains hängen primär von der Leberdurchblutung ab; ICG wird unverändert über die Galle ausgeschieden, während das Lidocain durch das Cytochrom P 450 zu MEGX verstoffwechselt wird.

Eine Zirrhose bzw. Fibrose der Leber manifestierte sich lediglich in einer signifikant schlechteren ICG-Eliminationskapazität, dieser Befund war in unserem Kollektiv jedoch nicht entscheidend für den postoperativen Verlauf. Die Korrelation zwischen Histologie und ICG-Test bestätigt die Untersuchungen von Fujio et al. [5]; die Autoren konnten jedoch zusätzlich einen prognostischen Wert des ICG-Tests im Hinblick auf den postoperativen Verlauf nach Resektion nachweisen. Als Ursache für eine eingeschränkte ICG-Clearance muß eine verminderte Durchblutung diskutiert werden.

Die reduzierten präoperativen MEGX-Bildungsraten in Gruppe 2 legen die Vermutung nahe, daß, zusätzlich zur Histologie (alle Patienten aus Gruppe 2 hatten eine fibrotisch/zirrhotisch veränderte Histologie), biochemische Pathomechanismen für eine eingeschränkte Leberfunktion zu Grunde liegen. Einige Untersuchungen weisen auf metabolische Ursachen hin. Ozawa et al. [21], Yamaoka et al. [32] und Asano et al. [1] haben mit der Bestimmung der „Ketone-Body-Ratio" (KBR) einen Parameter für die mitochondriale Stoffwechselaktivität; die Autoren konnten zeigen, daß Patienten mit kompliziertem postoperativen Verlauf nach Leberresektion niedrigere präoperative KBR-Werte oder eine verzögerte Normalisierung der Werte nach Resektion hatten. Jikko u. Isselhard [8] konnten in experimentellen Untersuchungen an der Ratte eine eingeschränkte mitochrondriale Phosphorylisierungsleistung an der zirrhotischen Leber zeigen und eine damit verbundene reduzierte Regenerationskapazität nach einer Teilresektion nachweisen. Eine eingeschränkte oxydative Stoffwechselaktivität muß auch als Ursache für eine verminderte MEGX-Bildungsrate angenommen werden.

Die Bedeutung der Leberdurchblutung für die Funktionsreserven der Leber *nach* Resektion ist u. a. von Hanna et al. [6] und Mimura et al. [15] an klinischen und experimentellen Untersuchungen mit dem Galaktose-Test und der ^{198}Au-Elimination diskutiert worden. Nach einer Leberresektion kommt es zunächst zu einer Verminderung der Leberdurchblutung, die sich dann entsprechend schnell innerhalb der ersten 3–4 Tage wieder normalisiert. Die klinischen Untersuchungen von Matsumata et al. [14] an 50 Patienten mit HCC in Zirrhose bestätigen diese Befunde; die Autoren haben bei ungünstigem Verlauf nach Leberresektion eine Verschlechterung der ICG-Elimination in den ersten 3 Tagen, bei unauffälligem Verlauf eine Verbesserung nachweisen können. Diese Befunde konnten wir statistisch nicht bestätigen, allerdings unter dem Vorbehalt, daß nur bei 3 Patienten aus Gruppe 2 der ICG-Test am 10. Tag durchgeführt werden konnte; bei allen 3 Patienten war die ICG-Clearance reduziert.

Aus den vorliegenden Daten muß angenommen werden, daß vor einer Leberresektion, neben Histologie und Durchblutung, metabolische Aspekte einen entscheidenden Einfluß auf die Funktionsreserven haben. Es wird um so mehr deutlich, daß die Beurteilung der Leberfunktion nur durch verschiedene Tests bzw. Parameter möglich ist. Inwieweit eine verminderte Leberleistung z. B. durch eine adaptierte präoperative parenterale Ernährung zu beeinflussen ist, bleibt entsprechenden Untersuchungen vorbehalten. In Ergänzung hierzu sei auf die experimentellen Untersuchungen von Kehrer et al. [10] zur Konservierung der Leber hingewiesen; die Autoren konnten durch eine „Glukoseprämedikation" vor der Organentnahme im Vergleich zu einer 24stündigen Nahrungskarenz vor der Entnahme eine Verbesserung der Protektion während der Konservierung nachweisen. Es bleibt zu klären, inwieweit eine präoperative Glukoseinfusion auch für Leberresektionen einen positiven Einfluß auf die postoperative Leberfunktion hat.

Die vorliegenden Ergebnisse haben die potentielle Aussagekraft des ICG- und insbesondere des MEGX-Tests als präoperativer Parameter gezeigt. Die definitive Wertigkeit derartiger Tests erfordert jedoch multivariate Analysen an entsprechend großen Kollektiven. Yamanaka et al. [32] haben einen prognostischen Score an Hand von Routinelaborparameter, ICG-Test (15-min-Retentionswert) und einer computertomographisch orientierten volumetrischen Bestimmung des zu resezierenden gesunden Parenchymanteils der Leber [20] aufgestellt. Der Anteil des gesunden mitzuresezierenden Parenchyms eines Lebertumors ist sicherlich entscheidend, die Erfahrung hat jedoch gezeigt, daß die CT-Befunde mit den intraoperativen nicht selten divergieren.

Die Komplexität der Problematik erfordert weiterführende experimentelle und klinische Studien, mit dem Ziel zum einen die pathophysiologischen Wechselwirkungen zwischen gestörter Leberfunktion und Regenerationskapazität zu untersuchen und zum anderen gezielte perioperative therapeutische Konzepte zu erarbeiten.

Literatur

1. Asano M, Ozawa K, Tobe T (1983) Postoperative prognosis related to blood ketone ratios in hepatectomised patients. Eur Surg Res 15:302–311
2. Bismuth H, Houssin D, Mazmanian G (1983) Postoperative liver insufficiency: prevention and management. World J Surg 7:505–510
3. Burdelski M, Oellerich M, Lamesch P et al. (1987) Evaluation of quantitative liver function tests in liver donors. Transplant Proc 19(5):3838–3839
4. Burdelski M, Oellerich M, Bornscheuer A et al. (1989) Donor rating in human liver transplantation: correlation of oxygen consumption after revascularisation with MEGX formation in donors. Transplant Proc 21(1):2392–2393
5. Fujio N, Sakai K, Kinoshita H et al. (1989) Results of treatment of patients with hepatocellular carcinoma with severe cirrhosis of the liver. World J Surg 13:211–218
6. Hanna SS, Pagliarello G, Ing A (1988) Liver blood flow after major hepatic resection. Can J Surg 31(5):363–367
7. Iwatsuki S, Starzl TE (1988) Personal experience with 411 hepatic resections. Ann Surg 208(4):421–432
8. Jikko A, Isselhard W (1987) Energiestoffwechseluntersuchungen zur eingeschränkten Regenerationskapazität cirrhotischer Lebern bei Ratten. Langenbecks Arch Chir (Suppl Chir Forum):239–242
9. Keen WW (1899) Report of a case of resection of the liver for neoplasm, with a table of seventysix cases of resection of the liver for hepatic tumors. Ann Surg 30:267–283
10. Kehrer G, Lamesch P, Scharek WD et al. (1989) Zur Bedeutung des Glykogens für die Ischämietoleranz der protektionierten Leber. Z Gastroenterol 9/89:568
11. Kojima H (1978) Relation of the size of functional hepatic cell mass to the clearance of indocyanine green. Nagoya J Med Sci 40:47–55
12. Lamesch P, Ringe B, Burdelski M, Neuhaus P (1988) Auswirkungen einer Hypovolämie, Hypoxämie und Ischämie auf die Primärfunktion einer Leber nach Konservierung und Reperfusion. Langenbecks Arch Chir (Suppl Chir Forum):27–231
13. Langenbuch C (1988) Ein Fall von Resektion eines linksseitigen Schnürlappens der Leber, Heilung. Berl Klin Wochenschr 25:37–38
14. Matsumata T, Kanematsu T, Yoshida Y et al. (1987) The indocyanine-green test enables prediction of postoperative complications after hepatic resection. World J Surg 11:678–681
15. Mimura H, Takahura N, Ohno Y et al. (1986) Determination of the extent of feasible hepatic resection from hepatic blood flow. World J Surg 10:302–310
16. Mizumoto R, Kawarada Y, Noguchi T (1979) Preoperative estimation of operative risk in liver surgery, with special reference to functional reserve of the remnant liver following major hepatic resection. Jpn J Surg 9(4):343–349
17. Oellerich M (1987) In: Seidel D, Lang H (Hrsg) Funktion und Funktionsdiagnostik der Leber. Springer, Berlin Heidelberg New York Tokyo, S 35
18. Oellerich M, Raude E, Burdelski M (1987) Monoethylglycinexylidide formation kinetics: a novel approach to assessment of liver function. J Clin Chem Biochem 25:845–853
19. Oellerich M, Burdelski M, Ringe B et al. (1989) Lignocaine metabolite formation as a measure of pre-transplant liver function. Lancet 25:640–642
20. Okamoto E, Kyo A, Yamanaka N et al. (1984) Prediction of safe limits of hepatectomy by combined volumetric and functional measurements in patients with impaired hepatic function. Surgery 95(5):586–591

21. Ozawa K, Fujimoto T, Nakatani T et al. (1982) Changes in hepatic energy charge, blood ketone body ratio and indocyanine green clearance in relation to DNA synthesis after hepatectomy. Life Sci 31:647−653
22. Paumgartner G (1975) The handling of indocyanine green by the liver. Schweiz Med Wochenschr (Suppl) 105:5−30
23. Pichlmayr R, Bretschneider HJ, Kirchner E et al. (1989) Ex-situ Operationen an der Leber − Eine neue Möglichkeit in der Leberchirurgie. Langenbecks Arch Chir 373:122−126
24. Pichlmayr R, Gubernatis G, Lamesch P et al. (1989) Europäisches Thema Leberchirurgie − Neuentwicklungen in der Leberchirurgie. Langenbecks Arch Chir (Suppl) II:257−261
25. Pieper JA, Rodman JH (1986) Lignocaine. In: Evans WE, Schentag JJ, Jusko WJ (eds) Applied pharmacokinetics, 2nd edn. Applied Therapeutics, Spokane, pp 639−681
26. Priesching A (1986) Leberresektionen: Chirurgische Anatomie, Indikationen, Technik. Urban & Schwarzenberg, München
27. Rakich PM, Prasse KW, Bjorling DE et al. (1987) Clearance of indocyanine green in dogs with partial hepatectomy, hepatic duct ligation and passive hepatic congestion. Am Vet Rest 49(9):1353−1357
28. Schroeder TJ, Gremse DA, Mansour ME et al. (1989) Lidocaine metabolism as an index of liver function in hepatic transplant donors and recipients. Transplant Proc 21(1):2299−2301
29. Thomson AH, Elliott HL, Kelman AW et al. (1986) The pharmacodynamics and pharmacokinetics of lidocaine and MEGX in healthy subjects. J Pharmacokin Biopharm 15(2):101−115
30. Wernze H (1979) Funktionsdiagnostik mit Farbstoffen. In: Kühn HA, Wernze H (Hrsg) Klinische Hepatologie. Thieme, Stuttgart, S 3.163−3.168
31. Wheeler HO, Cranston WI, Meltzer JI (1958) Hepatic uptake and biliary excretion of indocyanine green in the dog. Proc Soc Exp Biol 99:11−14
32. Yamanaka N, Okamoto E, Kuwata K et al. (1984) A multiple regression equation for prediction of posthepatectomy liver failure. Ann Surg 200(5):658−663
33. Yamaoka Y, Shimahara T, Nakatani K et al. (1988) Clinical role of blood ketone body ratio as an indicator evaluating hepatic tolerance for portal triad cross-clamping in cirrhotic liver resection. Surg Res Comm 3:87−93

Gewinn und Grenzen der Leberresektion aus tumorbiologischer Sicht: Primäre Lebertumoren

Resektion versus Transplantation bei primären malignen Lebertumoren

G. OTTO, U. HEUSCHEN, W. J. HOFMANN, P. SCHLAG, CH. HERFARTH

Chirurgische Universitätsklinik, Im Neuenheimer Feld 110,
W-6900 Heidelberg, BRD

Von den primären epithelialen Lebertumoren besitzt das hepatozelluläre Karzinom (HCC) gegenüber dem cholangiozellulären Karzinom (CCC), dem fibrolamellären Karzinom und weiteren äußerst seltenen Formen die größte Bedeutung. Weltweit steht es nach der Häufigkeit bei Männern an 7. und bei Frauen an 9. Stelle. So ist es der häufigste Tumor im „hepatic cancer belt" in Afrika und in südostasiatischen Ländern, dagegen vergleichsweise selten in Europa, Nordamerika und Australien. In Deutschland liegt die Prävalenz des HCC pro 100 000 Einwohner für Männer bei 3,6 und für Frauen bei 1,5 [13].

Die verbreitete Meinung, das HCC verlaufe in asiatischen Ländern anders als in Europa oder Amerika, ist anzuzweifeln [12].

Nur 10–20% aller primären Lebertumoren sind resektabel [17]. Angaben über 30%, 40% oder mehr, so auch unsere eigenen, basieren fraglos auf einem selektionierten Krankengut. Extrahepatisches Tumorwachstum, intrahepatische Ausbreitung und Begleitzirrhose begrenzen die chirurgischen Möglichkeiten. Für einen Teil dieser Patienten stellt damit die Entfernung der gesamten Leber mit anschließender Lebertransplantation die einzige Heilungschance dar.

Zur Prognose primärer epithelialer Lebertumoren wurden zahlreiche Faktoren untersucht. Wir haben unter diesem und dem Gesichtspunkt des therapeutischen Vorgehens eine Evaluierung des eigenen Patientengutes vorgenommen.

Patienten und Methoden

Zwischen Januar 1983 und Januar 1990 wurden an der Chirurgischen Universitätsklinik Heidelberg 103 Patienten mit primären epithelialen Lebertumoren behandelt. Bei 88 Patienten lag ein HCC, bei 15 ein CCC vor.

13 Patienten wurden aufgrund des reduzierten Allgemeinzustandes, kardialer oder pulmonaler Begleiterkrankungen als inoperabel eingestuft. Sie sind in der Evaluierung nicht enthalten.

Seit Juni 1987 besteht an der Chirurgischen Universitätsklinik Heidelberg ein Lebertransplantationsprogramm. Von den Patienten mit epithelialen Lebertumoren, die bis Januar 1990 nach Indikationsstellung durch die notwendigen Voruntersuchungen und eine klare Stadiendefinition mit dem Ziel einer Lebertransplantation aufgenommen wurden (n = 18), mußte bei 4 die Opera-

Ch. Herfarth/P. Schlag (Hrsg.)
Neue Entwicklungen in der Therapie von Lebertumoren
© Springer-Verlag Berlin Heidelberg 1991

tion wegen extrahepatischer Lymphknotenmetastasen als explorative Laparotomie beendet werden. Diese Patienten gehen somit in die Rubrik „explorative Laparotomie" ein.

Anhand der Patientenakten wurden der Grad des Leberparenchymschadens bei Vorliegen einer Zirrhose, das operative Vorgehen, postoperativer Verlauf sowie Befunde der Tumorpathologie (TNM-Stadium, Lokalisation und Ausdehnung des Tumors, Tumorkapselbildung und Gefäßinfiltration) eruiert. Das vorhandene histologische Material wurde entsprechend den Kriterien nach Edmondson u. Steiner [3] sowie Nakashima u. Kojiro [14] reklassifiziert. Daten des Langzeitverlaufes wurden den Akten unserer onkologischen Nachsorgeeinrichtung entnommen oder über die nachbehandelnden Ärzte sowie in einigen Fällen durch Korrespondenz mit Angehörigen gewonnen.

Die Analyse der Daten erfolgte mit Hilfe des χ^2- und des Rank-Summen-Tests, die Errechnung der Überlebensrate mit der Kaplan-Meier-Methode. Hospitalletalität und nicht tumorbezogene Letalität sind in allen Berechnungen enthalten.

Ergebnisse

Demographie

Das Durchschnittsalter der Patienten betrug 60,2 (17−79) Jahre. Hinsichtlich des Alters bestand ein Unterschied zwischen Patienten mit explorativer Laparotomie bzw. Resektion (62,3±15) und solchen mit Lebertransplantation (46,7±17 Jahre). Der Altersverteilungsgipfel der Tumoren lag in der Dekade von 60−69 Jahre. Das Verhältnis männlicher/weiblicher Patienten war 3:1.

Leberparenchymschaden und Tumorpathologie

Bei 57 der 90 operierten Patienten (63%) lag eine Leberzirrhose vor (vgl. Tabelle 5). CCC (n = 15) waren in lediglich 2, HCC (n = 75) dagegen in 55 Fällen mit Zirrhose assoziiert. Die Hauptursache für den Leberparenchymschaden waren chronische Hepatitis (65%) und Alkoholismus (31%). 50,8% der Zirrhosen wurden als Child A, 27,7% als Child B und 21,5% als Child C klassifiziert.

Charakteristika der Tumorpathologie transplantierter Patienten (histologisches Grading, Gefäßinfiltration, Kapselbildung) gehen aus der Tabelle 1 hervor. Angaben zum histologischen Grading waren bei 47, zur Ausbildung einer Tumorkapsel bei 59 HCC nach Resektion oder explorativer Laparotomie zu erhalten. Aus der Tabelle 2 ergibt sich, daß bei Grad III und IV nach Edmondson u. Steiner die Tumorstadien III und IV signifikant häufiger waren und signifikant häufiger extrahepatische Metastasen auftraten.

Das HCC in einer zirrhotischen Leber neigte mit hoher Signifikanz zur Ausbildung einer Tumorkapsel, die offenbar mit einer geringeren Metastasierungstendenz des Tumors verbunden war (Tabelle 3). Bemerkenswert erscheint, daß bei keinem der 15 CCC eine Tumorkapsel vorlag.

Tabelle 1. Charakteristika epithelialer Tumoren bei Patienten mit Lebertransplantation (n = 14)

Patient Nr.	Alter (Jahre)	ptNM	Edmondson-Steiner-Klassifikation	Gefäßinfiltration	enkapsuliert infiltrierend
1	31	pT4 N0 Mx	II	–	infiltrierend
2	50	pT4 N0 Mx	II	–	enkapsuliert
3	11	pT4 N1 M1	I	Pfortader, Lebervene	infiltrierend
4	27	pT4 N0 Mx	II	Pfortader	enkapsuliert
5	50	pT4 N0 Mx	II	Pfortader	enkapsuliert
6	55	pT4 N0 Mx	III	–	infiltrierend
7	62	pT3 N0 Mx	II	–	enkapsuliert
8	45	pT4 N0 Mx	II	Pfortader	enkapsuliert
9	50	pT4 N0 Mx	III	Pfortader	enkapsuliert
10	43	pT4 N0 Mx	II	Pfortader	enkapsuliert
11	65	pT4 N0 Mx	II	Pfortader	infiltrierend
12	54	pT3 N0 Mx	II	–	infiltrierend
1	53	pT2 N1 a Mx			
2	58	pT4 N0 Mx			

Tabelle 2. Edmondson-Steiner-Klassifikation, makroskopisches und mikroskopisches Tumorwachstum, Zirrhose und AFP-Spiegel bei HCC (n = 47)

		Grad I u. II (n = 18)	Grad III u. IV (n = 29)	p
Tumorgröße	< 10 cm	15	16	n.s.
	> 10 cm	3	13	
Stadium	I u. II	8	4	0,036
	III u. IV	10	24	
M	M0	17	17	0,008
	M1	1	12	
N	N0	16	19	n.s.
	N1	2	10	
Kapselbildung	ja	13	12	n.s.
	nein	3	12	
Zirrhose	ja	13	18	n.s.
	nein	5	11	
AFP	< 200 ng/ml	13	18	n.s
	> 200 ng/ml	3	10	

Tabelle 3. Kapselbildung, TNM-Stadium und Zirrhose bei HCC (n = 59)

		Kapsel (n = 29)	Ohne Kapsel (n = 30)	p
Zirrhose	ja	22	10	0,0016
	nein	7	20	
T	T1/T2	10	7	n.s.
	T3/T4	19	23	
N	N0	24	15	0,012
	N1	5	15	
M	M0	28	19	0,0024
	M1	1	11	

Tabelle 4. TNM-Klassifikation bei epithelialen Lebertumoren (Resektion und explorative Laparotomie, n = 76)

		N0	N1	M0	M1
T1	(n = 1)	1	–	1	–
T2	(n = 19)	18	1	18	1
T3	(n = 7)	6	1	7	–
T4	(n = 49)	27	22	34	15
Total	(n = 76)	52	24	60	16
	(100%)	(68%)	(32%)	(78%)	(22%)

Tabelle 4 faßt die TNM-Klassifikation aller Patienten mit Resektion oder explorativer Laparotomie zusammen. 26 Tumoren waren solitär, 31 hatten Satellitenknoten und 19 wiesen ein multizentrisches Wachstum auf. 32 von 76 Tumoren hatten beide Leberlappen befallen. Resezierte Tumoren wiesen einen Durchmesser von 1,8–21 cm (Durchschnitt 9,1 cm) auf. Tumoren in zirrhotischer und nichtzirrhotischer Leber unterschieden sich nicht. In 21 von 76 Tumoren konnte eine Gefäßinvasion nachgewiesen werden (Pfortader 16mal, A. hepatica 2mal, V. hepatica 3mal), wobei darauf hinzuweisen ist, daß eine während explorativer Laparotomie entnommene Keilexzision oder gar eine Biopsie nicht repräsentativ sein können.

Chirurgische Maßnahmen

Das therapeutische Vorgehen bei 103 Patienten mit epithelialen Lebertumoren ist in Tabelle 5 zusammengestellt. Schließt man die 18 Patienten aus, die mit dem Ziel der Lebertransplantation aufgenommen wurden, so liegt die Resektionsrate mit 32/76 (38%) hoch. Sie ist höher bei Patienten ohne (15/29) als

Tabelle 5. Therapeutisches Vorgehen, Tumorart, Tumorstadium, Zirrhose bei 103 Patienten mit epithelialen Lebertumoren

	n	HCC	CCC	Zirrhose		Stadium				
				ja	nein	I	II	III	IVa	IVb
Patienten insgesamt	103	88	15	65	38	–	–	–	–	–
Allg. Inoperabilität	13	3	0	8	5	–	–	–	–	–
Lebertransplantation	14	12	2	10	4	0	0	3	10	1
Explorative Laparotomie	44	35	9	30	14	0	2	2	24	15
Resektion (palliativ)	32 (6)	28 (6)	4	17	15	1	16	4	10	1

mit (17/47) Zirrhose. Explorative Laparotomien, aber auch Transplantationen wurden in einem höheren Prozentsatz als Resektionen bei zirrhotischen Patienten durchgeführt. Bei über zwei Dritteln der Patienten mit Lebertransplantation, jedoch nur bei weniger als einem Drittel der Patienten mit Resektion lag ein Stadium IVa des Tumors vor. Im einzelnen bestanden die Resektionen in 9 rechtsseitigen und 5 linksseitigen Hemihepatektomien, 2 Trisegmentektomien, 15 Segmentektomien und 1 Keilexzision.

Kurzzeitprognose

In Tabelle 6 sind die Ursachen für die 30-Tage-Letalität aller operativen Eingriffe zusammengestellt. Sie betrug nach Lebertransplantation 14,3%. Ein Patient verstarb am 2. postoperativen Tag an kardialer Insuffizienz, ein zweiter nach 14 Tagen an einer Nachblutung bei Reoperation. Allerdings kam es ca. 2 Mo-

Tabelle 6. Letale Komplikationen nach Lebertransplantation und explorativer Laparotomie (30-Tage-Letalität)

	Lebertransplantation (n = 14)	Leberresektion (n = 32)	Explorative Laparotomie (n = 44)
Anzahl der Patienten mit letalen Komplikationen	2 (= 14,3%)	7 (= 21,8%)	14 (= 31,8%)
Komplikationen:			
– intraperitoneale Blutung	1	4	–
– Varizenblutung	–	1	3
– Leberversagen	–	3	8
– Ulkusperforation	–	–	1
– respiratorische Insuffizienz	–	3	4
– Multiorganversagen	–	5	8
– kardiale Insuffizienz	1	–	2

Tabelle 7. Einfluß prä- und perioperativer Faktoren auf die 30-Tage-Letalität bei Leberresektion

		Überlebenszeit		p
		< 30 Tage	> 30 Tage	
Patienten (n = 32)		7	25	
Durchschnittsalter [Jahre]		66,5	60,3	
Leberzirrhose	ja	5	11	n.s.
	nein	2	14	
Tumorgröße	< 10 cm	4	16	n.s
	> 10 cm	3	9	
AFP	< 200 ng/ml	5	18	n.s.
	> 200 ng/ml	1	3	
Operation	Major-Resektion	7	9	0,006
	Minor-Resektion	–	16	
Intraoperativer	< 3000 ml	2	25	0,0001
Blutverlust	> 3000 ml	5	–	

nate nach Transplantation noch während des Krankenhausaufenthaltes zu einer letalen CMV-Pneumonie, bei einem weiteren Patienten zu einer Sepsis, wobei die Obduktion eine peritoneale Metastasierung des Primärtumors ergab.

In Tabelle 7 werden Einflußfaktoren auf die 30-Tage-Letalität nach Lebersektion (21,8%) analysiert. Nur ein intraoperativer Blutverlust von über 3000 ml und ausgedehnte Resektionen stellen danach ein signifikantes Risiko dar. Hinsichtlich des Risikofaktors Zirrhose sei jedoch angemerkt: Bei 16 ausgedehnten Resektionen verstarben 2/8 Patienten ohne Zirrhose, dagegen 5/8 mit Zirrhose. Eingeschränkte Resektionen (n = 16) wurden von allen Patienten ohne letalen Ausgang toleriert.

Überraschend hoch ist die Letalität nach explorativer Laparotomie. Sie war ausschließlich durch fortgeschrittene Leberparenchymerkrankung (Child B und C) bedingt (Tabelle 6).

Langzeitprognose

Von den 32 durchgeführten Leberresektionen sind 6 aufgrund in der Restleber verbliebener Tumorreste (am Absetzungsgrad und im Hilusbereich) als palliativ anzusehen. Zur Beurteilung der Langzeitprognose wurden diese 6 Patienten den explorativen Laparotomien zugeordnet. Damit ergeben sich folgende Therapiegruppen: Lebertransplantation (n = 14), Resektion (n = 26) und nichtkurative Operation (n = 50). Angaben über die Langzeitprognose waren von allen Patienten verfügbar.

Die Überlebenskurven (Kaplan-Meier) dieser 3 Therapiegruppen sind in Abb. 1 enthalten. Die 1-Jahresüberlebensrate bei lebertransplantierten Patien-

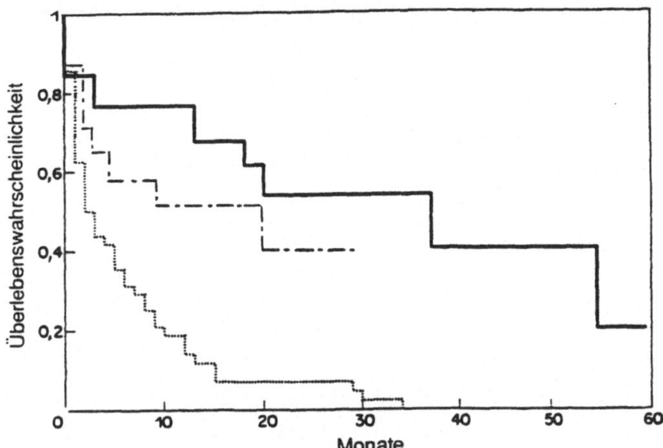

Abb. 1. Überlebensrate primärer epithelialer Lebertumoren nach chirurgischer Therapie: kurative Resektionen (n = 26, ————), Lebertransplantation (n = 14, − · − · − ·), explorative Laparotomie (n = 44, · · · · · ·)

ten beträgt 50%, bei kurativen Resektionen 78% und bei nichtkurativen Operationen 17%. Nach Lebertransplantation sind gegenwärtig 6/14 Patienten (43%) zwischen 10 und 39 Monaten am Leben. Wesentliche Todesursache bei kurativ resezierten Patienten war das Lokalrezidiv in der Restleber (9/26). Bei 2 Patienten konnten Lokalrezidive erfolgreich reoperiert werden. Fernmetastasen traten nur bei 3/26 Patienten auf. Gegenwärtig leben nach Resektion 12 Patienten, 10 sind rezidivfrei.

Erwartungsgemäß sind die Ergebnisse nach nichtkurativer Resektion schlecht. Die längste Überlebenszeit betrug in dieser Gruppe 34 Monate, die mediane Überlebenszeit 8,1 Monate.

Aufgrund der kleinen Anzahl lebertransplantierter Patienten ist kein Zusammenhang zwischen initialen Tumorcharakteristika und Langzeitprognose feststellbar.

Bei den 76 Patienten mit Resektion oder explorativer Laparotomie wurden bekannte Prognosefaktoren hinsichtlich ihrer Signifikanz evaluiert. Die Überlebenszeit ist nach kurativer Therapie gegenüber nichtkurativer Therapie hochsignifikant verlängert ($p < 10^7$). Eine Signifikanz von mindestens $p < 0,05$ hinsichtlich der Überlebenszeit sämtlicher Patienten ergab sich für AFP < 200 vs. > 200 ng/ml, fehlenden vs. positiven extrahepatischen Lymphknotenbefall, einzelnen vs. multiple Tumorknoten, Grad I und II vs. III und IV nach Edmondson-Steiner sowie Patienten mit Child A- vs. Child B- und Child C-Zirrhose. Bei kurativ resezierten Patienten mit HCC hatten eine vorhandene Zirrhose sowie die Ausbildung einer Tumorkapsel einen signifikant positiven Einfluß auf das Überleben. Die Abb. 2 und 3 verdeutlichen dies, indem die Überlebenskurven von kurativ operierten Patienten mit und ohne Zirrhose sowie mit und ohne Tumorkapsel gegenübergestellt werden.

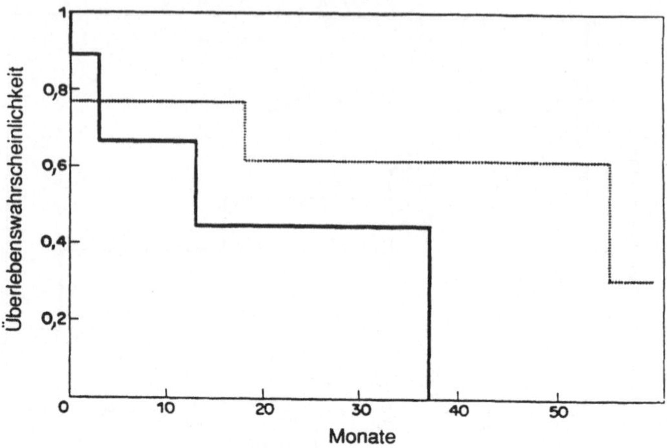

Abb. 2. Überlebensrate nach kurativer Leberresektion bei 22 Patienten mit HCC mit (n = 13, · · · · ·) und ohne (n = 9, ——————) Zirrhose

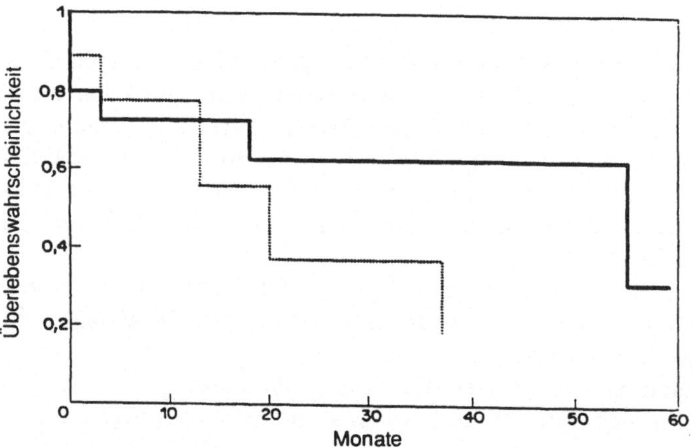

Abb. 3. Überlebensrate nach kurativer Leberresektion bei 22 Patienten mit HCC. Tumorkapsel ausgebildet (n = 13, ——————), fehlende Tumorkapsel (n = 9, · · · · ·)

Diskussion

Die Hauptformen epithelialer Lebertumoren sind das HCC und das CCC. Sie treten in einem Verhältnis von etwa 10 : 1 auf [12]. Die histomorphologische Differenzierung beider Tumorarten ist im allgemeinen eindeutig möglich, bereitet jedoch Schwierigkeiten, wenn die Zellverbände eines HCC in pseudoglandulärer Form angeordnet sind. Mischformen beider sind möglich. Während in 60−80% aller HCC eine Leberzirrhose vorhanden ist, tritt das CCC überwiegend in nichtzirrhotischen Lebern auf.

Das Ausmaß der Leberresektion bei epithelialen Lebertumoren richtet sich im wesentlichen nach der Ausdehnung des Tumors. Das therapeutische Spektrum reicht von der atypischen Resektion bis zur Trisegmentektomie und wird durch die Lebertransplantation erweitert, die im vergangenen Jahrzehnt Eingang in die klinische Routine größerer Zentren gefunden hat. Das Bestreben, ein vertretbares Minimum an Lebergewebe unter Beachtung der Radikalität zu entfernen, wird besonders bei vorhandener Leberzirrhose, also in der Mehrzahl der Patienten, verständlich. Erst in jüngster Zeit werden Überlegungen angestellt, ob nicht auch für das HCC Regeln für die Resektion zu erstellen sind, die den Wachstumscharakteristika dieser Tumoren Rechnung tragen. Eine verbesserte Beurteilung könnte durch moderne diagnostische Verfahren, wie Kernspintomographie und dreidimensionale Rekonstruktion, ermöglicht werden.

Die Frühletalität nach Leberresektion wird allgemein mit 15 – 30% angegeben [1, 10, 16]. Sie ist bei Patienten mit Leberzirrhose etwas höher [4, 10, 17]. Dem entsprechen unsere eigenen Erfahrungen. Bei nichtzirrhotischen Patienten konnten Resektionen relativ sicher durchgeführt werden: Es verstarben 2 von 16 Patienten. Hemihepatektomien und eine Trisegmentektomie resultieren bei Zirrhotikern (n = 8) in 5 tödlichen Verläufen (3 davon Child A), während keiner der Zirrhotiker nach eingeschränkten Resektionen verstarb. Die prospektive Einschätzung der Funktion der Restleber wird als essentiell angesehen. Unterschiedliche Scores [1] und Tests, wie der Indocyaningrün-Test [16], haben begrenzte Verbreitung gefunden. Die Child-Klassifikation gilt allgemein als ausreichend [5]. Wir vermeiden in letzter Zeit im Stadium Child A möglichst und bei Child B und C grundsätzlich eine ausgedehnte Resektion und favorisieren die Lebertransplantation. Der signifikante Einfluß des intraoperativen Blutverlustes auf die Operationsletalität könnte Folge der Zirrhose oder auch Wegbereiter für die spätere Leberdekompensation sein. Ein Verlust von > 3000 ml trat bei 5 Patienten auf, von denen nur einer keine Zirrhose hatte (Tabelle 7). Der Risikofaktor Blutung ist mit entsprechender Technik – Pringle-Manöver und Benutzung des Ultraschallmessers – zu verringern.

Die Langzeitergebnisse werden entscheidend vom biologischen Verhalten epithelialer Lebertumoren bestimmt. Sie sind für das HCC und das CCC etwa gleich. Die 5-Jahresüberlebensraten nach resezierenden Verfahren variieren erheblich. Zweifellos bedingt durch Unterschiede im Krankengut werden als Extreme 0 [20] und 100% [7] angegeben, im allgemeinen jedoch 15 – 30% [11, 12, 17]. Kapselbildung, gut differenzierte Tumoren und niedriger präoperativer AFP-Spiegel gelten als Faktoren, die mit einer günstigen Prognose korrelieren. Die Bedeutung der Leberzirrhose für die Langzeitprognose wird unterschiedlich beurteilt [1, 5, 8, 10]. Komplikationen einer Leberzirrhose sind in bis zu 50% Ursache der Spätletalität. Die Liver Cancer Study Group of Japan [12] berichtet über eine 4-Jahresüberlebensrate von 30% bei Nicht-Zirrhotikern, während weniger als 10% bei vorhandener Zirrhose nach 34 Monaten am Leben waren. Auch im Krankengut von Bismuth [1] überlebten nur 13% der Zirrhotiker 3 und keiner 5 Jahre. Andererseits neigen HCC in zirrhotischen Lebern zur Ausbildung der prognostisch günstigen Tumorkapsel. Das mag ein wichtiger Grund dafür sein, daß nach unseren Ergebnissen wie auch anderen Berichten [5, 8, 10] eine Begleitzirrhose nicht mit einer schlechteren Prognose einherging.

Die Evaluierung unseres Krankengutes läßt folgende prognostisch relevante Schlüsse zu: Die weniger differenzierten Tumoren der Grade III und IV nach Edmondson u. Steiner führten signifikant häufiger zu extrahepatischen Metastasen (Tabelle 2). Sie neigen wahrscheinlich auch vermehrt zur Lymphknotenmetastasierung, zu infiltrativem Wachstum und höheren AFP-Werten, wobei jedoch keine Signifikanz erreicht wurde. In zirrhotischen Lebern wurde in 68% eine Tumorkapsel beobachtet (26% in Lebern ohne Zirrhose). Ohne Kapsel kam es signifikant häufiger zu extrahepatischen Metastasen (N1, M1; Tabelle 3). Extrahepatische Metastasen waren erwartungsgemäß auch bei T4-Tumoren (Tabelle 4) häufiger zu finden.

Schon Foster u. Berman [4] vermuteten, daß besonders in Lebern mit Zirrhose die Multizentrizität des HCC Folge einer Tumorausbreitung über die Pfortader ist. In Untersuchungen von Okamoto et al. [16] wiesen Tumoren einer Größe von <2 cm in 20%, bei <3 cm in 50% eine Pfortaderinvasion auf. Damit lassen größere Tumoren zweifellos eine höhere Rate intrahepatischer Metastasen erwarten [8]. Kapselbildende Tumoren neigen seltener und zu einem späteren Zeitpunkt zur Gefäßinvasion [9], worin ein wesentlicher Grund für ihre günstigere Prognose besteht. 21 von 72 Tumorpräparaten wiesen in unserem Krankengut eine Gefäßinvasion auf. Bei 9 der 14 nach Resektion verstorbenen Patienten war ein Lokalrezidiv Todesursache. Die letalen Lokalrezidive wurden fast ausschließlich bei Tumoren mit Gefäßinvastion beobachtet. Damit könnten durch ausgedehnte Resektion bei kleinen Lebertumoren die Ergebnisse zu verbessern sein. Dem Resektionsausmaß werden jedoch meist durch die vorhandene Zirrhose Grenzen gesetzt. Der anatomischen Segmentstruktur der Leber und damit der portalen Metastasierung entsprechend, sollte jedoch die Segment- oder Bisegmentektomie der atypischen bzw. Keilresektion vorgezogen werden. In unserem Krankengut stehen 15 Segmentresektionen einer atypischen Resektion gegenüber.

Nach Lebertransplantation liegt die 3-Jahresüberlebensrate unter 30% [2, 6, 15, 19]. Sie ist bei Patienten, deren Tumor ein Zufallsbefund in einer zirrhotischen Leber war, besser als bei jenen, deren Karzinom Anlaß zur Transplantation gab. Mit Ausnahme von 3 Patienten wurden die Tumoren bei unseren lebertransplantierten Patienten durchweg als Stadium IV klassifiziert. Sie stellen also eine ausgesprochene Negativselektion dar. Bei einer Überlebensrate von 50% nach einem Jahr und 40% nach zwei Jahren dürfte ein Langzeitergebnis zu erwarten sein, das dem obengenannten entspricht. Bei den 5 Patienten mit Tumorrezidiv handelt es sich um T4-Tumoren (Patient 1, 3, 5, 6, 11), wovon 4 ein infiltrierendes Wachstum aufwiesen.

Von der Arbeitsgruppe um Starzl wurde eine kleine Zahl von Patienten (n = 14) mit inzidentiellen Lebertumoren, die prinzipiell ohne die schwere Begleitzirrhose resezierbar gewesen wären, behandelt. Die Tumoren beeinträchtigen die Überlebenschancen nach Transplantation nicht (4-Jahrenüberlebensrate bei etwa 90% [6]). Die durch Transplantation erreichbare

Tumorheilung ist damit prinzipiell ähnlich wie bei resezierenden Verfahren: Ausgedehnte Tumoren, die meist ungünstige Wachstumskriterien aufweisen, neigen nach Resektion und Transplantation zu Rezidiven. Fernmetastasen, aber auch erneutes Tumorwachstum im Transplantat sind Haupttodesursachen [2, 15]. Es gelten offenbar ähnliche Prognosefaktoren wie nach Resektion. Aufgrund der frühen extrahepatischen Tumormetastasierung, die wahrscheinlich bereits mit dem Auftreten multipler Tumorknoten in der Leber einhergeht, kann die Transplantation das Fernrezidiv nicht verhindern, und es kommt möglicherweise wegen ungünstiger Nidationsbedingungen zirkulierender Tumorzellen zum Transplantatbefall. Es erscheint überlegenswert, ob in Verbindung mit der Lebertransplantation dem Metastasierungsverhalten von Lebertumoren in einer Studie onkologisch interessierter Zentren nachgegangen werden sollte.

Unter diesen onkologischen Aspekten kann die Indikation zur Lebertransplantation bei dem allgemeinen Mangel an Spenderorganen gegenwärtig sicher nicht großzügiger gestellt werden. Nicht zuletzt unter ethischen Gesichtspunkten hat sie jedoch bei Tumoren, die aufgrund der intrahepatischen Ausdehnung (Befall beider Lappen, Hilusinfiltration) oder unter funktionellen Aspekten nicht reseziert werden können, eine Berechtigung, da sie die einzig mögliche Therapieform für diese Patientengruppen darstellt.

Literatur

1. Bismuth H, Houssein D, Ornowsky J, Meriggi F (1986) Liver resection in cirrhotic patients. A Western experience. World J Surg 10:311
2. European Liver Transplant Registry (1990) Bismuth H (ed). Villejuif, Paris
3. Edmondson JA, Steiner PE (1954) Primary carcinoma of the liver. A study of 100 cases among 48 900 necropsies. Cancer 7:462
4. Foster JH, Berman MM (1977) Solid liver tumours. In: Ebert WB (ed) Major problems in clinical surgery, vol XXII. Saunders, Philadelphia
5. Franco D, Capussotti L, Smadja C et al. (1990) Resection of hepatocellular carcinomas. Results in 72 European patients with cirrhosis. Gastroenterology 98:733
6. Iwatsuki S, Starzl TE (1987) Liver transplantation in the treatment of liver cancer. In: Okuda K, Ishak KG (eds) Neoplasms of the liver. Springer, Berlin Heidelberg New York Tokyo
7. Kanai T, Hirohashi S, Upton MP et al. (1987) Pathology of small hepatocellular carcinoma. A proposal for a new gross classification. Cancer 60:810
8. Kinami Y, Takashima S, Myazaki I (1986) Hepatic resection for hepatocellular carcinoma associated with liver cirrhosis. World J Surg 10:294
9. Kojiro M, Nakashima T (1987) Pathology of hepatocellular carcinoma. In: Okuda K, Ishak KG (eds) Neoplasms of the liver. Springer, Berlin Heidelberg New York Tokyo
10. Lee NW, Wong J, Ong GB (1982) The surgical management of primary carcinoma of the liver. World J Surg 6:66
11. Lin TY, Lee CS, Chen KM, Chen CC (1987) Role of surgery in the treatment of primary carcinoma of the liver: A 31-year experience. Br J Surg 74:839

12. Liver Cancer Study Group of Japan (1987) Primary liver cancer in Japan. Sixth Report. Cancer 60:1400
13. Muñoz N, Bosch X (1987) Epidemiology of hepatocellular carcinoma. In: Okuda K, Ishak KG (eds) Neoplasms of the liver. Springer, Berlin Heidelberg New York Tokyo
14. Nakashima T, Kojiro M (1986) Pathologic characteristics of hepatocellular carcinoma. Semin Liver Dis 6:259
15. O'Grady JG, Polson RJ, Rolles K (1989) Liver transplantation for malignant disease. Ann Surg 207:373
16. Okamoto E, Yamanaka N, Toyosaka A, Manaka N, Ybuki K (1987) Current status of hepatic resection in the treatment of hepatocellular carcinoma. In: Okuda K, Ishak KG (eds) Neoplasms of the liver. Springer, Berlin Heidelberg New York Tokyo
17. Okuda K and the Liver Cancer Study Group of Japan (1984) Primary liver cancer in Japan. Report 5. Cancer 54:1747
18. Okuda K, Peters RL, Simson IW (1984) Gross anatomic features of hepatocellular carcinoma from three disparate geographic areas. Proposal for a new classification. Cancer 54:2165
19. Pichlmayr R, Ringe B, Wittekind C et al. (1989) Liver grafting for malignant tumors. Transplant Proc 21:2403
20. Wood WJ, Rawling M, Evans H, Lim CN (1988) Hepatocellular carcinoma: Importance of histologic classification as a prognostic factor. Am J Surg 155:663

Indikation und Begrenzung der Notfalltherapie bei Patienten mit hepatozellulärem Karzinom: Eine retrospektive Studie

R. VIEBAHN, K. E. GRUND, W. LAUCHART

Abteilung für Allgemeine Chirurgie, Poliklinik, Chirurgische Universitätsklinik, Hoppe-Seyler-Straße 3, W-7400 Tübingen, BRD

Einleitung

Die große Mehrzahl der hepatozellulären Karzinome (HCC) wird, aufgrund der großen Fortschritte der bildgebenden Verfahren (CT, Sonographie), inzwischen klinisch diagnostiziert und stellt nicht mehr einen Zufallsbefund im Rahmen autoptischer Untersuchungen dar. Dennoch ist die überwiegende Anzahl der Patienten mit hepatozellulärem Karzinom zum Zeitpunkt der Diagnosestellung inoperabel [3]. Aus diesem Grund ergibt sich auch häufiger die Situation, daß Patienten mit bekanntem hepatozellulären Karzinom und akuten Komplikationen dieses Grundleidens oder Komplikationen eines koinzidenten anderen Leidens dem Chirurgen vorgestellt werden. In solchen Situationen (Ruptur des Leberkarzinoms, Tumorblutung, iatrogene Komplikationen, extrahepatische akute Erkrankungen) ist eine sorgfältige Abwägung des Gewinns einer notfallmäßig durchgeführten chirurgischen Intervention im Verhältnis zu Zustand und Prognose des Patienten vorzunehmen. Um der Frage nach der Häufigkeit, der Prognose und dem klinischen Verlauf der beschriebenen Patientengruppe nachzugehen, wurde das Krankengut der Chirurgischen Universitätsklinik Tübingen einer retrospektiven Analyse unterzogen.

Material und Methoden

Mit Hilfe des Tumornachsorgeregisters und der Dokumentationsabteilung der Chirurgischen Universitätsklinik Tübingen wurden die vorhandenen Daten aller hier zwischen Januar 1985 und Juni 1989 behandelten Patienten mit HCC gesammelt. Darüber hinaus wurde durch Anfragen bei den behandelnden Hausärzten und den zuständigen Bürgermeisterämtern Informationen über die Überlebenszeiten eingeholt.

Es konnten insgesamt 51 Patienten ermittelt werden, die im genannten Zeitraum wegen eines hepatozellulären Karzinoms der Klinik zugewiesen wurden. Es handelte sich um 12 Frauen und 39 Männer, das mittlere Alter betrug 60,5 Jahre. Der jüngste Patient war 21, der älteste Patient 78 Jahre alt. 50% der Patienten litten an einer Leberzirrhose.

Ch. Herfarth / P. Schlag (Hrsg.)
Neue Entwicklungen in der Therapie von Lebertumoren
© Springer-Verlag Berlin Heidelberg 1991

Ergebnisse

Die überwiegende Mehrzahl (47,1%) fand sich zum Zeitpunkt der Zuweisung in einem Tumorstadium, in dem eine chirurgische Therapie mit kurativem und palliativem Ziel nicht mehr sinnvoll erschien; lediglich 20 Patienten (39,2%) wurden einer Leberresektion, einer Lebertransplantation oder einer palliativen Embolisationsbehandlung zugeführt. Bei 7 Patienten schließlich (13,8%) waren eine notfallmäßige chirurgische und/oder radiologische Intervention erforderlich. Unter diesen Patienten befanden sich 3 Männer, bei denen eine Tumorruptur mit Hämoperitoneum die Erstmanifestation ihres Tumorleidens darstellte. Bei einem Patienten wurde eine Embolisation des den Tumor versorgenden Gefäßes vorgenommen, bei einem Patienten wurde zunächst laparotomiert und tamponiert und dann die Embolisation angeschlossen. Bei einem Patienten war die Übernähung des Tumorknotens zur Blutstillung ausreichend, ein Patient stabilisierte sich ohne Intervention.

Eine Patientin wurde mit bekanntem HCC und komplizierender Cholezystitis vorgestellt und cholezystektomiert. Zwei weitere Patienten mußten wegen

Tabelle 1. Krankheitsverlauf bei Patienten mit hepatozellulärem Karzinom

Komplikation	Eingriffe	Überleben
Tumorruptur/Blutung ($n = 4$)	● Laparotomie Tamponade Embolisation	20 Mon.
● Zirrhose	● Laparotomie Übernähung	2 Wo.
	Übernähung	1 Mon.
	konservativ	1 Mon.
akute Cholezystitis ($n = 1$)	Cholezystektomie	1 Mon.
Blutung nach Angiographie ($n = 2$)	Revision	2 Tage
	Übernähung	5 Mon.

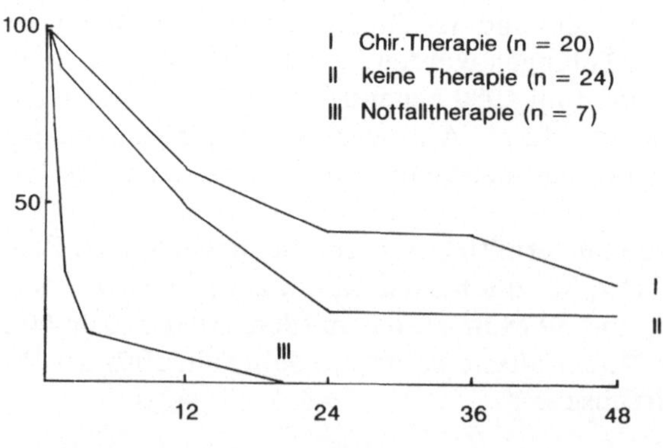

Abb. 1. Überlebenszeit nach Diagnosestellung eines hepatozellulären Karzinoms (in Monaten)

Blutungen im kleinen Becken nach angiographischer Diagnostik bzw. Intervention operiert werden, wobei eine erhebliche Arteriosklerose die iatrogene Perforation der Beckenarterien begünstigt hatte. Der weitere Krankheitsverlauf bei diesem Patienten geht aus Tabelle 1 hervor. Wenngleich die Mehrzahl der notfallmäßig versorgten Patienten innerhalb der ersten 2 Monate an Tumorkachexie oder Leberausfall verstarb, überlebten 2 Patienten 5 bzw. 20 Monate den Notfalleingriff bei befriedigender Lebensqualität. Die Überlebenszeiten der beiden anderen Patientengruppen gehen aus Abb. 1 hervor. Sie liegen deutlich über den Überlebenszeiten der Patienten, die einer Notfalltherapie zugeführt werden mußten. Wir konnten einzelne Patienten bis 3 bzw. 5 Jahre nach Diagnosestellung beobachten.

Diskussion

Zur Indikationsstellung und Behandlung von Patienten mit bestehendem hepatozellulärem Karzinom, bei denen eine Notfallsituation schnelles Handeln erfordert, liegen nur wenige Daten vor. Diese beziehen sich überwiegend auf die Behandlung von spontanen Rupturen und Tumorblutungen [4, 5, 6]. So beschreiben Chen et al. und Hsieh et al. einen hohen Anteil von Tumorkranken, bei denen die Ruptur oder Blutung das erste Symptom der Erkrankung überhaupt darstellt (11 von 17 Patienten bzw. 10 von 27 Patienten). Die o. g. Autoren empfehlen die transarterielle Embolisation mit Gelatinepartikeln oder -schaum, auch hier werden Überlebenszeiten von mehreren Jahren angegeben. Zhou et al. [9] berichten von 2 Patienten, die 11 und 16 Jahre nach Resektion eines rupturierten hepatozellulären Karzinoms beschwerdefrei ihrer Arbeit nachgehen, und kommen zu dem Schluß, daß die intraperitoneale Ruptur eines primären Leberkarzinoms bei entsprechender Therapie die Möglichkeit der Heilung nicht unbedingt ausschließt. Allison et al. [1] beschreiben als Hauptkomplikation der Embolisationsbehandlung Leberabszesse, Sepsis, Nierenversagen und Darminfarkte. Darüber hinaus wird auf die Möglichkeit der Tumorruptur nach elektiver Embolisation hingewiesen.

Die hier gesehenen 2 Patientengruppen verhalten sich bezüglich ihrer Überlebenskurven analog zu den von Okuda et al. [8] erarbeiteten Überlebenskurven in Spontanverlauf und palliativer Therapie des primären Leberzellkarzinoms. Der ungünstige Einfluß einer gleichzeitig bestehenden Leberzirrhose zeigt sich in allen drei beschriebenen Patientengruppen.

In Anbetracht der insgesamt nach wie vor ungünstigen Prognose des Leberzellkarzinoms wird daher ein differenziertes Entscheidungsschema vorgeschlagen (Abb. 2), das ähnlich wie bei der Behandlung polytraumatisierter Patienten nach der akuten Notfalldiagnostik und -therapiephase eine Stabilisierungsphase mit weiterer elektiver Diagnostik vorsieht, um dann, unter Einbeziehung aller verfügbaren Daten, eine Entscheidung über eine stadiengerechte Fortsetzung der Notfalltherapie mit dem Ziel einer Wiederherstellung einer guten Lebensqualität zu verfolgen oder aber die Therapie zu limitieren.

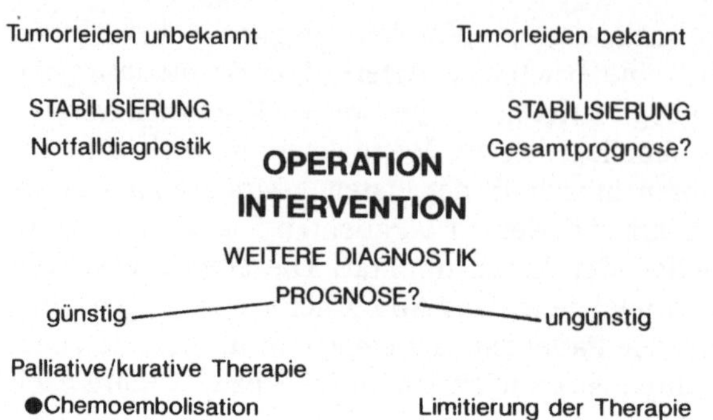

Abb. 2. Notfalltherapie bei hepatozellulären Karzinom

Als Parameter für einen möglicherweise zu erwartenden günstigen oder ungünstigen Verlauf der Erkrankung werden hier die intraoperativ gesicherte Tumorausdehnung, die Funktionsfähigkeit des Parenchyms der Restleber, der Grad der Metastasierung, das Vorliegen einer Zirrhose und das Alter des Patienten eine entscheidende Rolle spielen. Jedenfalls scheint es gerechtfertigt, die Möglichkeiten einer palliativen oder kurativen Behandlung auch nach Beherrschung einer lebensbedrohlichen Notfallsituation, die vom Tumorleiden ausgelöst wurde, zu überprüfen.

Literatur

1. Allison DJ, Jordan H, Hennessy O (1985) Therapeutic embolisation of the hepatic artery: A review of 75 procedures. Lancet II:595–598
2. Bengmark S, Hafström L, Jeppsson B, Sundquist K (1982) Primary carcinoma of the liver: Improvement in sight? World J Surg 6:54–60
3. Bismuth H, Houssin D, Ornowski J, Meriggi F (1986) Liver resections in cirrhotic patients: A Western experience. World J Surg 10:311–317
4. Chen MF, Jan YY, Lee TY (1986) Transcatheter hepatic arterial embolization followed by hepatic resectioin for the spontaneous rupture of hepatocellular carcinoma. Cancer 58:332–335
5. Chearanai O, Plengvanit U, Asavanich C, Damrongsak D, Sindhvananda K, Boonyapisit S (1983) Spontaneous rupture of primary hepatoma. Cancer 51:1532–1536
6. Hsieh JS, Huang CJ, Huang YS, Sheen PC, Huang TJ (1987) Intraperitoneal hemorrhage due to spontaneous rupture of hepatocellular carcinoma. AJR 149:715–717
7. Kuo-Shyang J, Ching HJ (1988) The role of surgery in the management of unusual complications of transcatheter arterial embolization for hepatocellular carcinoma. World J Surg 12:362–368
8. Okuda K, Ohtsuki T, Obata H et al. (1985) Natural history of hepatocellular carcinoma and prognosis in relation to treatment. Study of 850 patients. Cancer 56:918–928
9. Zhou XD, Tang ZY, Yu YQ et al. (1989) Long-term survivors after resection for primary liver cancer. Cancer 63:2201–2206

Hepatozelluläres und fibrolamelläres Karzinom des jungen Erwachsenen: Ein Vergleich in Epidemiologie, Klinik und Prognose

A. WEIMANN, B. RINGE, C. WITTEKIND, S. MAUZ, P. LAMESCH, G. TUSCH, R. PICHLMAYR

Klinik für Abdominal- und Transplantationschirurgie, Medizinische Hochschule Hannover, Konstanty-Gutschow-Straße 8, W-3000 Hannover 61, BRD

Einleitung

Die Inzidenz des primären hepatozellulären Karzinoms (HCC) ist weltweit und ethnologisch unterschiedlich. Während sie in Afrika bis zu 150 pro 100000 Einwohner beträgt, liegt sie in Europa bei <5 pro 100000 [1, 14]. Bei nichtgeklärter Ätiologie besteht eine Assoziation mit einer vorausgegangenen Hepatitis B und einer Leberzirrhose [14]. Für die Bundesrepublik Deutschland werden in 12% der Fälle ein positives HB_s-Antigen und in 93% der Fälle eine Leberzirrhose angegeben, so daß die Präsenz der Zirrhose wahrscheinlich unabhängig von der Ätiologie entscheidend für die Entwicklung eines HCC ist [22]. Bekannt ist ferner die mit HB_sAg und Zirrhose assoziierte Erhöhung des Tumormarkers Alpha-Fetoprotein (AFP) [23, 29], welche bei etwa 70% der HCC [26, 29] angetroffen werden kann. In einer großen japanischen Studie [28] lag das Männer : Frauen-Verhältnis bei 4,5 : 1, das Durchschnittsalter der Patienten betrug 56 Jahre. Nur 1,55% der Patienten waren jünger als 30 Jahre.

Vom HCC als Variante abgegrenzt wird seit 1980 das fibrolamelläre Karzinom (FLC) [2, 6].

1956 hatte Edmondson [7] bei einem 14jährigen Mädchen erstmalig ein HCC mit ungewöhnlich ausgeprägtem Stroma beschrieben, wobei auch noch 2 Jahre nach der erfolgreichen Resektion des Tumors kein Hinweis für ein Rezidiv bestand. Die histologisch auffallenden lamellenartigen Bindegewebssepten und die Eosinophilie der neoplastischen Hepatozyten führten zu der Bezeichnung als fibrolamelläres Karzinom. Diesen Tumor beobachteten Berman et al. [2] und Craig et al. [6] besonders bei jüngeren Patienten (Durchschnittsalter 23,1 und 26,4 Jahre) ohne Hepatitis oder Zirrhose in der Anamnese. Hierbei waren vermehrt Frauen betroffen. Eine auffällige Erhöhung des Tumormarkers AFP bestand nicht. Angegeben wurden ferner eine bevorzugte Lokalisation des linken Leberlappens sowie eine bessere Resektabilität und günstigere Prognose. Symptom, welches als Hinweis auf ein fortgeschrittenes Tumorwachstum zur Diagnose eines Lebertumors führte, war zumeist eine Hepatomegalie mit palpabler Resistenz im Oberbauch.

In der vorliegenden Studie wurde das eigene Patientengut mit FLC zum Vergleich von Epidemiologie, Klinik und Prognose einem selektierten Kollektiv junger Patienten mit HCC gegenübergestellt.

Ch. Herfarth / P. Schlag (Hrsg.)
Neue Entwicklungen in der Therapie von Lebertumoren
© Springer-Verlag Berlin Heidelberg 1991

282   A. Weimann et al.

Material und Methoden

Retrospektiv wurden die klinischen Daten von 50 Patienten (HCC: n = 31, FLC: n = 19) aus den Jahren 1977–1989 ausgewertet. Zur Überprüfung der Differentialdiagnose zwischen HCC und FLC wurden die vorliegenden histologischen Schnitte nachbefundet. Bei 21 Männern und 10 Frauen mit HCC betrug das Verhältnis M : F 2,1 : 1. Das Durchschnittsalter lag im Median bei 24 (13–34) Jahren. Ein FLC fand sich bei 11 Männern und 8 Frauen (1,4 : 1) mit einem Durchschnittsalter von 19 (12–27) Jahren.

Die statistische Aufarbeitung erfolgte für den Vergleich der klinischen Symptome mit dem Chi-Quadrat-Test in der Korrektur von Yates, für die Laborparameter mit dem U-Test von Mann u. Whitney und für die Überlebensraten mit dem BMDP-PIL-Programm nach Breslow und Mantel-Cox.

Ergebnisse

Epidemiologie und Klinik

Die Anamnesedauer betrug ohne signifikanten Unterschied bei den Patienten mit HCC im Median 3 Monate (3 Tage bis 24 Monate), bei denen mit FLC 6 Monate (2 Wochen bis 24 Monate). Bei der Aufnahme fand sich bei 22 Patienten mit HCC (73,3%) sowie bei 13 Patienten mit FLC (68,4%) eine Hepatomegalie mit palpabler Oberbauchresistenz. Lediglich bei Patienten mit HCC bestand ein positives HB_s-Antigen in 12 Fällen (38,7%), eine Leberzirrhose in 7 Fällen (22,6%). Der Tumormarker AFP war ausschließlich bei Patienten mit HCC in 21 Fällen (67,7%) verdächtig erhöht.

Tabelle 1. Symptomatik bei Patienten mit HCC und FLC

Gesamt (n = 50)	HCC (n = 31)	FLC (n = 19)
● Oberbauchschmerzen n = 33 (66,0%)	24 (80,6%)	9 (42,1%)
● Erbrechen, Durchfall n = 26 (52,0%)	16 (51,6%)	10 (52,6%)
● Müdigkeit, Leistungsabfall n = 18 (36,0%)	9 (25,8%)	9 (52,6%)
● Gewichtsabnahme n = 18 (36,0%)	12 (41,9%)	6 (26,3%)
● Ikterus n = 7 (14,0%)	7 (22,6%)	0
● Temperaturen n = 7 (14,0%)	4 (12,9%)	3 (15,8%)

Als Beschwerden (Tabelle 1) wurden vor allem uncharakteristische Oberbauchschmerzen von 33 (66,0%) der 50 Patienten und Erbrechen und Durchfall von 26 (52,0%) angegeben. Oberbauchschmerzen bestanden nicht signifikant häufiger bei Patienten mit HCC in 24 Fällen (80,6%) als bei denen mit FLC (9 – 42,1%). Ein Ikterus wurde nur bei Patienten mit HCC in 7 Fällen (14,0%) beobachtet. Entsprechend der unspezifischen Symptomatik waren Fehldiagnosen Gastritis, Ulkus, Hepatitis und Wurmerkrankung sowie bei bereits diagnostizierter intrahepatischer Raumforderung Hämangiom und Echinokokkose.

Labor

Bei den Leberenzymen fand sich präoperativ im Median eine pathologische Erhöhung für die S-GOT (HCC: 47 – Range: 17–376 U/l; FLC: 21 – 12–250 U/l), S-GPT (HCC: 37 – 11–216 U/l; FLC: 36 – 12–241 U/l), S-GLDH (HCC: 16 – 2–134 U/l; FLC: 5 – 3–122 U/l) und S-AP (HCC: 312 – 23–2739 U/l; FLC: 246 – 60–896 U/l). Es bestand eine signifikant höhere S-GOT (p < 0,001) und S-GLDH (p < 0,001), sowie ein höheres S-Bilirubin (p < 0,05) für Patienten mit HCC. Keine signifikanten Unterschiede bestanden für die S-GPT, S-AP und die für beide Kollektive normale Lebersyntheseleistung in S-ChE, S-Protein und Quick (Abb. 1 und 2). Die Blutsenkungsgeschwindigkeit ergab für Patienten mit FLC einen signifikant höheren Wert (p < 0,05) in der 1. Stunde mit 58 (4–138) mm als bei solchen mit HCC mit 35 (3–87) mm.

Operationen

Von den 31 Patienten mit HCC konnten 12 einer Resektion und 10 einer Lebertransplantation zugeführt werden (Abb. 3). Bei den übrigen 9 Patienten erfolgten 4 explorative Laparotomien. Zwei Patienten verstarben auf der Warteliste für eine Lebertransplantation, einer vor der geplanten explorativen Laparotomie. Zwei Patienten erhielten ohne Operation eine Chemotherapie. Von den 19 Patienten mit FLC konnten 15 reseziert und 4 transplantiert werden (Abb. 4).

Tumorlokalisation und -ausbreitung

Bei 22 resezierten und transplantierten Patienten mit HCC sowie 19 mit FLC war der Tumor wie folgt lokalisiert: linker Leberlappen: HCC n = 2, FLC n = 5; rechter Leberlappen: HCC: n = 5, FLC: n = 4; zentral: HCC n = 1, FLC n = 2; bilobär: HCC n = 15, FLC n = 3. Die bilobäre Tumorausbreitung fand sich beim HCC signifikant (p < 0,01) häufiger als beim FLC. Ein solitärer Tumor bestand beim HCC in 11, beim FLC in 17 Fällen. Ein multilokuläres Wachstum war beim HCC mit 11 Fällen signifikant (p < 0,05) häufiger als

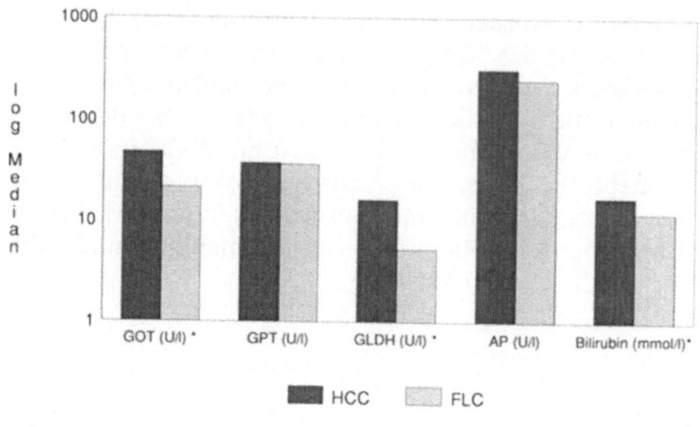

Abb. 1. Präoperative Leberenzyme und S-Bilirubin bei Patienten mit HCC und FLC

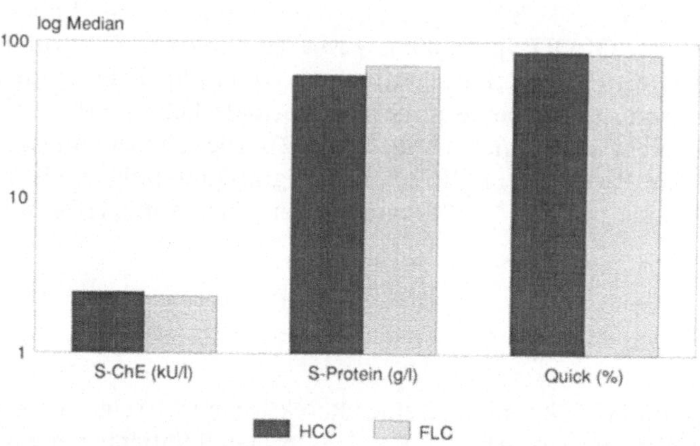

Abb. 2. Präoperative Lebersyntheseleistung bei Patienten mit HCC und FLC

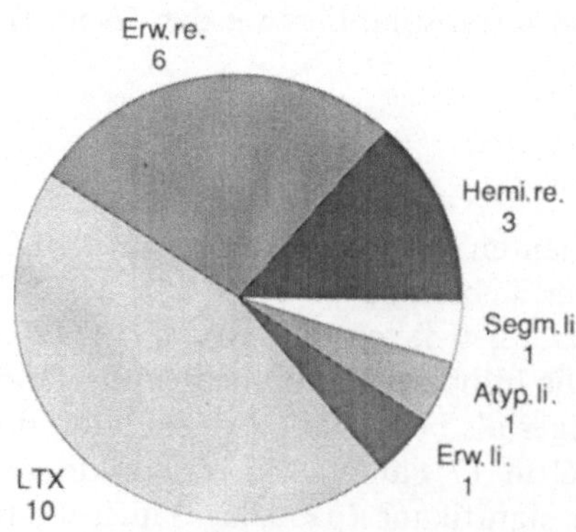

Abb. 3. Verteilung der Resektionen und Lebertransplantationen bei 22 Patienten mit HCC

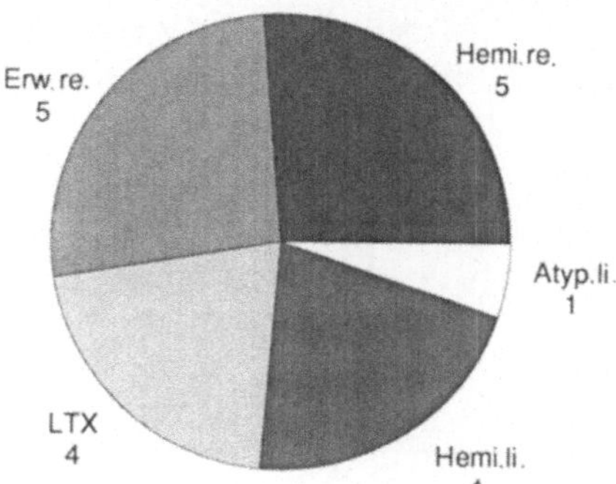

Abb. 4. Verteilung der Resektionen und Lebertransplantationen bei 19 Patienten mit FLC

beim FLC mit 2 Fällen anzutreffen. Für die Häufigkeit des regionalen Lymphknotenbefalls ergab sich zwischen beiden Kollektiven (HCC n = 6, FLC n = 8) kein signifikanter Unterschied.

Prognose

Von den 31 Patienten mit HCC lebten am 31. 10. 1989 ohne Rezidiv 3 Patienten (9,7%), mit Rezidiv kein Patient. Bei 2 Patienten fehlten Informationen zum weiteren Verlauf. Von den 19 Patienten mit FLC lebten bei vollständigem Follow-up ohne Rezidiv 6 Patienten (31,6%) und mit Rezidiv 2 Patienten (6,5%).

Nach Resektion des Tumors war die mediane Überlebensdauer für das FLC mit 54 (4–77) Monaten signifikant (p < 0,05) besser als für das HCC mit 13

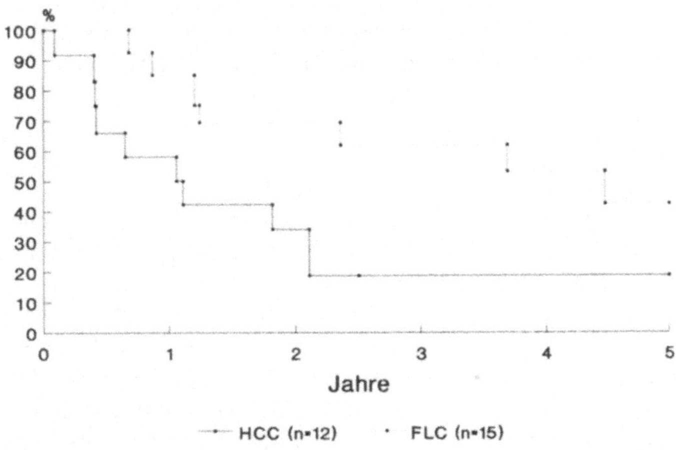

Abb. 5. Kaplan-Meier-Überlebenskurve bei resezierten Patienten mit HCC und FLC mit und ohne Lymphknotenbefall

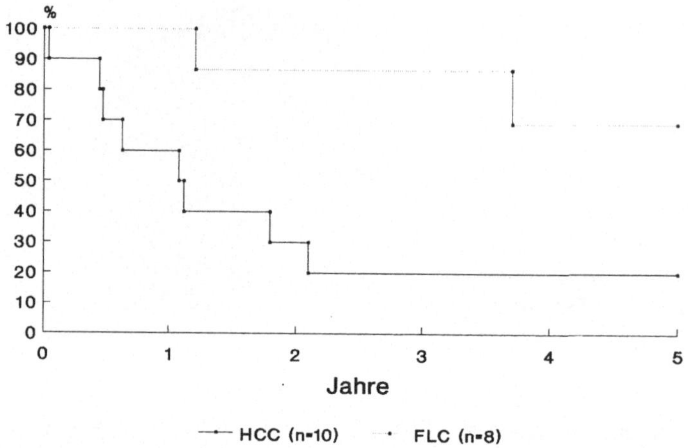

Abb. 6. Kaplan-Meier-Überlebenskurve bei resezierten Patienten mit HCC und FLC *ohne* Lymphknotenbefall

(1–80) Monaten. Entsprechend lag die 5-Jahresüberlebensrate für das FLC mit 43% signifikant (p<0,05) höher als beim HCC mit 17% (Abb. 5).

Sofern kein Lymphknotenbefall bestand, fand sich für das FLC eine Überlebensdauer bei 75% der Patienten über 45 Monate (5-Jahresüberlebensrate 69%) sowie für das HCC im Median von 13 Monaten (5-Jahresüberlebensrate 20%) (p<0,05) (Abb. 6).

An Komplikationen der Lebertransplantation verstarben in der frühen postoperativen Phase 4 von 14 Patienten (HCC: 3, FLC: 1). Diese wurden bei der Berechnung der Überlebensrate der Transplantierten nicht berücksichtigt. So ergab sich eine mediane Überlebensdauer von 12 (2–41) Monaten für das HCC (ohne Lymphknotenbefall 13 Monate) sowie bei 3 Patienten mit FLC von 12, 39 und 50 Monaten. Hierbei hatte der FLC-Patient mit einer Überlebensdauer von 12 Monaten tumorpositive Lymphknoten.

Diskussion

Der vorgenommene Vergleich von zwei Kollektiven junger Patienten mit HCC und FLC bestätigt die bekannte Abgrenzung des FLC als einer eigenständigen Entität [2, 6]. Eine höhere Inzidenz des FLC bei Frauen [2, 17, 24, 32] konnte nicht festgestellt werden. Bekannt ist für das FLC das Fehlen einer Assoziation mit einer vorausgegangenen Hepatitis und/oder Zirrhose [2, 8, 12, 14], wobei Ausnahmen [6, 16, 32] bekannt sind. Eine Zirrhose fand sich jedoch nur bei 23% der jungen Patienten mit HCC. Dies mag durch das Alter und die relativ kurze Zeitspanne für die Entwicklung einer Zirrhose bedingt sein. Ferner zeigt dies, daß die Entstehung eines HCC auch ohne vorbestehende Zirrhose möglich ist.

Eine tumorverdächtige Erhöhung des AFP wurde beim FLC auch in unserem Kollektiv nicht beobachtet, ist jedoch für Einzelfälle [11, 16, 30, 32] ebenfalls beschrieben worden. Spezifische Marker des FLC sind eine Erhöhung der Vitamin-B$_{12}$-Bindungskapazität [19] und der Neurotensinkonzentration im Serum [5] sowie ein erhöhtes Kupfer und kupferbindendes Protein in den malignen Hepatozyten [13, 30]. Serumbestimmungen lagen in unserem Kollektiv nicht vor. Immunhistochemisch wurde jedoch bei 13 Patienten ein neuroendokriner Marker nachgewiesen [31].

Relevante Unterschiede in der klinischen Symptomatik zwischen HCC und FLC fanden sich nicht. Im Vordergrund standen unspezifische Oberbauchschmerzen und gastrointestinale Beschwerden.

Die mögliche Auswirkung einer unterschiedlichen Tumoraktivität zeigten die präoperativ signifikant höheren Werte von S-GOT, S-GLDH, und S-Bilirubin beim HCC. Dies erklärt auch den nur bei Patienten mit HCC in 23% der Fälle aufgetretenen Ikterus, welcher jedoch auch beim FLC [16] beobachtet werden kann. Ferner fand sich beim FLC eine höhere Blutsenkungsgeschwindigkeit.

Für die intrahepatische Tumorlokalisation konnte eine Bevorzugung des linken Leberlappens [2, 6] nicht gezeigt werden.

Beim HCC bestand signifikant häufiger eine bilobäre und multilokuläre Ausbreitung, was auch die höhere Rate an Lebertransplantationen in dieser Gruppe erklärt. Für die Häufigkeit der Lymphknotenbeteiligung der resezierten und transplantierten Patienten fand sich kein Unterschied zwischen beiden Kollektiven. Während alle FLC einer Resektion oder Transplantation zugeführt werden konnten, war dies bei den HCC nur in 73% der Fälle möglich.

Bezüglich der Prognose zeigte sich entsprechend den Literaturangaben [2, 8, 10, 12, 15, 24, 32] eine signifikant bessere 5-Jahresüberlebensrate der resezierten Patienten mit FLC im Vergleich zu denen mit HCC [4, 10, 20, 32]. Dies könnte u. a. auch durch die höhere Resektabilität des FLC bedingt sein. Für resezierte Patienten ohne Lymphknotenbefall betrug diese für das FLC 69%, für das HCC nur etwa 20%. Auch bei multilokulärem Tumor ohne Lymphknotenbefall mit nachfolgender Lebertransplantation sind die Ergebnisse für das FLC günstiger als für das HCC. Erste Berichte über Lebertransplantationen bei FLC finden sich bei Starzl et al. [25]. Nach den Ergebnissen jüngerer Veröffentlichungen [17, 21] stellt sich die Frage, inwiefern mit Durchführung einer Lebertransplantation schon im Stadium bestehender Resektabilität eine weitere Verbesserung der Überlebensraten erreicht werden kann.

Zu der Diagnose eines malignen Lebertumors führte in 70% der Fälle erst eine Resistenz im Oberbauch. Bei einer Anamnesedauer bis zu 24 Monaten spricht diese Beobachtung für eine großzügige Indikation zur Sonographie des Abdomens auch bei jüngeren Patienten mit länger anhaltenden uncharakteristischen Oberbauchschmerzen und gastrointestinalen Symptomen. Diese wurden in mehr als 50% der Fälle anamnestisch angegeben. Fehldiagnosen wie Gastritis oder Ulkus, Hepatitis, Wurmerkrankung, Hämangiom oder Echinokokkose weisen auf die Schwierigkeit hin, auch bei jüngeren Patienten mit unspezifischer Symptomatik einen malignen Lebertumor mit in die Differentialdiagnose einzubeziehen. Bei Patienten mit positivem HB$_s$Ag und/oder bekannter Leberzirrhose sind sonographische Verlaufskontrollen und Bestimmungen des AFP zur Erfassung eines subklinischen HCC [25] zu diskutieren. Eine sonographisch verdächtige intrahepatische Raumforderung bei positiver Serologie für das AFP stellt nach präoperativer Beurteilung der Tumorausbreitung mit dem Kontrastmittel-Bolus-CT eine Indikation zur Laparotomie dar. Bei fehlendem Nachweis einer tumorverdächtigen AFP-Erhöhung und computertomographisch bestätigter evtl. hypervaskularisierter [9] Raumforderung ist eine nuklearmedizinische Diagnostik zum Ausschluß einer fokalen nodulären Hyperplasie (FNH) durch hepatobiliäre Sequenzszintigraphie oder eines Hämangioms durch Blutpoolszintigraphie erforderlich. Ferner kann eine Kernspintomographie angeschlossen werden. Sofern eine Artdiagnostik nicht möglich ist, besteht auch hier die Indikation zur Laparotomie. Die Durchführung einer invasiven Diagnostik mit Zytopunktion oder Arteriographie ist zumeist nicht erforderlich, da hierdurch neben dem Risiko der Tumorzellverschleppung und Blutung die Operationsindikation in der Regel nicht beeinflußt wird.

Literatur

1. Anthony PP (1984) Hepatocellular carcinoma: An overview. IARC Sci Publ 63:3−29
2. Berman MM, Libbey NP, Foster JH (1980) Hepatocellular carcinoma. Polygonal cell type with fibrous stroma − an atypical variant with a favourable prognosis. Cancer 46:1448−1455
3. Berman MM, Burnham JA, Sheahan DG (1988) Fibrolamellar carcinoma of the liver: An immunohistochemical study of nineteen cases and a review of the literature. Hum Pathol 19:784−794
4. Chen MF, Hwang TL, Jeng LBB, Jan YY, Wang CS, Chou FF (1989) Hepatic resection in 120 patients with hepatocellular carcinoma. Arch Surg 124:1025−1028
5. Collier NA, Bloom SR, Hodgson HJF, Weinbren K, Lee YC, Blumgart LH (1984) Neurotensin secretion by fibrolamellar carcinoma of the liver. Lancet I:538−540
6. Craig JR, Peters RL, Edmondson HA, Omata M (1980) Fibrolamellar carcinoma of the liver: A tumor of adolescents and young adults with distinctive clinicopathologic features. Cancer 46:372−379
7. Edmondson HA (1956) Differential diagnosis of tumors and tumor-like lesions of liver in infancy and childhood. AMA J Dis Child 91:168−186
8. Farhi DC, Shikes RH, Murari PM, Silverberg SG (1983) Hepatocellular carcinoma in young people. Cancer 52:1516−1525
9. Francis IR, Agha FP, Thompson NW, Keren DF (1986) Fibrolamellar hepatocarcinoma: Clinical, radiologic, and pathologic features. Gastrointest Radiol 11:67−72
10. Iwatsuki S, Starzl TE (1988) Personal experience with 411 hepatic resections. Ann Surg 208:421−434
11. Kahle M, Heilmann KL, Filler RD (1989) Das fibrolamelläre Leberzellkarzinom − Ein Fallbericht. Z Gastroenterol 27:341−343
12. Lack EE, Neave C, Vawter GF (1983) Hepatocellular carcinoma: Review of 32 cases in childhood and adolescence. Cancer 52:1510−1515
13. Lefkowitch JH, Muschel R, Price JB, Marboe C, Braunhut S (1983) Copper and copper-binding protein in fibrolamellar livercell carcinoma. Cancer 51:97−100

14. Munoz N, Bosch X (1987) Epidemiology of hepatocellular carcinoma. In: Okuda K, Ishak KG (eds) Neoplasms of the liver. Springer, Berlin Heidelberg New York Tokyo, pp 3–19

15. McDermott WV, Cady B, Georgi B, Steele G, Khettry U (1989) Primary cancer of the liver. Arch Surg 124:552–555

16. Nagorney DM, Adson MA, Weiland LH, Knight CD, Smalley SR, Zinsmeister AR (1985) Fibrolamellar hepatoma. Am J Surg 149:113–119

17. O'Grady JG, Polson RJ, Rolles K, Calne RY, Williams R (1988) Liver transplantation for malignant disease: Results in 93 consecutive cases. Ann Surg 207:373–379

18. Okuda K, Nakashima T, Kojiro M, Kondo Y, Wada K (1989) Hepatocellular carcinoma without cirrhosis in japanese patients. Gastroenterology 97:140–146

19. Paradinas FJ, Melia WM, Wilkinson ML, Portmann B, Johnson PJ, Murray-Lyon IM, Williams R (1982) High serum vitamin B_{12} binding capacity as a marker of the fibrolamellar variant of hepatocellular carcinoma. Br Med J 285:840–842

20. Pichlmayr R, Ringe B, Bechstein WO, Lauchart W, Neuhaus P (1988) Approach to primary liver cancer. Recent Results Cancer Res 110:65–73

21. Ringe B, Wittekind C, Bechstein WO, Bunzendahl H, Pichlmayr R (1989) The role of liver transplantation in hepatobiliary malignancy. A retrospective analysis of 95 patients with particular regard to tumor stage and recurrence. Ann Surg 209:88–98

22. Röckelein G, Hecken-Emmel M (1988) Risk factors of hepatocellular carcinoma in Germany: Hepatitis B or liver cirrhosis? Hepatogastroenterology 35:151–157

23. Sawabu N, Hattori N (1987) Serological tumor markers in hepatocellular carcinoma. In: Okuda K, Ishak KG (eds) Neoplasms of the liver. Springer, Berlin Heidelberg Tokyo, pp 227–237

24. Soreide O, Czerniak A, Bradpiece H, Bloom S, Blumgart L (1986) Characteristics of fibrolamellar hepatocellular carcinoma – a study of nine cases and a review of the literature. Am J Surg 151:518–523

25. Starzl TE, Iwatsuki S, Shaw BW, Nalesnik MA, Farhi DC, Thiel DH van (1986) Treatment of fibrolamellar hepatoma with partial or total hepatectomy and transplantation of the liver. Surg Gynecol Obstet 162:145–148

26. Tang ZY (1987) Surgical treatment of subclinical cases of hepatocellular carcinoma. In: Okuda K, Ishak KG (eds) Neoplasms of the liver. Springer, Berlin Heidelberg New York Tokyo, pp 367–374

27. Teitelbaum DH, Tuttle S, Carey LC, Clausen KP (1985) Fibrolamellar carcinoma of the liver. Review of three cases and the presentation of a characteristic set of tumor markers defining this tumor. Ann Surg 202:36–41

28. The Liver Cancer Study Group of Japan (1984) Primary liver cancer in Japan. Cancer 54:1747–1755

29. Trichopoulos D, Sizaret P, Tabor E, Gerety RJ, Martel N, Muñoz N, Theodoropoulos G (1980) Alphafetoprotein levels of liver cancer patients and controls in a European population. Cancer 46:736–740

30. Vecchio FM, Fabiano AF, Ghirlanda G, Manna R, Massi G (1984) Fibrolamellar carcinoma of the liver: The malignant counterpart of focal nodular hyperplasia with oncocytic change. Am J Clin Pathol 81:521–526

31. Wittekind C, Bisping C, Ringe B, Georgii A (1989) Morphologische und immunhistochemische Befunde beim fibrolamellären Leberkarzinom. Verh Dtsch Ges Pathol 73:460

32. Wood WJ, Rawlings M, Evans H, Lim CNH (1988) Hepatocellular carcinoma: Importance of histologic classification as a prognostic factor. Am J Surg 155:663–666

Die Resektionsbehandlung
primärer und sekundärer Lebermalignome:
Indikation und klinische Ergebnisse

H.-U. ZIEREN, J. M. STRAUSS, H. PICHLMAIER

Chirurgische Universitätsklinik Köln, Joseph-Stelzmann-Straße 9,
W-5000 Köln 41, BRD

Einleitung

Nach heutigem Wissen eröffnet nur die radikale Entfernung primärer und sekundärer Lebermalignome die Hoffnung auf dauerhafte Heilung. Angesichts der Tatsache, daß Leberresektionen aufgrund verschiedener Fortschritte in den letzten Jahrzehnten zunehmend risikoärmer geworden sind, sollten Verbesserungen der Behandlungsergebnisse erwartet werden. Um zu überprüfen, wie sich diese Entwicklung auf Indikationen und Ergebnisse des eigenen Krankengutes ausgewirkt hat, analysierten wir im Rahmen einer retrospektiven Untersuchung alle Leberresektionen von primären und sekundären Lebermalignomen, die vom 1.1.1979 bis zum 30.6.1989 in der Chirurgischen Universitätsklinik Köln durchgeführt wurden.

Primäre Lebermalignome

Im Untersuchungszeitraum wurden insgesamt 63 Patienten mit primären Lebermalignomen in die stationäre Behandlung aufgenommen. 27 Patienten wurden leberreseziert – 2 Patienten sogar zweifach –, was einer Resektionsrate von 43% entspricht. Männer wurden 3mal häufiger als Frauen operiert. Das Alter der Patienten variierte zwischen 14 und 75 Jahren und betrug im Durchschnitt 51 Jahre. Histologisch handelte es sich um 22 hepatozelluläre, 1 fibrolamelläres und 2 cholangioläre Karzinome sowie zwei Hämangiosarkome. Ganz überwiegend wurden klassische Lappenresektionen und nur selten atypische Resektionen durchgeführt (Tabelle 1). 6mal wurde organüberschreitend reseziert, wobei dann meist ein Teil des Zwerchfelles mitentfernt wurde. Insgesamt verstarben 6 Patienten postoperativ, was einer Klinikletalität von 20% entspricht. Von den postoperativ Verstorbenen hatten 4 eine histologisch gesicherte Leberzirrhose, die in 3 Fällen präoperativ nicht vermutet worden war. Primäre Todesursachen waren 3mal ein postoperatives Leberversagen, 2 kardiopulmonale Komplikationen und eine nekrotisierende Pankreatitis. Unter Einschluß der Klinikletalität betrugen die nach Kaplan-Meier berechneten Überlebensraten nach 1 Jahr 27% und nach 5 Jahren 14% (Abb. 1). Berücksichtigt man die Klinikletalität nicht, verbessern sich die Überlebensraten nach 1 Jahr

Ch. Herfarth / P. Schlag (Hrsg.)
Neue Entwicklungen in der Therapie von Lebertumoren
© Springer-Verlag Berlin Heidelberg 1991

Tabelle 1. Durchgeführte Leberresektionen wegen primären Lebermalignomen

Leberresektion	Anzahl	Klinikletalität
Hepatektomie re. (SV – VIII)	6	1
Hepatektomie li. (S II – IV, ± I)	3	1
Lobektomie re. (S IV – VIII)	7	2
Lobektomie li. (S II – III, ± I)	9	1
Atypische Resektion	4	1
Gesamt	29	6 (20%)

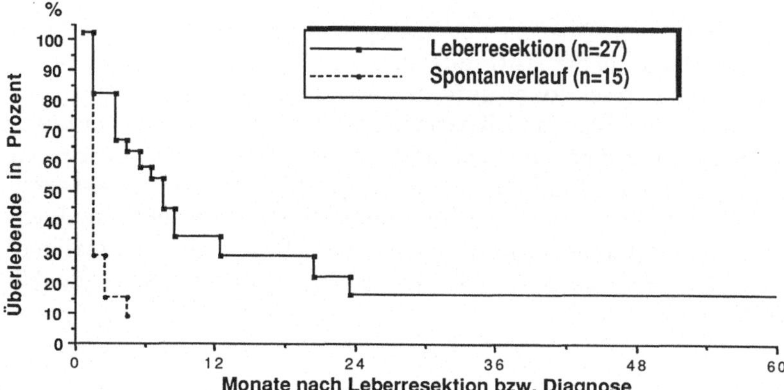

Abb. 1. Primäre Lebermalignome. Überlebensraten nach Kaplan-Meier unter Einschluß der Klinikletalität

auf 40% und nach 5 Jahren auf 20%. Im Vergleich zu den leberresezierten Patienten waren onkologisch unbehandelte Patienten bei einer medianen Überlebenszeit von 1,8 Monaten nach spätestens 3,7 Monaten verstorben.

Lebermetastasen

Insgesamt wurden 88 Patienten wegen Lebermetastasen leberreseziert, davon 3 Patienten wegen erneuter Lebermetastasen 2fach. 54 Frauen standen lediglich 34 Männer gegenüber. Bei einer Varianz von 6–78 Jahren betrug das Durchschnittsalter 59 Jahre. Fast 3/4 der Primärtumoren waren kolorektale Karzinome, die überwiegend im Sigma und Rektum lokalisiert waren (Tabelle 2). Von den sonstigen insgesamt recht heterogenen Primärtumoren bildeten 5 maligne Melanome, 5 Weichteil- und Knochensarkome sowie 4 hormonaktive Neoplasien noch die häufigsten Gruppen (Tabelle 2). 16% der Lebermetastasen wurden synchron zum Primärtumor, die anderen durchschnittlich nach 22 Mona-

Tabelle 2. Primärtumoren von resezierten Lebermetastasen

Kolorektale Karzinome	64
Rektum	24
Colon sigmoideum	28
Colon descendens	4
Colon transversum	2
Colon ascendens	4
Zökum	2
Sonstige	24
Melanom	5
Weichteil- und Knochensarkome	5
Hormonaktive Neoplasien	4
Hypernephrome	2
Ovarialtumoren	2
Magenkarzinome	2
Nebennierentumor	1
Bronchialkarzinom	1
Gallenblasenkarzinom	1
Wilms-Tumor	1

ten (Standardabweichung ± 18 Monate) metachron zum Primärtumor entfernt.

Kolorektale Lebermetastasen

Kolorektale Lebermetastasen wurden etwa gleichhäufig durch klassische Lappenresektionen einerseits sowie Segment- bzw. atypische Resektionen andererseits entfernt (Tabelle 3). Bei 6 Leberresektionen wurde lokal organüberschreitend reseziert. Synchron zur Leberresektion wurden 8 Primärtumoren und 2
Lokalrezidive entfernt. 3 Patienten verstarben innerhalb von 30 Tagen nach der
Resektion, woraus sich eine Klinikletalität von 4% errechnet. Todesursachen
war ein Leberversagen nach rechtsseitiger Lobektomie mit synchroner Hemi-
kolektomie links, ein Herzinfarkt sowie ein ätiologisch nicht eindeutig geklär-
ter Mediastinalabszeß. Unter Einbeziehung der Klinikletalität betrugen die mediane Überlebenszeit nach Leberresektion 17 Monate und die Überlebensraten
nach Kaplan-Meier nach 1 Jahr 80%, nach 2 Jahren 54%, nach 3 Jahren 39%
und nach 5 Jahren 27% (Abb. 2). Im Vergleich zu Rektumkarzinommetastasen
ergab sich für Kolonkarzinommetastasen mit 18 vs. 13 Monaten eine bessere
mediane Überlebenszeit. Deutlich werden die Unterschiede jedoch erst ab dem
4. postoperativen Jahr, so daß Kolonkarzinommetastasen eine 5-Jahresüber-

Tabelle 3. Durchgeführte Leberresektionen wegen kolorektalen Lebermetastasen

Leberresektion	Anzahl	Klinikletalität
Hepatektomie re. (S V – VIII)	17	1
Hepatektomie li. (S II – IV, ± I)	7	–
Lobektomie re. (S IV – VIII)	6	1
Lobektomie li. (S II – III, ± I)	1	–
Segmentresektion	23	1
Atypische Resektion	13	–
Gesamt	67	3 (4,4%)

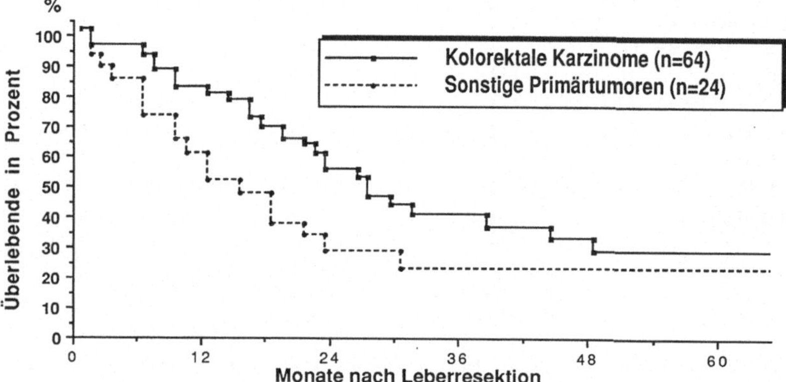

Abb. 2. Resektion kolorektaler und sonstiger Lebermetastasen. Überlebensraten nach Kaplan-Meier unter Einschluß der Klinikletalität

lebensrate von 29%, Rektumkarzinommetastasen dagegen nur eine von 16% aufwiesen (Abb. 3).

Nichtkolorektale Lebermetastasen

Wegen nichtkolorektaler Lebermetastasen wurden häufiger Segment- und atypische Resektionen und seltener klassische Lappenresektionen durchgeführt (Tabelle 4). 4mal wurde lokal erweitert reseziert, 4mal synchron der Primärtumor und 2mal ein abdominelles lokoregionäres Rezidiv entfernt. Zwei Patienten verstarben postoperativ, woraus eine Klinikletalität von 8% resultiert. Zu berücksichtigen ist hierbei, daß ein postoperativ verstorbener Patient wegen einer rupturierten und massiv blutenden Lebermetastase notfallmäßig atypisch reseziert wurde und an den Folgen des hämorrhagischen Schocks verstarb. Der zweite Todesfall nach Segmentresektion und Resektion der rechten Kolon-

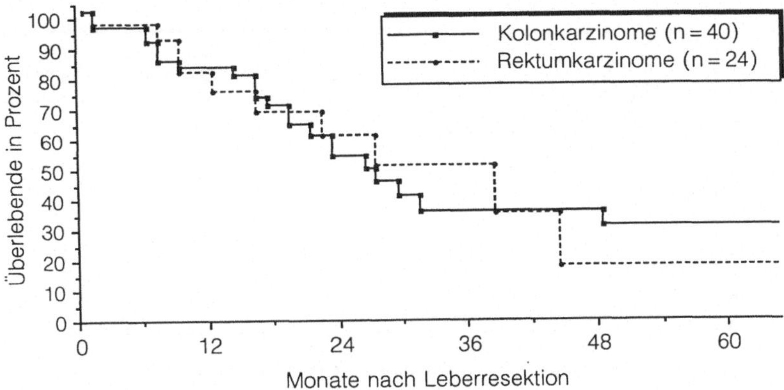

Abb. 3. Differenzierung zwischen resezierten Kolon- und Rektumkarzinommetastasen. Überlebensraten nach Kaplan-Meier unter Einschluß der Klinikletalität

Tabelle 4. Durchgeführte Leberresektion wegen nichtkolorektaler Lebermetastasen

Leberresektion	Anzahl	Klinikletalität
Hepatektomie re. (S V – VIII)	2	–
Hepatektomie li. (S II – IV, ±I)	2	–
Lobektomie re. (S IV – VIII)	3	–
Lobektomie li. (S II – III, ±I)	1	–
Segmentresektion	13	2
Atypische Resektion	3	–
Gesamt	24	2 (8,3%)

flexur war auf eine persistierende Gallefistel mit nachfolgender Peritonitis zurückzuführen. Mit einer medianen Überlebenszeit von 11 Monaten und Überlebensraten von 50% nach 1 Jahr, 26% nach 2 Jahren und 21% nach 5 Jahren ergaben sich nach Resektion von nichtkolorektalen Lebermetastasen im Vergleich zu kolorektalen Lebermetastasen schlechtere Langzeitergebnisse (Abb. 2).

Zeitpunkt und Resektionsausmaß

Bei Differenzierung der Überlebensraten aller resezierten Lebermetastasen nach metachroner und synchroner Leberresektion zeigen sich in der Spätprognose mit 5-Jahresüberlebensraten von 25 bzw. 26% keine wesentlichen Unterschiede (Abb. 4). Die mediane Überlebenszeit nach metachroner Leberresektion war mit 16 Monaten jedoch höher als nach synchroner Resektion mit 10

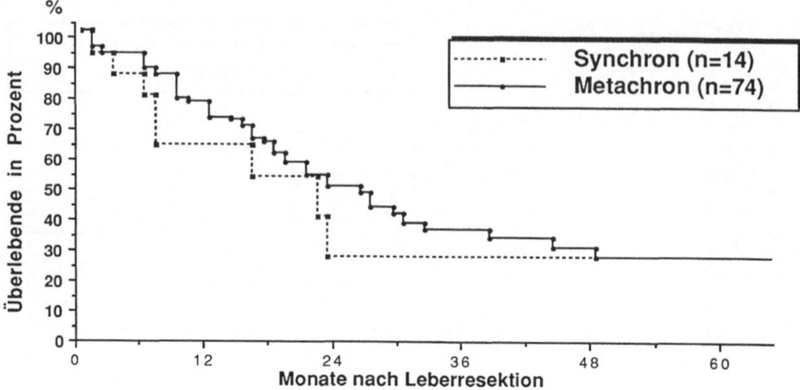

Abb. 4. Differenzierung zwischen syn- und metachroner Lebermetastasenresektion. Überlebensraten nach Kaplan-Meier unter Einschluß der Klinikletalität

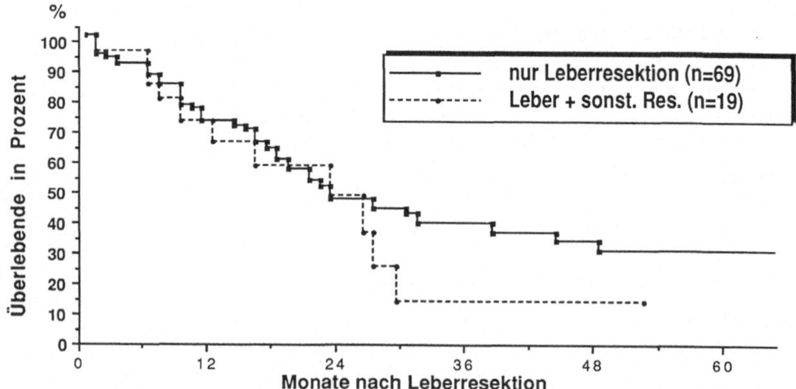

Abb. 5. Differenzierung zwischen alleiniger Lebermetastasenresektion und Lebermeta-stasenresektion mit zusätzlicher extrahepatischer Tumorentfernung. Überlebensraten nach Kaplan-Meier unter Einschluß der Klinikletalität

Monaten. Bei Aufschlüsselung der Überlebenszeiten nach reinen Leberresek-tionen und Leberresektionen, bei denen entweder lokal organüberschreitend oder sonst noch Tumor reseziert wurde, hatten reine Leberresektionen mit me-dianen Überlebenszeiten von 15 Monaten und 5-Jahresüberlebensraten von 29% eine bessere Prognose als erweiterte Resektionen mit medianen Überle-benszeiten von 11 Monaten und 5-Jahresüberlebensraten von 11% (Abb. 5).

Diskussion

In unseren Breiten sind primäre Lebermalignome weitaus seltener als in weiten Teilen Asiens und Afrikas. Aus diesem Grunde werden auch an größeren Zentren vergleichsweise wenig primäre Leberkrebse reseziert. Die oft schon fortgeschrittene Tumorausdehnung mit nicht selten multilokulärer hepatischer Manifestation sowie die häufige Entstehung auf dem Boden von Leberzirrhosen mit reduzierter hepatischer Funktionsreserve, bringen eine Reihe von Problemen mit sich. Dies erklärt die im Vergleich zu anderen Leberresektionen immer noch relativ hohen Klinikletalitäten sowie die geringen 5-Jahresüberlebenraten. In einer neueren Übersicht westlicher Publikationen [3] finden sich in Arbeiten der 80er Jahre je nach Krankengut Klinikmortalitäten zwischen 5 und 37% und je nach Einschluß der Klinikmortalität 5-Jahresüberlebensraten zwischen 4 und 46%. Wenn auch in den letzten Jahren vereinzelt bessere Ergebnisse mitgeteilt wurden [1, 7], lassen sich unsere Ergebnisse im Trend dennoch mit den meisten Angaben vergleichen.

Bei vergleichsweise geringen Klinikmortalitäten eröffnet die von der Intention her kurative Lebermetastasenchirurgie immerhin einem Viertel bis einem Drittel der Patienten reelle Heilungsaussichten. Kolorektale Metastasen haben hierbei eine i. allg. günstigere Prognose als Lebermetastasen der meisten anderen Tumoren, die auch vergleichsweise seltener reseziert werden [5]. Die von uns ermittelten Ergebnisse decken sich im wesentlichen mit anderen publizierten Angaben [2, 4, 6]. Aufgrund vielfältiger Befundkonstellationen, die Einfluß auf die Behandlungsergebnisse haben, sind die Krankengüter auch größerer Zentren für subtile und fundierte statistische Analysen meist zu gering. Daher wissen wir noch nicht genügend, welche Gesetzmäßigkeiten die Behandlungsergebnisse letztendlich prägen.

Schlußfolgerungen

Aufgrund verschiedener Umstände erbringt die Resektionsbehandlung primärer Lebermalignome im Vergleich zu Lebermetastasen schlechtere Ergebnisse. Der Schlüssel zur Verbesserung der Therapieergebnisse primärer Lebertumoren dürfte vor allem bei Risikogruppen in der frühzeitigen Diagnose sowie der verbesserten präoperativen Einstufung der hepatischen Funktionsreserve liegen.

Obwohl wir derzeit noch nicht eindeutig wissen, wie groß der Gewinn der Lebermetastasenchirurgie für den Patienten wirklich ist, streben wir bei kolorektalen Lebermetastasen − wenn immer sinnvoll möglich − die radikale Metastasenentfernung an. Nichtkolorektale Lebermetastasen sowie lokal organüberschreitende Leberresektionen erfordern je nach Befundkonstellation eine differenziertere Indikationsstellung.

Literatur

1. Adson MA (1986) Liver resection in primary and secondary liver cancer. In: Bengmark S, Blumgart LH (eds) Liver surgery. Livingstone, Edinburgh
2. Adson MA (1987) Resection of liver metastases − when is it worthwhile? World J Surg 11:511−520

3. Adson MA (1988) Primary hepatocellular cancers − Western experience. In: Blumgart LH (ed) Surgery of the liver and biliary tract. Churchill Livingstone, Edinburgh, pp 1153−1165
4. Hohenberger P, Schlag P, Schwarz V, Herfarth C (1988) Leberresektionen bei Patienten mit Metastasen colorektaler Carcinome. Chirurg 59:410−417
5. Hughes KS, Sugarbaker PH (1987) Resection of the liver for metastatic solid tumors. In: Rosenberg SA (ed) Surgical treatment of metastatic cancer. Lippincott, Philadelphia, pp 125−164
6. Hughes KS (1988) Resection of the liver for colorectal carcinoma metastases: A multi-institutional study of indications for resection. Surgery 103:278−288
7. Iwatsuki S, Shaw BW, Starzl TE (1983) Experience with 150 liver resections. Ann Surg 197:715−717

Gewinn und Grenzen der Leberresektion aus tumorbiologischer Sicht: Lebermetastasen

Ergebnisse operativer Therapie und Prognosefaktoren bei Patienten mit Lebermetastasen kolorektaler Karzinome

CH. HERFARTH, P. HOHENBERGER, P. SCHLAG

Chirurgische Klinik, Universität Heidelberg, Im Neuenheimer Feld 110, W-6900 Heidelberg 1, BRD

Lebermetastasenchirurgie wird in den letzten Jahren in immer größerem Umfang betrieben. Während Publikationen über die Therapieresultate, die Anfang der 80er Jahre erschienen, gewöhnlich einen Zeitraum von 20 und mehr Jahren rückblickend analysierten und dabei nur in Einzelfällen mehr als 20–25 Patientenverläufe beobachten konnten [1, 4, 11, 36, 38], sind die jetzt vorliegenden Veröffentlichungen zur Metastasenchirurgie in der Regel Bewertungen eines relativ großen Krankengutes aus einem kurzen Zeitabschnitt zwischen 5 und 10 Jahren [13, 16, 19].

Die außerordentlich große Zahl der durchgeführten Eingriffe bei Lebermetastasen zeigt eine Umfrage von Eßer, vorgestellt auf dem Chirurgenkongreß 1989: über 900 Resektionen wurden an über 30 verschiedenen Kliniken in der Bundesrepublik Deutschland vorgenommen [8].

Publikationen früherer Jahre zeigen noch deutliche Unterschiede hinsichtlich medianer Überlebenszeit oder hinsichtlich des 5-Jahresüberlebens, das zwischen 15 und 53% mitgeteilt wurde [23, 27, 29, 30, 33]. Hier konnte durch die Zusammenfassung der Ergebnisse vieler Zentren im Lebermetastasenregister des NCI eine gewisse Stabilisierung der Ergebnisbeschreibung erzielt werden. Es ist somit möglich, einen Erfolgsstandard der Lebermetastasenchirurgie für perioperative Morbidität, statistische 5-Jahresüberlebenserwartung und Tumorrezidivrate anzugeben [20, 21, 22].

Die in den letzten 3–4 Jahren publizierten Studien streuen in den mitgeteilten Ergebnissen deutlich geringer und liegen bei der medianen Überlebenszeit zwischen 20 und 35 Monaten und hinsichtlich des 5-Jahresüberlebens zwischen 15 und 34% (Tabelle 1). Die Diskrepanz hinsichtlich besserer Ergebnisse in früheren Publikationen ist möglicherweise durch eine Art „historischen Bias" zu erklären. Adson, Fortner, Iwatsuki und andere berichten über Therapieergebnisse bei Patienten mit großen, solitären Lebermetastasen, wobei teilweise bis zu 80% der Patienten diese Kriterien erfüllten. Demgegenüber sind in jüngeren Publikationen [13, 16, 19, 39] oft über die Hälfte der Patienten wegen synchroner Lebermetastasen, die oft zwei bis drei Herde umfaßten, einer Resektionsbehandlung zugeführt worden.

Auf der Basis der jetzt einheitlicheren Therapieergebnisse ist nach prognostischen Faktoren zu fragen, die hinsichtlich der Indikationsstellung von Nutzen sein können. Hierbei muß insbesondere die Frage nach Patientengruppen mit

Ch. Herfarth/P. Schlag (Hrsg.)
Neue Entwicklungen in der Therapie von Lebertumoren
© Springer-Verlag Berlin Heidelberg 1991

Tabelle 1. Leberresektion bei Metastasen kolorektaler Karzinome: Überlebenszeit (Kaplan-Meier Schätzungen)

			Mediane Überlebenszeit	5-Jahres-überleben
Butler	1986	(n = 65)	36 Monate	349
Funovics	1986	(n = 80)	20 Monate	15%
Adson	1987	(n = 141)	28 Monate	25%
Ekberg	1987	(n = 72)	24 Monate	20%
Iwatsuki	1988	(n = 90)	32 Monate	38%
Hughes	1988	(n = 859)	29 Monate	32%
Holm	1989	(n = 35)	28 Monate	–
Ringe	1989	(n = 157)	35 Monate	23%
Eig. Krankengut		(n = 122)	27 Monate	23%

Tabelle 2. Leberresektion bei Metastasen kolorektaler Karzinome – prognostische Faktoren – Literaturübersicht: Extrahepatischer Tumorbefall

Einfluß

Ja			Nein
Adson	1949 – 83	n = 141	
Ekberg	1971 – 84	n = 72	
Fortner	1971 – 82	n = 75	
Hughes	1948 – 83	n = 859	
Little	1968 – 82	n = 15	
Ringe	1976 – 87	n = 157	
Eig. Krankengut	1981 – 89	n = 122	

einem überdurchschnittlich erhöhten Risiko für ein rasches Metastasenrezidiv gestellt werden, bei denen die Indikation für zusätzliche Therapiemaßnahmen zu überprüfen ist. Die Analyse stützt sich auf das eigene Krankengut [16, 17, 35] sowie die zugängliche Literatur [15].

Eindeutig läßt sich der prognostisch hochsignifikant negative Einfluß einer extrahepatischen Tumorausdehnung von Lebermetastasen nachweisen. Alle Autoren (Tabelle 2) stellen eindeutig ungünstigere Verläufe fest, wenn Lebermetastasen beim Vorliegen extrahepatischer Tumorabsiedlungen reseziert werden. Dies gilt auch, wenn die Metastasen die Organgrenze der Leber überschreiten und zu ihrer R0-Entfernung die zusätzliche Resektion benachbarter Organstrukturen wie des Omentums, des Zwerchfells oder der rechten Kolonflexur erforderlich machen. Hierbei zeigt sich, daß bei Präsenz extrahepatischer Tumorausbreitung im eigenen Krankengut kein Patient mehr als 3 Jahre nach Leberresektion überlebt.

Tabelle 3. Leberresektion bei Metastasen kolorektaler Karzinome – prognostische Faktoren – Literaturübersicht: Tumorbefallener Resektionsrand

Einfluß

Ja			Nein		
August	1980 – 83	n = 33	Patt	1987	n = 20
Cady	1966 – 84	n = 23			
Ekberg	1971 – 84	n = 72			
Holm	1977 – 86	n = 35			
Hughes	1948 – 83	n = 859			
Rajpal	1972 – 81	n = 34			
Ringe	1976 – 87	n = 157			
Sesto	1960 – 84	n = 859			
Eig. Krankengut	1981 – 89	n = 122			

Es überrascht auch nicht, daß tumorbefallene Resektionsränder einen hochsignifikant negativen Einfluß auf das Überleben der Patienten haben. Als minimaler Sicherheitsabstand werden 1–2 cm gefordert. Dies entspricht auch der histopathologischen Ausbreitung von Lebermetastasen kolorektaler Karzinome, die nur eine schmale Invasionszone in das gesunde Lebergewebe aufweisen. Alle Autoren konnten in ihrem Krankengut diesen Einfluß nachweisen, lediglich Patt et al. [31] berichten darüber, daß eine R1-Resektion nicht von prognostischem Nachteil ist. Hier ist allerdings zu bemerken, daß die berichtete Patientengruppe einer prä- und postoperativen, von der Dosis her, aggressiven Chemotherapie unterzogen wurde und die für die Patienten (n = 20) berichtete mediane Überlebenszeit mit 51 Monaten außerordentlich hoch angegeben wird (Tabelle 3).

Der dritte hochsignifikante prognostische Faktor, der ebenfalls, allerdings erst nach stattgehabter Resektionsbehandlung, zu evaluieren ist, ist der Verlauf des Tumormarkers CEA bei Patienten, bei denen er präoperativ erhöht war. Im eigenen Krankengut (Abb. 1) überlebt kein Patient 36 Monate, wenn sein CEA-Wert postoperativ über 5 ng/ml lag. Auch ist die mediane rezidivfreie Überlebenszeit nach Leberresektion auf 6 Monate verkürzt, verglichen mit 12 Monaten bei Patienten mit einem postoperativen CEA < 5 ng/ml (p = 0,002).

Ähnliche Ergebnisse berichtet Fortner [9] bei der Analyse seiner Patienten mit Tumorrezidiven nach Lebermetastasenresektion. Er beschreibt eine posttherapeutische Stadieneinteilung, wobei Patienten mit persistierend erhöhtem CEA-Wert in die ungünstige Gruppe III eingeteilt werden.

Die genannten Faktoren (tumorbefallener Resektionsrand, extrahepatische Tumorausbreitung, persistierend erhöhtes CEA) stellen eindeutige Indikatoren für eine signifikant schlechtere Prognose dar und sollten dazu veranlassen, so charakterisierte Patienten einer zusätzlichen Behandlung nach Lebermetastasenresektion zuzuführen. Dies gilt in geringerem Maße auch für Patienten mit kurz nach Primärtumorresektion aufgetretenen Lebermetastasen, die einer

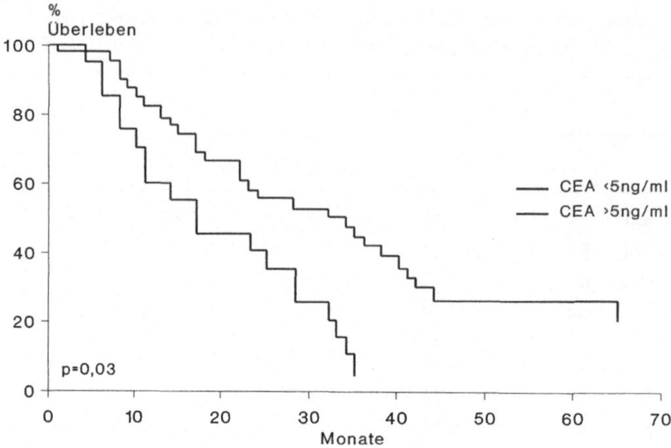

Abb. 1. Leberresektion bei Metastasen kolorektaler Karzinome. Überleben, postoperativer CEA-Wert

Tabelle 4. Leberresektion bei Metastasen kolorektaler Karzinome – prognostische Faktoren – Literaturübersicht: Zeitintervall zum Primärtumor

Einfluß

Ja			Nein		
Logan	1971 – 80	n = 19	August	1980 – 83	n = 33
Morrow	1968 – 78	n = 29	Butler	1950 – 81	n = 62
Petrelli	1972 – 83	n = 36	Cady	1966 – 84	n = 23
Eig. Krankengut	1981 – 89	n = 122	Kortz	1974 – 82	n = 21
			Patt	1987	n = 20
			Sesto	1960 – 84	n = 61
			Thompson	1955 – 80	n = 22

Resektion zugänglich erscheinen. Im eigenen Krankengut [17] zeigt sich eine eindeutige Korrelation zwischen tumorfreiem Intervall nach Leberresektion und Zeitintervall zwischen Primärtumor und Entdeckung der Lebermetastasen. Dieser Faktor ist in der Literatur nicht unumstritten (Tabelle 4), wobei eine Reihe von Autoren zur gleichen Einschätzung, eine andere Gruppe jedoch zu konträren Ergebnissen kommt. Auch bei Patienten mit innerhalb von 6–12 Monaten nach Primärtumortherapie aufgetretenen Lebermetastasen, ist somit die Indikation zu adjuvanten Therapiemaßnahmen zu überprüfen.

Wesentlich weniger eindeutig und einander widersprechend sind Berichte hinsichtlich der prognostischen Signifikanz von Metastasenzahl bzw. Anteil befallenen Leberparenchyms (Tabelle 5). Unterschiedliche Ergebnisse sind hier

Tabelle 5. Leberresektion bei Metastasen kolorektaler Karzinome – prognostische Faktoren – Literaturübersicht: Metastasenzahl

Einfluß

Ja			Nein		
August	1980 – 83	n = 33	Adson	1949 – 83	n = 141
Cady	1966 – 84	n = 23	Fortner	1971 – 82	n = 75
Ekberg	1971 – 84	n = 72	Funovics	1965 – 85	n = 80
Holm	1977 – 86	n = 35	Morrow	1968 – 78	n = 29
Hughes	1948 – 83	n = 859	Patt	1987	n = 20
Iwatsuki	1964 – 82	n = 24	Petrelli	1972 – 83	n = 36
Little	1968 – 82	n = 15	Ringe	1976 – 87	n = 157
Eig. Krankengut	1968 – 82	n = 122	Sesto	1960 – 84	n = 61

Tabelle 6. Leberresektion bei Metastasen kolorektaler Karzinome – prognostische Faktoren – Literaturübersicht: Dukes-Stadium

Einfluß

Ja			Nein		
Adson	1949 – 83	n = 141	August	1980 – 83	n = 33
Butler	1950 – 81	n = 62	Holm	1977 – 82	n = 35
Fortner	1971 – 82	n = 75	Little	1968 – 82	n = 15
Funovics	1965 – 85	n = 80	Ringe	1976 – 87	n = 156
Hughes	1948 – 83	n = 859	Sesto	1960 – 84	n = 61
Iwatsuki	1964 – 82	n = 24	Thompson	1955 – 80	n = 22
Kemeny	1985	n = 48	Eig. Krankengut	1981 – 89	n = 122
Morrow	1968 – 78	n = 29			

auf teilweise unterschiedliche statistische Methoden zurückzuführen. In der Analyse des internationalen Lebermetastasenregisters zeigt sich in der univariaten Auswertung keine Signifikanz. In der multivariaten Analyse zeigt sich, daß eine Tumorgröße von mehr als 8 cm bzw. das Vorliegen von mehr als 3 Metastasen signifikant prognostisch ungünstiger ist. Ähnliche widersprechende Ergebnisse bestehen hinsichtlich des prognostischen Einflusses des Primärtumorstadiums (Tabelle 6). Weder die Infiltrationstiefe (pT) noch der Befall von Lymphknoten (pN) oder auch die Tumordifferenzierung („grading") stellen allein einen prognostisch relevanten Faktor dar. Auch hier muß allerdings berücksichtigt werden, daß in vielen Studien nur relativ geringe Fallzahlen (unter 50 Patienten) analysiert wurden. Eine Reihe anderer Faktoren wurde auf ihren prognostischen Wert hin untersucht: Alter der Patienten, Geschlecht, präope-

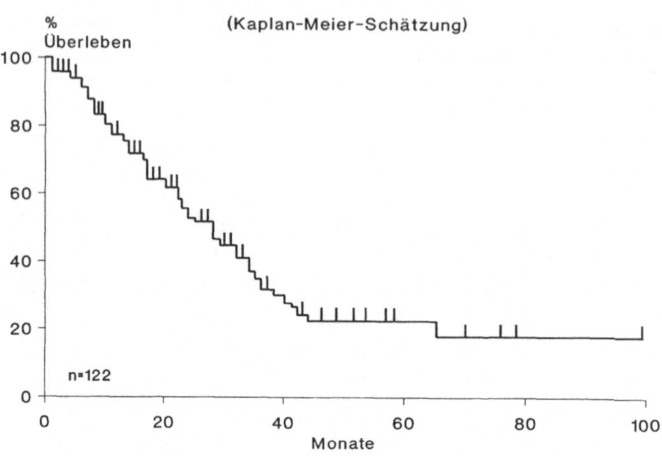

Abb. 2. Leberresektion bei Metastasen kolorektaler Karzinome. Überleben, OP-Letalität eingeschlossen. |, Patienten „at risk"

rativer Serum-CEA-Spiegel, Lokalisation des Primärtumors im Kolon oder Rektum wurden jedoch nur in Einzelanalysen als relevante Faktoren benannt, von der überwiegenden Mehrzahl der Autoren jedoch als nicht signifikant eingestuft [15].

Insgesamt sind die als prognostisch relevant benannten Faktoren logisch und mit der Tumorbiologie bzw. der durch eine Resektionsmaßnahme an der Leber erreichbaren Tumorkontrolle korreliert. Unter diesen Aspekten ist auch die Frage nach dem möglichen Gewinn für den Patienten entscheidend. Unter Einbeziehung der Operationsletalität zeigen Kaplan-Meier-Kurven (Abb. 2) befriedigende Therapieaussichten für Patienten mit einer metastasierten Erkrankung, die durch alleinige chirurgische Maßnahmen behandelt werden. Eine mediane Überlebenszeit von ca. 2 1/2 Jahren und ein 5-Jahresüberleben von etwa 25% der Patienten ist ein akzeptables Therapieergebnis. Allerdings ist zu berücksichtigen, daß nur eine Minderzahl der Patienten (im eigenen Krankengut weniger als 10%) diese 5 Jahre tumorfrei erleben. Mehr als 70% der Patienten entwickeln innerhalb von 12 Monaten ein Tumorrezidiv [3, 6, 7, 17, 22]. Schwerwiegend ist hier, daß die Mehrzahl der Patienten ein disseminiertes Tumorrezidiv erleidet und deshalb meist nur durch systemische Chemotherapie zu behandeln ist. Nur in Einzelfällen kann eine erneute Tumorresektion mit Aussicht auf Erfolg vorgenommen werden [14, 17].

Zu berücksichtigen ist allerdings auch, daß derzeit eine Leberresektion beim Vorliegen von Metastasen eines kolorektalen Karzinoms durch verbesserte präoperative Diagnostik und standardisierte Resektionstechnik unter Zuhilfenahme intraoperativen Ultraschalls zur besseren Lokalisationsdiagnostik keinen hoch riskanten Eingriff mehr darstellt. Die Operationsletalität liegt unter 5%, wobei insbesondere segmentorientierte Resektionen mit einer nahezu Null-Letalität durchführbar sind. Lediglich für die großen Hemihepatektomien muß

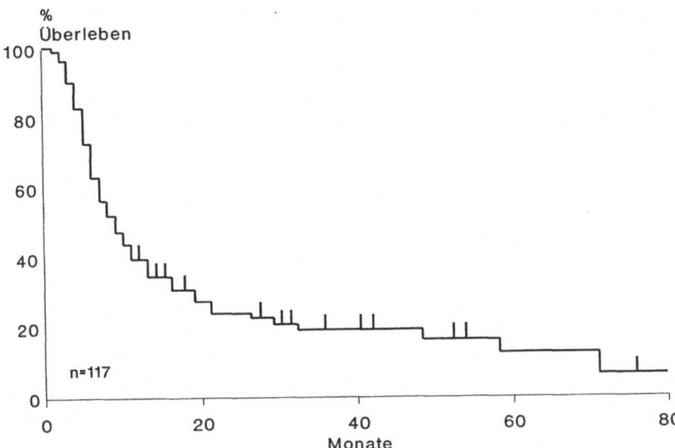

Abb. 3. Leberresektion bei Metastasen kolorektaler Karzinome. Rezidivfreies Überleben

mit einer Letalität zwischen 5 und 10% gerechnet werden. Perioperative Komplikationsraten erscheinen akzeptabel [35, 37] und auch bei Patienten jenseits des 70. Lebensjahrs bei entsprechender Patientenauswahl vertretbar [37]. Diese Patientengruppe hat a priori keine schlechteren Überlebenschancen verglichen mit jüngeren Patienten und sollte deshalb bei entsprechendem Allgemeinzustand auch nicht von einer Resektionsbehandlung ausgeschlossen werden.

Zusammenfassend stellt die Resektionsbehandlung von Lebermetastasen kolorektaler Karzinome ein mit einer akzeptablen perioperativen Letalität und Morbidität verbundenes Verfahren zur Tumorreduktion dar. Unter Berücksichtigung eindeutiger prognostischer Faktoren (extrahepatische Tumorausbreitung, tumorbefallene Resektionsränder, persistierend erhöhtes postoperatives Serum-CEA, kurzes Zeitintervall zum Primärtumor) lassen sich Patientengruppen definieren, die von einer Resektionsmaßnahme allein in signifikant geringerem Umfang profitieren und somit einer zusätzlichen Therapie zugeführt werden sollten. Andererseits kann bei Vorliegen günstiger Konstellationen (solitäre Metastasen, langes Zeitintervall zum Primärtumor) für einen gewissen Anteil der Patienten eine Chance auf Kuration durch chirurgische Therapie allein bestehen. Die Indikation zur Leberresektion kann nach dem Allgemeinzustand des Patienten und nicht nach dessen numerischen Alter gestellt werden. Für Patienten mit einem ungünstigen Risikoprofil erscheint die postoperative Überlebenserwartung nicht entscheidend günstiger als nach zytostatischer Therapie, so daß hier eine wesentlich kritischere Indikationsstellung zum operativen Eingriff erforderlich ist. Andererseits dürfen Patienten, bei denen durch einen operativen Eingriff eine Entfernung aller bekannten Tumormassen möglich ist, nicht von diesem Vorgehen ausgeschlossen werden.

308   Ch. Herfarth et al.

Literatur

1. Adson MA (1987) Resection of liver metastases – when is it worthwhile? World J Surg 11:511–520; Ann Surg 199:502–508
2. August DA, Sugarbaker PH, Ottow RT (1985) Hepatic resection of colorectal metastases. Ann Surg 201:210–218
3. Bozzetti F, Bignami P, Morabito A, Doci R, Gennari L (1987) Patterns of failure following surgical resection of colorectal liver metastases – Rationale for a multimodal approach. Ann Surg 205:264–269
4. Butler J, Attiyeh F, Daly JM (1986) Hepatic resection for metastases of the colon and rectum. Surg Gynecol Obstet 162:109–113
5. Cady B, McDermott WV (1985) Major hepatic resection for metachronous metastases from colon cancer. Ann Surg 201:204–209
6. Ekberg H, Tranberg K, Andersson R, Lundstedt C, Hägerstrand I, Ranstam J, Bengmark S (1986) Determinants of survival in liver resection for colorectal secondaries. Br J Surg 73:727–731
7. Ekberg H, Tranberg KG, Andersson R, Lundstedt C, Hägerstrand I, Ranstam J, Bengmark S (1987) Pattern of recurrence in liver resection for colorectal secondaries. World J Surg 11:541–547
8. Eßer G (1989) Leberchirurgie im Repertoire der Allgemeinchirurgen. Langenbecks Archiv Kongreßbericht 1989. S 249–256
9. Fortner JG (1988) Recurrence of colorectal cancer after hepatic resection. Am J Surg 155:378–382
10. Fortner JG, Silva JS, Golbey R, Cox E, Maclean B (1984) Multivariate analysis of a personal series of 247 consecutive patients with liver metastases from colorectal cancer. I. Treatment by hepatic resection. Ann Surg 199:3096–3160
11. Foster JH, Lundy J (1981) Liver metastases. Curr Probl Surg 18:161–202
12. Funovics JM, Wenzl E, Függer R, Schemper M (1986) Leberresektion wegen hämatogener und infiltrierender Metastasen. Wiener Klin Wochenschr 98:813–820
13. Gennari L, Doci R, Bozzetti F, Bignami P (1986) Surgical treatment of hepatic metastases from colorectal cancer. Ann Surg 203:49–53
14. Griffith KD, Sugarbaker PH, Chang AE (1989) Repeat hepatic resection for colorectal metastases. Surgery 106:81–86
15. Hohenberger P, Herfarth C (1990) Prognostische Faktoren der chirurgischen Therapie von Lebermetastasen kolorektaler Karzinome. In: Izbicki IJ, Wilker DK, Schweiberer H (Hrsg) Das Kolonkarzinom und seine Präcancerosen. de Gruyter, München, S 392–404
16. Hohenberger P, Schlag P, Schwarz V, Herfarth C (1988) Leberresektion bei Patienten mit Metastasen colorectaler Karzinome – Ergebnisse und prognostische Faktoren. Chirurg 59(6):410–417
17. Hohenberger P, Schlag P, Schwarz V, Herfarth C (1990) Tumour recurrence following liver resection for colorectal metastases – Implications and Results of Further Treatment. J Surg Oncol 44:245–251
18. Hohenberger P, Schlag P, Herfarth C (in Vorbereitung) Metastasenchirurgie beim alten Patienten – Überlebenszeit und perioperative Morbidität am Beispiel der Leberresektion bei Metastasen kolorektaler Karzinome
19. Holm A, Bradley E, Aldrete JS (1989) Liver resection for colorectal metastases – morbidity, mortality and pattern of recurrence. Ann Surg 209(4):428–434
20. Hughes KS, Rosenstein R, Simon R et al. (1988) Resection of the liver for colorectal carcinoma metastases – A multiinstitutional study of indication for resection. Surgery 103:278–288

21. Hughes KS, Rosenstein R, Songhorabodi S et al. (1988) Resection of the liver for colorectal carcinoma metastases − A multiinstitutional study of long-term survivors. Dis Colon Rectum 31(1):1−4
22. Hughes K, Simon R, Songhorabodi S et al. (1986) Resection of the liver for colorectal carcinoma metastases − A multiinstitutional study of patterns of recurrence. Surgery 100(8):278−284
23. Iwatsuki S, Shaw BW, Starzl T (1983) Experience with 150 liver resections. Ann Surg 197:247−253
24. Iwatsuki S, Starzl T (1989) Personal experience with 411 hepatic resections. Ann Surg 208:421−434
25. Kemeny MM, Goldberg D, Beatty D et al. (1986) Results of a prospective randomized trial of continuous regional chemotherapy and hepatic resection as treatment of hepatic metastases from colorectal primaries. Cancer 57:492−498
26. Kortz WJ, Myers WC, Hanks JB, Schirmer B, Jones S (1984) Hepatic resection for metastatic cancer. Ann Surg 199:182−184
27. Little JM (1984) Hepatic secondaries: Minimal tumor and resectable tumor. World J Surg 8:753−756
28. Logan SE, Meier SE, Ramming KP, Morton DL, Longmire WP (1982) Hepatic resection of metastatic colorectal cancer. Arch Surg 117:25−28
29. Morrow CE, Grage TB, Sutherland DER, Najarian JS (1982) Hepatic resection for secondary neoplasms. Surgery 92:610−614
30. O'Connell MJ, Adson MA, Schutt AJ, Rubin J, Moertelk CG, Ilstrup DM (1985) Clinical trial of adjuvant chemotherapy after surgical resection of colorectal cancer metastatic to the liver. Mayo Clin Proc 60:517−520
31. Patt YZ, McBride C, Ames F et al. (1987) Adjuvant perioperative hepatic arterial mitomycin C and floxuridine combined with surgical resection of metastatic colorectal cancer in the liver. Cancer 59:867−873
32. Petrelli NJ, Nambisan RN, Herrera L, Mittelman A (1985) Hepatic resection for isolated metastasis from colorectal carcinoma. Am J Surg 149:205−209
33. Rajpal S, Dasmahapatra KS, Ledesma EJ, Mittelman A (1982) Extensive resections of isolated metastasis from carcinoma of the colon and rectum. Surg Gynecol Obstet 155:813−816
34. Ringe B, Bechstein WO, Raab R, Meyer HJ, Pichlmayr R (1990) Leberresektion bei 157 Patienten mit colorectalen Metastasen. Chirurg 61:272−279
35. Schlag P, Hohenberger P, Herfarth C (1990) Resection of liver metastases in colorectal cancer patients − a competitive analysis of treatment results in synchronous and metachronous metastases. Eur J Surg Oncol 16(4):360−365
36. Sesto ME, Vogt DP, Herrmann RE (1987) Hepatic resection in 128 patients: a 24-year experience. Surgery 102:846−851
37. Stimpson RE, Pellegrini CA, Way LW (1987) Factors affecting the morbidity of elective liver resection. Am J Surg 153:189−196
38. Thompson H, Tompkins R, Longmire WP (1983) Major hepatic resection. Ann Surg 197:375−388

Leberresektion bei Metastasen nichtkolorektaler Tumoren

V. Schumpelick und K.-P. Riesener

Chirurgische Klinik, Technische Hochschule, Pauwels-Straße 1,
W-5100 Aachen, BRD

Einleitung

Während Indikationskriterien zur Leberresektion bei Metastasen eines kolorektalen Karzinoms inzwischen weitgehend standardisiert sind, fehlen bislang ausreichende Daten über Metastasenresektionen bei nichtkolorektalem Primärtumor. Zahlreiche Untersuchungen zeigten zwar übereinstimmend eine schlechte Prognose nach derartigen Resektionen, meist konnten jedoch nur geringe Fallzahlen zugrunde gelegt werden. Demgegenüber wurden durch Metastasenresektionen beim kolorektalen Karzinom beeindruckende Ergebnisse erzielt. Die große, wenngleich bislang wenig untersuchte Diskrepanz zwischen diesen Gruppen von Primärtumoren führte zu den von Steele u. Ravikumar [16] veröffentlichten Empfehlungen zur Metastasenchirurgie der Leber (Tabelle 1), wobei Resektionen nur bei kolorektalem Primärtumor für sinnvoll erachtet werden. In der vorliegenden Arbeit sollen Erfahrungen mit der Resektion von Lebermetastasen nichtkolorektaler Primärtumoren anhand der Literatur und eigener Ergebnisse sowie unsere Indikationskriterien dargestellt werden.

Häufigkeit und Spontanverlauf

Lebermetastasen entstehen bei den meisten gastrointestinalen und einigen extraabdominellen Karzinomen im Laufe der Erkrankung. Aus Sektionsstatistiken ergibt sich eine Häufigkeit von 35–70%, wobei keine Abhängigkeit von der Lokalisation des Primärtumors zu bestehen scheint (Tabelle 2) [6]. Betrach-

Tabelle 1. „Regeln" zur Chirurgie von Lebermetastasen. (Nach Steele u. Ravikumar [16])

1) Indikation nur bei kolorektalem Primärtumor
2) Fehlen von Begleiterkrankungen
3) Fehlen von extrahepatischen Tumormanifestationen
4) Anzahl der Metastasen ≤ 3
5) Resektion aller nachweisbaren Tumormanifestationen möglich

Ch. Herfarth / P. Schlag (Hrsg.)
Neue Entwicklungen in der Therapie von Lebertumoren
© Springer-Verlag Berlin Heidelberg 1991

Tabelle 2. Häufigkeit von Lebermetastasen   (Sektionsstatistik).
(Nach Gilbert u. Kagan [6])

Kolon/Rektum	50 – 71%
Magen	35 – 50%
Pankreas	50 – 70%
Mamma	45 – 60%

Tabelle 3. Häufigkeit verschiedener Primärtumoren (Todesursa-
chenstatistik BRD) (pro 100000
Einw./Jahr)

Kolon/Rektum	37,4
Magen	25,4
Pankreas	12,2
Mamma	21,5

tet man diese Häufigkeitsangaben von Lebermetastasen unter Berücksichtigung der tatsächlich in der Bundesrepublik Deutschland beobachteten Inzi-
denzzahl des jeweiligen Primärtumors (Tabelle 3), so zeigt sich, daß etwa 2/3
aller Lebermetastasen auf nichtkolorektale Primärtumoren entfallen. Bei gleicher Behandlungsmöglichkeit müßte die überwiegende Mehrzahl der Leberresektionen ebenfalls nach diesen Primärtumoren durchgeführt werden, was jedoch keineswegs der Fall ist. Statistiken großer leberchirurgischer Zentren weisen einen durchschnittlichen Anteil von 50 – 75% der Metastasenresektionen
nach kolorektalem Primärtumor auf (Tabelle 4) [4, 10, 13], andere Tumoren
sind nur in Einzelfällen vertreten und für statistische Untersuchungen häufig
nicht berücksichtigt.

Eine mögliche Ursache für die auffällige Zurückhaltung bei der Resektion
von Lebermetastasen nichtkolorektaler Karzinome besteht in Unterschieden im
Spontanverlauf unbehandelter Metastasen. Obwohl dort überwiegend ältere
Zahlen vorliegen und die Treffsicherheit der bildgebenden Verfahren in der
letzten Zeit zu Änderungen im Diagnosezeitpunkt geführt haben könnte, zeigen sich deutliche Vorteile des kolorektalen Karzinoms gegenüber den übrigen
gastrointestinalen Tumoren [3, 8]. Möglicherweise sind diese Vorteile auf Unterschiede im lymphogenen Metastasierungsverhalten zurückzuführen. Das
Vorhandensein eines Lymphknotenbefalls bei einer angestrebten Metastasenresektion stellt eine wesentliche Kontraindikation dar. Es konnte gezeigt werden,
daß das kolorektale Karzinom zum Zeitpunkt der Primärdiagnose in deutlich
geringerem Ausmaße lymphogene Metastasen aufweist als die übrigen gastrointestinalen Tumoren (Tabelle 5) [7].

Tabelle 4. Indikation zur Resektion von Lebermetastasen (Häufigkeitsangaben in der Literatur)

	Foster [4] (Sammelstatistik)		Morrow et al. [10]		Ringe et al. [13]	
Kolon/Rektum	259	75%	29	46%	105	70%
Wilms-Tumor	13		4			
Melanom	12					
Sarkom	11		2		3	
Pankreas	6		1		1	
Gallenblase/Gang			11		4	
Uterus + Zervix	5	25%		54%		30%
Magen	7		11		5	
Niere	5		1		5	
Mamma	5				6	
Endokrine Tumoren			4		6	
Sonstige	22				16	

Tabelle 5. Häufigkeit von Lymphknotenmetastasen verschiedener Primärtumoren (Diagnosezeitpunkt). (Nach Grundmann [7])

Kolon/Rektum	25 – 46%
Magen	54 – 92%
Pankreas	57 – 90%
Mamma	64 – 96%

Zusätzliche Vorteile ergeben sich aus der größeren Inzidenz solitärer Lebermetastasen beim kolorektalen Karzinom. Tabelle 6 zeigt einen Vergleich zwischen Kolon- und Mammakarzinom, aus dem deutlich wird, daß bei letzterem Tumor Lebermetastasen insgesamt seltener sowohl bei Erstdiagnose des Primärtumors als auch beim Rezidiv sind. Insbesondere die isolierte Lebermetastasierung, die als Voraussetzung für eine chirurgische Resektion angesehen wird, bildet nur eine kleine Gruppe innerhalb der Patienten mit der Zweitmanifestation eines Mammakarzinoms (Tabelle 6) [9, 12, 15, 18].

Ergebnisse nach Resektion

Die Unterschiede im Spontanverlauf spiegeln sich auch im Ergebnis nach Metastasenresektionen wider. Angermann et al. [2] fanden 1983 bei der Untersuchung ihres Krankengutes Unterschiede in der 1-Jahresüberlebensrate zwischen kavalem und portalem Metastasierungstyp.

Tabelle 6. Häufigkeit von Lebermetastasen. (Nach Kamby et al. [9], Patanaphan et al. [12], Russel et al. [15], Zinser et al. [18])

	Kolon/Rektum	Mamma
Synchron mit Primärtumor	15 – 25%	3%
Bei Zweitmanifestation des Tumorleidens	40%	15 – 20%
Isolierter Leberbefall bei Zweitmanifestation	22%	3 – 6%

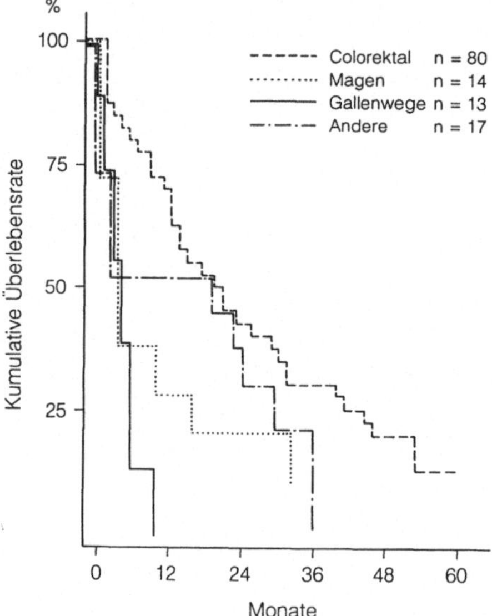

Abb. 1. Ergebnisse nach Lebermetastasenresektion bei verschiedenen Primärtumoren. (Nach Funovics et al. [5])

Morrow fand 1982 eine deutliche prognostische Bevorzugung des kolorektalen Primärtumors bezüglich der Überlebenszeit nach Metastasenresektionen bei gastrointestinalem Karzinom [10]. Ähnliche Resultate erzielten Funovics et al. 1986 (Abb. 1) [5]. Alle Ergebnisse deuten darauf hin, daß das kolorektale Karzinom eine Sonderstellung selbst unter den gastrointestinalen Tumoren einnimmt.

Gute Ergebnisse werden außerdem nach Resektion von Metastasen eines Wilms-Tumors in Kombination mit intensiver adjuvanter Therapie [10, 14] erzielt; die Entfernung von Metastasen niedrig maligner endokrin aktiver Tumoren stellt eine gute palliative Behandlungsmöglichkeit dar und führt häufig zu langanhaltender Beschwerdefreiheit [14].

Dennoch bedeutet ein prognostisch ungünstigeres Verhalten von Lebermetastasen nichtkolorektaler Karzinome nicht unbedingt, daß chirurgische Maßnahmen sinnlos oder gar kontraindiziert sind.

Okuyama et al. [11] konnten 1985 anhand ihres Krankengutes Vorteile der Leberresektion beim metastasierenden Magenkarzinom zeigen. Obwohl die

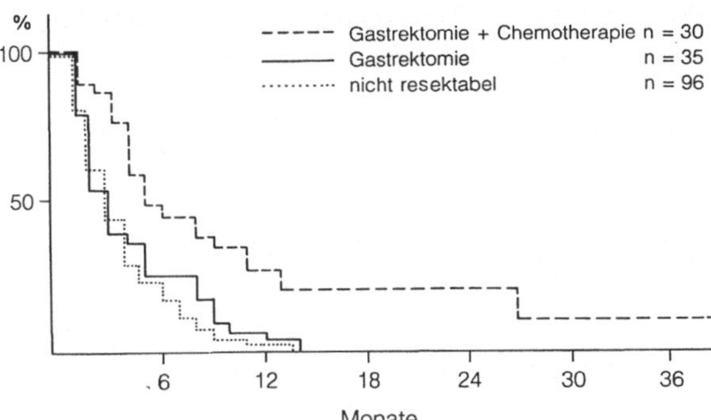

Abb. 2. Ergebnisse der Chemotherapie beim metastasierenden Magenkarzinom. (Nach Okuyaman et al. [11])

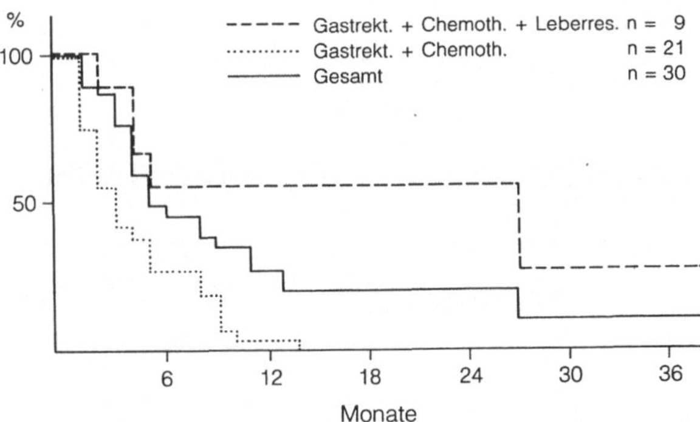

Abb. 3. Ergebnisse der Chemotherapie mit Leberresektion beim metastasierenden Magenkarzinom. (Nach Okuyama et al. [11])

Zahlen noch sehr klein sind, zeigen sich deutliche Unterschiede zwischen ausschließlicher Gastrektomie und Gastrektomie mit zusätzlicher Chemotherapie (Abb. 2). Innerhalb der Gruppe der Patienten mit zusätzlicher Chemotherapie heben sich die Patienten durch verlängerte Überlebenszeit hervor, die zusätzlich chirurgisch einer z. T. nur zur Tumorverkleinerung durchgeführten Leberteilresektion unterzogen werden (Abb. 3).

Eigene Ergebnisse

In der Zeit vom 1. 12. 1985 – 30. 9. 1989 wurden in unserer Klinik insgesamt 63 Patienten mit Lebermetastasen einer Resektionsbehandlung zugeführt. Auch bei uns wies die überwiegende Mehrzahl der Patienten (n = 40) einen kolorektalen Primärtumor auf, unter den übrigen Tumoren waren lediglich das Magen-, Kardia-, Gallenblasen- und Mammakarzinom mehrfach vertreten (Tabelle 7). In den letzten Jahren zeigt sich insgesamt ein stetiger Anstieg an Lebermetastasenresektionen beim nichtkolorektalen Karzinom auch in unserem Krankengut.

Die operative Letalität betrug im genannten Zeitraum lediglich 1,6%. Der einzige letale Verlauf wurde nach erweiterter Hemihepatektomie rechts bei aus-

Tabelle 7. Resektion von Lebermetastasen (RWTH, Aachen). Lokalisation des Primärtumors

Kolon/Rektum	(n)	(n = 40)
Magen	6	
Ösophagus	1	
Kardia	3	
Gallenblase	4	
Pankreas (Insulinom)	1	(n = 23)
Analkanal	1	
Haut (Melanom)	1	
Niere	1	
Nebenniere	1	
Mamma	3	
Unbekannt	1	

Tabelle 8. Resektion von Lebermetastasen (RWTH, Aachen). Operationsverfahren

	Kolon/Rektum (n)	Sonstige (n)
Hemihepatektomie	4	3
Lobektomie	4	2
Segmentektomie	5	3
Atypische Resektion	36	15
Gesamt	49	23

Anzahl der Eingriffe: 72 bei 63 Patienten.

gedehntem metastatischen Befall des rechten Leberlappens durch einen kleinen Kolontumor beobachtet.

Bei den von uns angewandten Operationsverfahren überwogen, wie in den meisten anderen Studien auch, die atypischen Resektionen. Anatomiegerechte Resektionen (Hemihepatektomie, Lobektomie, Segmentresektionen) wurden nach kolorektalem und nichtkolorektalem Karzinom etwa in gleicher Häufigkeit durchgeführt (Tabelle 8). Die Abb. 4 zeigt die computertomographische und makroskopische Darstellung einer großen Lebermetastase im rechten Leberlappen nach Mammakarzinom, welche bei fehlendem extrahepatischen Tumornachweis metachron durch Hemihepatektomie rechts entfernt werden konnte.

Unterschiede zwischen der Gruppe nach kolorektalem Primärtumor und der nach nichtkolorektalem Tumor ergaben sich in der Wahl des Operationszeitpunktes. Während die überwiegende Mehrzahl der Patienten aus der ersten

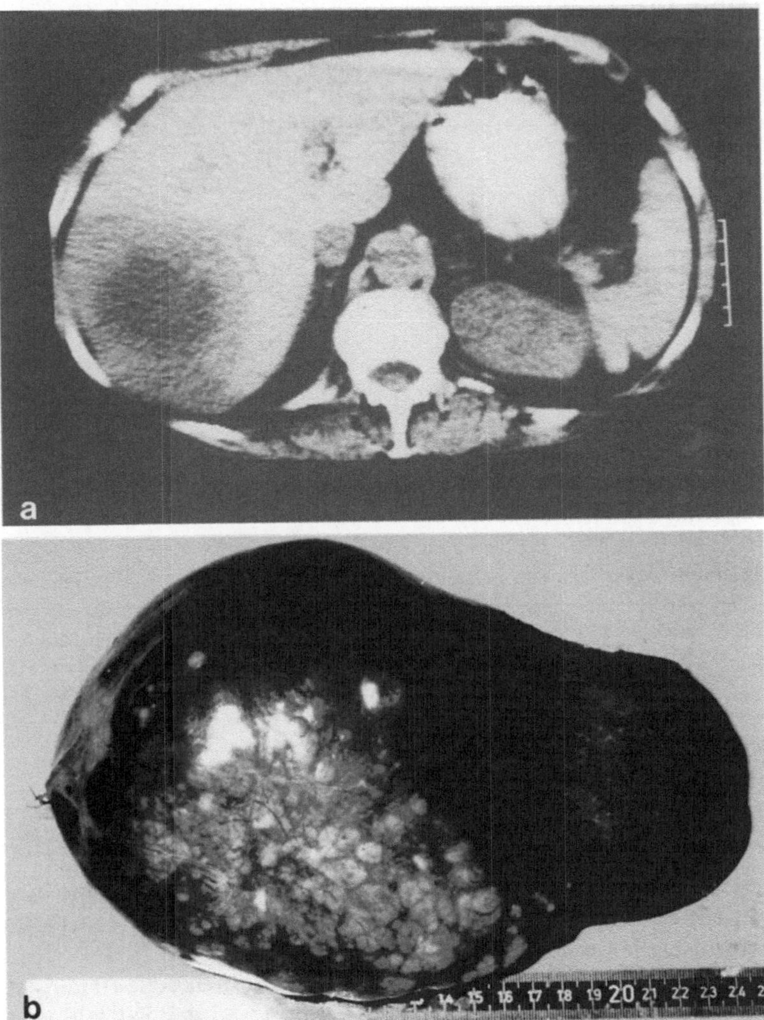

Abb. 4a, b. Computertomographie (a) und Operationspräparat (b) einer Lebermetasta-se, rechter Leberlappen, bei Zustand nach Mammaneoplasie

Gruppe wegen metachron aufgetretener Metastasen reseziert wurde, machte diese Metastasierungsform bei sonstigen Tumoren nur einen kleinen Anteil aus (Tabelle 9).

Häufigste Kontraindikation zur Resektion bei Patienten mit metachronen Tumormetastasen war die exzessive gleichzeitige extrahepatische Tumormani-festation. In der Gruppe nach kolorektalem Primärtumor wurden insgesamt 7 Patienten je zweimal wegen erneuter Metastasen reseziert, ein Patient erhielt insgesamt drei Leberresektionen wegen Metastasenrezidiven. Derartige Verläu-

Tabelle 9. Resektion von Lebermetastasen (RWTH, Aachen). Operationszeitpunkt

	Kolon/Rektum	Sonstige
Synchron		
Patienten	12	16
Eingriffe	12	16
Metachron		
Patienten	28	7
Eingriffe	37[a]	7
Gesamt		
Patienten	40	23
Eingriffe	49	23

[a] Mehrfachoperationen wegen Metastasenrezidiven.

Tabelle 10. Resektion von Lebermetastasen (RWTH Aachen). Überlebenszeit (Monate)

	Derzeit lebende			Verstorbene		
	Pat.	Median	(Range)	Pat.	Median	(Range)
Kolon/Rektum	23	15	$(1-42)$	17	11	$(1-40)$
Sonstige	9	8	$(2-12)$	14	11	$(6-18)$

fe konnten nach nichtkolorektalem Karzinom bislang nicht von uns beobachtet werden, bei erneutem Auftreten von Metastasen nach Leberresektion lagen stets zusätzlich extrahepatische Tumorrezidive vor.

Die Überlebenszeiten unserer Patienten sind in Tabelle 10 dargestellt. Wegen der noch relativ kurzen Beobachtungsdauer und der Fallzahl wurde auf eine Berechnung nach der Life-table-Methode verzichtet und nur der Median der Überlebenszeit in den einzelnen Gruppen ermittelt und mit der Schwankungsbreite angegeben. Die bereits verstorbenen Patienten wiesen in beiden Gruppen mit 11 Monaten die gleiche Überlebenszeit auf, bei den noch lebenden weisen die Patienten nach kolorektalem Karzinom derzeit mit einer medianen Überlebenszeit von 15 Monaten deutlich bessere Resultate auf. Auffällig ist die große Schwankungsbreite in der Überlebenszeit beim kolorektalem Karzinom $(1-42$ Monate). Derartig lange Überlebenszeiten sind bei Metastasenresektionen nach nichtkolorektalem Primärtumor bislang von uns nicht beobachtet worden und auch in der Literatur selten beschrieben, bei kolorektalen Lebermetastasen jedoch häufig. Auch in unseren Ergebnissen muß dies als Hinweis für eine prognostische Differenz zwischen beiden Gruppen gewertet werden, die erst bei längerer Beobachtungszeit klarer hervortreten kann.

Indikation zur Leberresektion

Die Resektion von Lebermetastasen hat sich als sinnvolles Therapieprinzip in der Behandlung der kolorektalen Karzinomerkrankung erwiesen, wenngleich auch heute noch Nutzen und Erfolg dieser Therapie gelegentlich kontrovers diskutiert werden [1, 17]. Beim nichtkolorektalen Primärtumor wird die Indikation zur Leberresektion eher zurückhaltend beurteilt. Bisherige Untersuchungen zeigen eine schlechtere Prognose dieser Metastasen sowohl im Spontanverlauf als auch nach Resektion. Gründe für diese Unterschiede sind das lymphogene Metastasierungsverhalten und hierdurch bedingt als entscheidendes Kriterium die Möglichkeiten der radikalen Lymphadenektomie bereits beim Primäreingriff, welche beim kolorektalen Karzinom weitgehend standardisiert durchführbar ist.

Diese ungünstigen Ausgangsbedingungen beim nichtkolorektalen Karzinom berechtigen jedoch nicht zum therapeutischen Nihilismus bei nachgewiesener Lebermetastasierung. Vielmehr müssen Risiko und möglicher Nutzen einer Resektionstherapie gegeneinander abgewogen werden. Das Risiko des letalen Ausganges nach Metastasenresektionen konnte in den letzten Jahren stetig gesenkt werden und liegt heute in allen Statistiken unter 5% — selbst unter Einschluß großer Leberresektionen. Die Morbidität eines solchen Eingriffs ist ebenfalls als gering anzusetzen.

Nachgewiesen ist ein Nutzen der Leberresektion beim metastasierenden kindlichen Wilms-Tumor in Kombination mit Chemotherapie. Endokrin aktive Tumoren stellen ebenfalls eine gesicherte Indikation dar, auch wenn nur eine Symptomverminderung angestrebt wird.

Die Indikation zur Metastasenresektion besteht zusätzlich bei isolierten resektablen Lebermetastasen unabhängig von der Art des Primärtumors und vom Metastasierungstyp. Eine weitere Indikation sehen wir in der palliativen Tumorverkleinerung vor geplanter regionaler oder systemischer Chemotherapie, wenn die Leber das führende Organ der Metastasierung darstellt.

Eine Indikation wird zweifelhaft, wenn extrahepatische Tumormanifestationen vorliegen oder ein positiver Befund in den leberabhängigen Lymphknotenstationen im Lig. hepatoduodenale. Diese Befunde sind als Generalisierung der Erkrankung zu werten und rechtfertigen eine Leberresektion nur dann, wenn geeignete adjuvante Therapieverfahren zur Nachbehandlung zur Verfügung stehen.

Insgesamt sollte die Zurückhaltung bei der Resektion von Lebermetastasen nichtkolorektaler Tumoren zugunsten einer gezielten Indikationsstellung aufgegeben werden. Als Maßstab bieten sich die Kriterien an, die beim kolorektalen Karzinom angewendet werden. Möglicherweise müssen zur Erzielung ähnlicher Resultate beim nichtkolorektalen Karzinom neben der Leberresektion zur radikalen oder palliativen Tumorentfernung andere Verfahren wie Chemotherapie, Immuntherapie oder Strahlentherapie in die therapeutischen Strategien vermehrt miteinbezogen werden.

Literatur

1. Adson MA (1983) The resection of hepatic metastases. Another view. Arch Surg 124:1023–1024
2. Angermann B, Gall FP (1983) Chirurgie der Lebermetastasen – Indikation und Ergebnisse. Fortschr Med 101:501–504
3. Assel H, Voges S, Fedderke J (1981) On the prognosis of metastatic liver: Is the survival time determined by the localization or the histological classification of the primary tumour? Tumordiagnostik 3:146–149
4. Foster JH (1978) Survival after liver resection for secondary tumors. Am J Surg 135:389–394
5. Funovics JM, Wenzl E, Függer R, Schemper M (1986) Leberresektionen wegen hämatogener und infiltrierender Metastasen. Wien Klin Wochenschr 98:813–820
6. Gilbert HA, Kagan AR (1976) Metastases: incidence, detection, and evaluation without histologic confirmation. In: Weiss L (ed) Fundamental aspects of metastasis. North-Holland Publ, Amsterdam, pp 385–405
7. Grundmann E (1984) Die lymphogene Metastasierung. Verh Dtsch Ges Pathol 68:33–46
8. Jaffe BM, Donegan WL, Watson F, Spratt JS (1968) Factors influencing survival in patients with untreated hepatic metastases. Surg Gynecol Obstet 127:1–11
9. Kamby C, Dirksen H, Vejborg I, Daugaard S, Guldhammer B, Rossing N, Mouridsen HT (1987) Incidence and methodologic aspects of the occurrence of liver metastases in recurrent breast cancer. Cancer 59:1524–1529
10. Morrow CE, Grage TB, Sutherland DER, Najarian JS (1982) Hepatic resection for secondary neoplasms. Surgery 92:610–614
11. Okuyama K, Isono K, Juan IK et al. (1985) Evaluation of treatment for gastric cancer with liver metastasis. Cancer 55:2498–2505
12. Patanaphan V, Salazar OM, Risco R (1988) Breast cancer: Metastatic patterns and their prognosis. South Med J 81:1109–1112
13. Ringe B, Bechstein WO, Blumhardt G, Neuhaus P, Pichlmayr R (1987) Leberresektion und -transplantation zur Therapie von Lebermetastasen. In: Schildberg FW (Hrsg) Chirurgische Behandlung von Tumormetastasen. Bibliomed, Melsungen, S 125–134
14. Rothmund M (Hrsg) (1989) Metastasenchirurgie – Pathologie, Bildgebende Diagnostik, Indikation, Verfahrenswahl. Thieme, Stuttgart
15. Russel AH, Tong D, Dawson LE, Wisbeck W (1984) Adenocarcinoma of the proximal colon. Sites of initial dissemination and patterns of recurrence following surgery alone. Cancer 53:360–367
16. Steele G, Ravikumar TS (1989) Resection of hepatic metastases from colorectal cancer. Biologic perspectives. Ann Surg 210:127–138
17. Silen W (1989) Hepatic resection for metastases from colorectal carcinoma is of dubious value. Arch Surg 124:1021–1022
18. Zinser JW, Hortobagyi GN, Buzdar AU, Smith TL, Fraschni G (1987) Clinical course of breast cancer patients with liver metastases. J Clin Oncol 5:773–782

Häufigkeit, Therapie und Prognose von Lebermetastasen kolorektaler Karzinome: Eine Analyse von 1104 Patienten

L. Braun

Chirurgische Klinik, Kreiskrankenhaus Detmold, W-4930 Detmold, BRD

An der Chirurgischen Klinik Detmold wurden vom 1.6.1974–30.6.1989 1104 Patienten wegen eines kolorektalen Karzinoms operiert. Das mittlere Lebensalter der Patienten betrug 69,8 Jahre. Ein deutlicher Altersgipfel findet sich im 8. Lebensjahrzehnt. 21% der Patienten waren älter als 80 Jahre (Abb. 1).

Die Laparotomie ergab in 1,7% Inoperabilität, bei 22,6% konnte lediglich ein palliativer, in 39,9% ein fraglich kurativer und in 35,8% ein kurativer Eingriff durchgeführt werden. Dabei wurde als kurativer Eingriff eine Operation bezeichnet, bei der weder intraoperativ noch anläßlich der histologischen Untersuchung Lymphknotenmetastasen oder belassenes Tumorgewebe festgestellt wurden.

11,4% des Krankengutes zählen nach der Dukes-Klassifikation zur Gruppe A, 24,2% zu B, 46,8% zu C und 15,6% zu D. Bei 2,0% war eine exakte Zuordnung nach der Klassifikation von Dukes nicht möglich.

Prä- oder intraoperativ wurden bei der Primäroperation von 158 Patienten Lebermetastasen festgestellt (14,3%). Bei 4 Patienten erfolgte im Anschluß an die Resektion des Primärtumors simultan eine Leberteilresektion, das sind 2,5% dieser Patientengruppe bzw. 0,36% aller Patienten (Tabelle 1). Von diesen 4 Patienten sind 3 nach 5,5 und 10 Monaten an den Folgen des Grundleidens verstorben. Ein Patient hat den Eingriff bislang 7 Monate überlebt.

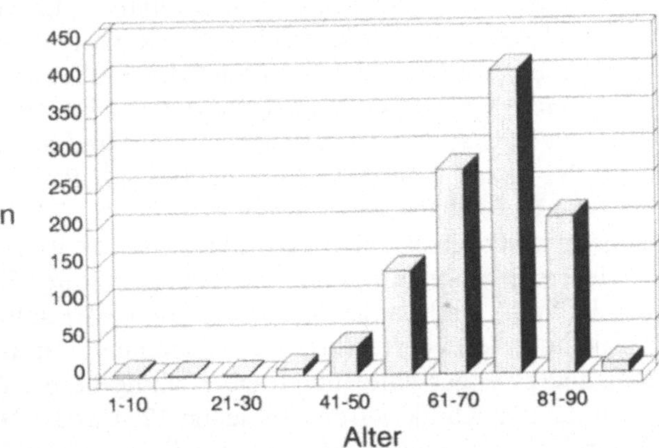

Abb. 1. Kolorektale Karzinome – 1104 Patienten (1974–1989)

Ch. Herfarth / P. Schlag (Hrsg.)
Neue Entwicklungen in der Therapie von Lebertumoren
© Springer-Verlag Berlin Heidelberg 1991

Tabelle 1. Patientengut (1104) der an der Chirurgischen Klinik Detmold von 1974–1989 wegen kolorektalem Karzinom Operierten

158	Lebermetastasen bei Erstoperation	= 14,3%
4	Simultane Leberresektionen	= 2,5%/0,36%
54	Lebermetastasen später diagnostiziert	= 4,9%
5	Leberresektionen	= 9,3%/0,45%
49	Konservativ behandelt	= 90,7%/4,44%

Tabelle 2. Konservative Therapie

Todesfälle		[n]	[%]
Ü-Zeit	<1 Monat	19	38,8
	1–6 Monate	18	36,7
	7–12 Monate	4	8,2
	13–18 Monate	2	4,1
Überlebende		6	12,2
Ü-Zeit	32 Monate		
	23 Monate		
	17 Monate		
	14 Monate		
	11 Monate		
	10 Monate	(im Mittel 17,8 Mo.)	

In 54 Fällen wurden im Verlauf der Nachuntersuchungen Lebermetastasen diagnostiziert (4,9%). Bei 5 Patienten erfolgte daraufhin eine Leberresektion. Diese Patienten haben die Entfernung der Lebermetastasen bislang alle um 12–79 Monate – im Mittel 40,0 Monate – überlebt.

Bei 49 Patienten wurde lediglich eine konservative, z. T. auch zytostatistische Behandlung durchgeführt. 43 Patienten sind inzwischen – im Mittel nach 7,2 Monaten – verstorben. Dabei trat der Tod bei 19 Patienten innerhalb von 30 Tagen nach Diagnose der Lebermetastasen und bei weiteren 18 Patienten innerhalb der ersten 6 Monate ein (Tabelle 2). 6 Patienten überleben derzeit. Die mittlere Überlebenserwartung beträgt dabei 17,8 Monate nach Diagnose der Lebermetastasierung. Sie schwankt zwischen 10 und 32 Monaten.

Unsere Ergebnisse stimmen weitgehend mit den Erfahrungen von Bengmark [1], Holm [2] und Lange [3] überein, die 1989 publiziert wurden. In vielen Fällen kann eine Leberresektion eine deutliche Verlängerung der Überlebenserwartung bzw. gar eine endgültige Heilung herbeiführen.

In unserer Klinik wurden zwischen 1974 und 1979 345 Patienten mit einem kolorektalen Karzinom operiert. Da ihr weiterer Krankheitsverlauf lückenlos

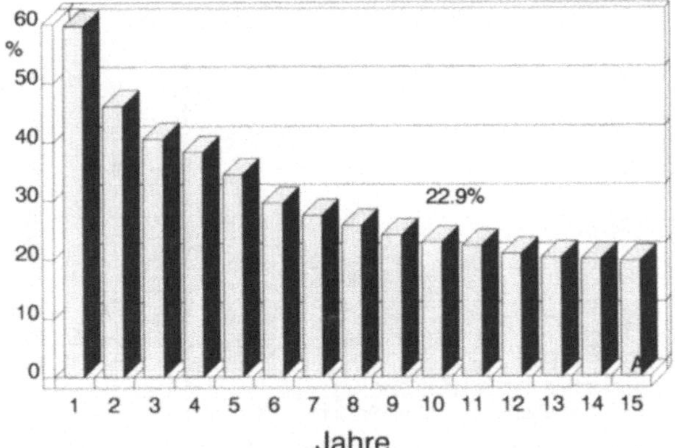

Abb. 2. Überlebende −
345 kolorektale Karzinome
(1974−1979)

über 10−15 Jahre verfolgt wurde und da es sich um ein Krankengut ohne Selektionierung handelt, sind reale Angaben über die Langzeitprognose des kolorektalen Karzinoms möglich.

In 36 Fällen (10,4%) lag in dem obengenannten Krankengut das Tumorstadium T 1, in 116 Fällen (33,6%) T 2, in 166 Fällen (48,1%) T 3 und in 24 Fällen (7,0%) T 4 vor. Bei 3 Patienten konnte die Tumorgröße nicht bestimmt werden. 4 Patienten (1,2%) waren inoperabel. Bei 82 Patienten (23,8%) erfolgte eine palliative, bei 106 Patienten (30,7%) eine fraglich kurative und bei 153 Patienten (44,3%) eine kurative Operation.

Die Überlebenskurve der 345 Patienten läßt erkennen, daß nach 10 Jahren insgesamt 22,9% und nach 15 Jahren 19,7% überleben (Abb. 2).

55 Patienten (15,9%) sind postoperativ innerhalb von 30 Tagen, 140 Patienten (40,6%) an Kachexie oder Metastasen, 16 Patienten (4,6%) an einem anderen malignen Leiden und 66 (19,1%) an einer sonstigen Erkrankung verstorben. 68 Patienten (19,7%) lebten zum Zeitpunkt der letzten Untersuchung

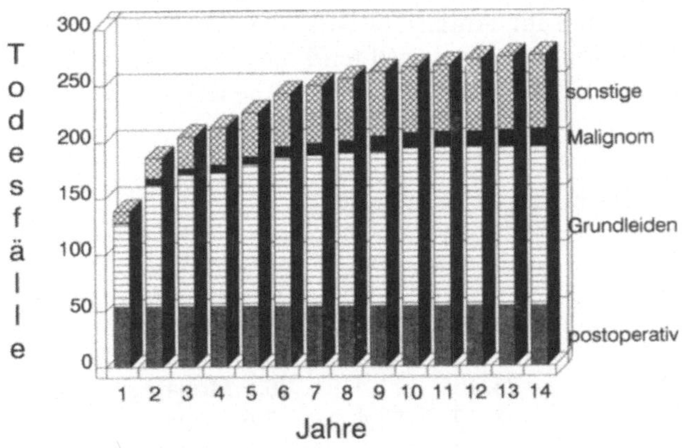

Abb. 3. Todesfälle − 345 kolorektale Karzinome (1974−1979)

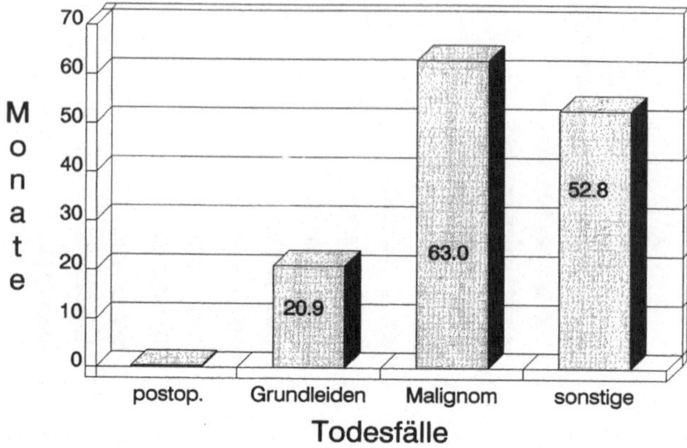

Abb. 4. Überlebenszeit − 345 kolorektale Karzinome (1974−1979)

10−15 Jahre nach der Operation. Das mittlere Lebensalter der postoperativ Verstorbenen betrug 74,1, das der an dem Grundleiden Verstorbenen 69,0, der an einem anderen Malignom Verstorbenen 66,9, der an einer sonstigen Erkrankung Verstorbenen 75,7 und der Überlebenden 67,8 Jahre. Das mittlere Lebensalter der letztgenannten Gruppe beträgt derzeit etwa 80 Jahre.

Die Darstellung der Todesfälle als Summationskurve (Abb. 3) zeigt, daß bis zum 10. postoperativen Jahr noch Todesfälle durch das Grundleiden ausgelöst werden. Mit zunehmender Zeitdauer werden die sonstigen, insbesondere altersbedingten Todesursachen erwartungsgemäß häufiger.

Im Mittel haben die Patienten, die an dem Grundleiden verstorben sind, den Eingriff um 20,9 Monate, die an einem anderen Malignom Verstorbenen um 63,0 und die an einer sonstigen Erkrankung verstorbenen Patienten um 52,8 Monate überlebt (Abb. 4). Die Abhängigkeit der mittleren Überlebenszeit der aus dem Krankenhaus entlassenen und später an Kachexie oder Metastasen des Grundleidens verstorbenen Patienten in Abhängigkeit vom Dukes-Stadium zeigt, daß ihr Anteil bei Dukes A 23,1% und ihre mittlere Lebenserwartung 53,3 Monate betrug, während dies beim Dukes-D-Stadium auf 97,4% anstieg bzw. auf 7,6 Monate absank (Tabelle 3).

Tabelle 3. Tod an Grundleiden

Dukes	[n]	[%]	Mittlere Ü-Zeit
A	3/13	23,1	53,3 Monate
B	23/65	35,4	38,7 Monate
C	75/105	71,4	20,5 Monate
D	38/39	97,4	7,6 Monate
Insgesamt	140/222	63,1	20,9 Monate

Die eigenen Ergebnisse zeigen, daß bei einem unausgewählten Krankengut von 345 Patienten mit einem kolorektalen Karzinom insgesamt 195 Patienten (56,5%) an den Folgen dieses Leidens verstorben sind.

Literatur

1. Bengmark S (1989) Palliative treatment of hepatic tumours. Br J Surg 76:771–773
2. Holm A, Bradley E, Aldrete JS (1989) Hepatic resection of metastasis from colorectal carcinoma. Morbidity, mortality, and pattern of recurrence. Ann Surg 209:428–434
3. Lange JF, Leese T, Castaing D, Bismuth H (1989) Repeat hepatectomy for recurrent malignant tumors of the liver. Surg Gynecol Obstet 169:119–126

Bedeutet das Einführen der Lebermetastasenchirurgie kolorektaler Karzinome einen Fortschritt?

B. MENTGES und D. SCHÄFER

Klinik für Allgemein- und Abdominalchirurgie, Langenbeckstraße 1,
W-6500 Mainz, BRD

Einleitung

Im letzten Jahrzehnt hat die chirurgische Therapie von Lebermetastasen kolorektaler Karzinome breite klinische Anwendung gefunden. 5-Jahresüberlebensraten von bis zu 52% wurden an teilweise selektionierten Patientengruppen erzielt [14]. Trotz Senkung der Operationsletalität ist diese mit 5−10% auch heute noch als hoch einzustufen. Es erhebt sich daher die Frage, ob die Resultate der chirurgischen Therapie das Eingehen dieses Operationsrisikos rechtfertigen.

Im Gegensatz zum Primärtumor läßt sich der weitere Krankheitsverlauf nach Resektion von Lebermetastasen kaum zu prognostischen Faktoren in Beziehung setzen, so daß eine Selektion von Patienten, die vom Eingriff besonders profitieren, problematisch erscheint.

Der vorliegenden Untersuchung lagen folgende Fragestellungen zugrunde:

1. Wird die Lebenserwartung der leberresezierten Patienten durch den Eingriff im Vergleich zu einem Patientenkollektiv mit Spontanverlauf von Lebermetastasen verlängert?
2. Ist die Prognose nach chirurgischer Therapie in unserem Krankengut vergleichbar mit den Ergebnissen in der Literatur?
3. Lassen sich prognostische Parameter identifizieren, die eine Selektion von Patienten mit günstiger Prognose erlauben?

Material und Methode

Im Zeitraum von 1978 bis Ende 1985 wurden 51 Patienten wegen Lebermetastasen kolorektaler Karzinome chirurgisch therapiert. Dabei handelte es sich in 12 Fällen um isochrone, in 39 Fällen um metachrone Lebermetastasen. Ein Patient ging dem Follow-up verloren, so daß für 50 Patienten das Todesdatum bzw. ein aktuelles Kontaktdatum vorliegt. Die Beobachtungszeit endet Ende 1987. Als Kontrollgruppe diente ein Kollektiv von 40 Patienten mit Spontanverlauf von Lebermetastasen, die im Zeitraum von 1970 bis 1978 im Rahmen der Tumornachsorge zur Beobachtung kamen. Eine systemische Chemothera-

Ch. Herfarth / P. Schlag (Hrsg.)
Neue Entwicklungen in der Therapie von Lebertumoren
© Springer-Verlag Berlin Heidelberg 1991

pie wurde an diesen Patienten nicht vorgenommen. Die Alters- und Geschlechtsverteilung der beiden Gruppen unterschieden sich nicht signifikant voneinander.

Für eine Resektionsbehandlung kamen nur Patienten ohne extrahepatisches Tumorwachstum in Betracht. Neben der üblichen präoperativen Diagnostik — einschließlich Sonographie und Computertomographie — wurde seit 1983 ein intraoperativer Ultraschall durchgeführt. Beim Nachweis von nichtresezierbaren Lebermetastasen bzw. extrahepatischem Tumorwachstum wurde auf eine Metastasenresektion verzichtet und je nach Indikation eine regionale bzw. systemische Chemotherapie eingeleitet. Eine Lymphknotendissektion des Lig. hepatoduodenale wurde nicht routinemäßig durchgeführt.

Eingang in die Studie fanden nur Patienten mit kurativer Operation von Primärtumor und Metastasen. Unter einem Eingriff mit kurativer Zielsetzung ist eine Operation zu verstehen, bei der nach Einschätzung des Operateurs intraoperativ keine Tumorreste verblieben und vom Pathologen Tumorfreiheit der Resektionsgrenze bescheinigt wurde im Sinne von R0 des AJCC [4].

Zur Erstellung von Sterbekurven wurden mittels der Methode nach Kaplan-Meier die kumulierten Überlebenswahrscheinlichkeiten für operativ und konservativ behandelte Patienten errechnet. Die statistische Signifikanzprüfung wurde mit dem Logrank-Test vorgenommen.

Die Stadieneinteilung der Tumoren erfolgte gemäß den Richtlinien der UICC [20]. Zur Bestimmung des CEA-Spiegels im Blut kamen bis 1981 die Z-Gel-Methode nach Hansen im „CEA (Roche) RIA-Test" der Firma Hoffmann-La Roche, bis Mitte 1985 der Radioimmunoassay der Firma Abbott („Abbott CEA-RIA") und seitdem der Enzymimmunoassay mit monoklonalen Antikörpern („Abbott-CEA-EIA-MONOCLONAL") zur Anwendung.

Die Festsetzung des Gradings wurde in Anlehnung an die Vorschläge der WHO [16] vorgenommen. Als Ausmaß der Lebermetastasierung wurde das Volumen der resezierten Metastasen durch das Produkt dreier senkrecht zueinander stehender Durchmesser in cm^3 festgesetzt.

Bei Vorliegen von Solitärmetastasen oder mehreren kleinen bilobulären Filiae unter 5 cm Durchmesser wurde eine Enukleation mit einem Sicherheitsabstand von 1 − 2 cm durchgeführt. Eine Hemihepatektomie wurde im Falle von mehr als 2 unilobulären Metastasen und großen Solitärmetastasen vorgenommen. Die Finger-Fracture-Technik wurde bei allen Operationsverfahren als Methode der Wahl angewendet.

Im Rahmen des Follow-up wurden die Patienten in den ersten beiden Jahren vierteljährlich, anschließend jedes halbe Jahr nachuntersucht. Außer der körperlichen Untersuchung und der Erhebung des Laborstatus — einschließlich CEA — kamen Röntgenthorax, Sonogramm, Kolonkontrasteinlauf bzw. Koloskopie und bei entsprechendem Verdacht auf Rezidiv ein CT bzw. szintigraphische Methoden zur Anwendung. Die mittlere Nachbeobachtungszeit betrug 56,4 Monate.

Unter den 51 leberresezierten Patienten befanden sich 30 Männer und 21 Frauen im Alter von 31 − 78 Jahren, die meisten Patienten (je 15) wurden im Alter von 41 − 50 und 51 − 60 Jahren operiert.

In 37 Fällen wurden solitäre Metastasen entfernt, 10mal 2 Metastasen, nur 3mal 3 und 1mal 4 Filiae. Nur bei 5 Patienten lag eine bilobuläre Verteilung vor.

Bei 14 Patienten betrug das Volumen der resezierten Metastasen weniger als 20 cm^3, in 17 Fällen zwischen 20 und 200 cm^3 und in weiteren 20 Fällen mehr als 200 cm^3. Das Minimum lag bei einem, das Maximum bei 2197 cm^3. Das Volumen überstieg 6mal 1000 cm^3. Bei Vorliegen solch großer Solitärmetastasen wurde eine Hemihepatektomie durchgeführt.

In 12 Fällen wurde eine Hemihepatektomie, 7mal eine atypische Leberresektion vorgenommen, im übrigen eine Enukleation (n = 32).

In 28 Fällen war die rechte, 17mal die linke Leber, und 5mal waren beide Lappen betroffen.

Als häufigste Lokalisation trat das Sigma mit 22 Fällen in Erscheinung, gefolgt vom Rektum mit 15, dem Colon transversum mit 5, Zökum und Colon ascendens mit je 3, rechte Flexur mit 2 und das Colon ascendens mit 1 Fall.

22 Primärtumoren wurden im Stadium pT1−3 N0 M0 angetroffen, 3 waren ausgebrochen (T4). Bei den übrigen 26 konnten histologisch Lymphknotenmetastasen gesichert werden.

Bei 7 der auswärts operierten Patienten konnte kein Status für Tumordifferenzierung ausgemacht werden. Im übrigen fanden sich bei 11 Patienten hochdifferenzierte, bei 21 mäßig differenzierte und bei 12 Patienten wenig differenzierte Adenokarzinome.

Ergebnisse

Komplikationen

In 4 von 51 Fällen verstarb der Patient infolge des Eingriffs innerhalb von 30 Tagen postoperativ (7,8%). Bei den übrigen 47 Patienten wurden in 16 Fällen (35%) insgesamt 26 Komplikationen beobachtet, am häufigsten ein subphreni-

Tabelle 1. Nichtletale Komplikationen nach Leberresektion

Komplikation	n
Subphrenischer Abszeß	7
Pleuraerguß rechts	7
Bauchdeckenabszeß	4
Pneumonie	3
Intraabdomineller Abszeß	1
Nachblutung (Leber)	1
Nierenversagen	1
Pneumothorax	1
Gallefistel	1

scher Abszeß rechts, der meist mit einem Pleuraerguß rechts einherging. Es folgten Bauchdeckenabszesse und Pneumonie, wobei flüchtige Lungeninfiltrate ohne Klinik nicht mit in die Statistik aufgenommen wurden (Tabelle 1).

Rezidivfreies und metastasenfreies Intervall

Das rezidivfreie Intervall, d. h. die Zeit zwischen Erstoperation und Auftreten von metachronen Metastasen, betrug im Median 27,1 Monate. Dagegen war das metastasenfreie Intervall, d. h. die Zeit zwischen Leberresektion und Auftreten von erneuten Metastasen, signifikant kürzer und lag im Median bei 9,2 Monaten.

Rezidivrate

Bis Ende 1987 entwickelten 42 der 47 Patienten, die den Eingriff überlebten, ein Rezidiv (89%). 3 Patienten überlebten den Eingriff 6 Jahre, 2 davon leben tumorfrei, 1 Patientin verstarb an einem Lokalrezidiv mit Lungenmetastasen.

Rezidivlokalisation

Bei den 42 Patienten konnte an 70 Lokalisationen erneutes Tumorwachstum festgestellt werden. In 34 Fällen war die Leber, in 12 Fällen die Lunge betroffen, 9 Patienten entwickelten ein Lokalrezidiv und 5 Patienten paraaortale Lymphome (Tabelle 2).

Tabelle 2. Rezidivlokalisation bei 42 Patienten

Lokalisation	n
Leber	34
Lunge	12
Lokal	9
Paraaortal	5
Peritoneum	2
Bauchdecke	2
Hirn	1
Rippe	1
Lymphome Hals/Axilla	1
Lymphome, Lig. hepatoduodenale	1
Leiste	1
Mesenterium	1
Insgesamt	70

Bei 34 von 42 Patienten (81%) war somit die Leber mit oder ohne extrahepatischer Lokalisation Ort erneuten Tumorwachstums, bei 8 Patienten (19%) fand sich ein rein extrahepatisches Tumorrezidiv, in 16 Fällen (38%) war die Leber allein betroffen.

Rezidivlokalisation innerhalb der Leber

Nach Resektion von unilobulären Metastasen traten in 9 Fällen Rezidive auf der gleichen Leberseite, in 8 Fällen beidseitige Filiae und nur in einem Fall eine isolierte Metastase im Bereich der Gegenseite auf. Einmal war eine genaue Zuordnung nicht möglich.

Chirurgische Therapie der Rezidive

Bei 9 Patienten wurde nach Metastasenresektion wegen eines erneuten Rezidivs chirurgisch interveniert, bei 4 Patienten wurde die Lunge teilreseziert, einmal nach Resektion eines zusätzlichen Lokalrezidivs. In 2 weiteren Fällen wurden ein isoliertes Lokalrezidiv entfernt, zweimal die Leber nachreseziert und einmal eine Bauchdeckenmetastase exstirpiert. Keiner dieser Patienten wurde durch den Eingriff geheilt.

Prognose

Die 5-Jahresüberlebensrate aller resezierten Patienten mit Follow-up betrug 10,7%. Die mediane Überlebenszeit lag bei 24,2 Monaten. Ohne Operationsletalität errechnete sich ein Median von 25 Monaten. Demgegenüber betrug der Median der Überlebenszeit für die konservativ behandelte Gruppe nur 7 Monate und war signifikant kürzer (p < 0,001; Abb. 1).

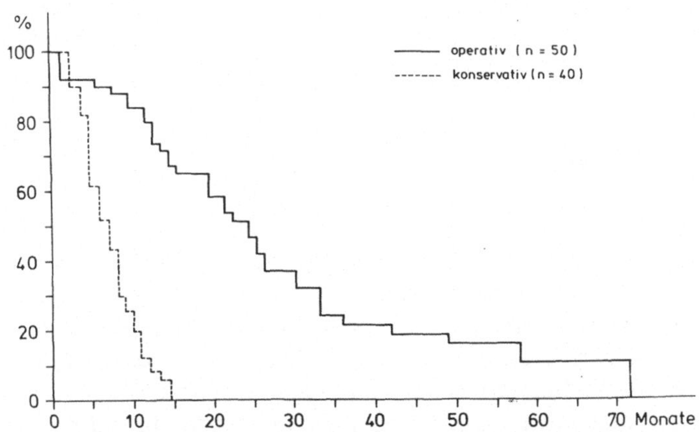

Abb. 1. Sterbekurven nach operativer und konservativer Therapie von Lebermetastasen

Tabelle 3. Median der Überlebenszeit nach Leberresektion

Variable		Überlebenszeit (Monate)
Isochrone Metastasen		19
Metachrone Metastasen		25
Solitäre Metastasen		21
Multiple Metastasen		26
Metastasenvolumen	<20 cm^3	24
	$21-200$ cm^3	30
	>200 cm^3	19
Lokalisation rechte Leber		22
Lokalisation linke Leber		24
Stadium Primärtumor	pT1 $-$ 4 N0	21
	pT1 $-$ 4 pN1 $-$ 3	24
Lokalisation Primärtumor	Kolon	24
	Rektum	21
Differenzierung Primärtumor	G1	19
	G2	25
	G3	19
Enukleation		21
Hemihepatektomie		25
CEA (ng/ml)	<20	21
	>20	25

Prognostische Faktoren

Weder die zeitliche Relation der Metastasen zum Primärtumor (isochron, metachron), ihre Anzahl, Lokalisation oder Volumen, Lokalisation, Tumorstadium und Differenzierung des Primärtumors, die Art der Operation (Enukleation vs. Hemihepatektomie), noch Höhe des CEA bei Rezidivdiagnose hatten einen Einfluß auf die Überlebenszeiten (Tabelle 3).

Diskussion

Im Vergleich zur konservativ behandelten Patientengruppe mit gleicher Alters- und Geschlechtsverteilung ließ sich bei den Patienten mit Leberresektion eine signifikante Lebensverlängerung erzielen. Der Vergleich beider Patientenkollektive erscheint jedoch problematisch, da die Daten der rein konservativ behandelten Gruppe in eine Zeit fallen, in der weder CEA noch moderne bildgebende Verfahren wie Sonographie und CT zur Verfügung standen. Zudem fanden Nachuntersuchungen in dieser Periode in halbjährlichen Schritten statt, während heute alle 3 Monate kontrolliert wird, so daß davon ausgegangen werden muß, daß Lebermetastasen heute früher diagnostiziert werden und Patienten jedweder Therapie scheinbar länger leben als historische Vergleichspersonen.

Bei der resezierten Gruppe handelte es sich zudem um eine prognostisch günstige Selektion, da mit modernen radiologischen und endoskopischen Verfahren präoperativ extrahepatisches Tumorwachstum ausgeschlossen und intraoperativ mittels Inspektion, Palpation und Sonographie die Indikation zur Metastasenentfernung weiter eingeschränkt wurde. Aufgrund der erheblichen Unterschiede der medianen Überlebenszeit und einiger 5-Jahresheilungen muß jedoch von einem lebensverlängernden Effekt der Lebermetastasenchirurgie kolorektaler Karzinome ausgegangen werden.

Die erzielten 5-Jahresüberlebensraten sind jedoch enttäuschend und liegen teilweise erheblich unter den Angaben in der Literatur, die meist zwischen 16 und 25% schwanken [3, 8, 17]. Bei selektierten Patientengruppen mit solitären Lebermetastasen wurden 42% angegeben [21]. Iwatsuki et al. [14] berichten im Rahmen einer Studie über 150 Leberresektionen über eine 5-Jahresüberlebensrate von 52% bei 24 Metastasenresektionen kolorektaler Karzinome. In einer multizentrischen Studie unter Beteiligung von 24 Institutionen beschreiben Hughes et al. [13] nach Resektion von 607 isolierten Lebermetastasen eine 5-Jahresüberlebensrate von 32% und eine 5-Jahres-Tumorfreiheit von 25%. Dabei weist die Aufschlüsselung des Patientenkollektivs bezüglich Anzahl der entfernten Metastasen und Eingangskriterien in die Studie eher auf eine günstige Ausgangsposition unseres Patientengutes hin. Während bei uns nie mehr als 4 Metastasen entfernt wurden, berichten andere Autoren von bis zu 10 resezierten Leberfiliae [8]. Zudem wiesen in der Literatur bis zu 25% der Patienten neben dem Leberbefall zusätzlich bereits extrahepatisches Tumorwachstum auf [1, 8], was in unserer Studie eine Kontraindikation zur operativen Therapie darstellte.

Eine routinemäßige Lymphknotendissektion des Lig. hepatoduodenale wurde in unserer Studie nicht durchgeführt. Ein Tumornachweis dieser Lokalisation ist als lymphogene Remetastasierung der Lebermetastasen aufzufassen [5] und stellt in anderen Studien keine Kontraindikation zur Resektion, jedoch ein Zeichen ungünstiger Prognose dar [5, 8].

Das Ziel, anhand prognostischer Faktoren Patientengruppen zu identifizieren, die angesichts der hohen Operationsletalität vom Eingriff besonders profitieren, schlug fehl. Auch die in unserem Krankengut etablierten prognostischen Parameter für Primärtumoren kolorektalen Ursprungs wie Tumorstadium, CEA und Tumordifferenzierung ließen keinen Einfluß auf die Überlebenszeit erkennen. Auch Anzahl und Größe der Metastasen, die in einigen Studien [7, 10, 12, 21] diesbezüglich eine Bedeutung erlangten, verfehlten ihre Wirkung auf die Lebenserwartung. Die Bedeutung des Stadiums des Primärtumors wird unterschiedlich eingeschätzt. Während Adson et al. [2], Butler et al. [6] und Fortner et al. [10] eine bessere Prognose nach Resektion von Lebermetastasen von Primärtumoren im Frühstadium feststellten, konnte dies von anderen Autoren [7, 12, 17, 18] nicht bestätigt werden.

Als ein Grund für die unterschiedlichen Ergebnisse sind die immer noch geringen Fallzahlen der mitgeteilten Studien anzuführen, die auf der Suche nach prognostischen Kriterien weiter unterteilt werden. Schließlich spielen die unterschiedliche Zusammensetzung des Krankengutes und die Indikationsstellung zur Resektion von Lebermetastasen eine Rolle.

Die hohe Rezidivrate, die geringe Anzahl der geheilten Patienten, der uniforme Krankheitsverlauf nach Resektion mit dem kurzen metastasenfreien Intervall spiegelt nach unserer Ansicht die Tatsache wider, daß es sich beim Auftreten auch resektabler Lebermetastasen oft um die Erstmanifestation eines disseminierten Leidens handelt. Dies findet Bestätigung durch die Sektion zweier kurz nach der Resektion an Komplikationen verstorbener Patienten. Bei einem fanden sich multiple Lungenmetastasen beidseits, bei einem weiteren Patienten multiple, bis zu 1,5 cm große Filiae in der Restleber.

Die 5-Jahresüberlebensrate nach chirurgischer Therapie von 11% erscheint angesichts einer Operationsletalität von fast 8% besonders enttäuschend, zumal in der Literatur in seltenen Fällen über histologisch gesicherte Lebermetastasen mit einem Spontanverlauf von über 5 Jahren berichtet wird [11, 19]. Um so dringlicher erscheint die Suche nach prognostischen Faktoren, die es ermöglichen, Patienten mit ungünstiger Prognose von einem operativen Eingriff auszuschließen. Weiterhin entwickeln nur 5–10% aller Patienten mit kolorektalen Karzinomen resektable Lebermetastasen [8], so daß die Bedeutung der chirurgischen Therapie mancherorts überbewertet wird.

Das Ausmaß der Leberresektion bei solitären Metastasen muß angesichts unserer Ergebnisse Gegenstand weiterer Diskussionen bleiben. In der Literatur werden hin und wieder die Überlebenszeiten nach unterschiedlichem Ausmaß von Leberresektionen einander gegenübergestellt, wobei meist kein Unterschied festgestellt wird [9, 18]. Allerdings wurden größere Eingriffe durchweg bei Vorliegen großer Solitärmetastasen bzw. multipler Metastasen durchgeführt, so daß die Zahlen nicht vergleichbar sind. Nur so ist zu verstehen, daß Logan (1982) eine bessere Prognose für Patienten mit kleinen Lebereingriffen beschreibt. Es findet sich keine Studie, die Patienten mit Solitärmetastasen nach Randomisierung verschieden großen Eingriffen unterwirft, was für viele Patienten mit kleinen Metastasen ein erhöhtes Operationsrisiko bedeuten würde. Die Analyse des Rezidivmusters, in der die Hälfte der Rezidive nach Enukleation auf der gleichen Leberseite lokalisiert ist, läßt vermuten, daß dieses Operationsverfahren trotz Einhalten eines Sicherheitsabstandes von 1–2 cm nicht die geeignete Operationsmethode ist. Hier stellt sich die Frage, ob nicht auch bei Filiae von einer Größe von unter 5 cm ausgedehntere anatomische Resektionen das geeignete Verfahren darstellen.

Literatur

1. Adson MA, Heerden JA van (1980) Major hepatic resections for metastatic colorectal cancer. Ann Surg 191:576–583
2. Adson MA, Heerden JA van, Adson MH, Wagner JS, Ilstrup DM (1984) Resection of hepatic metastases from colorectal cancer. Arch Surg 119:647–651
3. Adson MA (1987) Resection of liver metastases – when is it worthwile? World J Surg 11:511–520

4. American Joint Committee for Cancer Staging (AJCC) (1983) Beahrs OH, Myers MH (eds) Manual for staging of cancer, 2nd edn. Lippincott, Philadelphia
5. August DA, Sugarbaker PH, Schneider PD (1985) Lymphatic dissemination of hepatic metastases. Cancer 55:1490–1494
6. Butler J, Attiyeh FF, Daly JM (1986) Hepatic resection for metastases of the colon and rectum. Surg Gynecol Obstet 162:109–113
7. Cady B, McDermott WV (1985) Major hepatic resection for metachronous metastases from colon cancer. Ann Surg 201:204–209
8. Ekberg H, Tranberg KG, Andersson R, Lundstedt C, Hgerstrand I, Ranstam J, Bengmark S (1986) Determinants of survival in liver resection for colorectal secondaries. Br J Surg 73:727–731
9. Fortner JG, Kim DK, MacLean BJ et al. (1978) Major hepatic resection for neoplasia: personal experience in 108 patients. Ann Surg 188:363–370
10. Fortner JG, Silva JS, Golbey RB, Cox EB, MacLean BJ (1984) Multivariate analysis of a personal series of 247 consecutive patients with liver metastases from colorectal cancer. Ann Surg 199:306–316
11. Foster JH, Lundy J (1981) Liver metastases. Curr Probl Surg 18:157
12. Gennari L, Doci R, Bozzetti F, Bignami P (1986) Surgical treatment of hepatic metastases from colorectal cancer. Ann Surg 203:49–54
13. Hughes KS et al. (1986) Resection of the liver for colorectal carcinoma metastases: A multi-institutional study of patterns of recurrence. Surgery 100:278–284
14. Iwatsuki S, Shaw BW, Starzl TE (1983) Experience with 150 liver resections. Ann Surg 197:247–253
15. Logan SE, Meier SJ, Ramming KP, Morton DL, Longmire WP (1982) Hepatic resection of metastatic colorectal carcinoma. Arch Surg 117:25–28
16. Morson BC, Sobin LH (1976) Histological typing of intestinal tumours (International histological classification of tumours, No. 15). WHO, Genf
17. Nordlinger B, Parc R, Delva E, Quilichini MA, Hannoun L, Huguet C (1987) Hepatic resection for colorectal liver metastases. Ann Surg 205:256–263
18. Petrelli NJ, Nambisan RN, Herrera L, Mittelman A (1985) Hepatic resection for isolated metastasis from colorectal carcinoma. Am J Surg 149:205–209
19. Raute M, Trede M (1983) Metastasenchirurgie im Bereich der Abdominalorgane. Chirurg 54:505–512
20. UICC (1987) TNM-Klassifikation der malignen Tumoren, 4. Aufl. Hermanek P, Scheibe O, Spiessl B, Wagner G (Hrsg) Springer, Berlin Heidelberg New York Tokyo
21. Wilson SM, Adson MA (1976) Surgical treatment of hepatic metastases from colorectal cancers. Arch Surg 111:330–334

Operationsindikation bei Lebermetastasen nichtkolorektaler Karzinome

J. STURM, M. RAUTE, M. TREDE

Chirurgische Klinik, Klinikum Mannheim, Theodor-Kutzer-Ufer,
W-6800 Mannheim 1, BRD

Ist die Resektion kolorektaler Lebermetastasen mit kurativer Intention mittlerweile als Methode der Wahl etabliert [5], so wird die Resektion von Lebermetastasen nichtkolorektaler Tumoren als rein palliativ eingestuft. Deshalb gibt es in der Literatur auch nur Einzelfallberichte [4, 6, 13]; eine anhand größerer Patientenzahlen statistisch fundierte Aussage ist daher nicht möglich.

Entscheidend für den Entschluß zur Resektion ist der individuelle Gewinn für den Patienten. Nimmt man nur die Überlebenszeit als Maßstab, so mag Bengmarks Ausspruch: „We suggest as a simple role of thumb that any treatment given which does not double the expected natural survival is not of much success" zutreffen [2]. Ist jedoch, wie Adson 1987 resümierte, die für den einzelnen Patienten zu gewinnende Lebensqualität, sprich das symptomfreie Überleben [14], wichtiger als die reine Überlebenswahrscheinlichkeit [1], so ist die Resektion nichtkolorektaler Lebermetastasen im Einzelfall, auch bei rein palliativem Charakter, durchaus sinnvoll.

Beispiel: So haben wir eine 12 cm im Durchmesser große Hypernephrommetastase, die der Patientin starke Schmerzen bereitete, durch eine Hemihepatektomie links entfernen können. Die Nephrektomie des Hypernephroms lag zu diesem Zeitpunkt schon 14 Jahre zurück! Die Patientin hat den Eingriff 3 Jahre beschwerdefrei überlebt, starb dann jedoch mit multiplen Filiae in der Restleber.

Nach unseren Erfahrungen (Tabelle 1) und Mitteilungen aus der Literatur [5, 12, 13] kann bei portalem Metastasierungstyp (22 unserer Patienten) — die Leber ist hier erster Tumorfilter — insbesondere durch Resektionen von Lebermetastasen mesenchymaler gastrointestinaler Tumoren wie der hochdifferenzierter Sarkome sowie von Metastasen endokrin aktiver Tumoren eine günstige Langzeitprognose erzielt werden. Die Resektion von Leber-, von Magen — oder Pankreasmetastasen jedoch scheint den Spontanverlauf, wohl wegen der primären lymphogenen Tumorpropagation, weniger zu beeinflussen — ganz im Gegensatz zu Resektionen eines in die Leber per continuitatem eingebrochenen Magenkarzinoms, das in Einzelfällen durchaus noch kurativ zu entfernen ist [11].

In der 2. Gruppe mit kavalem Metastasierungstyp scheint die Resektion einen günstigen Effekt bei Lebermetastasen seltener Sarkome, isolierten Spätmetastasen von primär kurativ resezierten Karzinomen, z. B. dem Hyperneph-

Ch. Herfarth / P. Schlag (Hrsg.)
Neue Entwicklungen in der Therapie von Lebertumoren
© Springer-Verlag Berlin Heidelberg 1991

Tabelle 1. Metastasierungstyp und Primärtumor bei resezierten nichtkolorektalen Lebermetastasen (1. 1. 1973 – 1. 11. 1989)

		Lokalisation Prim. Tu.
Kavaler Metastasierungstyp		
Neurofibrosarkom	1	Gesicht
Leiomyosarkom	1	V. cava
Melanom	1	Rücken
Karzinom	6	Ovar
		Mamma
		Niere
Portaler Metastasierungstyp		
Leiomyosarkom	3	Gastrointest.
Hämangioperizytom	1	Gastrointest.
Karzinoid, Apudom	4	Gastrointest.
Karzinom	14	Magen
		Pankreas
Gesamt	31	

Tabelle 2. Resektionen (n = 34) nichtkolorektaler Lebermetastasen (1. 1. 1973 – 1. 11. 1989)

OP-Art	n	OP/Hospital-let.	Komplik.
Atypisch	23	1	7
Segment	3	0	–
HHE	5	0	3
Erw. HHE	3	1	1
Gesamt	34	2	11

rom, oder sehr selten von einem Melanom, das ja primär lymphogen metastasiert, zu erzielen.

Eine solitäre Riesenmetastase eines Melanoms (Abb. 1a, b), die bei der Nachsorge im Computertomogramm aufgefallen war, haben wir bei einer damals 64jährigen Patientin durch eine rechtsseitige Hemihepatektomie reseziert. Die Patientin ist bis heute, 70 Monate nach der Resektion, beschwerde- und rezidivfrei!

Bei 31 Patienten (Tabelle 2) haben wir insgesamt 34 Resektionen durchgeführt, davon wurde bei 2 Hemihepatektomien sowie bei einer atypischen Resektion eine später in der Restleber neu aufgetretene Rezidivfilia atypisch entfernt. In der Mehrzahl wurde ausgedehnt atypisch reseziert, bei einem Drittel der Pati-

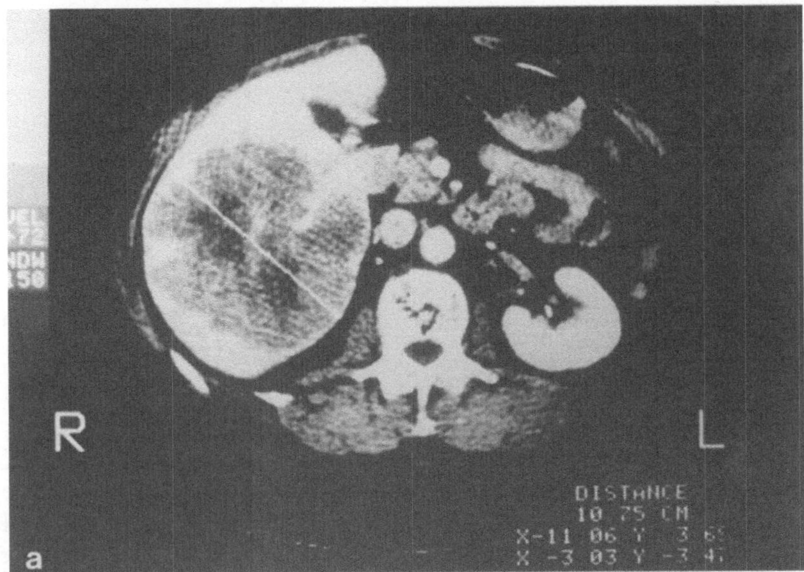

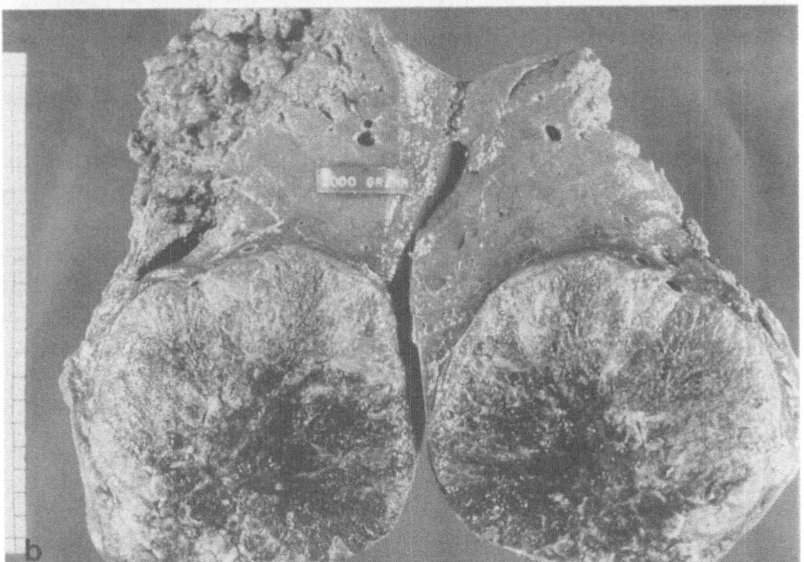

Abb. 1. a Melanommetastase re. Leberlappen, Computertomogramm. **b** Hemihepatektomiepräparat mit 14 cm Durchmesser großer, pigmentierter Melanommetastase

enten wurde eine große anatomische Resektion durchgeführt. 17 Lebermetastasenresektionen wurden synchron durchgeführt. Kein Patient verstarb intraoperativ, 2 Patienten verstarben an einer Komplikation, eine Patientin an einem postoperativen Leberversagen 33 Tage nach erweiterter Hemihepatektomie einer symptomatischen Riesenkarcinoidmetastase von 18 cm Durchmesser,

Tabelle 3. Komplikationen nach Resektion nichtkolorektaler Lebermetastasen. (Nach 11 von 34 Resektionen) (1. 1. 1973 – 1. 11. 1989)

Komplikation	Atypisch	Segment-Res. HHE, erw. HHE
Subphrener Abszeß	4 (1 †)	–
Wundheilungsstörung	3	–
Leberinsuffizienz	–	3 (1 †)
Nachblutung	1	–
Pneumonie, Erguß	–	4

der andere Patient 12 Tage postoperativ an einer generalisierten Sepsis nach Gastrektomie eines Doppelkarzinoms der Kardia. Das entspricht einer Hospitalletalität von 5,8%. Als Komplikationen (Tabelle 3) bei 11 von 34 Resektionen traten bei 3 ausgedehnten Resektionen eine postoperative Leberinsuffizienz auf, in 4 Fällen beobachteten wir eine rechtsbasale Pneumonie. Die meisten der Komplikationen bei den atypischen Resektionen sind eher den synchronen Primärtumorresektionen zuzuschreiben.

Nur durch Tamponade und postoperative Tumorembolisation war eine Tumorblutung nach Tumorreduktion einer großen Rezidiv-LMS-Metastase, die der Patientin krampfhafte Schmerzen bereitet hatte, zu beherrschen. Fast die Hälfte der Patienten mit nichtkolorektalen Leberfiliae hatten symptomatische Metastasen mit Tumorgrößen zwischen 8 und 18 cm Durchmesser.

In Einzelfällen (Tabelle 4) ließ sich durch die Resektion einer nichtkolorektalen Lebermetastase ein deutlicher günstiger palliativer Effekt erzielen – die mittlere Überlebenszeit beträgt etwas über 2 Jahre, aber 10 Patienten unseres Kollektivs leben noch und 4 Patienten haben mittlerweile die Resektion um 5 und mehr Jahre überlebt.

Tabelle 4. Ergebnisse nach Resektion nichtkolorektaler Lebermetastasen (1. 1. 1973 – 1. 11. 1989)

31 Patienten/34 Resektionen (1973 – 1989)	
OP-Letalität/Hospitalletalität	2/34 (5,8%)
Atypisch/anatomisch	23/11
Synchron/metachron	17/17
Symptomatisch	15/34
Komplikationen	11/34 (32,6%)
Mittlere Überlebenszeit (10 Pat. leben)	27,8 Monate
5-Jahresüberleben	4/31

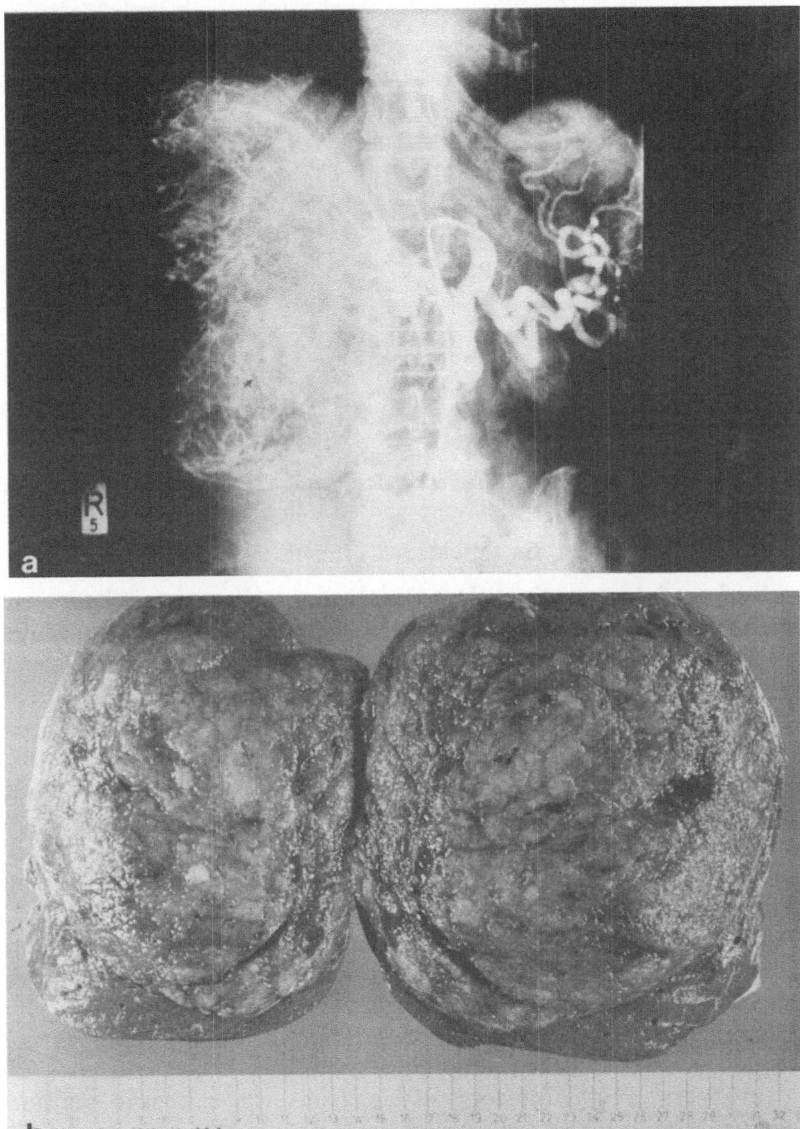

Abb. 2. a Operationspräparat nach Hemihepatektomie der Leiomyosarkommetastase.
b Zöliakographie mit hypervaskulärer von der A. hepatica versorgter Metastase eines
Magenleiomyosarkoms

Beispiel (Abb. 2): 8 Jahre nach Magenteilresektion eines Leiomyosarkoms klagte eine
66jährige Patientin über zunehmende Oberbauchschmerzen. Ursache war eine im
Durchmesser über 10 cm große Leiomyosarkommetastase, die wir durch eine Hemihepatektomie rechts entfernen konnten. Vier Jahre später konnte eine Rezidivmetastase

Tabelle 5. Gründe gegen die Resektion von Lebermetastasen

Alter?

Symptomlos?

Schlechter Allgemeinzustand

Patientenmotivation

Zus. extrahepatische Filia

Primärtumor-OP nur R1 oder R2

Gefäßinvasion

Leberleistung ↓/Zirrhose

Liver replacement > 75%

---

von 4 cm Durchmesser atypisch nachreseziert werden. Die Patientin hat die Resektion der ersten symptomatischen Metastase nun 8,5 Jahre beschwerdefrei überlebt.

Was spricht nun gegen die Resektion? (Tabelle 5)

1. Alter? – nicht unbedingt! Das Durchschnittsalter unserer Patienten betrug 60,5 Jahre, der älteste Patient war 82 Jahre alt und hat die linkslaterale Bisegmentektomie dreier Filiae eines Nierenzellkarzinoms und gleichzeitige atypische Resektion einer Filia aus dem 6. Segment komplikationslos und rezidivfrei bisher 19 Monate überlebt!
2. Symptomlos? Symptome erleichtern die Indikationsstellung zur Resektion einer nichtkolorektalen Lebermetastase; wird dies bei symptomlosen Lebermetastasen relativiert, so vermag die Resektion jedoch auch hier Tumorangst zu nehmen und Hoffnung zu geben.
3. Patientenmotivation? Natürlich gibt es sehr wohl aufgeklärte Patienten, die sich ganz bewußt gegen jede invasive Maßnahme entscheiden.
4. Zusätzliche extrahepatische Metastasierung, Lokalrezidiv und nicht im Gesunden resezierte Primärtumoren sind in der Regel absolute Kontraindikationen.
5. Restleberfunktion. „Liver-replacement" (PLR) durch den Tumor größer als 75% oder Leberzirrhose mit eingeschränkter Leberfunktion sind wegen dem zu erwartenden postoperativen Leberversagen ebenso wie stark reduzierter Allgemeinzustand, Leberhilusbefall oder ausgedehnte Gefäßinvasion Gründe gegen die Resektion nichtkolorektaler Lebermetastasen.
6. Indikationswandel (Tabelle 6).

Durch Verfeinerung der präoperativen Diagnostik und durch besseres Langzeit-Follow-up werden resektable Metastasen früher, und oft bevor sie Symptome bereiten, entdeckt. Ganz besonderen Einfluß auf die Entscheidung für oder gegen die Resektion und zum Festlegen des Resektionsausmaßes hat die intraoperative Sonographie [8, 10].

Durch besseres Staging der Primärtumoren werden Langzeit- und Operationsergebnisse vergleichbar und können zur Erstellung von Therapiestrategien

Tabelle 6. Indikationswandel der Lebermetastasenresektion

Präoperative Diagnostik/Staging
Intraoperative Sonographie
Verbesserung der OP-Ergebnisse
Alternativverfahren
Mündige Patienten

dienen [11]. So verwundert es z. B. nicht, daß die meisten Lebermetastasen eines Magenkarzinoms unseres Krankengutes vor der TNM-Klassifikationsära
synchron mit ausgedehnten Primärtumoroperationen entfernt wurden. Wie
unsere Ergebnisse zeigen, können diese Resektionen mit einer durchschnittlichen Überlebenszeit von 11,5 Monaten den Spontanverlauf nur wenig beeinflussen.

Durch blutsparende Techniken und zunehmende internationale Erfahrung
der Lebermetastasenchirurgie werden die Operationsergebnisse dauernd verbessert, und der Entschluß zur Resektion mag leichter fallen. Wichtig ist die
ausreichende Exposition und Lebermobilisierung; wir haben zwar bei 3 von 35
Resektionen nichtkolorektaler Lebermetastasen den Schnitt noch nach rechts-
thorakal erweitert, dies ist jedoch heute eine absolute Ausnahme. Durch die
blutungsarme Technik (Pringle, Cousa) gelingt es, die Belastung durch den
Eingriff möglichst gering zu halten. Neben den üblichen Resektionsverfahren
eröffnet die Ex-situ-Operation neue Perspektiven, gerade bei den nichtkolorektalen Lebermetastasen; Pichlmayr hat 1988 durch dieses Verfahren 7 Filiae eines Leiomyosarkoms in einer (!) Leber entfernt [9]. Die Indikation zur Transplantation wird bei Lebermetastasen mittlerweile eher restriktiv gestellt [7].

Die Erwartungen, die man in die Alternativverfahren setzte, haben sich noch
nicht erfüllt: operation is the best palliation [1]. Ein wichtiger Punkt zum
Wandel der Indikation eher pro Resektion ist der über seine Krankheit aufgeklärte Patient.

Schlußfolgerungen

Hat die Resektion nichtkolorektaler Lebermetastasen (Abb. 3) gastrointestinaler
Karzinome wenig Einfluß auf die Überlebenszeit, so hat im deutlichen Unterschied dazu die Resektion nichtkolorektaler Lebermetastasen, insbesondere von
mesenchymalen, hochdifferenzierten Tumoren sowie von spät solitär hämatogen
metastasierenden Karzinomen und endokrin aktiven gastrointestinalen Tumoren
einen deutlich günstigen, wenn auch letztendlich palliativen Effekt.

Muß die Indikation zur Resektion zurückhaltend gestellt werden, so wird
deutlich, daß die Resektion nichtkolorektaler Lebermetastasen in Abhängigkeit vom Tumortyp durchaus berechtigt ist und zu einem erheblichen Gewinn
an Lebensqualität führen kann.

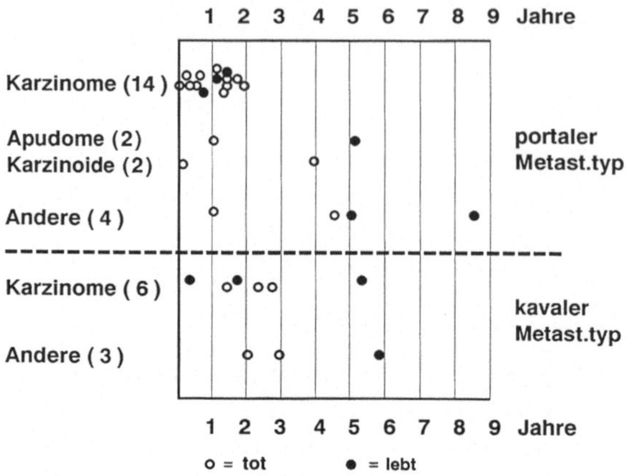

Abb. 3. Nichtkolorektale Lebermetastasen − Überlebenszeiten nach Resektion. 31 Patienten/34 Resektionen (1. 1. 1973−1. 11. 1989)

Literatur

1. Adson M (1987) Resection of liver metastases − when is it worthwhile? World J Surg 11:511−520
2. Bengmark S, Anderson R (1989) Metastatic disease involving the liver. Curr Opin Gastroenterol 5:411−416
3. Foster J, Lundy J (1981) Liver metastases. Curr Probl Surg 18:157−164
4. Kohno H, Nagasue N, Araki S, Kato T (1981) Ten-year survival after synchronous resection of liver metastases from intestinal leiomyosarcoma. Cancer 47:1421
5. Hughes K (1988) Registry of hepatic metastases. Resection of the liver for colorectal carcinoma metastases: a multi-institutional study of indications for resection. Surgery 103:278−288
6. Morrow C, Grage T, Sutherland D, Najarian J (1982) Hepatic resection for secondary neoplasms. Surgery 92:610−613
7. Ringe B, Wittekind C, Bechstein W, Bunzendahl H, Pichlmayr R (1989) The role of liver transplantation in hepatobiliary malignancy. Ann Surg 209:88−98
8. Parker G, Lawrence W, Horsley S et al. (1989) Intraoperative ultrasound of the liver affects operative decision making. Ann Surg 209:569−577
9. Pichlmayr R, Bretschneider H, Kirchner E et al. (1988) Ex situ-Operation an der Leber. Eine neue Möglichkeit in der Leberchirurgie. Langenbecks Arch Chir 373:122−126
10. Scheele J (1989) Die segmentorientierte Leberresektion. Chirurg 60:251−265
11. Schlag P, Buhl K, Schwarz V, Möller P, Herfarth C (1989) Die neue TNM-Klassifikation und ihre Auswirkung auf die chirurgische Behandlung des Magen-Carcinoms. Chirurg 60:8−15
12. Stubbs R, Blumgart L (1987) Zur Resektion von Lebermetastasen. Chir Gastroenterol 3:45−59
13. Stehlin J, De Ipolyi P, Greef P, McGaff C, Davis B, McNary L (1988) Treatment of cancer of the liver. Ann Surg 208:23−35
14. Trede M, Raute M (1983) Lebermetastasen-Resektion: Technik, Fehler und Gefahren. Langenbecks Arch Chir 361:525−530

Chirurgische Therapie von Lebermetastasen bei Karzinoidtumoren

F. KÖCKERLING, J. SCHEELE, C. SCHNEIDER, B. HUSEMANN, F. P. GALL
Chirurgische Universitätsklinik Erlangen, Maximiliansplatz 1,
W-8520 Erlangen, BRD

Die Ergebnisse einer amerikanischen Multicenter-Studie [2] zeigen als häufigste Lokalisation von Karzinoidtumoren die Appendix, den Dünndarm und das Rektum (Tabelle 1). Die gute Prognose der Karzinoidtumoren der Appendix und des Rektums erklärt sich durch den hohen Anteil von Tumoren ohne Lymphknotenmetastasen oder Zeichen des invasiven Wachstums (Stadium I) (Tabelle 2). Karzinoidtumoren mit regionalen Lymphknotenmetastasen (Stadium II) finden sich in einem Anteil von 13 – 18% am gesamten Krankengut, wobei es sich am häufigsten um Karzinoidtumoren des Dünndarms und des Kolons handelt. Je nach Anteil an Dünndarmkarzinoiden am Gesamtkrankengut treten Karzinoidtumoren mit Fernmetastasen (Stadium III) zwischen 12 und 29% auf, wobei es sich auch hier im wesentlichen um Karzinoidtumoren des Dünndarms und des Dickdarms handelt (Tabelle 4).

Eine kurative Resektion der Karzinoidtumoren im Stadium III bei der Erstdiagnose ist in der Regel nicht mehr möglich. Dennoch werden in der Literatur 5-Jahresüberlebensraten für alle Dünndarmkarzinoide mit mehr als 50% angeben [2, 6, 7]. Im eigenen Krankengut beträgt die kumulative 5-Jahresüberlebensrate für metastasierte Karzinoide des Dünndarms 40% [3]. Im Gegensatz dazu überlebt kein palliativ operierter Patient mit einem metastasierenden kolorektalen Karzinom 5 Jahre.

Tabelle 1. Lokalisation von Karzinoidtumoren

	Godwin (1975)		Erlangen (1965 – 1988)	
Appendix	820	(44%)	10	(8%)
Dünndarm	367	(20%)	53	(43%)
Rektum	296	(16%)	28	(22%)
Bronchus	191	(10%)	16	(13%)
Kolon	113	(6%)	4	(3%)
Magen	42	(2%)	3	(2%)
Andere	38	(2%)	11	(9%)
Total	1867	(100%)	125	(100%)

Ch. Herfarth / P. Schlag (Hrsg.)
Neue Entwicklungen in der Therapie von Lebertumoren
© Springer-Verlag Berlin Heidelberg 1991

Tabelle 2. Histopathologisches Stadium der Karzinoidtumoren – Stadium I (Tumor ohne Lymphknotenmetastasen oder gutartig)

	Godwin[a] (1975)		Erlangen[b] (1965 – 1988)	
Appendix	783	(95%)	8	(80%)
Dünndarm	147	(40%)	9	(17%)
Rektum	252	(85%)	26	(93%)
Bronchus	151	(79%)	13	(81%)
Kolon	33	(29%)	3	(75%)
Magen	19	(45%)	3	(100%)
Andere	10	(29%)	2	(22%)
Anteil am Gesamtkrankengut	1395	(75%)	64	(51%)

[a] Keine Stadieneinteilung 9.
[b] Keine Stadieneinteilung 2.

Weiterhin kommt es bei metastasierten Dünndarmkarzinoiden neben einer Obstruktion des Darmlumens [4] zu den sehr unangenehmen Symptomen des Karzinoidsyndroms, wie schwere Flush-Episoden, besonders des oberen Stammes und des Gesichts, Diarrhoe, abdominellen Krämpfen, Bronchospasmus, Dysfunktion des Herzens und ausgeprägte Blutdruckschwankungen.

Aufgrund des sehr langsamen spontanen Verlaufs auch metastasierter Karzinoidtumoren und des Auftretens eines ausgeprägten Karzinoidsyndroms bei Vorliegen von Lebermetastasen erscheint ein aggressives chirurgisches Vorgehen gerechtfertigt [5].

Ergebnisse

An der Chirurgischen Univ.-Klinik Erlangen wurden 125 Patienten mit einem Karzinoidtumor in den Jahren 1965 bis 1988 behandelt. Der Anteil an Patienten mit Dünndarmkarzinoiden liegt mit 43% weit höher als der Anteil mit Appendixkarzinoiden mit 8% (Tabelle 1). Dadurch ergibt sich auch ein höherer Anteil an Karzinoidtumoren mit Lymphknotenmetastasen (Tabelle 3) sowie mit 29% ein sehr hoher Anteil an Karzinoidtumoren mit Fernmetastasen (Tabelle 4). Die Fernmetastasen gehen im wesentlichen zu Lasten der Dünndarmkarzinoide, wobei es sich bei den Fernmetastasen bis auf wenige Ausnahmen um Lebermetastasen handelt.

Insgesamt wurden in dem Beobachtungszeitraum bei 38 Patienten mit Karzinoidtumoren Lebermetastasen diagnostiziert. Dabei traten sie in 32 Fällen synchron und in 6 Fällen metachron auf (Tabelle 5). Die Lokalisation des Primärtumors bei 38 Karzinoidtumoren mit Lebermetastasen ist in einem ganz über-

Tabelle 3. Histopathologisches Stadium der Karzinoidtumoren – Stadium II (Tumor mit regionalen Lymphknotenmetastasen)

	Godwin[a] (1975)		Erlangen[b] (1965 – 1988)	
Appendix	31	(4%)	2	(20%)
Dünndarm	113	(31%)	14	(26%)
Rektum	19	(6%)	1	(4%)
Bronchus	29	(19%)	3	(19%)
Kolon	41	(36%)	–	
Magen	12	(29%)	–	
Andere	6	(16%)	3	(27%)
Anteil am Gesamtkrankengut	251	(13%)	23	(18%)

[a] Keine Stadieneinteilung 9.
[b] Keine Stadieneinteilung 2.

Tabelle 4. Histopathologisches Stadium der Karzinoidtumoren – Stadium III (Fernmetastasen)

	Godwin[a] (1975)		Erlangen[b] (1965 – 1988)	
Appendix	6	(0,7 %)	–	
Dünndarm	106	(29%)	29	(55%)
Rektum	24	(8%)	–	
Bronchus	10	(5%)	1	(6%)
Kolon	38	(34%)	1	(25%)
Magen	10	(24%)	–	
Andere	18	(47%)	5	(45%)
Anteil am Gesamtkrankengut	212	(12%)	36	(29%)

[a] Keine Stadieneinteilung 9.
[b] Keine Stadieneinteilung 2.

Tabelle 5. Intervall Primärtumor-Lebermetastasen (n = 38, 1965 – 1988)

Synchron	n = 32
Metachron	n = 6

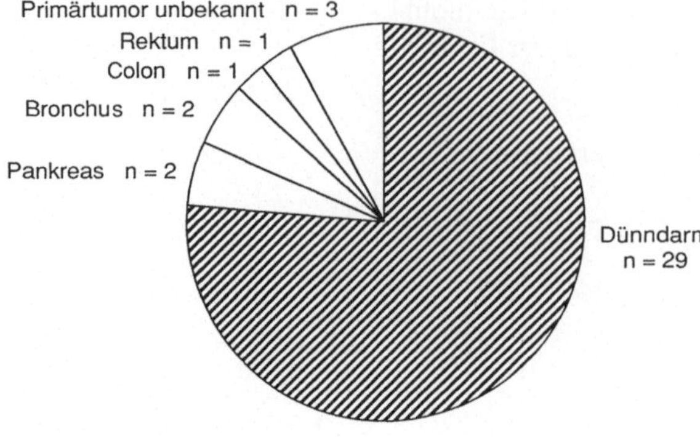

Abb. 1. Lokalisation des Primärtumors bei 38 Karzinoidtumoren mit Lebermetastasen (Chirurgische Universitätsklinik Erlangen 1965–1988)

Tabelle 6. Karzinoidtumoren mit Lebermetastasen – Maximaler Durchmesser des Primärtumores (n = 31, 1965–1988)

Lokalisation	Tumorgröße		
	n	<1 cm	1–2 cm	>2 cm
Dünndarm	26		7	19
Bronchus	2			2
Kolon	1			1
Pankreas	2			2
	31			

wiegenden Anteil der Dünndarm (n = 29), während es sich bei anderen Primärtumorlokalisationen um Einzelfälle handelt (Abb. 1). In der Regel liegt der maximale Durchmesser des Primärtumors bei den Karzinoidtumoren mit Lebermetastasen über 2 cm (Tabelle 6). Bei 7 Dünndarmkarzinoiden mit Lebermetastasen beträgt der maximale Durchmesser jedoch nur 1–2 cm.

Nur in 6 Fällen (16%) liegt eine Beschränkung der Karzinoidlebermetastasen auf eine Leberhälfte vor. In der Regel handelt es sich um zahlreiche Metastasen, die über beide Leberhälften verteilt sind (Abb. 2). Somit war eine kurative Resektion der Dünndarmkarzinoide nur in 14 Fällen (27%) möglich (Abb. 3).

Aufgrund von Lebermetastasen fand sich in 21 Fällen (57%) ein typisches Karzinoidsyndrom (Abb. 4). Hierbei handelte es sich jeweils um größere Karzinoidmetastasen in der Leber. Bei 17 Patienten mit kleineren Lebermetastasen fehlte ein typisches Karzinoidsyndrom.

Seit 1984 führten wir in 9 Fällen Leberresektionen bei Karzinoidlebermetastasen durch, wobei es sich immer um eine palliative Therapie handelte. Es kamen sowohl klassische Resektionsverfahren wie Hemihepatektomien und Tri-

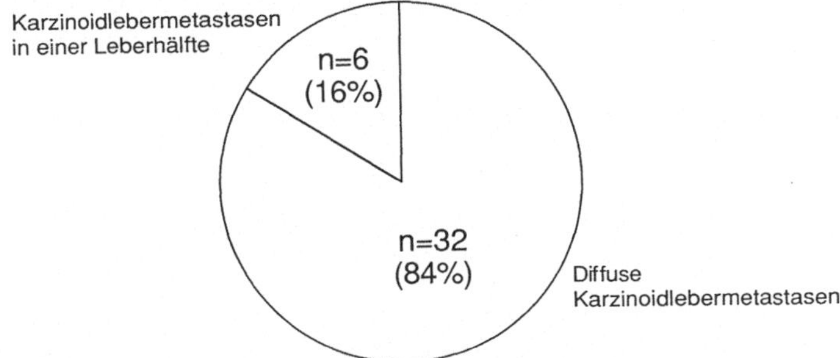

Abb. 2. Anteil diffuser Metastasierung bei 38 Karzinoidtumoren mit Lebermetastasen (Chirurgische Universitätsklinik Erlangen 1965–1988)

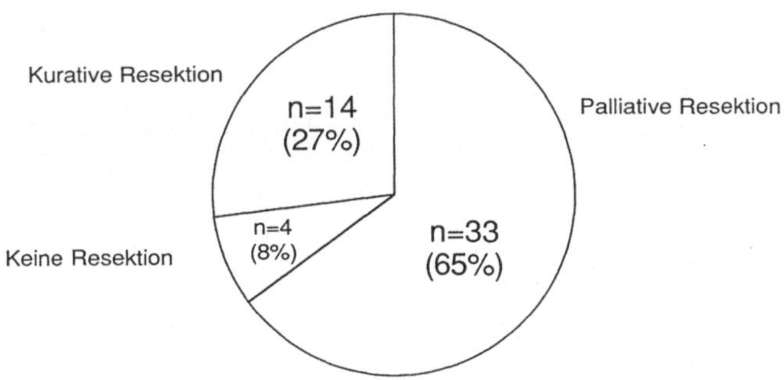

Abb. 3. Anteil der R0-Resektionen bei Dünndarmkarzinoiden (n = 51, 1965–1988)

segmentektomien als auch Segmentresektionen und Enukleationen zur Anwendung. In einem Fall wurden verbliebene kleinere Metastasen mittels der Elektrokoagulation zerstört. Dieses führte postoperativ zu einem Karzinoidsyndrom durch Freisetzung großer Mengen von Serotonin.

In 3 Fällen wurde zur Therapie verbliebener kleinerer Metastasen ein Leberkatheter zur anschließenden intraarteriellen Chemotherapie implantiert (Tabelle 7).

Kein Patient starb postoperativ nach der palliativen Leberresektion.

Aus der Gruppe der palliativ Leberresezierten verstarben 3 Patienten nach 22, 39 bzw. 60 Monaten. Der Beobachtungszeitraum der übrigen Patienten beträgt 14, 33, 57, 59, 64 und 114 Monate. Der Median der Überlebens- bzw. Nachbeobachtungszeit nach Diagnosestellung Lebermetastasen beträgt 57 Monate, der Mittelwert 50,7 Monate.

Aus der Gruppe mit intraarterieller oder intravenöser regionaler Chemotherapie lebt noch ein Patient nach einem Beobachtungszeitraum von 60 Monaten. Der Median der Überlebens- bzw. Nachbeobachtungszeit nach Diagnosestellung Lebermetastase beträgt in dieser Gruppe 38,5 Monate, der Mittelwert 36,7 Monate.

350   F. Köckerling et al.

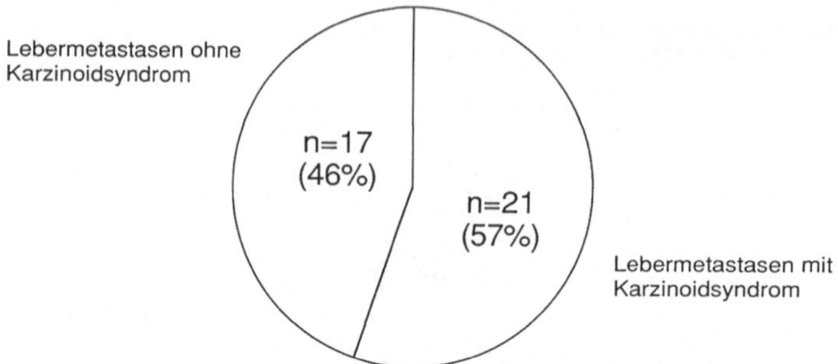

Abb. 4. Anteil der Karzinoidsyndrome bei 38 Karzinoidtumoren mit Lebermetastasen (Chirurgische Universitätsklinik Erlangen 1965–1988)

Tabelle 7. Chirurgische Therapie bei 38 Karzinoidtumoren mit Lebermetastasen (Chirurgische Universitätsklinik Erlangen 1965–1988)

1) Keine Therapie der Lebermetastasen hauptsächlich zwischen 1965 und 1980	19
2) Intraarterielle und intravenöse regionale Chemotherapie, als alleinige Therapie hauptsächlich zwischen 1981 und 1983	10
3) Leberresektion	9
– rechtsseitige Hemihepatektomie	2
– linksseitige Hemihepatektomie	1
– linkslaterale Leberresektion	1
– Trisegmentektomie	1
– Enukleation	3
– Segment-4-Resektion	1
4) Zerstörung von Lebermetastasen mit Elektrokoagulation	1

In der Gruppe ohne Therapie der Lebermetastasen beträgt die mediane Überlebenszeit nach Diagnosestellung Lebermetastasen 12 Monate und der Mittelwert 21,3 Monate.

Diskussion

Je nach Anteil der Dünndarmkarzinoide am Gesamtkrankengut ist in 10–30% mit Lebermetastasen zu rechnen [2]. 60–70% der Karzinoidlebermetastasen treten bei Karzinoidtumoren des Dünndarms und des Dickdarms auf. In der Regel sind die Lebermetastasen bereits zum Zeitpunkt der Diagnosestellung Karzinoidtumor vorhanden. Auch eine Primärtumorgröße von 1–2 cm kann bei einer Lokalisation im Dünndarm bereits zu Lebermetastasen führen. In über 80% der Fälle handelt es sich um eine diffuse Lebermetastasierung mit Befall von beiden Leberhälften. Somit ist in der Regel eine kurative Therapie der Karzinoidlebermetastasen nicht möglich. Erst ab einer bestimmten Größe der Lebermetastasen tritt das Vollbild eines Karzinoidsyndroms auf. Im eigenen Krankengut beträgt der Anteil der Lebermetastasen mit Karzinoidsyndrom 57%. Bei kleinen diffusen Lebermetastasen tritt ein Karzinoidsyndrom klinisch nicht in Erscheinung (n = 17, 46%). Das typische Karzinoidsyndrom führt zu einer ausgeprägten Flush-Symptomatik, besonders des oberen Stammes und Gesichts, zu Diarrhoe, abdominellen Krämpfen, Bronchospasmus, Herzdysfunktion und ausgeprägten Schwankungen des Blutdrucks. Diese sehr unangenehmen Symptome des Karzinoidsyndroms nehmen bei Zunahme der Tumormasse in der Leber an Heftigkeit zu.

Aufgrund des sehr langsamen spontanen Verlaufs auch metastasierter Karzinoidtumoren und der ausgeprägten Symptomatik des Karzinoidsyndroms erscheint ein aggressives palliatives chirurgisches Vorgehen gerechtfertigt [5]. Ziel des chirurgischen Vorgehens sollte somit die Resektion des Primärtumors und soviel wie möglich der Metastasen sein, um die Tumormasse zu reduzieren und damit auch die Symptomatik zu bessern oder zu beseitigen.

Sowohl primäre als auch sekundäre Lebertumoren werden hauptsächlich durch das Blut der A. hepatica versorgt. Dieser Blutversorgungstyp führte zur Entwicklung der operativen Methode der Ligatur der A. hepatica zur ischämischen Behandlung von Lebertumoren [1]. Die Ergebnisse der Ligatur der A. hepatica waren relativ schlecht und die Behandlung schien das Überleben nicht zu beeinflussen. Ein Grund für den unzureichenden Effekt der Ligatur der A. hepatica ist die schnelle Ausbildung von Kollateralen in der Umgebung der Leber. Mit der Technik der totalen Leberdearterialisation unter Mobilisation der Leber und Lösung von allen Leberfixierungen wollte man der Ausbildung von Kollateralen entgegenwirken. Aber auch mit dieser Modifikation ließ sich keine Verbesserung der Überlebenszeit erreichen.

Eine weitere Modifikation dieser Technik stellt die temporäre Dearterialisation der Leber dar [1]. Das Ziel dieser Methode ist die Minimierung des perioperativen Risikos und der Komplikationen durch Trennung der Okklusion der A. hepatica von dem operativen Trauma. Zusätzlich kann die Prozedur wiederholt werden, und die A. hepatica kann für eine regionale Chemotherapie zusätzlich Verwendung finden.

Da größere Metastasen ein hypovaskuläres Zentrum aufweisen und der periphere Bereich von größeren Metastasen einen erheblichen Anteil der Blutversorgung über das portale System erhält, ist die kombinierte Resektion von größeren Metastasen, Enukleation von Metastasen und lokale Zerstörung von kleineren Metastasen sowie die Implantation eines Leberkatheters über die A. gastroduodenalis zur intraarteriellen regionalen Chemotherapie sinnvoll. Die mediane Überlebens- bzw. Nachbeobachtungszeit nach Diagnosestellung Lebermetastasen liegt beim kombinierten Einsatz von Leberresektion mit oder ohne regionale Chemotherapie im eigenen Krankengut bei 57 Monaten, während die intraarterielle oder intravenöse regionale Chemotherapie allein einen medianen Überlebens- bzw. Nachbeobachtungszeitraum nach Diagnosestellung Lebermetastasen von 38,5 Monaten und der Verzicht auf jede Therapie von 12 Monaten aufweist. Hinzu kommt eine sehr effektive Beseitigung der gravierenden Symptome des Karzinoidsyndroms, die eine deutliche Verbesserung der Lebensqualität für die Patienten mit symptomatischen Karzinoidlebermetastasen erbringt.

Die Berechtigung für ein solch aggressives chirurgisches Vorgehen als Palliativmaßnahme ist auch dadurch begründet, daß kein Patient postoperativ verstarb.

Die palliative Leberresektion findet somit bei einer extrem niedrigen Letalität und einer offensichtlichen Verlängerung der Überlebenszeit bei sehr langsamem Tumorwachstum und Verbesserung der Lebensqualität durch Beseitigung der ausgeprägten Symptome des Karzinoidsyndroms in der Therapie des metastasierten Karzinoidtumors ihre Berechtigung.

Literatur

1. Bengmark S, Ericsson M, Lunderquist A, Mårtensson H, Nobin A, Sako M (1982) Temporary liver dearterialization in patients with metastatic carcinoid disease. World J Surg 6:46–53
2. Godwin JD (1975) Carcinoid tumors. An analysis of 2837 cases. Cancer 36:560–569
3. Köckerling F, Scheele J, Altendorf A, Giedl J (1986) Karzinoidtumoren –. Therapie und Ergebnisse. Fortschr Med 104:171–175
4. Köckerling F, Scheele J, Altendorf A, Giedl J, Gall FP (1986) Emergency surgery for carcinoid tumors of the gastrointestinal tract. In: Schweiberer L, Eitel F (eds) Emergency surgery – trends, techniques, results. Zuckschwerdt, München
5. Martin JK, Moertel CG, Adson MA, Schutt AJ (1983) Surgical treatment of functioning metastatic carcinoid tumors. Arch Surg 118:537–542
6. Moertel CG, Sauer WG, Dockerty MB, Baggenstoss AH (1961) Life history of the carcinoid tumor of the small intestine. Cancer 14:901–912
7. Morgan JG, Marks C, Hearn D (1974) Carcinoid tumors of the gastrointestinal tract. Ann Surg 180:720–727

Das zentrale Gallenwegskarzinom

R. PICHLMAYR

Klinik für Abdominal- und Transplantationschirurgie, Medizinische Hochschule,
Konstanty-Gutschow-Straße 8, W-3000 Hannover 61, BRD

Einleitung

Das zentrale Gallenwegskarzinom hat offensichtlich tumorbiologische Besonderheiten [5]. Die Tumorinfiltration bleibt, zumindest bisweilen, lange auf den Gallengang selbst beschränkt; histologisch imponiert eine starke fibröse Reaktion bzw. Konfiguration mit eher wenigen Tumorzellen — was oft auch die histologische Diagnose, besonders die Schnellschnittdiagnose, erschwert; Fernmetastasen sind jedenfalls zunächst selten, der Metastasierungsweg ist wohl hauptsächlich lymphogen hepatofugal, gelegentlich hepatopetal — lymphogen oder intrakanalikulär (?) —, wobei eine Verdickung oder auch tumoröse Veränderung der distalen Gallenwege und deren Umgebung häufig auch cholangitisch bedingt sind, was makroskopisch kaum zu differenzieren ist. Freilich weist auch dieses Malignom alle Charakteristika der Bösartigkeit auf; in späteren Stadien infiltriert es essentielle Strukturen des Leberhilus und das Leberparenchym selbst, und es kann zu ausgedehnter lymphatischer und letztlich auch hämatogener Metastasierung führen. Die Überlebenszeiten nach Diagnosestellung unbehandelter bzw. nichtkurativ behandelter Patienten sind somit i. allg. kurz — bei manchen individuellen Ausnahmen; zumindest in Einzelfällen deutet die Anamnese vor allem von Appetitstörungen oder auch zufällig erhobenen und nicht weiter verwerteten erhöhten Cholestasewerten auf eine längere schwach symptomatische oder asymptomatische Erkrankungsphase von mehreren Monaten oder auch 1–2 Jahren hin; vielleicht ist also eine solche Erkrankungslänge vor der Diagnosestellung sogar die Regel.

Die Charakteristika dieses Tumors dürften somit wohl denen eines im mittleren oder distalen Gallenweg sitzenden Karzinoms ähneln, sind aber wohl recht verschieden von den eigentlichen intrahepatischen cholangio- oder cholangiolozellulären Karzinomen, ebenfalls Adenokarzinomen mit einer wohl besonders ungünstigen Prognose, im Spontanverlauf wie nach Resektion oder Transplantation.

Die Erstbeschreibung der Charakteristika des zentralen Gallenwegskarzinoms erfolgte bekanntlich 1965 durch Klatskin [5]. Für die Frage der therapeutischen Möglichkeiten, insbesondere der Chirurgie, legt man wohl am besten die Einteilung der zentralen Gallenwegskarzinome nach Bismuth u. Corlette [4] zugrunde.

Ch. Herfarth / P. Schlag (Hrsg.)
Neue Entwicklungen in der Therapie von Lebertumoren
© Springer-Verlag Berlin Heidelberg 1991

Therapeutische Möglichkeiten

Trotz des für ein operatives Vorgehen ungünstigen Tumorsitzes wurde bereits
früh versucht, den erkrankten Gallenwegsabschnitt zu resezieren. Freilich blieben es bei der relativen Seltenheit des Tumors, bei der Schwierigkeit dieser
Operation und bei den geringen Gesamterfolgen relativ wenig chirurgische
Versuche [1]. An Stelle von Resektionsbehandlungen wurden somit mehr chirurgische Drainageverfahren durchgeführt, meist in Form der endoluminären
Pertubation mit Einlegen einer Prothese lediglich lokal oder einer transhepatisch ausgeführten Gallenwegsdrainage in verschiedenen Variationen, vor allem in Form einer transpapillären oder nach Choledocho-Jejunostomie transjejunal ausgeführten Endlosdrainage. Dabei haben m. E. lokale Protheseeinlagen − chirurgisch durchgeführt − heute keine Bedeutung mehr; Endlosdrainagen können in einzelnen Fällen angezeigt sein. Hinzugetreten sind bald chirurgische Umgehungsanastomosen, also Versuche, die Galle proximal der Stenose abzuleiten. Hier ist vor allem eine Anastomose mit dem linken Hauptgallengang zu nennen; Bismuth nennt dies den Ligamentum-rotundum-Zugang
[3, 4] sowie die hepato- bzw. intrahepatische Cholangio-Jejunostomie, worauf
später noch eingegangen wird. In den letzten 10 Jahren sind insbesondere die
endoskopischen und transhepatischen interventionellen nichtoperativen Verfahren zur Aufbougierung und Drainage der Galle vor allem in das Duodenum, ggf. auch nach extern als ganz wesentliche Behandlungsverfahren hinzugekommen [15]; gerade sie haben zumindest die chirurgischen Palliativmethoden in Form der Einlage einer lokalen Endoprothese abgelöst. Etwa gleichzeitig wurde jedoch mit Fortschritten in der Leberchirurgie erneut und vermehrt
versucht, die chirurgische Resektionsbehandlung weiterzuentwickeln [2, 3, 7,
9, 11, 19]. Hinzu trat die Frage der Chance einer Lebertransplantation für das
irresektable zentrale Gallenwegskarzinom [13, 16]. Außerdem wurde die Möglichkeit der Strahlenbehandlung sowohl extern als auch endoluminär über radioaktive Seeds angewandt [8]. Tatsächlich existieren somit heute eine Reihe
von Behandlungsmöglichkeiten für diesen Tumor. Im folgenden sei vor allem
auf die Resektionsbehandlung, die Chance einer Lebertransplantation und auf
chirurgische Palliativoperationen eingegangen. Die Ausführungen beschränken sich im wesentlichen auf das eigene Krankengut.

Resektionsbehandlung

Die Möglichkeiten der Resektion liegen in der eigentlichen Hilusresektion, die
man je nach Einbeziehung der ersten bzw. zweiten Gallenwegsbifurkation in
Grad I und II einteilen kann und in der Kombination von Hilusresektion mit
einer Leberresektion, meist einer Hemihepatektomie, ggf. einer erweiterten
Hemihepatektomie. Je nach Sitz und Ausdehnung des Tumors sind diese Resektionsmöglichkeiten seitenentsprechend miteinander zu kombinieren.

Bedeutsam ist die Frage der präoperativen Abklärung einer möglichen
Resektabilität. Die Verdachtsdiagnose − und letztlich schon die weitgehende

Sicherheit auf das Vorliegen eines Klatskin-Tumors ergibt der stumme Verschlußikterus bzw. die entsprechende Enzymkonstellation mit sonographisch gestauten intrahepatischen Gallenwegen und einem Abbruch im Leberhilus. Heute werden in der Regel vor einer Konsultation eines Chirurgen weitere diagnostische Maßnahmen, besonders eine ERC, häufig eine PTC bzw. PTCD, ein Computertomogramm bzw. Kernspintomogramm, manchmal auch eine Angiographie durchgeführt [10]. Dabei kann im günstigen Fall gerade durch die Kombination von ERC und PTC ein Anhalt für die Tumorausdehnung im Gallenwegssystem gewonnen werden; im Computertomogramm läßt sich der Tumor erst bei erheblicher Größe nachweisen, und im Angiogramm sieht man selten erkennbare Tumorinfiltrationen oder Verschlüsse. Es mehren sich die Hinweise — und ich möchte dieses sehr unterstützen —, daß möglicherweise die Begrenzung der Diagnostik auf Klinik und Sonographie ausreichend und wegen der möglichen Risiken einer ERC und besonders einer PTC(D) bezüglich der Infektion vorzuziehen ist. Beweis oder Ausschluß einer Resektabilität gelingt m. E. auch mit den anderen Methoden kaum; eine Infiltration beider Hepatikusbereiche läßt sich meist auch sonographisch bereits vermuten. Freilich können durch eine Kombination von ERC und PTC gelegentlich exakter die unteren und oberen Tumorgrenzen im Gallengangsbereich erkannt und ein Hinweis auf die verschiedenen Wachstumsformen des vorliegenden Tumors gewonnen werden [17]. Es wird also noch genauer Analysen bedürfen, ob diese diagnostischen Verfahren mehr nützlich oder mehr gefährlich sind.

Die Beurteilung der Resektabilität gelingt auch intraoperativ gelegentlich nicht leicht bzw. nicht ohne eine ausgedehnte Präparation. Zunächst sei darauf hingewiesen, daß der Versuch einer histologischen Diagnosesicherung nicht unternommen werden soll. Er würde die Inzision und damit Eröffnung des Tumors erfordern, was allgemein heute als ungünstig und möglicherweise prognostisch gefährlich gilt oder würde, wenn er im umliegenden Gewebe erfolgt, die weitere Präparation um den Tumor herum im Gesunden deutlich erschweren. Sofern keine Voroperationen vorliegen, keine Cholangiolithiasis besteht und eine typische primär sklerosierende Cholangitis ausgeschlossen ist, ist das Vorliegen eines Malignoms höchst wahrscheinlich; eine regionale sklerosierende Cholangitis oder ein anderer benigner Tumor würde ohnehin dieselbe Operation wie ein Klatskin-Tumor, vielleicht mit geringerer Radikalität, aber in der Art nicht unterschiedlich erfordern. Freilich wird man nach Entfernung des gesamten Tumorpräparates eine Schnellschnittuntersuchung erbitten, um auch an den Resektionsrändern bezüglich Tumorfreiheit möglichst sicher zu sein.

Die präparativen Schritte verlaufen im wesentlichen analog der Tabelle 1. Technische Irresektabilität kann vor allem durch eine pericholangioläre Infiltration in beide Leberhälften und eine Infiltration der A. hepatica propria der zu erhaltenden Leberseite bedingt sein. Zwar kann ggf. auch diese Leberarterie nach Resektion des infiltrierten Abschnittes rekonstruiert werden, doch ist dies wohl mit einer hohen Thrombosierungsgefahr verbunden. Sehr viel leichter kann eine entsprechende Pfortaderastrekonstruktion erfolgen.

Bei einseitigem oder einseitig betontem Tumorsitz erscheint auch bei der prinzipiellen Möglichkeit einer alleinigen Hilusresektion die Kombination mit

Tabelle 1. Zentrale Gallenwegskarzinome − Operationstechnik

---

1) Darstellung und Palpation des Leberhilus
2) Präparation betont rechts und links im Bindegewebsspatium um Hilusstrukturen, Palpation
3) Präparation der A. hepatica dextra und sinistra, evtl. entsprechend Pfortader
4) Durchtrennung des Choledochus distal und Abpräparation nach proximal von Gefäßen
5) Exakte Präparation der A. hepatica- und Pfortader-Äste
6) Definitive zentrale Präparation der Gallenwege und Durchtrennung
   ggf. Leberteilresektion
   ggf. Pfortaderrekonstruktion o. ä.
7) Hepatikojejunostomie (Roux-Y) mit transhepatischer Drainage

---

der Hemihepatektomie der stärker betroffenen Seite zur Erhöhung der Radikalität sinnvoller. Außerdem wird analog allgemeiner tumorchirurgischer Prinzipien eine extensive Lymphadenektomie im Bereich des Lig. hepatoduodenale und am Pankreaskopf indiziert sein. Stets wurde nach Resektion eine Cholangiojejunostomie zumindest aller größeren durchtrennten Gallengänge durch exakte Schleimhautnähte durchgeführt und zumindest einige dieser Anastomosen durch eine dünne transhepatisch und wohl am besten auch transjejunal ausgeführte PVC-Endlosdrainage für etwa 2−3 Wochen geschient.

Ergebnisse der Resektionsbehandlung

Klatskin-Tumoren sind also z. T. resektabel. Doch ist dies noch nicht der Beweis, daß es die beste Therapieform ist. Exakte Vergleiche der verschiedenen Behandlungsmöglichkeiten sind derzeit wohl schwierig. Man muß sich zunächst auf die Analyse der jeweiligen Ergebnisse einer Behandlungsform beschränken. Die Ergebnisse der Resektionsbehandlung bei unseren Patienten ist aus der Abb. 1 zu ersehen. Vermutlich sind nichtkurative Resektionen allein nicht sehr effektiv; sie lassen sich aber bei einer relativ weiten Indikation zur Resektion nicht ganz vermeiden, da das Infiltrationsausmaß nicht immer zu Anfang der Operation ausreichend festgestellt werden kann.

Mögliche Indikationen zur Lebertransplantation

Gerade die Tatsache, daß aus operationstechnischen Gründen wegen der Lage des Tumors stets nur geringe Sicherheitsabstände erreicht werden können und vielfach letztlich doch R1- oder auch R2-Resektionen bei geplanter R0-Resektion resultieren, wirft die Frage der möglicherweise besseren Behandlung durch eine Lebertransplantation auf. Die Ergebnisse der meisten Arbeitsgruppen, insbesondere die früheren, waren stets ungünstig, so daß der Klatskin-Tumor

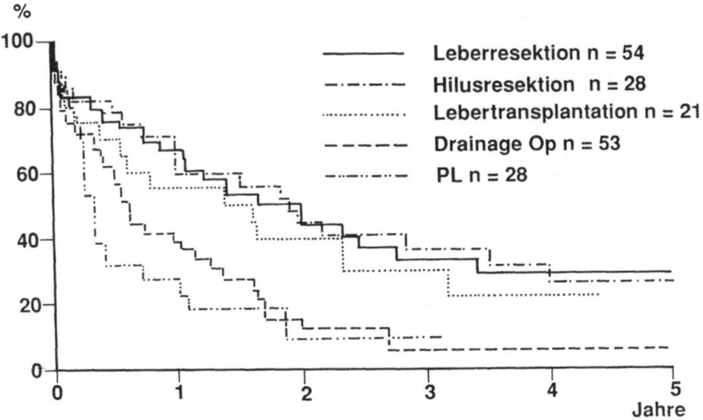

Abb. 1. Überleben nach Operation wegen zentralem Gallenwegskarzinom in Abhängigkeit von der jeweils möglichen Operationsart

mehr oder weniger als eine Kontraindikation gegenüber einer Lebertransplantation galt. Eine im Frühverlauf relativ günstige Erfahrung bei einigen Patienten veranlaßte uns jedoch trotzdem, dieses Gebiet weiter zu verfolgen [13]. Freilich mußten auch wir dabei die insgesamt ungünstige Prognose der Lebertransplantation bei diesem Tumor feststellen, doch kann der Verlauf bei Patienten ohne Lymphknotenbefall und die Tatsache, daß mehrere Patienten jetzt über 2, 3 oder 4 Jahre nach der Transplantation wegen eines irresektablen Klatskin-Tumors leben, als Hinweis gewertet werden, daß auch diese Therapieform in Einzelfällen ihre Berechtigung hat. Gerade 2 der jetzt über 4 Jahre lebenden Patienten hatten bereits eine nichtkurative Resektion mit einem symptomatischen Rezidiv vor der Transplantation, so daß hier sicherlich ein lebensverlängernder Effekt erfüllt werden konnte.

Nach dem bisherigen Wissensstand könnte man also die Indikation zu einer Lebertransplantation bei lokal irresektablen Situationen und fehlendem histologischen Nachweis eines Tumorbefalls in einem im Abflußgebiet liegenden Lymphknoten stellen. Möglicherweise könnte man diese Indikation etwas erweitern für die Tumoren, die zwar resektabel, aber eben nur grenzwertig resektabel erscheinen. Darauf deutet hin, daß − jeweils bei lymphknotennegativem Befund − die Ergebnisse der Lebertransplantation nicht schlechter sind als die einer kurativen Resektion (Abb. 2), wobei letztere eine kleinere oder günstigere Tumorausbreitung hatten, da sie eben reseziert werden konnten.

Palliative chirurgische Möglichkeiten

Viele Patienten haben Tumorstadien, die weder eine Resektion noch eine Transplantation sinnvoll erscheinen lassen. In der Regel werden solche Patienten heute vorwiegend durch endoskopische, ggf. durch transkutan transhepa-

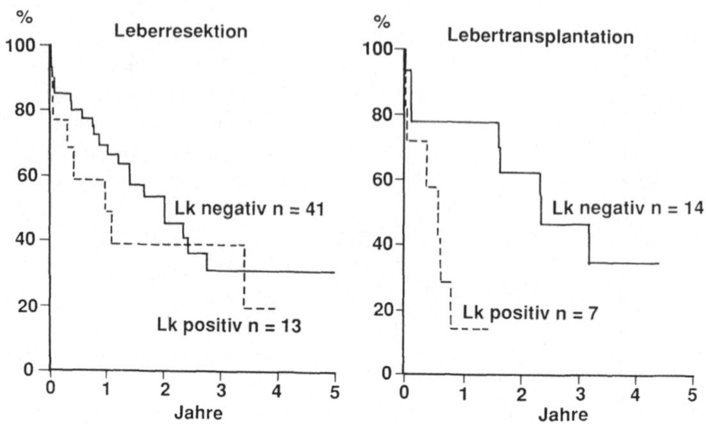

Abb. 2. Leberresektion und Lebertransplantation bei proximalem Gallenwegskarzinom – Überleben in Abhängigkeit vom Lymphknotenstatus

tisch eingelegte Drainagen palliativ behandelt. Dies stellt sicher einen wesentlichen Fortschritt in der Behandlung dieser Patienten generell und auch m. E. gegenüber chirurgisch eingelegten Drainagen dar. Sicher sind diese Verfahren ebenfalls mit Belastungen und Komplikationen verbunden, wobei besonders das Infektionsrisiko bei endoskopisch eingelegten Prothesen bekannt ist. Wenngleich dies durch Einlage großlumiger Drainagen und einen häufigeren, ggf. regelmäßigen Endoprothesenwechsel gemildert werden kann, so erschwert gerade das Weiterwachsen des Tumors oft eine gute Drainage, vor allem beider Leberabschnitte; m. E. deuten viele Krankheitsverläufe und die letztlich doch nur begrenzte mediane Überlebenszeit der so behandelten Patienten darauf hin, daß cholangitische Komplikationen eine wesentliche Rolle spielen.

Wir haben deshalb ein chirurgisches Drainageverfahren wiederaufgenommen, nämlich die Hepatojejunostomie bzw. die intrahepatische Cholangio-Jejunostomie [4, 6, 11, 14, 18]. Durch eine beidseitige kappenförmige Resektion von Lebergewebe können bei den gestauten Gallenwegen meistens ein oder auch mehrere größere Gallengänge somit eröffnet werden. Es hat allerdings eine sehr exakte Stillung von Blutungen aus dem angeschnittenen Lebergewebe zu erfolgen; gerade die zu den Gallenwegen parallel verlaufenden Arterien müssen ohne Einengung des Gallenganges durch feine Umstechungen versorgt werden. Die Jejunumschlinge wird locker an die Leberoberfläche genäht. Den Vorteil gegenüber einem sog. Lig.-rotundum-Verfahren sehen wir in der beidseitigen Entlastung des Gallenwegssystems; es mag zwar zur deutlichen Abschwächung des Ikterus ausreichend sein, *ein* System zu entlasten, für die Symptomarmut erscheint mir jedoch die bestmögliche *Gesamtbeseitigung* der Cholestase wichtig. Dies schließe ich auch aus einer Beobachtung, in der zwar beide Leberhälften drainiert waren, nicht aber das Segment IV, das durch Tumorinfiltration im Zentrum nicht mit Segment I und II in Verbindung stand und wohl infolgedessen rezidivierende Fieberschübe auftraten.

Unsere bisherigen Ergebnisse mit der Hepatojejunostomie sind begrenzt, deuten aber doch auf eine subjektiv sehr günstige Verlaufsmöglichkeit hin [12]. In Einzelfällen wenden wir diese Entlastung auch bei vermutlich resektablen Klatskin-Tumoren an, bei denen jedoch wegen schwerem Ikterus und dadurch bedingter Leberschädigung ein großer, gerade leberresezierender Eingriff nicht tolerabel erscheint. In einer zweiten Sitzung wird dann nach guter Erholung der Leberleistung der resezierende Eingriff nachgeholt.

Zusätzliche Behandlungsmöglichkeiten

Derzeit stehen interne Bestrahlungen mit radioaktiven Seeds [8] im Vordergrund des Interesses. Allerdings ist die Eintrittstiefe dieser Strahlen nur gering. Wahrscheinlich gelingt es hiermit zwar, das Lumen gelegentlich länger offenzuhalten, die pericholangioläre Tumorinfiltration, die ja Irresektabilität bedingt, ist damit jedoch kaum zu behandeln. Um so bedeutsamer ist, daß offensichtlich eine externe Röntgentherapie effektiv sein kann. Dies geht besonders aus den Erfahrungen einiger Arbeitsgruppen sowie aus einigen Einzelverläufen hervor. Möglicherweise sollte somit eine Radiotherapie häufiger, auch adjuvant eingesetzt werden.

Ausblick

Das zentrale Gallenwegskarzinom ist somit eine Herausforderung an die Chirurgie auf verschiedenen Gebieten: Bei resektablen Formen handelt es sich um eine of diffizile chirurgische Operation, bei irresektablen kann eine Lebertransplantation in Betracht kommen, und bei nichtresektablen bzw. zur Transplantation geeigneten Formen kommt es auf eine bestmögliche palliative Maßnahme an. Es besteht der Eindruck, daß gegenüber dem derzeitigen Trend, diese Palliation durch endoskopisch oder transhepatisch drainierende Verfahren zu erreichen, doch auch die Chirurgie in der Form von Umleitungsoperationen, besonders einer Hepatojejunostomie, eine erhebliche Bedeutung hat. Weiter werden wohl die verschiedenen Therapiemöglichkeiten, besonders auch die externe Röntgentherapie wieder mehr als bisher mit chirurgischen Verfahren zu kombinieren sein. Freilich wird es bei dieser nicht sehr häufigen Tumorform schwierig sein, die Ergebnisse statistisch gegeneinander zu sichern. Auf vielen Gebieten der Medizin kommt es heute, so meine ich, auf die sehr genaue Wertung des Einzelverlaufs an. Diese Form der Analyse von Behandlungsergebnissen kommt ja sehr unserer Neigung entgegen, sich mehr mit dem Einzelschicksal der behandelten Patienten als mit dem Ergebnis in Behandlungskollektiven zu beschäftigen — so sehr dies natürlich auch notwendig bleibt. Das individuelle Behandlungsziel kann bei diesem Tumor sehr unterschiedlich sein, wobei stets die Erreichbarkeit der zwei Grundziele zu überlegen ist: die Entfernung des Tumors mit kurativem Ziel und die höchstmögliche Palliation bei Unerreichbarkeit der Tumorentfernung. Dabei hat Tumorentfernung über den somatischen Effekt hinaus stets auch eine hohe psychologische Bedeutung. Gelegentlich darf wohl auch aus diesem Grund eine möglicherweise nur palliative Resektion mitbegründet werden. Ein von uns häufig als „vertretbar" bezeichnetes höheres Operationsrisiko sollte aber hauptsächlich auf Resektionen mit kurativer Chance begrenzt bleiben. Es ist jedoch bekannt, wie sehr oft beide Aspekte, eine kurative Chance sehr unterschiedlichen Ausmaßes und die auch durch nichtkurative Resektion erreichbare Palliation mit günstiger psychologischer Situation, miteinander verbunden sind. Daß dieser Faktor der Befindlichkeit eines Patienten auch früher − wie ich meine − in gleicher Weise Beachtung fand wie heute, wo hierfür sehr häufig der Begriff „Lebensqualität" verwendet wird, darauf weist ein stets aktuelles und allgemein gültiges Zitat des großen Chirurgen und Krebsforschers K.-H. Bauer hin: „. . . das Maß aller unserer Dinge, er, der kranke und wieder gesunden wollende Mensch" (K.-H. Bauer, 1952, Präsidentenrede Deutsche Gesellschaft für Chirurgie).

Literatur

1. Bengmark S, Blumgart LH, Launois B (1986) Liver resection in high bile duct tumors. In: Bengmark S, Blumgart LH (Hrsg) Liver surgery. Clinical Surgery International. Churchill Livingstone, Edinburgh, pp 81−87
2. Bengmark S, Jeppsson B (1989) Biliary tract cancer − treatment options. Ann Chir 43:189−193
3. Bismuth H, Castaing D, Traynor O (1988) Resection or palliation: Priority of surgery in the treatment of hilar cancer. World J Surg 12:39−47
4. Bismuth H, Corlette MB (1975) Intrahepatic cholangioenteric anastomosis in carcinoma of the hilus of the liver. Surg Gynecol Obstet 140:170−178
5. Klatskin G (1965) Adenocarcinoma of the hepatic duct at its bifurcation within the porta hepatis. Am J Med 38:241−256
6. Longmire WP, McArthur MS, Bastanouis EA, Hiatt J (1973) Carcinoma of the extrahepatic biliary tree. Ann Surg 178:333−345
7. Lygidakis NJ, Heyde MN van der, Dongen RJAM van, Kromhut JG, Tytgat GNJ, Huibregtse K (1988) Surgical approaches for unresectable primary carcinoma of the hepatic hilus. Surg Gynecol Obstet 166:107−114
8. Meyers WC, Jones RS (1988) Internal radiation for bile duct cancer. World J Surg 12:99−104
9. Nakayama F (1988) Progress in the treatment of bile duct cancer: Multidisciplinary approach − Introduction. World J Surg 12:1
10. Okuda K, Ohto M, Tsuchiya Y (1988) The role of ultrasound, percutaneous transhepatic cholangiography, computed tomographic scanning, and magnetic resonance imaging in the preoperative assessment of bile duct cancer. World J Surg 12:18−26
11. Paquet KJ, Koussouris P (1987) Ist die intrahepatische Cholangio-Jejunostomie bei im Leberhilus lokalisiertem malignem Verschlußikterus eine bessere Alternative zur endoskopisch-transhepatischen Drainage? Chirurg 58:663−667
12. Pichlmayr R (unveröffentlicht)
13. Pichlmayr R (1988) Is there a place of liver grafting for malignancy? Transplant Proc 20(1):478−482

14. Schriefers KH, Smague E (1984) Operationstechniken bei Neoplasien der proximalen Gallenwege. Chirurg 55:787–793
15. Sohendra N, Grimm H (1988) Endoscopic retrograde drainage for bile duct cancer. World J Surg 12:85–90
16. Starzl TE, Demetris AJ, Thiel D van (1989) Liver transplantation. N Engl J Med 321:1014–1022
17. Todoroki T, Okamura T, Fukao K et al. (1980) Gross appearance of carcinoma of the main hepatic duct and its prognosis. Surg Gynecol Obstet 150:33–40
18. Trede M, Raute M (1988) Übernähungen, Anastomosen- und Drainage-Techniken an der Leber. Chirurg 59:805–814
19. White TT (1988) Skeletization resection and central hepatic resection in the treatment of bile duct cancer. World J Surg 12:48–51

Sachverzeichnis